现代基础护理学与护理实践

主编 焦 文 刘文织 刘婷婷 谭俊莹
丁 霏 李 悦 李姗姗

黑龙江科学技术出版社
HEILONGJIANG SCIENCE AND TECHNOLOGY PRESS

图书在版编目（CIP）数据

现代基础护理学与护理实践／焦文等主编. -- 哈尔滨：黑龙江科学技术出版社，2024.2
ISBN 978-7-5719-2282-5

Ⅰ．①现… Ⅱ．①焦… Ⅲ．①护理学 Ⅳ．①R47

中国国家版本馆CIP数据核字（2024）第046190号

现代基础护理学与护理实践
XIANDAI JICHU HULIXUE YU HULI SHIJIAN

主　　编	焦　文　刘文织　刘婷婷　谭俊莹　丁　霏　李　悦　李姗姗
责任编辑	陈兆红
封面设计	宗　宁
出　　版	黑龙江科学技术出版社
	地址：哈尔滨市南岗区公安街70-2号　邮编：150007
	电话：（0451）53642106　传真：（0451）53642143
	网址：www.lkcbs.cn
发　　行	全国新华书店
印　　刷	山东麦德森文化传媒有限公司
开　　本	787 mm×1092 mm　1/16
印　　张	23.5
字　　数	595千字
版　　次	2024年2月第1版
印　　次	2024年2月第1次印刷
书　　号	ISBN 978-7-5719-2282-5
定　　价	238.00元

编委会

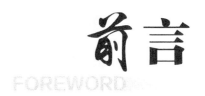

前言

FOREWORD

近年来,我国的社会经济和医学事业迅速发展,护理队伍的整体素质有了较大提高,护理理念也随之不断创新和发展。现代医疗水平的提高,诊疗技术的不断革新,必然带动护理技术的提高,对护理人员的要求也会越来越高。全面、合格的护理人员,不仅需要掌握专业的临床医学与护理学基础知识,更需要具备丰富的临床实践经验。

21 世纪的护理学集医学、社会科学、人文科学及管理科学于一体,在保护人民健康、防治重大疾病、提高人口素质中发挥着重要作用。基础护理学更是护理学专业领域中一门重要的基础课程,主要介绍护理专业及专科护理的基本理论与技能,是护理专业人员必须掌握的一门课程。在各学科相互渗透交叉中,护理专业以独有的专业科学体系和技术特征不断发展。

本书依次介绍了基础护理操作技术、呼吸内科护理、消化内科护理等内容。本书以与时俱进的专业理论为基础,秉承总结实践经验、突出专业特色的原则,对临床常见病护理进行了重点阐述。本书内容立足现在面向,重点突出"实用"与"新颖",是一本实用性和创新性均较强的参考工具书。

在编写的过程中,由于编者较多,写作方式和文笔风格不一,再加上时间和篇幅有限,书中难免存在的疏漏和不足之处,望广大读者提出宝贵意见和建议,以便再版时进行及时的修订。

《现代基础护理学与护理实践》编委会
2023 年 12 月

目录

CONTENTS

第一章 基础护理操作技术

第一节 静脉输液技术

静脉输液是利用液体重量所产生的液体静压和大气压的作用,将大量的灭菌溶液、电解质或药物等由静脉输入体内的方法,又称静脉滴注。依据穿刺部位的不同,静脉输液可分为周围静脉输液和中心静脉输液。

一、静脉输液的目的与常用溶液

在临床治疗过程中,由医师依据患者的病情和治疗的需要为患者制订输液方案,由护士按照医师的医嘱具体执行输液操作。

(一)静脉输液的目的

(1)补充血容量,维持血压,改善微循环:常用于治疗严重烧伤、各种原因引起的大出血、休克等。

(2)补充水和电解质,以维持或调节酸碱平衡:常用于纠正各种原因引起的水、电解质和酸碱平衡失调。如腹泻、大手术后、禁食、剧烈呕吐的患者。

(3)输入药物,达到控制感染、解毒和治疗疾病的目的:常用于各种感染、中毒等患者。

(4)补充营养和热量,促进组织修复,维持正氮平衡:常用于禁食、胃肠道吸收障碍或不能经口腔进食(如昏迷、口腔疾病)、慢性消耗性疾病的患者。

(5)输入脱水剂,提高血浆渗透压,以达到降低颅压,预防或减轻脑水肿,改善中枢神经系统功能的目的,同时借高渗作用,达到利尿消肿的作用。

(二)常用溶液的种类及作用

常用溶液可以分为晶体溶液和胶体溶液两大类。

1.晶体溶液

晶体溶液是指溶液中的溶质分子或离子均<1 nm,当用一束光通过时不出现反射现象。晶体溶液相对分子质量小,在血管内停留时间短,对维持细胞内外水分的相对平衡有着重要意义。临床常用的晶体溶液按其目的又可分为维持输液剂和补充输液剂(修复输液剂)。维持输液剂用

1

于补充机体的不显性失水,如呼吸、皮肤蒸发、排尿失水等。补充输液剂用于补充机体病理性体液丢失,治疗水、电解质和酸碱失衡。常用晶体溶液如下。

(1)5%～10%葡萄糖溶液:主要用于补充水分和热量。

(2)0.9%氯化钠、5%葡萄糖氯化钠、复方氯化钠等溶液:主要用于补充电解质。

(3)5%碳酸氢钠、11.2%乳酸钠等溶液:主要用于纠正酸中毒,调节酸碱平衡。

(4)20%甘露醇、25%山梨醇、25%～50%葡萄糖注射液等:主要用于利尿脱水。

2.胶体溶液

胶体溶液相对分子质量大,在毛细血管内存留时间长,可提高血管内胶体渗透压,将组织间液的水分吸入血管内,使血浆量增加,维持有效血容量,消除水肿。当给患者输入大量晶体溶液扩容后,有可能使血浆胶体渗透压显著降低,为了维持血容量,需要适当补充胶体溶液以维持扩容效应。常用胶体溶液如下。

(1)中分子右旋糖酐和右旋糖酐-40:为水溶性多糖类高分子聚合物,中分子右旋糖酐(平均相对分子质量为7.5万)能提高血浆胶体渗透压,扩充血容量;右旋糖酐-40(平均相对分子质量为4万)能降低血液黏滞度,改善微循环,防止血栓形成。

(2)6%羟乙基淀粉(706代血浆)、氧化聚明胶和聚维酮(PVP):作用与右旋糖酐-40相似,扩容效果良好,输入后可增加循环血量和心排血量。多用于失血性休克、大面积烧伤等患者。

3.其他

用于特定治疗目的,如浓缩清蛋白注射液,可维持胶体渗透压,减轻组织水肿;水解蛋白注射液,用以补充蛋白质;静脉营养液,能供给患者热量,维持机体正氮平衡,并供给各种维生素、矿物质,多用于不能进食的重症患者。

二、静脉输液的部位及其选择

静脉输液时可依据患者的年龄、病情,治疗的目的,病程长短,所输药物的性质,患者的合作程度等选择合适的静脉穿刺部位。

(一)常用的静脉穿刺部位

1.周围浅静脉

(1)上肢浅静脉:包括手背静脉网、头静脉、贵要静脉、肘正中静脉等,对多数患者而言这些静脉比较表浅且安全。

(2)下肢浅静脉:包括足背静脉网、大隐静脉、小隐静脉等。由于下肢静脉活动受限,易形成血栓,且可迅速播散至深部静脉,有造成深静脉栓塞的危险,因而比较少用。

(3)头皮静脉:多用于0～3岁婴幼儿。此年龄段小儿头皮有较多的浅层静脉,易固定且活动限制最少,因此婴幼儿输液多选头皮静脉。常用头皮静脉有颞浅静脉、额静脉、枕静脉和耳后静脉。

2.颈外静脉

颈外静脉是颈部最大的浅静脉,其走行表浅,位置较恒定,需长期、持续输液或需要静脉高营养的患者多选此部位。

3.锁骨下静脉

锁骨下静脉位置较固定,管腔较大,由于管腔较粗,血量较多,输入液体随即被稀释,对血管的刺激性较小。当输入大量高浓度溶液或刺激性较强的药物时,可选择此部位。

(二)选择穿刺部位的原则

选择穿刺部位一般遵循以下原则。

1.根据静脉穿刺的目的和治疗时间选择

休克或大出血患者需要短时间内输入大量液体时,可选用较大静脉;需要长期输液时,则可由远端末梢小静脉开始选择,有计划地使用静脉血管。

2.根据药物的性质选择

刺激性较大、黏度大的药物,一般选用较粗大的血管。

3.根据穿刺局部的皮肤及静脉状况选择

一般多选择平滑、柔软、有弹性的静脉,不可选用硬化、栓塞、局部有炎症的静脉,注意避开感染、瘢痕、血肿、破损及患皮肤病处,已多次穿刺的部位应避免再次穿刺。

4.根据患者活动和舒适度选择

静脉穿刺部位尽量选择患者活动限制最少的部位,如应避开关节部位。

三、周围静脉输液的方法

(一)密闭式静脉输液法

利用原装密封瓶或塑料袋,直接插入一次性输液管进行静脉输液的方法。其优点是污染机会少,操作相对简单,是目前临床最常用的输液方法。

1.目的

同静脉输液的目的。

2.评估

(1)身心状况:①患者的年龄、病情、意识状态及心肺功能等以作为合理输液的依据。②心理状态及合作程度。

(2)穿刺局部:穿刺部位的皮肤、血管及肢体活动情况。

(3)输注药液:包括药物的作用、不良反应,药物的质量、有效期以及有无药物配伍禁忌。

3.操作前准备

(1)用物准备:一次性输液器、皮肤消毒剂(2.5%碘酊,75%乙醇或0.5%碘伏、安尔碘)、无菌棉签、输液液体及药物、加药用注射器、启瓶器及砂轮、弯盘、止血带、治疗巾、输液卡、笔、胶布(敷贴)、带秒针的表,根据需要备网套、输液架、夹板及绷带。

(2)患者准备:了解静脉输液的目的和配合方法,输液前排尿或排便,取舒适卧位。

(3)护士准备:着装整洁,洗手、戴口罩。

(4)环境准备:清洁、宽敞,光线明亮,方便操作。

4.操作步骤

(1)核对检查:①衣帽整洁,洗手,戴口罩,备齐用物。②核对治疗卡和药液瓶签(药名、浓度、时间)。③检查药液质量。

(2)填写、贴输液瓶贴:根据医嘱填写输液卡,并将填好的输液瓶贴倒贴于输液瓶上。

(3)加药:①套瓶套。②用开瓶器启开输液瓶铝盖的中心部分(若塑料输液瓶直接拉掉盖),常规消毒瓶塞。③按医嘱加入药物。④根据病情需要有计划地安排输液顺序。

(4)插输液器:检查并打开输液器,将输液器针头插入瓶塞内直到针头的根部,关闭调节器。

(5)核对,解释:携用物至患者床旁,核对患者的床号、姓名及药物名称、浓度、剂量、给药时间和方法,向患者解释操作目的和方法。

(6)排气:①挂输液瓶。②将穿刺针的针柄夹于两手指之间,倒置茂菲滴管,打开调节器,使液体流出。当茂菲滴管内液面达 1/2~2/3 满时,迅速转正茂菲滴管,使液体慢慢流下,排尽输液管里的空气后,关紧调节器。

(7)选择穿刺部位:备胶布,在穿刺肢体下放置脉枕、治疗巾、止血带。

(8)消毒皮肤:常规消毒穿刺部位皮肤,消毒范围直径≥5 cm。第一次穿刺部位消毒后,在穿刺点上方约 6 cm 处扎止血带,嘱患者握拳,进行第二次穿刺部位消毒,待干。

(9)再次核对患者的床号、姓名及药物名称、浓度、剂量、给药时间和方法。

(10)再次排气。

(11)静脉穿刺:取下护针帽,针尖斜面向上,与皮肤成 15°~30°进针,见回血后,将针头与皮肤平行,再推进少许。

(12)三松一固定:松开止血带,嘱患者松拳,放松调节器。待液体滴入通畅、患者无不舒适后,胶布固定穿刺针头。

(13)根据患者年龄、病情和药物性质调节输液速度。

(14)再次核对。

(15)撤去治疗巾、小垫枕、止血带,协助患者取舒适卧位,整理床单位,将呼叫器放于患者易取处。

(16)整理用物,洗手,记录。

(17)更换液体:先仔细查对,再消毒输液瓶的瓶塞和瓶颈,从第一瓶液体内拔出输液管针头插入第二瓶液体内直到针头的根部,调节好输液滴数。再次查对签名。

(18)输液完毕:①输液结束后,关闭调节器,轻揭胶布,迅速拔出针头,按压穿刺点 1~2 分钟至无出血,防止穿刺点出血。②整理床铺,清理用物,洗手,做好记录。

5.注意事项

(1)严格执行"三查七对"制度,防止发生差错。

(2)严格执行无菌操作,预防并发症。输液器及药液应绝对无菌,连续输液超过 24 小时应更换输液器。穿刺部位皮肤消毒若使用 0.5%碘伏时局部涂擦 2 遍,无须脱碘。使用安尔碘时,视穿刺局部皮肤用原液涂擦 1~2 遍即可。

(3)注意药物配伍禁忌,药物应现配现用,不可久置。

(4)注意保护血管,选择较粗、直、弹性好的血管,应避开关节和静脉瓣,并选择易于固定的部位。对长期输液者可采取:①四肢静脉从远端小静脉开始。②穿刺时提高穿刺成功率。③输液中加入对血管刺激性大的药物,应先用生理盐水进行穿刺,待穿刺成功后再加药,宜充分稀释,输完药应再输入一定量的等渗溶液,冲尽药液保护静脉。

(5)输液前排尽输液管内的空气,输液过程中及时更换输液瓶及添加药液,防止液体流空,输完后及时拔针,预防空气栓塞。

(6)在输液过程中应加强巡视,注意观察患者输液管是否通畅;针头连接处是否漏水;针头有无脱出、阻塞、移位;滴速是否适宜;患者穿刺部位局部和肢体有无肿胀;有无输液反应等。

(7)移动患者或为患者更衣或执行其他护理活动时,要注意保护穿刺部位,避免过分牵拉。对婴幼儿、小儿应选用头皮静脉。昏迷或其他不合作的患者,必要时可用绷带或夹板加以固定。

(8)不可自静脉输液的肢体抽取血液化验标本或测量血压。偏瘫患者应避免经患侧肢体输液。

(二)静脉留置针输液法

静脉留置针又称套管针,作为头皮针的换代产品,已成为临床输液的主要工具。其外管柔软无尖,不易刺破或滑出血管,可在血管内保留数天。随着技术的不断完善,静脉留置针输液在临床的应用越来越广泛。

其优点主要包括:①由于静脉留置针的外管使用的材料具有柔韧性,且对血管的刺激性小,因而在血管内可以保留较长时间。②静脉留置针的使用可以减少由于反复穿刺对患者血管的破坏,减轻患者的痛苦及不适感。③可以完成持续或间断给药、补液。④患者活动方便。⑤通过静脉留置针可以完成部分标本的采集。⑥可以减轻护士的工作量,提高工作效率。⑦随时保持静脉通路的通畅,便于急救和给药。适用于长期静脉输液,年老体弱、血管穿刺困难、小儿及全身衰竭的患者。可用于静脉输液、输血、动脉及静脉抽血。

静脉留置针可以分为周围静脉留置针和中央静脉留置针,一般推荐使用周围静脉留置针的方法。依据静脉留置针的种类、患者的情况等留置针可在血管内保留的时间为3~5天,最长不超过7天。

常用的静脉留置针是由针头部与肝素帽两部分组成。针头部:内有不锈钢丝导针,导针尖部突出于软硅胶导管针头部。肝素部:前端有硬塑活塞,后端橡胶帽封闭。肝素帽内腔有一中空管道,可容肝素。

1.目的

同密闭式静脉输液法。

2.评估

(1)患者病情、血液循环状况及自理能力,当前诊断及治疗情况。

(2)患者的心理状态及配合程度。

(3)穿刺部位皮肤、血管状况及肢体活动度。

3.操作前准备

(1)用物准备:同密闭式静脉输液。另备无菌手套1副、静脉留置针1套、敷贴1个、5 mL注射器、输液盘内另备封管液、肝素帽(如果留置针肝素帽是非一次性使用者,可以反复穿刺,可不备肝素帽,只需要常规消毒原来的肝素帽后就可以封管)。

(2)患者准备:同密闭式静脉输液法。

(3)护士准备:着装整洁,洗手、戴口罩。

(4)环境准备:清洁、宽敞,光线明亮,方便操作。

4.操作步骤

(1)同密闭式静脉输液法(1)~(6)。

(2)连接留置针与输液器:①打开静脉留置针及肝素帽或可来福接头外包装。②手持外包装将肝素帽(或可来福接头)对接在留置针的侧管上。③将输液器连接于肝素帽或可来福接头上。

(3)打开调节器,将套管针内的气体排于弯盘中,关闭调节器。

(4)选择穿刺部位,铺治疗巾,将小垫枕置于穿刺肢体下,在穿刺点上方10 cm处扎止血带。

(5)消毒皮肤,消毒范围直径要≥8 cm。待干,备胶布及透明敷贴。

(6)再次核对,旋转松动套管,调整针头斜面。

(7)再次排气,拔去针头保护套。

(8)穿刺:左手绷紧皮肤,右手持针翼在血管上方以15°~30°进针,见回血,放平针翼再进针少许,左手持 Y 接口,右手后撤针芯约 0.5 cm,再持针座将外套管与针芯一同送入静脉,左手固定 Y 接口,右手撤出针芯。

(9)三松:松开止血带,打开调节器,嘱患者松拳。

(10)固定:待液体流入通畅后,用无菌透明敷贴对留置针管做密闭式固定,用胶布固定三叉接口和插入肝素帽的输液器针头及输液管,在胶布上注明日期和时间。

(11)同静脉输液(14)～(15)。

(12)封管:当输液完毕,要正确进行封管。拔出输液器针头,常规消毒肝素帽的胶塞,用注射器向肝素帽内注入封管液。

(13)再次输液:常规消毒肝素帽,将输液器上的针头插入肝素帽内,用胶布固定好,调节输液滴数。

(14)输液完毕后处理:不再需要继续输液时,要进行拔管。先撕下小胶布,再撕下无菌敷贴,把无菌棉签放于穿刺点前方,迅速拔出套管针,纵向按压穿刺点 3～5 分钟。

(15)协助患者适当活动穿刺肢体,取舒适卧位,整理床单位,清理用物。

(16)洗手,记录。

5.注意事项

(1)严格执行无菌原则和查对制度。皮肤消毒的面积应大于敷料覆盖的面积;穿刺过程中避免污染外套管。

(2)静脉的选择应尽量选择相对较粗、直、有弹性、无静脉瓣等利于固定的静脉,避开关节,减轻对血管的机械刺激。成人多选用上肢静脉,以头静脉、贵要静脉、肘正中静脉为宜。由于人体下肢静脉瓣多,血流缓慢,易发生静脉炎,故常不为首选。3 岁以下患儿宜选用头皮静脉。

(3)注意药物配伍禁忌,根据医嘱、用药原则、患者的病情以及药物的性质,有计划、合理安排药物输入的顺序,以达最佳治疗效果。

(4)输液前要注意检查是否排尽输液管及针头内的空气,输液过程中要及时更换输液瓶,输液完毕要及时拔针,防止发生空气栓塞。

(5)在输液过程中应加强巡视,密切观察患者全身及置管局部,每次输液前要仔细检查套管是否在血管内,确认在血管内方可输入药物,防止渗漏到皮下造成组织损伤。如果发现导管堵塞,可以换管重新穿刺或采用尿激酶溶栓,避免加压将小血栓冲入血管内,防止造成血栓。每次输液前后,均应检查穿刺部位及静脉走行方向有无红肿,并询问患者有无疼痛与不适。如局部红、肿或疼痛反应时,及时拔管,对局部进行理疗处理。对仍需输液者应更换肢体另行穿刺。

(6)留置针保留时间参照产品说明书,要注明置管时间。一般可保留 3～5 天,不超过 7 天。连续输液 24 小时以上者,须每天更换输液器。

(7)封管时要注意边退针边注药,确保正压封管。

(8)向患者做好健康教育,说明药物的作用、可能出现的反应、处理办法及自我监测的内容等,对使用静脉留置针的肢体应妥善固定,注意保护,避免肢体下垂姿势。尽量减少肢体的活动,保持置管局部的清洁,在日常活动中避免污染或被水沾湿。如需要洗脸或洗澡时应用塑料纸将局部包裹好。

四、中心静脉穿刺置管输液

对于长期持续输液、输入高浓度或有刺激性的药物、静脉高营养、抢救危重患者以及周围静脉穿刺困难的患者,可采用中心静脉穿刺置管输液,使患者能得到及时的治疗,挽救患者的生命。临床中常选用的中心静脉有颈内静脉、颈外静脉、锁骨下静脉。虽然中心静脉输液在临床有广泛的应用,但由于穿刺置管技术要求较高,一般由麻醉师或有经验的医师、护师在严格无菌的条件下完成。

(一)颈外静脉穿刺置管输液

颈外静脉是颈部最大的浅静脉,在下颌角后方垂直下降,越过胸锁乳突肌后缘,于锁骨上方穿过深筋膜,最后汇入锁骨下静脉,其走行表浅,位置较恒定,穿刺置入硅胶管后保留时间长。

1.目的

同密闭式静脉输液法。适用于:①需长期输液而周围静脉穿刺困难的患者。②长期静脉内滴注高浓度或刺激性药物或行静脉内高营养的患者。③周围循环衰竭而需测中心静脉压的患者。

2.评估

(1)患者病情、意识状况、活动能力;询问普鲁卡因过敏史。

(2)患者的心理状态及配合程度。

(3)穿刺部位皮肤、血管状况。

3.操作前准备

(1)用物准备。①治疗盘内盛:一次性输液器、皮肤消毒剂(2.5%碘酊,75%乙醇或0.5%碘伏、安尔碘)、无菌棉签、输液液体、弯盘、输液卡、胶布、根据需要备网套、输液架、夹板及绷带。②无菌穿刺包:带内芯穿刺针2枚(长约6.5 cm,内径2 mm,外径2.6 mm),硅胶管2根(长25~30 cm,内径1.2 mm,外径1.6 mm),平头针2枚,洞巾1块,小纱布1块,纱布数块,镊子1把,无菌手套2副,5 mL、10 mL注射器各1副,尖头刀片1个,弯盘1个。③其他:1%普鲁卡因注射液10 mL,无菌生理盐水,无菌敷贴,0.4%枸橼酸钠生理盐水或0.5%肝素盐水。

(2)患者准备:了解颈外静脉输液的目的和配合方法;穿刺前做普鲁卡因过敏试验;输液前排尿或排便;取舒适卧位。

(3)护士准备:着装整洁,洗手、戴口罩。

(4)环境准备:清洁、宽敞,光线明亮,方便操作。

4.操作步骤

(1)洗手,戴口罩。

(2)核对、检查药液:备齐用物。按医嘱备药。核对药液瓶签(药名、浓度、剂量和有效期),检查药液质量。

(3)填写、贴输液瓶贴:根据医嘱填写输液卡,并将填好的输液瓶贴倒贴于输液瓶上。

(4)加药:①套瓶套。②用开瓶器启开输液瓶铝盖的中心部分(若塑料输液瓶直接拉掉瓶盖),常规消毒瓶塞。③按医嘱加入药物。④根据病情需要有计划地安排输液顺序。

(5)插输液器:检查并打开输液器,将输液器针头插入瓶塞内直到针头的根部,关闭调节器。

(6)核对,解释:携用物至患者床旁,核对患者的床号、姓名及药物名称、浓度、剂量、给药时间和方法,向患者解释操作目的和方法。

(7)排气:①挂输液瓶。②排出空气。将穿刺针的针柄夹于两手指之间,倒置茂菲滴管,打开调节器,使液体流出。当茂菲滴管内液面达1/2~2/3满时,迅速转正茂菲滴管,使液体慢慢流下,排尽输液管里的空气后,关紧调节器。

(8)取体位:协助患者去枕平卧,头偏向对侧后仰,必要时肩下垫一软枕。

(9)选择、确定穿刺点:操作者站在穿刺部位对侧或头侧。

(10)常规消毒局部皮肤,打开穿刺包,戴无菌手套,铺洞巾。

(11)局部麻醉:助手协助,操作者用细针头连接 5 mL 注射器抽吸利多卡因注射液,在皮肤穿刺点处做皮丘,并做皮下浸润麻醉。

(12)穿刺:操作者左手绷紧穿刺点上方皮肤,右手持粗针头注射器与皮肤成 45°进针,入皮后改为 25°沿颈外静脉方向穿刺。

(13)放置导丝:穿刺成功后,用左手固定穿刺针管,右手将导丝自穿刺孔插入,导丝插入长度约 40 cm 时拔出穿刺针。

(14)扩皮:沿着导丝插入扩张器,接触皮肤后按同一方向旋转,随导丝进入血管后撤出扩张器,左手用无菌纱布压迫穿刺点,防止出血。

(15)放置中心静脉导管:右手将中心静脉导管沿着导丝插入颈外静脉内,一边推进一边撤离导丝,当导管进入 14 cm 时,即可完全抽出导丝。

(16)再次抽回血:用装有肝素生理盐水溶液的注射器与导管尾端相连接,反复抽吸 2～3 次均可见回血,向导管内注入 2～3 mL 肝素生理盐水溶液,同时用固定夹夹住导管,撤下注射器,接好输液管接头。

(17)固定导管:将导管固定夹在近穿刺点处缝合固定,用 75％乙醇棉球擦除局部血迹,待干后用无菌透明敷贴覆温穿刺点并固定硅胶管。

(18)接输液器:撤出洞巾,将输液接头与输液器连接,进行输液,调节滴速。

(19)输液完毕,将输液器与输液接头分离,将肝素生理盐水溶液注入导管内进行封管。

(20)再次输液:消毒输液接头,连接输液器,调好滴速即可。

(21)停止置管:管前局部常规消毒,拆线后拔管,局部按压 5 分钟至不出血,消毒穿刺处皮肤,覆盖无菌敷料。

5.注意事项

(1)严格无菌技术操作,每天更换输液管及穿刺点敷料,常规消毒穿刺点与周围皮肤,用 0.9％过氧乙酸溶液擦拭消毒硅胶管,防止感染,但不可用乙醇擦拭硅胶管。注意观察局部有无红肿。一般导管保留 4～7 天。

(2)若颈外静脉插管插入过深,则较难通过锁骨下静脉与颈外静脉汇合角处,此时可牵拉颈外静脉使汇合角变直,若仍不能通过则应停止送入导管,并轻轻退出少许,在此固定输液,防止盲目插入,导管在血管内打折。如导管质硬,可能会刺破血管发生意外。

(3)根据病情密切观察输液速度,不可随意打开调节器,使液体输入失控。

(4)当暂停输液时可用 0.5％肝素盐水 2 mL 封管,防止凝血堵塞管腔。若已经发生凝血,应先用注射器抽出凝血块,再注入药液,若血块抽不出时,应边抽边拔管,切忌将凝血块推入血管内。

(5)局部出现肿胀或漏液,可能硅胶管已脱出静脉,应立即拔管。如出现不明原因发热时应考虑拔管,并剪下一段硅胶管送培养及做药敏试验。

(6)气管切开处严重感染者,不应做此插管。

(二)锁骨下静脉穿刺置管术

锁骨下静脉是腋静脉的延续,成人长 3～4 cm。在锁骨与第一肋骨之间,向内走行于胸锁关节后方与颈内静脉汇合为无名静脉,再向内与对侧无名静脉汇合成上腔静脉。位置较固定,管腔较大,多作为中心静脉穿刺置管部位,由于右侧无名静脉与上腔静脉几乎在同一直线,且距上腔静脉距离最近,加之右侧胸膜顶较左侧低,穿刺时不易损伤胸膜,故首选右侧穿刺。硅胶管插入后可保留较长时间。当输入大量高浓度溶液或刺激性较强的药物时,由于管腔较粗,血量较多,输入液体随即被稀释,对血管的刺激性较小。

1.目的

(1)全胃肠外营养(TPN)治疗者。

(2)需输入刺激性较强药物者(如化学治疗)。

(3)需长期输液而外周静脉穿刺困难者。

(4)经静脉放置心脏起搏器者。

(5)各种原因所致大出血,需迅速输入大量液体以纠正血容量不足,提高血压者。

(6)测定中心静脉压。

2.评估

(1)患者病情、意识状况、活动能力;询问普鲁卡因过敏史。

(2)患者的心理状态及配合程度。

(3)穿刺部位皮肤、血管状况。

3.操作前准备

(1)用物准备:治疗盘内盛周围静脉输液用物。无菌穿刺包:治疗巾1块、洞巾1块,小纱布1块,纱布数块,缝合针、持针器、结扎线、弯盘1个、镊子、尖头刀片1个。另备:中心静脉穿刺导管及穿刺针,无菌敷布,皮肤常规消毒用棉球,5 mL、20 mL注射器各1具,肝素帽,1%普鲁卡因注射液10 mL,0.9%氯化钠溶液,无菌敷贴,0.4%枸橼酸钠生理盐水或0.5%~1%肝素盐水适量,1%甲紫。

(2)患者准备:了解锁骨下静脉穿刺置管输液的目的和配合方法;穿刺前做普鲁卡因过敏试验;穿刺前排尿或排便;取适当卧位。

(3)护士准备:着装整洁,洗手、戴口罩。

(4)环境准备:清洁、宽敞,光线明亮,方便操作。

4.操作方法

(1)洗手,戴口罩。

(2)核对,解释:携用物到患者处,核对患者床号、姓名,向患者解释操作目的、过程及配合要点。

(3)体位:协助患者取仰卧位,头后仰15°并偏向对侧,穿刺侧肩部垫一软枕使其略上提外展。

(4)选择穿刺点:用1%甲紫标记进针点及锁骨关节。

(5)消毒,麻醉:常规皮肤消毒、打开无菌穿刺包,戴无菌手套,铺洞巾,局部用2%利多卡因注射液浸润麻醉。

(6)试穿刺:将针尖指向胸锁关节,自穿刺点进针,深度通常为2.5~4 cm,边进针边抽吸,见回血后再进针少许即可。

(7)穿刺针穿刺:试穿成功后,沿着试穿针的角度、方向及深度用穿刺针穿刺。当回抽到静脉血时,表明针尖已经进入锁骨下静脉,减小进针角度,当回抽血液通畅时,置入导引钢丝至30 cm

刻度平齐针尾时,撤出穿刺针,压迫穿刺点。

(8)置入扩张器:沿导引钢丝尾端置入扩张器,扩张穿刺处皮肤及皮下组织,将扩张器旋入血管后,用无菌纱布按压穿刺点并撤出扩张器。

(9)置入导管:沿导引钢丝送入静脉导管,待导管进入锁骨下静脉后,边退导引钢丝边插导管,回抽血液通畅时,静脉导管插入长度15 cm左右,退出导引钢丝,接上输液导管。

(10)检测:将装有生理盐水的注射器分别连接每个导管尾端,回抽血液后向管内注入2～3 mL生理盐水,锁定卡板,去下注射器,接上肝素帽。

(11)固定,连接:将导管固定于穿刺点处,透明敷粘固定,必要时缝合固定导管,连接输液器或接上CVP测压装置。

(12)输液完毕,将输液器与导管针栓孔分离,将肝素生理盐水溶液注入导管内进行封管,用无菌静脉帽塞住针栓孔,再用安全别针固定在敷料上。

(13)再次输液:消毒导管针栓孔,连接输液器,调好滴速即可。

(14)停止置管:硅胶管尾端接上注射器,边抽吸边拔管,局部加压数分钟,消毒穿刺处皮肤,覆盖无菌敷料。

五、静脉输液速度的调节

在输液过程中,每毫升溶液的滴数称该输液器的滴系数。目前常用输液器的滴系数有10、15、20等,以生产厂家输液器包装袋上标明的滴系数为准。

静脉输液的速度调节依据患者的年龄、身体状况、病情、药物的性质、治疗要求调节,一般成人40～60滴/分,儿童20～40滴/分。对年老、体弱、婴幼儿,心肺疾病患者,输入速度宜慢;滴注高渗溶液、含钾药物、升压药物等宜慢;严重脱水、心肺功能良好者,速度可适当加快。

(1)已知每分钟滴数与液体总量,计算输液所需的时间:输液时间(h)=液体总量(mL)×滴系数/每分钟滴数。

(2)已知液体总量与计划需用的时间,计算每分钟滴数:每分钟滴数=液体总量(mL)×滴系数/输液时间(min)。

(3)已知每分钟滴数,计算每小时输入量:每小时输入量(mL)=每分钟滴数×60(min)/滴系数。

六、静脉输液时常见故障及排除方法

(一)溶液点滴不畅或不滴

1.针头滑出血管外

液体进入皮下,局部肿胀、疼痛。处理方法为拔出针头,另选血管重新穿刺。

2.针头斜面紧贴血管壁,造成不滴

调整针头位置或适当变换肢体位置或在头皮针尾部垫棉签等,直至点滴通畅。

3.针头阻塞

检测方法为挤压输液管,感觉有阻力,松手后无回血,表示针头已阻塞,应更换针头和部位,重新穿刺。

4.压力过低

适当调高输液瓶的位置。

5.静脉痉挛

输入的液体温度过低,或环境温度过低可造成静脉痉挛。表现为局部无隆起,但点滴不畅可采用局部热敷以缓解静脉痉挛。

(二)茂菲滴壶内液面过高

1.侧壁有调节孔的茂菲滴壶

夹住滴壶上端的输液管,打开调节孔,等液体降至露出液面时再关闭调节孔,松开上端即可。

2.侧壁无调节孔的茂菲滴壶

取下输液瓶倾斜,使插入瓶中的针头露出液面,但须保持输液管通畅,待滴壶内露出液面时,再挂回到输液架上。

(三)茂菲滴壶内液面过低

1.侧壁有调节孔的茂菲滴壶

先夹住滴壶下端的输液管,打开调节孔,待液面升高至 1/2 或 2/3 水平高度时再关闭调节孔,打开滴壶下端输液管即可。

2.侧壁无调节孔的茂菲滴壶

可夹住滴壶下端的输液管,用手挤压滴壶,待液面升至适当水平高度时,松开滴壶下端输液管即可。

(四)滴壶内液面自行下降

在输液过程中,如果滴壶内液面自行下降,则应检查输液器上端是否有漏气或裂隙,必要时更换输液管。

七、常见输液反应与处理

由于输入的液体不纯、输液管不洁或长时间大量输入刺激性药液、多次反复穿刺等原因会出现一些并发症。由于输液引起的这些反应,称为输液反应。常见的输液反应有以下内容。

(一)发热反应

由于输液过程中输入致热物质,如致热源、游离菌体蛋白、死菌、药物成分不纯等引起的发热。这些致热物质多来源于输液器具消毒灭菌不完全或在操作过程中未严格执行无菌操作造成污染;或输入的药液制剂不纯、保存不当被污染等。

1.主要临床表现

患者在输液过程中突然出现发热,症状较轻者发热常在 38 ℃左右,于停止输液后数小时内体温可恢复正常;严重者,初起有寒战,继而高热达 41 ℃,并伴有恶心、呕吐、头痛、周身不适,甚至有神经、精神症状。

2.发热反应的预防

首先输液用具必须严格灭菌;输液时严格执行无菌操作,防止输液器具、药液及穿刺部位被污染;认真检查输液用液体及输液管的质量及有效期;输液用具的保管应注意避免污染。

3.发热反应的处理

对于发热较轻的患者,可减慢或更换药液、输液器,注意保暖;严重者,须立即停止输液,并按高热护理方法对患者进行处理。同时应配合医师共同合作处理,必要时按医嘱给地塞米松 5 mg 或盐酸异丙嗪25 mg 等治疗。剩余液体和输液管送检查找反应原因。

(二)静脉炎

静脉炎是由于输入刺激性较强的溶液或静脉内放置刺激性较强的塑料管时间过长,引起局部静脉壁化脓性炎症或机械性损伤;或由于输液过程中未严格执行无菌操作,导致局部静脉感染。如果血管内膜严重受损,致使血小板黏附其上而形成血栓,则称为血栓性静脉炎。

1.主要临床表现

沿静脉走向出现条索状红线,局部组织红、肿、热、痛,有时伴有全身发热症状。

2.静脉炎的预防

避免感染,减少对血管壁的刺激。在输液过程中,严格执行无菌技术操作,对刺激性强的药物要充分稀释,并防止药液溢出血管外。同时注意保护静脉,需长期输液者应有计划地更换注射部位。静脉置管者做好留置导管的护理。

3.静脉炎的处理

对已经出现静脉炎的部位,可抬高患肢,局部用95%乙醇或50%硫酸镁行湿热敷或用中药如意金黄散外敷,可达到消炎、止痛、收敛、增加舒适的作用;局部还可用超短波理疗。如已合并感染,应根据医嘱给予抗生素治疗。

(三)循环负荷过重反应

循环负荷过重反应是由于输液速度过快,或患者原有心肺功能不良者,在短时间内输入过多液体,使循环血容量急剧增加,致心脏负担过重而引起心力衰竭、肺水肿。

1.主要临床表现

急性左心衰竭的症状,患者突感胸闷、呼吸急促、咳嗽、咳粉红色泡沫痰、面色苍白、出冷汗、心前区疼痛或有压迫感,严重者可自口鼻涌出大量的泡沫样血性液体;肺部布满湿啰音;脉搏快且弱;还可有尿量减少、水肿、腹水、颈静脉怒张等症状。

2.循环负荷过重反应的预防

为防止患者出现循环负荷过重反应,输液时要控制输液速度不宜过快,对老年人、小儿及心肺功能不良者尤其应注意。

3.循环负荷过重反应的处理

(1)输液过程中加强巡视注意观察,一旦发现,应立即停止输液,并通知医师。

(2)病情允许的患者可取端坐位,两腿下垂,以减少下肢静脉回流,减轻心脏负担。

(3)按医嘱给予血管扩张药,扩张周围血管,减轻循环负荷,缓解肺水肿;给予利尿剂,有助于缓解肺水肿。

(4)高流量吸氧,湿化瓶内注入20%～30%乙醇,以降低肺泡内泡沫表面的张力,使泡沫破裂、消散,从而改善肺泡内的气体交换,减轻缺氧症状。

(5)根据医嘱给予氨茶碱和毛花苷C等药物。

(6)必要时可进行四肢轮扎,有效地减少静脉回心血量。但注意掌握轮扎时间、部位及观察肢体情况,每5～6分钟轮流放松一个肢体的止血带。另外还可采用静脉放血的方法,每次放血量为200～300 mL,以缓解循环负荷过重状况。

(四)空气栓塞

空气经静脉进入循环,可导致严重后果,甚至导致死亡。原因是空气进入静脉,随血液循环进入右心房,再到右心室,如空气量少则随血液被压入肺动脉,再分散到肺小动脉,最后到肺毛细血管后被打散、吸收,损害较小;当大量的空气进入右心室可阻塞肺动脉入口,使血液无法进入肺内,从而导致气体交换障碍,机体严重缺氧,可致患者立即死亡。

造成空气栓塞的原因是输液导管内空气未排净、导管连接不紧、有缝隙;在加压输液、输血时无人看守导致液体走空;更换药液不及时,更换药液后未检查输液管内是否进气,当输液管走空范围较大或滴壶以下部分进气未采取措施,则在更换药液后由于液体的压力,将气体压入静脉。

1.主要临床表现

患者突然出现胸部感觉异常不适或有胸骨后疼痛,随即出现呼吸困难,严重发绀,濒死感、心前区可听到响亮持续的"水泡音",心电图检查表现为心肌缺血和急性肺心病的改变。严重者意识丧失、死亡。

2.空气栓塞的预防

空气栓塞可造成严重后果,甚至导致患者死亡,因而在输液时必须排净空气,及时更换药液,每次更换药液都要认真检查输液管内是否有空气,滴壶液面是否过低,发现异常及时予以调整。如需加压输液、输血,护士应严密监测,不得随意离开患者。

3.空气栓塞的处理

一旦发生空气进入静脉,嘱患者立即取左侧卧位,病情允许最好取头低足高位,该体位有利于气体浮向右心室尖部,避免阻塞肺动脉口,从而防止发生肺阻塞,再者由于心脏不断跳动,可将空气混成泡沫,分次小量进入肺动脉内,以免发生肺栓塞。如果可能,也可通过中心静脉导管抽出空气。

(刘文织)

第二节 鼻饲技术

一、目的

对病情危重、昏迷、不能经口或不愿正常摄食的患者,通过胃管供给患者所需的营养、水分和药物,维持机体代谢平衡,保证蛋白质和热量的供给需求,维持和改善患者的营养状况。

二、准备

(一)物品准备

治疗盘内:一次性无菌鼻饲包1套(硅胶胃管1根、弯盘1个、压舌板1个、50 mL注射器1具、润滑剂、镊子2把、治疗巾1条、纱布5块)、治疗碗2个、弯血管钳1把、棉签适量、听诊器1副、鼻饲流质液(38~40 ℃)200 mL、温开水适量、手电筒1个、调节夹1个(夹管用)、松节油、漱口液、毛巾。慢性支气管炎的患者视情况备镇静剂、氧气。

治疗盘外:安全别针1个、夹子或橡皮圈1个、卫生纸适量。

(二)患者、护理人员及环境准备

患者了解鼻饲目的、方法、注意事项及配合要点。调整情绪,指导或协助患者摆好体位。护理人员应衣帽整齐,洗手,戴口罩。环境安静、整洁、光线、温湿度适宜。

三、评估

(1)评估患者病情、治疗情况、意识、心理状态及合作度。

(2)评估患者鼻腔状况,有无鼻中隔偏曲、息肉、鼻黏膜有无水肿、炎症等。

(3)向患者解释鼻饲的目的、方法、注意事项及配合要点。

四、操作步骤

(1)确认患者并了解病情,向患者解释鼻饲目的,过程及方法。

(2)备齐用物,携至床旁核对床头卡、医嘱、饮食卡,核对流质饮食:种类、量、性质、温度、质量。

(3)患者如有义齿、眼镜应协助取下,妥善存放。防止义齿脱落误吞吐食管或落入气管引起窒息。插管时由于刺激可致流泪,取下眼镜便于擦除。

(4)取半坐位或坐位,可减轻胃管通过咽喉部时引起的咽反射,利于胃管插入。无法坐起者取右侧卧位,昏迷患者取去枕平卧位,头向后仰可避免胃管误入气管。

(5)将治疗巾围于患者颌下,保护患者衣服和床单,弯盘、毛巾放置于方便易取处。

(6)观察鼻孔是否通畅,黏膜有无破损,清洁鼻腔,选择通畅一侧便于插管。

(7)准备胃管测量胃管插入的长度,成人插入长度为45～55 cm,一般取发际至胸骨剑突处或鼻尖经耳垂至胸骨剑突处,并进行标记,倒润滑剂于纱布上少许,润滑胃管前段10～20 cm处,减少插管时的阻力。

(8)左手持纱布托住胃管,右手持镊子夹住胃管前端,沿选定侧鼻孔缓缓插入,插管时动作轻柔,镊子前端勿触及鼻黏膜,以防损伤,当胃管插入10～15 cm通过咽喉部时,如为清醒患者指导其做吞咽动作及深呼吸,随患者做吞咽动作及深呼吸时顺势将胃管向前推进胃管,直至标记处。如为昏迷患者,将患者头部托起,使下颌靠近胸骨柄,可增大咽喉部通道的弧度,便于胃管顺利通过,再缓缓插入胃管至标记处。若插管时患者恶心、呕吐感持续,用手电筒、压舌板检查口腔咽喉部有无胃管盘曲卡住。如患者有呛咳、发绀、喘息、呼吸困难等误入气管现象,应立即拔管。休息后再插。

(9)确认胃管在胃内,用胶布交叉胃管固定于鼻翼和面颊部。验证胃管在胃内的3种方法:①打开胃管末端胶塞连接注射器于胃管末端抽吸,抽出胃液即可证实胃管在胃内。②置听诊器于患者胃区,快速经胃管向胃内注入10 mL空气,同时在胃部听到气过水声,即表示已插入胃内。③将胃管末端置于盛水的治疗碗内,无气泡溢出。

(10)灌食:连接注射器于胃管末端,先回抽见有胃液,再注入少量温开水,可润滑管壁,防止喂食溶液黏附于管壁,然后缓慢灌注鼻饲液或药液等。鼻饲液温度为38～40 ℃,每次鼻饲量不应超过200 mL,间隔时间不少于2小时,新鲜果汁,应与奶液分别灌入,防止凝块产生。鼻饲结束后,再次注入温开水20～30 mL冲洗胃管,避免鼻饲液积存于管腔中而变质,造成胃肠炎或堵塞管腔。鼻饲过程中,避免注入空气,以防造成腹胀。

(11)胃管末端胶塞:塞上如无胶塞可反折胃管末端,用纱布包好,橡皮圈系紧,用别针将胃管固定于床单,枕旁或患者衣领处防止灌入的食物反流和胃管脱落。

(12)协助患者清洁口腔,鼻孔,整理床单位,嘱患者维持原卧位20～30分钟,防止发生呕吐,促进食物消化、吸收。长期鼻饲者应每天进行口腔护理。

(13)整理用物,并清洁,消毒,备用。鼻饲用物应每天更换消毒,协助患者擦净面部,取舒适卧位。

(14)洗手,记录。记录插管时间,鼻饲液种类、量及患者反应等。

五、拔管

停止鼻饲或长期鼻饲需要更换胃管时进行拔管。

(1)携用物至床前,说明拔管的原因,并选择末次鼻饲结束时拔管。

(2)置弯盘于患者颌下,夹紧胃管末端放于弯盘内,防止拔管时液体反流,胃管内残留液体滴入气管。揭去固定胶布用松节油擦去胶布痕迹,再用清水擦洗。

(3)嘱患者深呼吸,在患者缓缓呼气时稍快拔管,到咽喉处快速拔出。

(4)将胃管放入弯盘中,移出患者视线,避免患者产生不舒服的感觉。

(5)清洁患者面部、口腔及鼻腔,帮助患者漱口,取舒适卧位。

(6)整理床单位,清理用物。

(7)洗手,记录拔管时间和患者反应。

六、注意事项

(1)注入药片时应充分研碎,全部溶解方可灌注。多种药物灌注时,应将药物分开灌注,每种药物之间用少量温开水冲洗一次,注意药物配伍禁忌。

(2)插胃管时护士与患者进行有效沟通,缓解紧张度。

(3)插管动作要轻稳,尤其是通过食管三个狭窄部位时(环状软骨水平处,平气管分叉处,食管通过膈肌处)以免损伤食管黏膜。

(4)每次鼻饲前应检查胃管是否在胃内及是否通畅,并用少量温开水冲管后方可进行喂食,鼻饲完毕后再次注入少量温开水,防止鼻饲液凝结。注入鼻饲液的速度要缓慢,以免引起患者不适。

(5)鼻饲液应现配现用,已配制好的暂不用时,应放在 4 ℃以下的冰箱内保存,保证 24 小时内用完,防止长时间放置变质。

(6)长期鼻饲者应每天进行 2 次口腔护理,并定期更换胃管,普通胃管每周更换 1 次,硅胶胃管每月更换 1 次,聚氨酯胃管留置时间 2 个月更换 1 次。更换胃管时应于当晚最后一次喂食后拔出,翌日晨从另一侧鼻孔插入胃管。

(7)每次灌注前或间隔 4～8 小时应抽胃内容物,检查胃内残留物的量。如残留物的量大于灌注量的 50%,说明胃排空延长,应告知医师采取措施。

(丁　霏)

第三节　营养支持技术

一、肠内营养

(一)目的

(1)全面、均衡、符合生理的营养供给,以降低高分解代谢,提高机体免疫力。

(2)维持胃肠道功能,保护肝脏功能。

(3)提供经济、安全的营养治疗。

(二)操作前准备

1.告知患者和家属

操作目的、方法、注意事项、配合方法。

2.评估患者

病情、意识状态、合作程度、营养状态、管饲通路情况、输注方式。

3.操作护士

着装整洁、洗手、戴口罩。

4.物品准备

肠内营养液、营养泵、肠内营养袋、加温器、20 mL 注射器、温水。必要时备插线板。

5.环境

整洁、安静。

(三)操作过程

(1)携用物至患者床旁,核对腕带及床头卡。

(2)协助患者取半卧位。

(3)固定营养泵,安装管路,检查并确认喂养管位置,抽吸并评估胃内残留量。

(4)温水冲洗胃肠营养管并与管路连接。

(5)根据医嘱调节输注速度。

(6)加温器连于喂养管上(一般温度调节在 37~40 ℃)。

(7)核对。

(8)输注完毕,温水冲洗喂养管。

(9)包裹、固定胃肠营养管。

(10)协助患者取适宜卧位,整理床单位。

(11)整理用物,按医疗垃圾分类处理用物。

(12)擦拭治疗车。

(13)洗手、记录、确认医嘱。

(四)注意事项

(1)营养液现用现配,24 小时内用完。

(2)长期留置胃肠营养管者,每天用油膏涂擦鼻腔黏膜,每天进行口腔护理。

(3)输注前后或经胃肠营养管注入药物后均用温水冲洗胃肠营养管。

(4)定期(或按照说明书)更换胃肠营养管,对胃造口、空肠造口者,保持造口周围皮肤干燥、清洁。

(5)避免空气入胃,引起胀气。

(6)加温器放到合适的位置,以免烫伤患者。

(7)抬高床头,避免患者平卧引起误吸。

(8)观察并记录输注量以及输注中、输注后的反应。

(9)特殊用药前后用约 30 mL 温水冲洗胃肠营养管,药片或药丸经研碎、溶解后注入胃肠营养管。

(10)注意放置恰当的管路标识。

(五)评价标准

(1)患者和家属能够知晓护士告知的事项,对服务满意。

(2)操作规范、安全,动作娴熟。

二、肠外营养

(一)目的

通过静脉途径输注各种营养素,补充和维持患者的营养。

(二)操作前准备

1.告知患者和家属

操作目的、方法、注意事项、配合方法。

2.评估患者

病情、意识状态、合作程度、营养状态、输液通路情况、穿刺点及其周围皮肤状况。

3.操作护士

着装整洁、洗手、戴口罩。

4.物品准备

治疗车、穿刺盘、营养液、20 mL 注射器、输液泵、营养袋、加温器、温水。必要时备插线板。

5.环境

整洁、安静。

(三)操作过程

(1)携用物至患者床旁,核对腕带及床头卡。

(2)协助患者取舒适卧位。

(3)固定输液泵,连接电源。

(4)营养袋挂于仪器架上,排气。

(5)打开输液泵门,固定输液管,关闭输液泵门。

(6)开机,设置输液速度及预输液量。

(7)将感应器固定在墨菲氏滴管上端。

(8)消毒皮肤,再次排气。

(9)穿刺,启动输液泵,妥善固定管路。

(10)整理床单位,协助患者取舒适卧位。

(11)整理用物,按医疗垃圾分类处理用物。

(12)擦拭治疗车。

(13)洗手、记录、确认医嘱。

(四)注意事项

(1)营养液宜现配现用,若营养液配制后暂时不输注,冰箱冷藏,输注前室温下复温后再输,保存时间不超过 24 小时。

(2)等渗或稍高渗溶液可经周围静脉输入,高渗溶液应从中心静脉输入,明确标识。

(3)如果选择中心静脉导管输注,注意管路维护。

(4)不宜从营养液输入的管路输血、采血。

(五)评价标准

(1)患者和家属能够知晓护士告知的事项,对服务满意。

(2)遵循查对制度,符合无菌技术、安全给药原则。

(3)操作过程规范,动作娴熟。

(郭峥嵘)

第四节 导尿技术

一、女性患者导尿法

(一)目的

为昏迷、尿潴留、尿失禁或会阴部有损伤者,留置尿管以保持局部干燥清洁,协助临床诊断、治疗、手术。

(二)操作前准备

(1)告知患者和家属:操作目的、方法、注意事项、配合方法及可能出现的并发症。

(2)评估患者:①病情、意识状态、自理能力、合作程度及耐受力;②膀胱充盈度;③会阴部清洁程度及皮肤黏膜状况。

(3)操作护士:着装整洁、洗手、戴口罩。

(4)物品准备:治疗车、一次性导尿包、一次性多用巾、快速手消毒剂、隔离衣、污物桶、消毒桶;必要时备会阴冲洗包、冲洗液、便盆。

(5)环境:整洁、安静、温度适宜、私密。

(三)操作过程

(1)穿隔离衣,携用物至患者床边,核对患者腕带及床头卡。

(2)关闭门窗。

(3)协助患者摆好体位,脱去对侧裤腿盖在近侧腿部,取仰卧屈膝位。

(4)两腿外展,暴露会阴部。

(5)多用巾铺于患者臀下,打开导尿包外包装,初步消毒物品置于两腿之间。

(6)一手戴手套,将碘伏棉球放入消毒弯盘内,另一手持镊子依次消毒阴阜、双侧大阴唇、双侧小阴唇外侧、内侧和尿道口(每个棉球限用1次),顺序为由外向内、自上而下。

(7)脱手套,处理用物,快速手消毒剂洗手。

(8)将导尿包置于患者双腿之间,打开形成无菌区。

(9)戴无菌手套,铺孔巾。

(10)检查气囊,将导尿管与引流袋连接备用。将碘伏棉球放于无菌盘内,用液状石蜡纱布润滑尿管前端至气囊后4～6 cm。

(11)用纱布分开并固定小阴唇,再次按照无菌原则消毒尿道口,左、右小阴唇内侧,最后1个棉球在尿道口停留10秒。

(12)更换镊子,夹住导尿管插入尿道内4～6 cm,见尿后再插入1～2 cm,夹闭尿管开口。

（13）按照导尿管标明的气囊容积向气囊内缓慢注入无菌生理盐水,轻拉尿管有阻力后,连接引流袋。

（14）摘手套妥善固定引流管及尿袋,位置低于膀胱,尿管标识处注明置管日期。

（15）整理床单位,协助患者取舒适卧位。

（16）整理用物,按医疗垃圾分类处理用物。

（17）脱隔离衣,擦拭治疗车。

（18）洗手、记录置管日期,尿液的量、性质、颜色等,确认医嘱。

（四）注意事项

（1）严格执行查对制度和无菌操作技术原则。

（2）保护患者隐私。

（3）对膀胱高度膨胀且极度虚弱的患者,第一次放尿不得超过1 000 mL,以免膀胱骤然减压引起血尿和血压下降导致虚脱。

（4）为女患者插尿管时,如导尿管误入阴道,应另换无菌导尿管重新插管。

（5）插入尿管动作要轻柔,以免损伤尿道黏膜。

（6）维持密闭的尿路排泄系统在患者的膀胱水平以下,避免挤压尿袋。

（五）评价标准

（1）患者和家属知晓护士告知的事项,对操作满意。

（2）遵循查对制度,符合无菌技术、标准预防原则。

（3）操作规范、安全,动作娴熟。

（4）尿管与尿袋连接紧密,引流通畅,固定稳妥。

二、男性患者导尿法

（一）目的
同女性患者。

（二）操作前准备
评估男性患者有无前列腺疾病等引起尿路梗阻的情况,余同女性患者。

（三）操作过程

（1）穿隔离衣,携用物至患者床边,核对患者腕带及床头卡。

（2）关闭门窗。

（3）协助患者摆好体位,脱去对侧裤腿盖在近侧腿部,取仰卧屈膝位。

（4）两腿外展,暴露会阴部。

（5）多用巾铺于患者臀下,打开导尿包外包装,初步消毒物品置于两腿之间。

（6）一手戴手套,将碘伏棉球放入消毒弯盘内,另一手持镊子依次消毒阴阜、阴茎、阴囊。用纱布裹住患者阴茎,使阴茎与腹壁成60°,将包皮向后推,暴露尿道口,用碘伏棉球由内向外螺旋式消毒尿道口、龟头及冠状沟3次,每个棉球限用1次。

（7）脱手套,处理用物,快速手消毒剂洗手。

（8）将导尿包置于患者双腿之间,打开形成无菌区。

（9）戴无菌手套,铺孔巾。

（10）检查气囊,将导尿管与引流袋连接备用。将碘伏棉球放于无菌盘内,用液状石蜡纱布润滑尿管前端至气囊后 20～22 cm。

（11）一手持纱布包裹阴茎后稍提起和腹壁成 60°，将包皮后推，暴露尿道口。以螺旋方式消毒尿道口、龟头、冠状沟 3 次，每个棉球限用 1 次，最后一个棉球在尿道口停留 10 秒。

（12）提起阴茎与腹壁成 60°，更换镊子持导尿管，对准尿道口轻轻插入 20～22 cm，见尿后再插入 1～2 cm。

（13）按照导尿管标明的气囊容积向气囊内缓慢注入无菌生理盐水，轻拉尿管有阻力后，撤孔巾。

（14）摘手套妥善固定引流管及尿袋，尿袋的位置低于膀胱，尿管应有标识并注明置管日期。

（15）整理床单位，协助患者取舒适卧位。

（16）整理用物、按医疗垃圾分类处理用物。

（17）脱隔离衣，擦拭治疗车。

（18）洗手、记录置管日期，尿液的量、性质、颜色等，确认医嘱。

（四）注意事项

（1）严格执行查对制度和无菌操作技术原则。

（2）保护患者隐私。

（3）对膀胱高度膨胀且极度虚弱的患者，第一次放尿不得超过 1 000 mL，以免膀胱骤然减压引起血尿和血压下降导致虚脱。

（4）插入尿管动作要轻柔，以免损伤尿道黏膜。

（5）男性患者包皮和冠状沟易藏污垢，导尿前要彻底清洁，导尿管插入前建议使用润滑止痛胶，插管遇阻力时切忌强行插入，必要时请专科医师插管。

（五）评价标准

（1）患者和家属知晓护士告知的事项，对操作满意。

（2）遵循查对制度，符合无菌技术、标准预防原则。

（3）操作规范、安全，动作娴熟。

（4）尿管与尿袋连接紧密，引流通畅，固定稳妥。

（曾红荣）

第二章　呼吸内科护理

第一节　急性呼吸道感染

急性呼吸道感染通常包括急性上呼吸道感染和急性气管支气管炎。急性上呼吸道感染是鼻腔、咽或喉部急性炎症的总称。常见病原体为病毒,仅有少数由细菌引起。本病全年皆可发病,但冬春季节多发,具有一定的传染性,有时引起严重的并发症,应积极防治。急性气管支气管炎是指感染、物理、化学、过敏等因素引起的气管、支气管黏膜的急性炎症。可由急性上呼吸道感染蔓延而来。多见于寒冷季节或气候多变时。

一、护理评估

(一)病因与发病机制

1.急性上呼吸道感染

急性上呼吸道感染有 $70\%\sim80\%$ 由病毒引起。其中主要包括流感病毒、副流感病毒、呼吸道合胞病毒、腺病毒、鼻病毒等。感染病毒类型较多,又无交叉免疫,人体产生的免疫力较弱且短暂,同时在健康人群中有病毒携带者,故一个人可有多次发病。细菌感染占 $20\%\sim30\%$,可直接或继病毒感染之后发生,以溶血性链球菌最为多见,其次为流感嗜血杆菌、肺炎球菌和葡萄球菌等。偶见革兰阴性杆菌。当全身或呼吸道局部防御功能降低时,尤其是年老体弱或有慢性呼吸道疾病者更易患病,原先存在于上呼吸道或外界侵入的病毒和细菌迅速繁殖,引起本病。通过含有病毒的飞沫或被污染的用具传播,引起发病。

2.急性气管支气管炎

(1)感染:由病毒、细菌直接感染,或急性上呼吸道病毒(如腺病毒、流感病毒)、细菌(如流感嗜血杆菌、肺炎链球菌)感染迁延而来,也可在病毒感染后继发细菌感染。亦可为衣原体和支原体感染。

(2)物理、化学性因素:冷空气、粉尘、刺激性气体或烟雾的吸入使气管-支气管黏膜受到急性刺激和损伤,引起本病。

(3)变态反应:花粉、有机粉尘、真菌孢子等的吸入,以及对细菌蛋白质过敏等,均可引起气管、支气管的变态反应。

(4)寄生虫(如钩虫、蛔虫的幼虫)移行至肺,也可致病。

(二)健康史

有无受凉、淋雨、过度疲劳等使机体抵抗力降低等情况,应注意询问本次起病情况,既往健康情况,有无呼吸道慢性疾病史等。

(三)身体状况

1.急性上呼吸道感染

急性上呼吸道感染主要症状和体征个体差异大,根据病因不同可有不同类型,各型症状、体征之间无明显界定,也可互相转化。

(1)普通感冒:又称急性鼻炎或上呼吸道卡他,以鼻咽部卡他症状为主要表现,俗称"伤风"。成人多为鼻病毒所致,起病较急,初期有咽干、咽痒或咽痛,同时或数小时后有打喷嚏、鼻塞、流清水样鼻涕,2~3天后分泌物变稠,伴咽鼓管炎可引起听力减退,伴流泪、味觉迟钝、声嘶、少量咳嗽、低热不适、轻度畏寒和头痛。检查可见鼻腔黏膜充血、水肿、有分泌物,咽部轻度充血。如无并发症,一般经5~7天痊愈。

(2)病毒性咽炎和喉炎:临床特征为咽部发痒、不适和灼热感、声嘶、讲话困难、咳嗽、咳嗽时咽喉疼痛,无痰或痰呈黏液性,有发热和乏力,伴有咽下疼痛时,常提示有链球菌感染,体检发现咽部明显充血和水肿,局部淋巴结肿大且触痛,提示流感病毒和腺病毒感染,腺病毒咽炎可伴有眼结膜炎。

(3)疱疹性咽峡炎:主要由柯萨奇病毒A引起,夏季好发。有明显咽痛,常伴有发热,病程约1周。体检可见咽充血,软腭、腭垂、咽和扁桃体表面有灰白色疱疹及浅表溃疡,周围有红晕。多见于儿童,偶见于成人。

(4)咽结膜热:常为柯萨奇病毒、腺病毒等引起。夏季好发,游泳传播为主,儿童多见。表现为发热、咽痛、畏光、流泪、咽及结膜明显充血。病程4~6天。

(5)细菌性咽-扁桃体炎:多由溶血性链球菌感染所致,其次为流感嗜血杆菌、肺炎球菌、葡萄球菌等引起。起病急,咽痛明显,伴畏寒、发热,体温超过39℃。检查可见咽部明显充血,扁桃体充血肿大,其表面有黄色点状渗出物,颌下淋巴结肿大伴压痛,肺部无异常体征。

本病如不及时治疗可并发急性鼻窦炎、中耳炎、急性气管支气管炎。部分患者可继发病毒性心肌炎、肾炎、风湿热等。

2.急性气管支气管炎

急性气管支气管炎起病较急,常先有急性上呼吸道感染的症状,继之出现干咳或少量黏液性痰,随后可转为黏液脓性或脓性痰液,痰量增多,咳嗽加剧,偶可痰中带血。全身症状一般较轻,可有发热,38℃左右,多于3~5天后消退。咳嗽、咳痰为最常见的症状,常为阵发性咳嗽,咳嗽、咳痰可延续2~3周才消失,如迁延不愈,则可演变为慢性支气管炎。呼吸音常正常或增粗,两肺可听到散在干、湿性啰音。

(四)实验室及其他检查

1.血常规

病毒感染者白细胞正常或偏低,淋巴细胞比例升高;细菌感染者白细胞计数和中性粒细胞增高,可有核左移现象。

2.病原学检查

可做病毒分离和病毒抗原的血清学检查,确定病毒类型,以区别病毒和细菌感染。细菌培养及药物敏感试验,可判断细菌类型,并可指导临床用药。

3.X 线检查

胸部 X 线多无异常改变。

二、护理诊断

(一)舒适的改变

鼻塞、流涕、咽痛、头痛与病毒和/或细菌感染有关。

(二)潜在并发症

鼻窦炎、中耳炎、心肌炎、肾炎、风湿性关节炎。

三、护理目标

患者躯体不适缓解,日常生活不受影响;体温恢复正常;呼吸道通畅;睡眠改善;无并发症发生或并发症被及时控制。

四、护理措施

(一)一般护理

注意隔离患者,减少探视,避免交叉感染。患者咳嗽或打喷嚏时应避免对着他人。患者使用的餐具、痰盂等用具应按规定消毒或用一次性器具,回收后焚烧弃去。多饮水,补充足够的热量,给予清淡易消化、高热量、丰富维生素、富含营养的食物。避免刺激性食物,戒烟、酒。患者以休息为主,特别是在发热期间。部分患者往往因剧烈咳嗽而影响正常的睡眠,可给患者提供容易入睡的休息环境,保持病室适宜温度、湿度和空气流通。保证周围环境安静,关闭门窗。指导患者运用促进睡眠的方式,如睡前泡脚、听音乐等。必要时可遵医嘱给予镇咳、祛痰或镇静药物。

(二)病情观察

关注疾病流行情况、鼻咽部发生的症状、体征及血常规和胸部 X 线改变。注意并发症:耳痛、耳鸣、听力减退、外耳道流脓等提示中耳炎;头痛剧烈、发热、伴脓涕、鼻窦有压痛等提示鼻窦炎;在恢复期出现胸闷、心悸、眼睑水肿、腰酸和关节痛等提示心肌炎、肾炎或风湿性关节炎。如出现上述情况,应及时就诊。

(三)对症护理

1.高热护理

体温超过 37.5 ℃,应每 4 小时测体温 1 次,观察体温过高的早期症状和体征,体温突然升高或骤降时,应随时测量和记录,并及时报告医师。体温＞39 ℃时,要采取物理降温。如降温效果不好,可遵照医嘱选用适当的解热剂进行降温。患者出汗后应及时处理,保持皮肤的清洁和干燥,并注意保暖。鼓励多饮水。

2.保持呼吸道通畅

清除气管、支气管内分泌物,减少痰液在气管、支气管内的聚积。指导患者采取舒适的体位进行有效咳嗽。观察咳痰情况,如痰液较多且黏稠,可嘱患者多饮水,或遵照医嘱给予雾化吸入治疗,以湿润气道、利于痰液排出。

（四）用药护理

1.对症治疗

选用抗感冒复合剂或中成药减轻发热、头痛,减少鼻、咽充血和分泌物,如对乙酰氨基酚(扑热息痛)、银翘解毒片等。干咳者可选用右美沙芬、喷托维林(咳必清)等;咳嗽有痰者可选用复方氯化铵合剂、溴己新(必嗽平),或雾化祛痰。咽痛者可含服喉片或草珊瑚片等。气喘者可用平喘药,如特布他林、氨茶碱等。

2.抗病毒药物

早期应用抗病毒药有一定疗效,可选用利巴韦林、奥司他韦、金刚烷胺、吗啉胍和抗病毒中成药等。

3.抗菌药物

如有细菌感染,最好根据药物敏感试验选择有效抗菌药物治疗,常选用大环内酯类、青霉素类、氟喹诺酮类及头孢菌素类药物。

根据医嘱选用药物,告知患者药物的作用、可能发生的不良反应和服药的注意事项,如按时服药;应用抗生素者,注意观察有无迟发变态反应;对于应用解热镇痛药者注意避免大量出汗引起虚脱,发现异常及时就诊。

（五）心理护理

急性呼吸道感染预后良好,多数患者于1周内康复,仅少数患者可因咳嗽迁延不愈而发展为慢性支气管炎,患者一般无明显心理负担。但如果咳嗽较剧烈,加之伴有发热,可能会影响患者的休息、睡眠,进而影响工作和学习,个别患者产生急于缓解咳嗽等症状的焦虑情绪。护理人员应与患者进行耐心、细致的沟通,通过对病情的客观评价,解除患者的心理顾虑,建立治疗疾病的信心。

（六）健康指导

1.疾病知识指导

帮助患者和家属掌握急性呼吸道感染的诱发因素及本病的其他相关知识,避免受凉、过度疲劳,注意保暖;外出时可戴口罩,避免寒冷空气对气管、支气管的刺激。积极预防和治疗上呼吸道感染,症状改变或加重时应及时就诊。

2.生活指导

平时应加强耐寒锻炼,增强体质,提高机体免疫力。生活有规律,避免过度劳累。保持室内空气新鲜、阳光充足。少去人群密集的公共场所。戒烟、酒。

五、护理评价

患者舒适度改善;睡眠质量提高;未发生并发症或发生后被及时控制。

（许艳红）

第二节　支气管哮喘

支气管哮喘是一种慢性气管炎症性疾病,其支气管壁存在以肥大细胞、嗜酸性粒细胞和 T 淋巴细胞为主的炎性细胞浸润,可经治疗缓解或自然缓解。本病多发于青少年,儿童多于成人,城市多于农村。近年的流行病学显示,哮喘的发病率或病死率均有所增加,我国哮喘发病率为1‰~2‰。支气管哮喘的病因较为复杂,大多在遗传因素的基础上,受到体内外多种因素激发而发病,并反复发作。

一、临床表现

(一)症状和体征

典型的支气管哮喘,发作前多有鼻痒、打喷嚏、流涕、咳嗽、胸闷等先兆症状,进而出现呼气性的呼吸困难伴喘鸣,患者被迫呈端坐呼吸,咳嗽、咳痰。发作持续几十分钟至数小时后自行或经治疗缓解。此为速发性哮喘反应。迟发性哮喘反应时,患者气管呈持续高反应性状态,上述表现更为明显,较难控制。

少数患者可出现哮喘重度或危重度发作,表现为重度呼气性呼吸困难、焦虑、烦躁、端坐呼吸、大汗淋漓、嗜睡或意识模糊,经应用一般支气管扩张药物不能缓解。此类患者不及时救治,可危及生命。

(二)辅助检查

1.血液检查

嗜酸性粒细胞、血清总免疫球蛋白E(IgE)及特异性免疫球蛋白E均可增高。

2.胸部X线检查

哮喘发作期由于肺脏充气过度,肺部透亮度增高,合并感染时可见肺纹理增多及炎症阴影。

3.肺功能检查

哮喘发作期有关呼气流速的各项指标,如第1秒用力呼气容积(FEV_1)、最大呼气流速峰值(PEF)等均降低。

二、治疗原则

本病的防治原则是去除病因、控制发作和预防发作。控制发作应根据患者发作的轻重程度,抓住解痉、抗炎两个主要环节,迅速控制症状。

(一)解痉

哮喘轻、中度发作时,常用氨茶碱稀释后静脉注射或加入液体中静脉滴注。根据病情吸入或口服 β_2 受体激动剂。常用的 β_2 受体激动剂气雾吸入剂有特布他林、喘乐宁、沙丁胺醇等。

哮喘重度发作时,应及早静脉给予足量氨茶碱及琥珀酸氢化可的松或甲泼尼龙琥珀酸钠,待病情得到控制后再逐渐减量,改为口服泼尼松龙,或根据病情吸入糖皮质激素,应注意不宜骤然停药,以免复发。

(二)抗感染

肺部感染的患者,应根据细菌培养及药敏结果选择应用有效抗生素。

(三)稳定内环境

及时纠正水、电解质及酸碱失衡。

(四)保证气管通畅

痰多而黏稠不易咳出或有严重缺氧及二氧化碳潴留者,应及时行气管插管,吸出痰液,必要时行机械通气。

三、护理

(一)一般护理

(1)将患者安置在清洁、安静、空气新鲜、阳光充足的房间,避免接触变应原,如花粉、皮毛、油烟等。护理操作时防止灰尘飞扬。喷洒灭蚊蝇剂或某些消毒剂时要转移患者。

(2)患者哮喘发作,呼吸困难时,应给予适宜的靠背架或过床桌,让患者伏桌而坐,以帮助呼吸,减少疲劳。

(3)给予营养丰富的易消化的饮食,多食蔬菜、水果,多饮水。同时注意保持大便通畅,减少因用力排便所致的疲劳。严禁食用与患者发病有关的食物,如鱼、虾、蟹等,并协助患者寻找变应原。

(4)危重期患者应保持皮肤清洁干燥,定时翻身,防止压疮发生。因大剂量使用糖皮质激素,应做好口腔护理,防止发生口腔炎。

(5)哮喘重度发作时,由于大汗淋漓,呼吸困难甚至有窒息感,所以患者极度紧张、烦躁、疲倦。要耐心安慰患者,及时满足患者需求,缓解紧张情绪。

(二)观察要点

1.观察哮喘发作先兆

如患者主诉有鼻、咽、眼部发痒及咳嗽、流鼻涕等黏膜过敏症状时,应及时报告医师采取措施,减轻发作症状,尽快控制病情。

2.观察药物毒副反应

氨茶碱 0.25 g 加入 25%～50%葡萄糖注射液 20 mL 中静脉推注,时间要在 5 分钟以上,因浓度过高或推注过快可使心肌过度兴奋而产生心悸、惊厥、血压骤降等严重反应。使用时要现配现用,静脉滴注时,不宜和维生素 C、促皮质激素、去甲肾上腺素、四环素类等配伍。糖皮质激素类药物久用可引起钠潴留、血钾降低、消化道溃疡病、高血压、糖尿病、骨质疏松、停药反跳等,应加强观察。

3.根据患者缺氧情况调整氧流量

一般为每分钟 3～5 L。保持气体充分湿化,氧气湿化瓶每天更换、消毒,防止医源性感染。

4.观察痰液黏稠度

哮喘发作患者由于过度通气,出汗过多,因而身体丢失水分增多,致使痰液黏稠形成痰栓,阻塞小支气管,导致呼吸不畅,感染难以控制。应通过静脉补液和饮水补足水分和电解质。

5.严密观察有无并发症

如自发性气胸、肺不张、脱水、酸碱失衡、电解质紊乱、呼吸衰竭、肺性脑病等并发症。监测动脉血气、生化指标,如发现异常需及时对症处理。

6.注意呼吸频率、深浅幅度和节律

重度发作患者喘鸣音减弱乃至消失,呼吸变浅,神志改变,常提示病情危急,应及时处理。

(三)家庭护理

1.增强体质,积极防治感染

平时注意增加营养,根据病情做适量体力活动,如散步、做简易操、打太极拳等,以提高机体免疫力。当感染发生时应及时就诊。

2.注意防寒避暑

寒冷可引起支气管痉挛,分泌物增加,同时感冒易致支气管及肺部感染。因此,冬季应适当提高居室温度,秋季进行耐寒锻炼,防治感冒,夏季避免大汗,防止痰液过稠不易咳出。

3.尽量避免接触变应原

患者应戒烟,尽量避免到人员众多、空气污浊的公共场所。保持居室空气清新,室内可安装空气净化器。

4.防止呼吸肌疲劳

坚持进行呼吸锻炼。

5.稳定情绪

一旦哮喘发作,应控制情绪,保持镇静,及时吸入支气管扩张气雾剂。

6.家庭氧疗

家庭氧疗又称缓解期氧疗,对于患者的病情控制、存活期的延长和生活质量的提高有着重要意义。家庭氧疗时应注意氧流量的调节,严禁烟火,防止火灾。

7.缓解期处理

哮喘缓解期的防治非常重要,对于防止哮喘发作及恶化,维持正常肺功能,提高生活质量,保持正常活动量等均具有重要意义。哮喘缓解期患者,应坚持吸入糖皮质激素,可有效控制哮喘发作,吸入色甘酸钠和口服酮替酚亦有一定的预防哮喘发作的作用。

(许艳红)

第三节　支气管扩张

支气管扩张(bronchiectasis)是指直径＞2 mm的支气管由管壁的肌肉和弹性组织破坏引起的慢性异常扩张。临床特点为慢性咳嗽、咳大量脓性痰和/或反复咯血。患者常有童年麻疹、百日咳或支气管肺炎等病史。随着人民生活条件的改善,麻疹、百日咳疫苗的预防接种,以及抗生素的应用,本病发病率已明显降低。

一、病因与发病机制

(一)支气管-肺组织感染和支气管阻塞

这是支气管扩张的主要病因。感染和阻塞症状相互影响,促使支气管扩张的发生和发展。其中婴幼儿期支气管-肺组织感染是最常见的病因,如婴幼儿麻疹、百日咳、支气管肺炎等。

由于儿童支气管较细,易阻塞,且管壁薄弱,反复感染破坏支气管壁各层结构,尤其是平滑肌和弹性纤维的破坏削弱了对管壁的支撑作用。支气管炎使支气管黏膜充血、水肿、分泌物阻塞管腔,导致引流不畅而加重感染。支气管内膜结核、肿瘤、异物引起管腔狭窄、阻塞,也是导致支气管扩张的原因之一。左下叶支气管细长,且受心脏血管压迫引流不畅,容易发生感染,故支气管扩张左下叶比右下叶多见。肺结核引起的支气管扩张多发生在上叶。

(二)支气管先天性发育缺陷和遗传因素

此类支气管扩张较少见,如巨大气管-支气管症、卡塔格内综合征(支气管扩张、鼻窦炎和内脏转位)、肺囊性纤维化、先天性丙种球蛋白缺乏症等。

(三)全身性疾病

目前已发现类风湿关节炎、克罗恩病、溃疡性结肠炎、系统性红斑狼疮、支气管哮喘等疾病可同时伴有支气管扩张;有些不明原因的支气管扩张患者,其体液免疫和/或细胞免疫功能有不同程度的异常,提示支气管扩张可能与机体免疫功能失调有关。

二、临床表现

(一)症状

1.慢性咳嗽、大量脓痰

痰量与体位变化有关。晨起或夜间卧床改变体位时,咳嗽加剧、痰量增多。根据痰量多少可估计病情严重程度。感染急性发作时,痰量明显增多,每天可达数百毫升,外观呈黄绿色脓性痰,痰液静置后出现分层的特征:上层为泡沫;中层为脓性黏液;下层为坏死组织沉淀物。合并厌氧菌感染时痰有臭味。

2.反复咯血

50%～70%的患者有程度不等的反复咯血,咯血量与病情严重程度和病变范围不完全一致。大量咯血最主要的危险是窒息,应紧急处理。部分发生于上叶的支气管扩张,引流较好,痰量不多或无痰,以反复咯血为唯一症状,称为"干性支气管扩张"。

3.反复肺部感染

其特点是同一肺段反复发生肺炎并迁延不愈。

4.慢性感染中毒症状

反复感染者可出现发热、乏力、食欲减退、消瘦、贫血等,儿童可影响发育。

(二)体征

早期或干性支气管扩张多无明显体征,病变重或继发感染时在下胸部、背部常可闻及局限性、固定性湿啰音,有时可闻及哮鸣音;部分慢性患者伴有杵状指(趾)。

三、辅助检查

(一)胸部X线检查

早期无异常或仅见患侧肺纹理增多、增粗现象。典型表现是轨道征和卷发样阴影,感染时阴影内出现液平面。

(二)胸部CT检查

管壁增厚的柱状扩张或成串成簇的囊状改变。

(三)纤维支气管镜检查

纤维支气管镜检查有助于发现患者出血的部位,鉴别腔内异物、肿瘤或其他支气管阻塞原因。

四、诊断要点

根据患者有慢性咳嗽、大量脓痰、反复咯血的典型临床特征,以及肺部闻及固定而局限性的湿啰音,结合儿童时期有诱发支气管扩张的呼吸道病史,一般可做出初步临床诊断。胸部影像学检查和纤维支气管镜检查可进一步明确诊断。

五、治疗要点

治疗原则是保持呼吸道引流通畅,控制感染,处理咯血,必要时手术治疗。

(一)保持呼吸道通畅

1.药物治疗

祛痰药及支气管舒张药具有稀释痰液、促进排痰作用。

2.体位引流

体位引流对痰多且黏稠者尤其重要。

3.经纤维支气管镜吸痰

若体位引流排痰效果不理想,可经纤维支气管镜吸痰及生理盐水冲洗痰液,也可局部注入抗生素。

(二)控制感染

控制感染是支气管扩张急性感染期的主要治疗措施。应根据症状、体征、痰液性状,必要时参考细菌培养及药物敏感试验结果选用抗菌药物。

(三)手术治疗

对反复呼吸道急性感染或大咯血,病变局限在一叶或一侧肺组织,经药物治疗无效,全身状况良好的患者,可考虑手术切除病变肺段或肺叶。

六、护理诊断

(一)清理呼吸道无效

咳嗽、大量脓痰、肺部湿啰音与痰液黏稠和无效咳嗽有关。

(二)有窒息的危险

有窒息的危险与痰多、痰液黏稠或大咯血造成气道阻塞有关。

(三)营养失调

乏力、消瘦、贫血、发育迟缓与反复感染导致机体消耗增加,以及患者食欲缺乏、营养物质摄入不足有关。

(四)恐惧

精神紧张、面色苍白、出冷汗与突然或反复大咯血有关。

七、护理措施

(一)一般护理

1.休息与环境

急性感染或咯血时应卧床休息,大咯血患者需绝对卧床,取患侧卧位。病室内保持空气流通,维持适宜的温度、湿度,注意保暖。

2.饮食护理

提供高热量、高蛋白、高维生素饮食,给予发热患者高热量流质或半流质饮食,避免冰冷、油腻、辛辣食物诱发咳嗽。鼓励患者多饮水,每天1 500 mL以上,以稀释痰液。指导患者在咳痰后及进食前后用清水或漱口液漱口,保持口腔清洁,促进食欲。

(二)病情观察

观察痰液量、颜色、性质、气味与体位的关系,记录 24 小时痰液排出量;定期测量生命体征,记录咯血量,观察咯血的颜色、性质及量;病情严重者需观察有无窒息前症状,发现窒息先兆,立即向医师汇报并配合处理。

(三)对症护理

1.促进排痰

(1)指导有效咳嗽和正确的排痰方法。

(2)采取体位引流者需依据病变部位选择引流体位,使病肺居上,引流支气管开口向下,利于痰液流出。一般于饭前 1 小时进行。引流时可配合胸部叩击,提高引流效果。

(3)必要时遵医嘱选用祛痰剂或 β_2 受体激动剂喷雾吸入,扩张支气管、促进排痰。

2.预防窒息

(1)痰液排出困难者,鼓励多饮水或雾化吸入,协助患者翻身、拍背或体位引流,以促进痰液排出,减少窒息发生的危险。

(2)密切观察患者的表情、神志、生命体征,观察并记录痰液的颜色、量与性质,及时发现和判断患者有无发生窒息的可能。如患者突然出现烦躁不安、神志不清,面色苍白或发绀、出冷汗、呼吸急促、咽喉部明显的痰鸣音,应警惕窒息的发生,并及时通知医师。

(3)对意识障碍,年老体弱,咳嗽、咳痰无力,咽喉部明显的痰鸣音,神志不清者,突然大量呕吐物涌出等高危患者,立即做好抢救准备,如迅速备好吸引器、气管插管或气管切开等用物,积极配合抢救工作。

(四)心理护理

病程较长,咳嗽、咳痰、咯血反复发作或逐渐加重时,患者易产生焦虑、沮丧情绪。护士应多与其交谈,讲明支气管扩张反复发作的原因及治疗进展,帮助患者树立战胜疾病的信心,缓解焦虑不安情绪。咯血时医护人员应陪伴、安慰患者,帮助情绪稳定,避免因情绪波动加重出血。

(五)健康教育

1.疾病知识指导

帮助患者及家属了解疾病发生、发展与治疗、护理过程,与他们共同制订长期防治计划。宣传防治百日咳、麻疹、支气管肺炎、肺结核等呼吸道感染的重要性;及时治疗上呼吸道慢性病灶;避免受凉,预防感冒;戒烟、减少刺激性气体吸入,防止病情恶化。

2.生活指导

讲明加强营养对机体康复的作用,使患者能主动摄取必需的营养素,以增强机体抗病能力。鼓励患者参加体育锻炼,建立良好的生活习惯,劳逸结合,以维护心、肺功能状态。

3.用药指导

向患者介绍常用药物的用法和注意事项,观察疗效及不良反应。指导患者及家属学习和掌握有效咳嗽、胸部叩击、雾化吸入和体位引流的方法,以利于长期坚持,控制病情的发展;了解抗生素的作用、用法和不良反应。

4.自我监测指导

定期复查。嘱患者按医嘱服药,教患者学会观察药物的不良反应。教会患者识别病情变化的征象,观察痰液量、颜色、性质、气味与体位的关系,并记录 24 小时痰液排出量。如有咯血、窒息先兆,立即前往医院就诊。

(许艳红)

第四节 肺 炎

一、概述

肺炎是指终末气道、肺泡和肺间质的炎症,可由病原微生物、理化因素、免疫损伤、过敏及药物导致。细菌性肺炎是最常见的肺炎,也是最常见的感染性疾病。尽管新的强效抗生素不断投入应用,但其发病率和病死率仍很高,其原因可能有社会人口老龄化、吸烟人群的低龄化、伴有基础疾病、免疫功能低下,加之病原体变迁、医院获得性肺炎发病率提高、病原学诊断困难、抗生素的不合理使用导致细菌耐药性增加和部分人群贫困化加剧等因素有关。

(一)分类

肺炎可按解剖、病因或患病环境加以分类。

1.解剖分类

(1)大叶性(肺泡性)肺炎:为肺实质炎症,通常并不累及支气管。病原体先在肺泡引起炎症,经肺泡间孔(Cohn)向其他肺泡扩散,导致部分或整个肺段、肺叶发生炎症改变。致病菌多为肺炎链球菌。

(2)小叶性(支气管)肺炎:指病原体经支气管入侵,引起细支气管、终末细支气管和肺泡的炎症。病原体有肺炎链球菌、葡萄球菌、病毒、肺炎支原体及军团菌等。常继发于其他疾病,如支气管炎、支气管扩张、上呼吸道病毒感染及长期卧床的危重患者。

(3)间质性肺炎:以肺间质炎症为主,病变累及支气管壁及其周围组织,有肺泡壁增生及间质水肿。可由细菌、支原体、衣原体、病毒、肺孢子菌等引起。

2.病因分类

(1)细菌性肺炎:如肺炎链球菌、金黄色葡萄球菌、甲型溶血性链球菌、肺炎克雷伯菌、流感嗜血杆菌、铜绿假单胞菌、棒状杆菌、梭形杆菌等引起的肺炎。

(2)非典型病原体所致肺炎:如支原体、军团菌和衣原体等。

(3)病毒性肺炎:如冠状病毒、腺病毒、呼吸道合胞病毒、流感病毒、麻疹病毒、巨细胞病毒、单纯疱疹病毒等。

(4)真菌性肺炎:如白念珠菌、曲霉、放射菌等。

(5)其他病原体所致的肺炎:如立克次体(如 Q 热立克次体)、弓形虫(如鼠弓形虫)、寄生虫(如肺包虫、肺吸虫、肺血吸虫)等。

(6)理化因素所致的肺炎:如放射性损伤引起的放射性肺炎、胃酸吸入、药物等引起的化学性肺炎等。

3.患病环境分类

由于病原学检查阳性率低,培养结果滞后,病因分类在临床上应用较为困难,目前多按肺炎的获得环境分成两类,有利于指导经验治疗。

(1)社区获得性肺炎(community acquired pneumonia,CAP)是指在医院外罹患的感染性肺实质炎症,也称院外肺炎,包括具有明确潜伏期的病原体感染而在入院后平均潜伏期内发病的肺炎。常见致病菌为肺炎链球菌、流感嗜血杆菌、卡他莫拉菌和非典型病原体。

（2）医院获得性肺炎（hospital acquired pneumonia，HAP）简称医院内肺炎，是指患者入院时既不存在，也不处于潜伏期，而于入院 48 小时后在医院（包括老年护理院、康复院等）内发生的肺炎，也包括出院后 48 小时内发生的肺炎。无感染高危因素患者的常见病原体依次为肺炎链球菌、流感嗜血杆菌、金黄色葡萄球菌、铜绿假单胞菌、大肠埃希菌、肺炎克雷伯菌等；有感染高危因素患者的常见病原体依次为金黄色葡萄球菌、铜绿假单胞菌、肠杆菌属、肺炎克雷伯菌等。

（二）病因与发病机制

正常的呼吸道免疫防御机制（支气管内黏液-纤毛运载系统、肺泡巨噬细胞防御的完整性等）使气管隆凸以下的呼吸道保持无菌。肺炎的发生主要由病原体和宿主两个因素决定。如果病原体数量多、毒力强和/或宿主呼吸道局部和全身免疫防御系统损害，即可发生肺炎。病原体可通过空气吸入、血行播散、邻近感染部位蔓延、上呼吸道定植菌的误吸引起社区获得性肺炎。医院获得性肺炎还可通过误吸胃肠道的定植菌（胃食管反流）和通过人工气道吸入环境中的致病菌引起。

二、肺炎链球菌肺炎

肺炎链球菌肺炎或称肺炎球菌肺炎，是由肺炎链球菌或称肺炎球菌引起的肺炎，占社区获得性肺炎的半数以上。通常起病急骤，以高热、寒战、咳嗽、血痰及胸痛为特征。胸部 X 线呈肺段或肺叶急性炎性实变，近年来抗菌药物的广泛使用，致使本病的起病方式、症状及 X 线改变均不典型。

肺炎链球菌为革兰染色阳性球菌，多成双排列或短链排列。有荚膜，其毒力大小与荚膜中的多糖结构及含量有关。根据荚膜多糖的抗原特性，肺炎链球菌可分为 86 个血清型。成人致病菌多属 1～9 及 12 型，以第 3 型毒力最强，儿童则多为 6、14、19 及 23 型。肺炎链球菌在干燥痰中能存活数月，但阳光直射 1 小时，或加热至 52 ℃ 10 分钟即可杀灭，对石炭酸等消毒剂亦甚敏感。机体免疫功能正常时，肺炎链球菌是寄居在口腔及鼻咽部的一种正常菌群，其带菌率常随年龄、季节及免疫状态的变化而有差异。机体免疫功能受损时，有毒力的肺炎链球菌入侵人体而致病。肺炎链球菌除引起肺炎外，少数可发生菌血症或感染性休克，老年人及婴幼儿的病情尤为严重。

本病以冬季与初春多见，常与呼吸道病毒感染相伴行。患者常为原先健康的青壮年或老年与婴幼儿，男性较多见。吸烟者，智力障碍者，慢性支气管炎、支气管扩张、充血性心力衰竭、慢性病患者及免疫抑制宿主均易受肺炎链球菌侵袭。肺炎链球菌不产生毒素，不引起原发性组织坏死或形成空洞。其致病力是由于有高分子多糖体的荚膜对组织的侵袭作用，首先引起肺泡壁水肿，出现白细胞与红细胞渗出，含菌的渗出液经 Cohn 向肺的中央部分扩展，甚至累及几个肺段或整个肺叶。因为病变开始于肺的外周，所以叶间分界清楚，易累及胸膜，引起渗出性胸膜炎。

病理改变有充血期、红肝变期、灰肝变期及消散期。表现为肺组织充血水肿，肺泡内浆液渗出及红、白细胞浸润，白细胞吞噬细菌，继而纤维蛋白渗出物溶解、吸收，肺泡重新充气。在肝变期病理阶段实际上并无确切分界，经早期应用抗菌药物治疗，此种典型的病理分期已很少见。病变消散后肺组织结构多无损坏，不留纤维瘢痕。极个别患者肺泡内纤维蛋白吸收不完全，甚至有成纤维细胞形成，形成机化性肺炎。老年人及婴幼儿感染可沿支气管分布（支气管肺炎）。若未及时使用抗菌药物，5%～10% 的患者可并发脓胸，10%～20% 的患者因细菌经淋巴管、胸导管进入血循环,可引起脑膜炎、心包炎、心内膜炎、关节炎和中耳炎等肺外感染。

(一)护理评估

1.健康史

肺炎的发生与细菌的侵入和机体防御能力的下降有关。吸入口咽部的分泌物或空气中的细菌、周围组织感染的直接蔓延、菌血症等均可成为细菌入侵的途径;吸烟、酗酒、年老体弱、长期卧床、意识不清、吞咽和咳嗽反射障碍、慢性或重症患者、长期使用糖皮质激素或免疫抑制剂、接受机械通气及大手术者均可因机体防御机制降低而继发肺炎。注意询问患者起病前是否存在机体抵抗力下降、呼吸道防御功能受损的因素,了解患者既往的健康状况。

2.身体状况

发病前常有受凉、淋雨、疲劳、醉酒、病毒感染史,多有上呼吸道感染的前驱症状。

(1)主要症状:起病多急骤,高热、寒战,全身肌肉酸痛,体温通常在数小时内升至 $39\sim40$ ℃,高峰在下午或傍晚,或呈稽留热,脉率随之增速。可有患侧胸部疼痛,放射到肩部或腹部,咳嗽或深呼吸时加剧。痰少,可带血或呈铁锈色,食欲锐减,偶有恶心、呕吐、腹痛或腹泻,易被误诊为急腹症。

(2)护理体检:患者呈急性病容,面颊绯红,鼻翼翕动,皮肤灼热、干燥,口角及鼻周有单纯疱疹;病变广泛时可出现发绀。有败血症者,可出现皮肤、黏膜出血点,巩膜黄染。早期肺部体征无明显异常,仅有胸廓呼吸运动幅度减小,叩诊稍浊,听诊可有呼吸音减低及胸膜摩擦音。肺实变时叩诊浊音、触觉语颤增强并可闻及支气管呼吸音。消散期可闻及湿啰音。心率增快,有时心律不齐。重症患者有肠胀气,上腹部压痛多与炎症累及膈胸膜有关。重症感染时可伴休克、急性呼吸窘迫综合征及神经精神症状,表现为神志模糊、烦躁、呼吸困难、嗜睡、谵妄、昏迷等。累及脑膜时有颈抵抗及出现病理性反射。

本病自然病程 $1\sim2$ 周。发病 $5\sim10$ 天,体温可自行骤降或逐渐消退;使用有效的抗菌药物后可使体温在 $1\sim3$ 天恢复正常。患者的其他症状与体征亦随之逐渐消失。

(3)并发症:肺炎链球菌肺炎的并发症近年来已很少见。严重败血症或毒血症患者易发生感染性休克,尤其是老年人。表现为血压降低、四肢厥冷、多汗、发绀、心动过速、心律失常等,而高热、胸痛、咳嗽等症状并不突出。其他并发症有胸膜炎、脓胸、心包炎、脑膜炎和关节炎等。

3.实验室及其他检查

(1)血常规检查:血白细胞计数 $(10\sim20)\times10^9/L$,中性粒细胞多在 80% 以上,并有核左移,细胞内可见中毒颗粒。年老体弱、酗酒、免疫功能低下者的白细胞计数可不增高,但中性粒细胞的百分比仍增高。

(2)痰直接涂片做革兰染色及荚膜染色镜检:发现典型的革兰染色阳性、带荚膜的双球菌或链球菌,即可初步做出病原诊断。

(3)痰培养:$24\sim48$ 小时可以确定病原体。痰标本送检应注意器皿洁净无菌,在抗菌药物应用之前漱口后采集,取深部咳出的脓性或铁锈色痰。

(4)聚合酶链反应(PCR)检测及荧光标记抗体检测:可提高病原学诊断率。

(5)血培养:$10\%\sim20\%$ 的患者合并菌血症,故重症肺炎应做血培养。

(6)细菌培养:如合并胸腔积液,应积极抽取积液进行细菌培养。

(7)X线检查:早期仅见肺纹理增粗或受累的肺段、肺叶稍模糊。随着病情进展,肺泡内充满炎性渗出物,表现为大片炎症浸润阴影或实变影,在实变阴影中可见支气管充气征,肋膈角可有少量胸腔积液。在消散期,X线显示炎性浸润逐渐吸收,可有片状区域吸收较快,呈现"假空洞"征,多数病例在起病 3~4 周才完全消散。老年患者肺炎病灶消散较慢,容易出现吸收不完全而成为机化性肺炎。

4.心理-社会评估

肺炎起病多急骤,短期内病情严重,加之高热和全身中毒症状明显,患者及家属常深感不安。当出现严重并发症时,患者会表现出忧虑和恐惧。

(二)护理诊断

1.体温过高

体温过高与肺部感染有关。

2.气体交换受损

气体交换受损与肺部炎症、痰液黏稠等引起呼吸面积减少有关。

3.清理呼吸道无效

清理呼吸道无效与胸痛、气管、支气管分泌物增多、痰液黏稠及疲乏有关。

4.疼痛

胸痛与肺部炎症累及胸膜有关。

5.潜在并发症

感染性休克。

(三)护理目标

体温恢复正常范围;患者呼吸平稳,发绀消失;症状减轻,呼吸道通畅;疼痛减轻,感染控制,未发生休克。

(四)护理措施

1.一般护理

(1)休息与环境:保持室内空气清新,病室保持适宜的温度、湿度,环境安静、清洁、舒适。限制患者活动,限制探视,避免因谈话过多影响体力。要集中安排治疗和护理活动,保证足够的休息,减少氧耗量,缓解头痛、肌肉酸痛、胸痛等症状。

(2)体位:协助或指导患者采取合适的体位。对有意识障碍的患者,如病情允许,可取半卧位,增加肺通气量;或侧卧位,以预防或减少分泌物吸入肺内。为促进肺扩张,每 2 小时变换体位 1 次,减少分泌物淤积在肺部而引起并发症。

(3)饮食与补充水分:给予高热量、高蛋白质、高维生素、易消化的流质或半流质饮食,以补充高热引起的营养物质消耗。宜少食多餐,避免压迫膈肌。若有明显麻痹性肠梗阻或胃扩张,应暂时禁食,遵医嘱给予胃肠减压,直至肠蠕动恢复。鼓励患者多饮水(每天 1~2 L),来补充发热、出汗和呼吸急促所丢失的水分,并利于痰液排出。轻症者无须静脉补液,脱水严重者可遵医嘱补液,补液有利于加快毒素排泄和热量散发,尤其是食欲差或不能进食者。心脏病或老年人应注意补液速度,过快过多易导致急性肺水肿。

2.病情观察

监测患者神志、体温、呼吸、脉搏、血压和尿量,并做好记录。尤其应注意密切观察体温的变化。观察有无呼吸困难及发绀,及时适宜给氧。重点观察儿童、老年人、久病体弱者的病情变化,注意是否伴有感染性休克的表现。观察痰液颜色、性状和量,如肺炎球菌肺炎呈铁锈色,葡萄球菌肺炎呈粉红色乳状,厌氧菌感染者痰液多有恶臭等。

3.对症护理

(1)高热的护理。

(2)咳嗽、咳痰的护理:协助和鼓励患者有效咳嗽、排痰,及时清除口腔和呼吸道内痰液、呕吐物。痰液黏稠不易咳出时,在病情允许情况下可扶患者坐起,给予拍背,协助咳痰,遵医嘱应用祛痰药及超声雾化吸入,稀释痰液,促进痰的排出。必要时吸痰,预防窒息。吸痰前,注意告知病情。

(3)气急发绀的护理:监测动脉血气分析值,给予吸氧,提高血氧饱和度,改善发绀,增加患者的舒适度。氧流量一般为每分钟 4～6 L,若为 COPD 患者,应给予低流量低浓度持续吸氧。注意观察患者呼吸频率、节律、深度等变化,皮肤色泽和意识状态有无改变,如果病情恶化,准备气管插管和呼吸机辅助通气。

(4)胸痛的护理:维持患者舒适的体位。患者胸痛时,常随呼吸、咳嗽加重,可采取患侧卧位,在咳嗽时可用枕头等物夹紧胸部,必要时用宽胶布固定胸廓,以降低胸廓活动度,减轻疼痛。疼痛剧烈者,遵医嘱应用镇痛、止咳药,缓解疼痛和改善肺通气,如口服可卡因。此外可用物理止痛和中药止痛擦剂。物理止痛,如按摩、针灸、经皮肤电刺激止痛穴位或局部冷敷等,可降低疼痛的敏感性。中药经皮肤吸收,无创伤,且发挥药效快,对轻度疼痛效果好。中药止痛擦剂具有操作简便、安全,毒副反应小,无药物依赖现象等优点。

(5)其他:鼓励患者经常漱口,做好口腔护理。口唇疱疹者局部涂液体石蜡或抗病毒软膏,防止继发感染。烦躁不安、谵妄、失眠者酌情使用地西泮或水合氯醛,禁用抑制呼吸的镇静药。

4.感染性休克的护理

(1)观察休克的征象:密切观察生命体征、实验室检查和病情的变化。发现患者神志模糊、烦躁、发绀、四肢湿冷、脉搏细数、脉压变小、呼吸浅快、面色苍白、尿量减少(每小时少于 30 mL)等休克早期症状时,及时报告医师,采取救治措施。

(2)环境与体位:应将感染性休克的患者安置在重症监护室,注意保暖和安全。取仰卧中凹位,抬高头胸部 20°,抬高下肢约 30°,有利于呼吸和静脉回流,增加心排血量。尽量减少搬动。

(3)吸氧:应给高流量吸氧,维持动脉氧分压在 8.0 kPa(60 mmHg)以上,改善缺氧状况。

(4)补充血容量:快速建立两条静脉通路,遵医嘱给予右旋糖酐或平衡液以维持有效血容量,降低血液的黏度,防止弥散性血管内凝血。随时监测患者一般情况、血压、尿量、尿比重、血细胞比容等;监测中心静脉压,作为调整补液速度的指标,中心静脉压<5 cmH$_2$O(0.49 kPa)可放心输液,达到10 cmH$_2$O(0.98 kPa)后应慎重。以中心静脉压不超过 10 cmH$_2$O(0.98 kPa)、尿量每小时在 30 mL 以上为宜。补液不宜过多过快,以免引起心力衰竭和肺水肿。若血容量已补足而 24 小时尿量仍<400 mL、尿比重<1.018,应及时报告医师,注意是否合并急性肾衰竭。

(5)纠正酸中毒:有明显酸中毒可静脉滴注 5%的碳酸氢钠,因其配伍禁忌较多,宜单独输入。随时监测和纠正电解质和酸碱失衡等。

(6)应用血管活性药物的护理:遵医嘱在应用血管活性药物,如多巴胺、间羟胺(阿拉明)时,滴注过程中应注意防止液体溢出血管外,引起局部组织坏死和影响疗效。可应用输液泵单独静脉输入血管活性药物,根据血压随时调整滴速,维持收缩压在 12.0～13.3 kPa(90～100 mmHg),保证重要器官的血液供应,改善微循环。

(7)对因治疗:应联合、足量应用强有力的广谱抗生素控制感染。

(8)病情转归观察:随时监测和评估患者意识、血压、脉搏、呼吸、体温、皮肤、黏膜、尿量的变化,判断病情转归。如患者神志逐渐清醒、皮肤及肢体变暖、脉搏有力、呼吸平稳规则、血压回升、尿量增多,预示病情已好转。

5.用药护理

遵医嘱及时使用有效抗感染药物,注意观察药物疗效及不良反应。

(1)抗菌药物治疗:一经诊断即应给予抗菌药物治疗,不必等待细菌培养结果。首选青霉素 G,用药途径及剂量视病情轻重及有无并发症而定。对于成年轻症患者,可用 $24×10^5$ U/d,分 3 次肌内注射,或用普鲁卡因青霉素每 12 小时肌内注射 $60×10^4$ U。病情稍重者,宜用青霉素 G $(24～48)×10^5$ U/d,分次静脉滴注,每 6～8 小时 1 次;重症及并发脑膜炎者,可增至 $(10～30)×10^6$ U/d,分 4 次静脉滴注。对青霉素过敏者、耐青霉素或多重耐药菌株感染者,可用呼吸氟喹诺酮类、头孢噻肟或头孢曲松等药物,多重耐药菌株感染者可用万古霉素、替考拉宁等。药物治疗 48～72 小时后应对病情进行评价,治疗有效表现为体温下降、症状改善、白细胞逐渐降低或恢复正常等。如用药 72 小时后病情仍无改善,需及时报告医师并做相应处理。

(2)支持疗法:患者应卧床休息,注意补充足够蛋白质、热量及维生素。密切监测病情变化,注意防止休克。剧烈胸痛者,可酌情用少量镇痛药,如可卡因 15 mg。不用阿司匹林或其他解热药,以免过度出汗、脱水及干扰真实热型,导致临床判断错误。鼓励饮水每天 1～2 L,轻症患者不需常规静脉输液,确有失水者可输液,保持尿比重在 1.020 以下,血清钠保持在 145 mmol/L 以下。中等或重症患者[$PaO_2<8.0$ kPa(60 mmHg)或有发绀]应给氧。若有明显麻痹性肠梗阻或胃扩张,应暂时禁食、禁饮和胃肠减压,直至肠蠕动恢复。烦躁不安、谵妄、失眠者酌用地西泮 5 mg 或水合氯醛 1～1.5 g,禁用抑制呼吸的镇静药。

(3)并发症的处理:经抗菌药物治疗后,高热常在 24 小时内消退,或数天内逐渐下降。若体温降而复升或 3 天后仍不降,应考虑肺炎链球菌的肺外感染,如脓胸、心包炎或关节炎等。持续发热的其他原因尚有耐青霉素的肺炎链球菌或混合细菌感染、药物热或并存其他疾病。肿瘤或异物阻塞支气管时,经治疗后肺炎虽可消散,但阻塞因素未除,肺炎可再次出现。10%～20%肺炎链球菌肺炎伴发胸腔积液者,应酌情取胸液检查及培养以确定其性质。若治疗不当,约 5%并发脓胸,应积极排脓引流。

6.心理护理

患病前健康状态良好的患者会因突然患病而焦虑不安;病情严重或患有慢性基础疾病的患者则可能出现消极、悲观和恐慌的心理反应。要耐心给患者讲解疾病的有关知识,解释各种症状和不适的原因,讲解各项诊疗、护理操作目的、操作程序和配合要点,使患者清楚大部分肺炎治疗、预后良好。询问和关心患者的需要,鼓励患者说出内心感受,与患者进行有效的沟通。帮助患者去除不良心理反应,树立治愈疾病的信心。

7.健康指导

(1)疾病知识指导:让患者及家属了解肺炎的病因和诱因,有皮肤疖、痈、伤口感染、毛囊炎、蜂窝织炎时应及时治疗。避免受凉、淋雨、酗酒和过度疲劳,特别是年老体弱和免疫功能低下者,如糖尿病、慢性肺病、慢性肝病、血液病、营养不良、艾滋病等疾病的患者。天气变化时随时增减衣服,预防上呼吸道感染。可注射流感或肺炎免疫疫苗,使之产生免疫力。

(2)生活指导:劝导患者要注意休息,劳逸结合,生活有规律。保证摄取足够的营养物质,适当参加体育锻炼,增强机体抗病能力。对有意识障碍、慢性病、长期卧床者,应教会家属注意帮助患者经常改变体位、翻身、拍背,协助并鼓励患者咳出痰液,有感染征象时及时就诊。

（3）出院指导：出院后需继续用药者，应指导患者遵医嘱按时服药，向患者介绍所服药物的疗效、用法、疗程、不良反应，不能自行停药或减量。教会患者观察疾病复发症状，如出现发热、咳嗽、呼吸困难等不适表现，应及时就诊。告知患者随诊的时间及需要准备的有关资料，如胸部 X 线等。

（五）护理评价

患者体温恢复正常；能进行有效咳嗽，痰容易咳出，显示咳嗽次数减少或消失，痰量减少；休克发生时及时发现并处理。

三、其他类型肺炎

（一）葡萄球菌肺炎评估

葡萄球菌肺炎是由葡萄球菌引起的急性肺部化脓性炎症。葡萄球菌的致病物质主要是毒素与酶，具有溶血、坏死、杀白细胞和致血管痉挛等作用。其致病力可用血浆凝固酶来测定，阳性者致病力较强，是化脓性感染的主要原因。但其他凝固酶阴性的葡萄球菌亦可引起感染。随着医院内感染的增多，由凝固酶阴性葡萄球菌引起的肺炎也不断增多。

医院获得性肺炎中，葡萄球菌感染占 11%～25%。常发生于有糖尿病、血液病、艾滋病、肝病或慢性阻塞性肺疾病等原有基础疾病者。若治疗不及时或不当，病死率甚高。

1.临床表现

起病多急骤，寒战、高热，体温高达 40 ℃，胸痛，咳大量脓性痰，带血丝或呈脓血状。全身肌肉和关节酸痛，精神萎靡，病情严重者可出现周围循环衰竭。院内感染者常起病隐袭，体温逐渐上升，咳少量脓痰。老年人症状可不明显。

早期可无体征，晚期可有双肺散在湿啰音。病变较大或融合时可出现肺实变体征。但体征与严重的中毒症状和呼吸道症状不平行。

2.实验室及其他检查

（1）血常规：白细胞计数及中性粒细胞显著增加，核左移，有中毒颗粒。

（2）细菌学检查：痰涂片可见大量葡萄球菌和脓细胞，血、痰培养多为阳性。

（3）X 线检查：胸部 X 线显示短期内迅速多变的特征，肺段或肺叶实变，可形成空洞，或呈小叶状浸润，可有单个或多个液气囊腔，2～4 周后完全消失，偶可遗留少许条索状阴影或肺纹理增多等。

3.治疗要点

治疗要点为早期清除原发病灶，采用强有力的抗感染治疗，加强支持疗法，预防并发症。通常首选耐青霉素酶的半合成青霉素或头孢菌素，如苯唑西林、头孢呋辛等。对甲氧西林耐药株（MRSA）可用万古霉素、替考拉宁等治疗。疗程 2～3 周，有并发症者需 4～6 周。

（二）支原体肺炎评估

支原体肺炎是由肺炎支原体引起的呼吸道和肺部的急性炎症。常同时有咽炎、支气管炎和肺炎。肺炎支原体是介于细菌和病毒之间，兼性厌氧、能独立生活的最小微生物。健康人吸入患者咳嗽、打喷嚏时喷出的口鼻分泌物可感染，即通过呼吸道传播。病原体通常吸附宿主呼吸道纤毛上皮细胞表面，不侵入肺实质，抑制纤毛活动和破坏上皮细胞。其致病性可能与患者对病原体及其代谢产物的变态反应有关。

支原体肺炎约占非细菌性肺炎的 1/3，或各种原因引起的肺炎的 10%。以秋冬季发病较多,可散发或小流行,患者以儿童和青年人居多,婴儿间质性肺炎亦应考虑本病的可能。

1.临床表现

支原体肺炎通常起病缓慢,潜伏期 2~3 周,症状主要为乏力、咽痛、头痛、咳嗽、发热、食欲缺乏、肌肉酸痛等。多为刺激性咳嗽,咳少量黏液痰,发热可持续 2~3 周,体温恢复正常后可仍有咳嗽。偶伴有胸骨后疼痛。

可见咽部充血、颈部淋巴结肿大等体征。肺部可无明显体征,与肺部病变的严重程度不相称。

2.实验室及其他检查

(1)血常规:血白细胞计数正常或略增高,以中性粒细胞为主。

(2)免疫学检查:起病 2 周后,约 2/3 的患者冷凝集试验阳性,滴度效价>1:32,尤以滴度逐渐升高更有价值。约半数患者对链球菌 MG 凝集试验阳性。还可评估肺炎支原体直接检测、支原体 IgM 抗体、免疫印迹法和 PCR 等检查结果。

(3)X 线检查:肺部可呈多种形态的浸润影,呈节段性分布,以肺下野为多见,有的从肺门附近向外伸展。3~4 周后病变可自行消失。

3.治疗要点

支原体肺炎首选大环内酯类抗生素,如红霉素。疗程一般为 2~3 周。

(三)病毒性肺炎评估

病毒性肺炎评估是由上呼吸道病毒感染,向下蔓延所致的肺部炎症。常见病毒为甲、乙型流感病毒、腺病毒、副流感病毒、呼吸道合胞病毒和冠状病毒等。患者可同时受一种以上病毒感染,气道防御功能降低,常继发细菌感染。病毒性肺炎为吸入性感染,常有气管-支气管炎。呼吸道病毒通过飞沫与直接接触而迅速传播,可暴发或散发流行。

病毒性肺炎约占需住院的社区获得性肺炎的 8%,大多发生于冬春季节。密切接触的人群或有心肺疾病者、老年人等易受感染。

1.临床表现

一般临床症状较轻,与支原体肺炎症状相似。起病较急,发热、头痛、全身酸痛、乏力等较突出。有咳嗽、少痰或白色黏液痰、咽痛等症状。老年人或免疫功能受损的重症患者,可表现为呼吸困难、发绀、嗜睡、精神萎靡,甚至并发休克、心力衰竭和呼吸衰竭,严重者可发生急性呼吸窘迫综合征。

本病常无显著的胸部体征,病情严重者有呼吸浅速,心率增快,发绀,肺部干、湿性啰音。

2.实验室及其他检查

(1)血常规:白细胞计数正常、略增高或偏低。

(2)病原体检查:呼吸道分泌物中细胞核内的包涵体可提示病毒感染,但并非一定来自肺部。需进一步评估下呼吸道分泌物或肺活检标本培养是否分离出病毒。

(3)X 线检查:可见肺纹理增多,小片状或广泛浸润。病情严重者,显示双肺呈弥漫性结节浸润,而大叶实变及胸腔积液者不多见。

3.治疗要点

病毒性肺炎以对症治疗为主,板蓝根、黄芪、金银花、连翘等中药有一定的抗病毒作用。对某些重症病毒性肺炎应采用抗病毒药物,如选用利巴韦林(病毒唑)、阿昔洛韦(无环鸟苷)等。

(四)真菌性肺炎评估

肺部真菌感染是最常见的深部真菌病。真菌感染的发生是机体与真菌相互作用的结果,最终取决于真菌的致病性、机体的免疫状态及环境条件对机体与真菌之间关系的影响。广谱抗生素、糖皮质激素、细胞毒药物及免疫抑制剂的广泛使用,人免疫缺陷病毒(HIV)感染和艾滋病增多使肺部真菌感染的机会增加。

真菌多在土壤中生长,孢子飞扬于空气中,极易被人体吸入而引起肺真菌感染(外源性),或使机体致敏。引起表现为支气管哮喘的过敏性肺泡炎。有些真菌为寄生菌,如念珠菌和放线菌,当机体免疫力降低时可引起感染。静脉营养疗法的中心静脉插管如留置时间过长,白念珠菌能在高浓度葡萄糖中生长,引起念珠菌感染中毒症。空气中到处有曲霉属孢子,在秋冬及阴雨季节。储藏的谷草发热霉变时更多。若大量吸入可能引起急性气管支气管炎或肺炎。

1.临床表现

真菌性肺炎多继发于长期应用抗生素、糖皮质激素、免疫抑制剂、细胞毒药物,或因长期留置导管、插管等诱发,其症状和体征无特征性变化。

2.实验室及其他检查

(1)真菌培养:其形态学辨认有助于早期诊断。

(2)X线检查:可表现为支气管肺炎、大叶性肺炎、弥漫性小结节及肿块状阴影和空洞。

3.治疗要点

真菌性肺炎目前尚无理想的药物,两性霉素 B 对多数肺部真菌仍为有效药物,但由于不良反应较多,其应用受到限制。其他药物尚有氟胞嘧啶、米康唑、酮康唑、制霉菌素等也可选用。

(五)重症肺炎评估

目前重症肺炎还没有普遍认同的标准,各国诊断标准不一,但都注重肺部病变的范围、器官灌注和氧合状态。我国制定的重症肺炎标准为:①意识障碍。②呼吸频率>30 次/分。③$PaO_2<8.0$ kPa(60 mmHg),$PO_2/FiO_2<300$,需行机械通气治疗。④血压$<12.0/8.0$ kPa(90/60 mmHg)。⑤胸片显示双侧或多肺叶受累,或入院 48 小时内病变扩大$\geqslant50\%$。⑥少尿:尿量每小时<20 mL,或每 4 小时<80 mL,或急性肾衰竭需要透析治疗。

(许艳红)

第五节　慢性支气管炎

慢性支气管炎是由感染或非感染因素引起气管黏膜、支气管黏膜及其周围组织的慢性非特异性炎症。临床以咳嗽、咳痰或伴有喘息反复发作为特征,每年持续 3 个月以上,且连续 2 年以上。

一、病因和发病机制

慢性支气管炎的病因极为复杂,迄今尚有许多因素还不够明确,往往是多种因素长期相互作用的综合结果。

(一)感染

病毒、支原体和细菌感染是本病急性发作的主要原因。病毒感染以流感病毒、鼻病毒、腺病毒和呼吸道合胞病毒常见;细菌感染以肺炎链球菌、流感嗜血杆菌、卡他莫拉菌、葡萄球菌常见。

(二)大气污染

氯气、二氧化氮、二氧化硫等刺激性烟雾,空气中的粉尘等均可刺激支气管黏膜,使呼吸道清除功能受损,为细菌入侵创造条件。

(三)吸烟

吸烟为本病发病的主要因素。吸烟时间的长短与吸烟量决定发病率的高低,吸烟者的患病率较不吸烟者高 2～8 倍。

(四)过敏因素

喘息型支气管患者,多有过敏史。患者痰中嗜酸性粒细胞和组胺的含量及血中 IgE 明显高于正常。此类患者实际上应属慢性支气管炎合并哮喘。

(五)其他因素

气候变化,特别是寒冷空气对慢支的病情加重有密切关系。自主神经功能失调,副交感神经功能亢进,老年人肾上腺皮质功能减退,慢性支气管炎的发病率增加。维生素 C、维生素 A 缺乏者,易患慢性支气管炎。

二、临床表现

(一)症状

患者常在寒冷季节发病,出现咳嗽、咳痰,尤以晨起显著,白天多于夜间。病毒感染痰液为白色黏液泡沫状,继发细菌感染,痰液转为黄色或黄绿色黏液脓性,偶可带血。慢性支气管炎反复发作后,支气管黏膜的迷走神经感受器反应性增高,副交感神经功能亢进,可出现过敏现象而发生喘息。

(二)体征

早期多无体征。急性发作期可有肺底部闻及干、湿性啰音。喘息型支气管炎在咳嗽或深吸气后可闻及哮鸣音,发作时,有广泛哮鸣音。

(三)并发症

(1)阻塞性肺气肿:为慢性支气管炎最常见的并发症。

(2)支气管肺炎:慢性支气管炎蔓延至支气管周围肺组织中,患者表现寒战、发热、咳嗽加剧、痰量增多且呈脓性;白细胞计数及中性粒细胞计数增多;胸部 X 线显示双下肺野有斑点状或小片阴影。

(3)支气管扩张症。

三、诊断

(一)辅助检查

1.血常规

白细胞计数及中性粒细胞计数可升高。

2.胸部 X 线

单纯型慢性支气管炎,X 线片检查阴性或仅见双下肺纹理增多、增粗、模糊、呈条索状或网状。继发感染时为支气管周围炎症改变,表现为不规则斑点状阴影,重叠于肺纹理之上。

3.肺功能检查

早期病变多在小气道,常规肺功能检查多无异常。

(二)诊断要点

凡咳嗽、咳痰或伴有喘息,每年发作持续 3 个月,连续 2 年或 2 年以上者,并排除其他心肺疾病(如肺结核、肺尘埃沉着病、支气管哮喘、支气管扩张症、肺癌、肺脓肿、心脏病、心功能不全等)、慢性鼻咽疾病后,即可诊断。如每年发病不足 3 个月,但有明确的客观检查依据(如胸部 X 线、肺功能等)亦可诊断。

(三)鉴别诊断

1.支气管扩张

多于儿童或青年期发病,常继发于麻疹、肺炎或百日咳后,并有咳嗽、咳痰反复发作的病史,合并感染时痰量增多,并呈脓性或伴有发热,病程中常反复咯血。在肺下部周围可闻及不易消散的湿性啰音。晚期重症患者可出现杵状指(趾)。胸部 X 线上可见双肺下野纹理粗乱或呈卷发状。薄层高分辨 CT 检查有助于确诊。

2.肺结核

活动性肺结核患者多有午后低热、消瘦、乏力、盗汗等中毒症状。咳嗽痰量不多,常有咯血。老年肺结核的中毒症状多不明显,常被慢性支气管炎的症状所掩盖而误诊。胸部 X 线可发现结核病灶,部分患者痰结核菌检查可获阳性。

3.支气管哮喘

支气管哮喘患者常为特质性患者或有过敏性疾病家族史,多于幼年发病。一般无慢性咳嗽、咳痰史。哮喘多突然发作,且有季节性,血和痰中嗜酸性粒细胞常增多,治疗后可迅速缓解。发作时双肺布满哮鸣音,呼气延长,缓解后可消失,且无症状,但气道反应性仍增高。慢性支气管炎合并哮喘的患者,病史中咳嗽、咳痰多发生在喘息之前,迁延不愈较长时间后伴有喘息,且咳嗽、咳痰的症状多较喘息更为突出,平喘药物疗效不如哮喘等可资鉴别。

4.肺癌

肺癌多发生于 40 岁以上男性,并有多年吸烟史的患者,刺激性咳嗽常伴痰中带血和胸痛。X 线胸检查肺部常有块影或反复发作的阻塞性肺炎。痰脱落细胞及支气管镜等检查,可明确诊断。

5.慢性肺间质纤维化

慢性咳嗽,咳少量黏液性非脓性痰,进行性呼吸困难,双肺底可闻及爆裂音(Velcro 啰音),严重者发绀并有杵状指。胸部 X 线见中下肺野及肺周边部纹理增多紊乱呈网状结构,其间见弥漫性细小斑点阴影。肺功能检查呈限制性通气功能障碍,弥散功能减低,PaO_2 下降。肺活检是确诊的手段。

四、治疗

(一)急性发作期及慢性迁延期的治疗

急性发作期及慢性迁延期的治疗以控制感染、祛痰、镇咳为主,同时解痉平喘。

1.抗感染药物

及时、有效、足量,感染控制后及时停用,以免产生细菌耐药或二重感染。一般患者可按常见致病菌用药。可选用青霉素 G 80×10^4 U 肌内注射;复方磺胺甲噁唑(SMZ),每次 2 片,

2 次/天;阿莫西林 2～4 g/d,3～4 次口服;氨苄西林 2～4 g/d,分 4 次口服;头孢氨苄 2～4 g/d 或头孢拉定1～2 g/d,分 4 次口服;头孢呋辛 2 g/d 或头孢克洛 0.5～1 g/d,分 2～3 次口服。亦可选择新一代大环内酯类抗生素,如罗红霉素,0.3 g/d,2 次口服。抗菌治疗疗程一般为 7～10 天,反复感染病例可适当延长。严重感染时,可选用氨苄西林、环丙沙星、氧氟沙星、阿米卡星、奈替米星或头孢菌素类联合静脉滴注给药。

2.祛痰镇咳药

刺激性干咳者不宜单用镇咳药物,否则痰液不易咳出。可给盐酸溴环己胺醇 30 mg 或羧甲基半胱氨酸 500 mg,3 次/天,口服。乙酰半胱氨酸(富露施)及氯化铵甘草合剂均有一定的疗效。α-糜蛋白酶雾化吸入亦有消炎祛痰的作用。

3.解痉平喘

解痉平喘主要为解除支气管痉挛,利于痰液排出。常用药物为氨茶碱每次 0.1～0.2 g,3 次/天口服;丙卡特罗每次 50 mg,2 次/天;特布他林每次 2.5 μg,2～3 次/天。慢性支气管炎有可逆性气道阻塞者应常规应用支气管舒张剂,如异丙托溴铵(异丙阿托品)气雾剂、特布他林等吸入治疗。阵发性咳嗽常伴不同程度的支气管痉挛,应用支气管扩张药后可改善症状,并有利于痰液的排出。

(二)缓解期的治疗

缓解期的治疗应以增强体质,提高机体抗病能力和预防发作为主。

五、护理措施

(一)常规护理

1.环境

保持室内空气新鲜,流通,安静,舒适,温度、湿度适宜。

2.休息

急性发作期应卧床休息,取半卧位。

3.给氧

持续低流量吸氧。

4.饮食

给予高热量、高蛋白、高维生素、易消化的饮食。

(二)专科护理

1.解除气道阻塞,改善肺泡通气

及时清除痰液,神志清醒患者应鼓励咳嗽,痰稠不易咯出时,给予雾化吸入或雾化泵药物喷入,减少局部淤血水肿,以利痰液排出。危重体弱患者,定时更换体位,叩击背部,使痰易于咯出,餐前应给予胸部叩击或胸壁震荡。方法:患者取侧卧位,护士两手手指并拢,手背隆起,指关节微屈,自肺底由下向上,由外向内叩拍胸壁,震动气管,边拍边鼓励患者咳嗽,以促进痰液的排出,每侧肺叶叩击 3～5 分钟。对神志不清者,可进行机械吸痰,需注意无菌操作,抽吸压力要适当,动作轻柔,每次抽吸时间不超过 15 秒,以免加重缺氧。

2.合理用氧,减轻呼吸困难

根据缺氧和二氧化碳潴留的程度不同,合理用氧,一般给予低流量、低浓度、持续吸氧,如病情需要提高氧浓度,应辅以呼吸兴奋剂刺激通气或使用呼吸机改善通气,吸氧后如呼吸困难缓解、呼吸频率减慢、节律正常、血压上升、心率减慢、心律正常、发绀减轻、皮肤转暖、神志转清、尿量增加等，表示氧疗有效。若呼吸过缓，意识障碍加深，需考虑二氧化碳潴留加重，必要时采取增加通气量措施。

（许艳红）

第六节　慢性阻塞性肺疾病

慢性阻塞性肺疾病(chronic obstructive pulmonary disease,COPD)是一种以不完全可逆性气流受限为特征，呈进行性发展的肺部疾病。COPD是呼吸系统疾病中的常见病和多发病，由于其患病人数多，死亡率高，社会经济负担重，已成为一个重要的公共卫生问题。

一、护理评估

（一）病因与发病机制
确切的病因不清，可能与下列因素有关。

1.吸烟

吸烟是最危险的因素。国内外的研究均证明吸烟与慢性支气管炎的发生有密切关系，吸烟者慢性支气管炎的患病率比不吸烟者高 2～8 倍，吸烟时间越长，量越大，COPD 患病率越高。烟草中的多种有害化学成分，可损伤气道上皮细胞，使巨噬细胞吞噬功能降低，纤毛运动减退，黏液分泌增加，气道净化能力减弱，支气管黏膜充血水肿、黏液积聚，易引起感染。慢性炎症及吸烟刺激黏膜下感受器，引起支气管平滑肌收缩，气流受限。烟草、烟雾还可使氧自由基增多，诱导中性粒细胞释放蛋白酶，抑制抗蛋白酶系统，使肺弹力纤维受到破坏，诱发肺气肿形成。

2.职业性粉尘和化学物质

职业性粉尘及化学物质，如烟雾、变应原、工业废气及室内污染空气等，浓度过大或接触时间过长，均可导致与吸烟无关的 COPD。

3.空气污染

大气污染中的有害气体(如二氧化硫、二氧化氮、氯气等)可损伤气道黏膜，并有细胞毒作用，使纤毛清除功能下降，黏液分泌增多，为细菌感染创造条件。

4.感染

感染是 COPD 发生发展的重要因素之一。长期、反复感染可破坏气道正常的防御功能，损伤细支气管和肺泡。主要病毒为流感病毒、鼻病毒和呼吸道合胞病毒等;细菌感染以肺炎链球菌、流感嗜血杆菌、卡他莫拉菌及葡萄球菌为多见，支原体感染也是重要因素之一。

5.蛋白酶-抗蛋白酶失衡

蛋白酶对组织有损伤和破坏作用;抗蛋白酶对弹性蛋白酶等多种蛋白酶有抑制功能。在正常情况下，弹性蛋白酶与其抑制因子处于平衡状态。其中 α_1-抗胰蛋白酶(α_1-AT)是活性最强的一种。蛋白酶增多和抗蛋白酶不足均可导致组织结构破坏，产生肺气肿。

6.其他

机体内在因素如呼吸道防御功能及免疫功能降低、自主神经功能失调、营养、气温的突变等都可能参与 COPD 的发生、发展。

(二)病理生理

COPD 的病理改变主要为慢性支气管炎和肺气肿的病理改变。COPD 对呼吸功能的影响，早期病变仅局限于细小气道，表现为闭合容积增大。病变侵入大气道时，肺通气功能明显障碍；随肺气肿的日益加重，大量肺泡周围的毛细血管受膨胀的肺泡挤压而退化，使毛细血管大量减少，肺泡间的血流量减少，通气与血流比例失调，导致换气功能障碍。由通气和换气功能障碍引起缺氧和二氧化碳潴留，进而发展为呼吸衰竭。

(三)健康史

询问患者是否存在引起慢性支气管炎的各种因素，如感染、吸烟、大气污染、职业性粉尘和有害气体的长期吸入、过敏等；是否有呼吸道防御功能及免疫功能降低、自主神经功能失调等。

(四)身体状况

1.主要症状

(1)慢性咳嗽：晨间起床时咳嗽明显，白天较轻，睡眠时有阵咳或排痰。随病程发展可终生不愈。

(2)咳痰：一般为白色黏液或浆液性泡沫痰，偶可带血丝，清晨排痰较多。急性发作伴有细菌感染时，痰量增多，可有脓性痰。

(3)气短或呼吸困难：早期仅在体力劳动或上楼等活动时出现，随着病情发展逐渐加重，日常活动甚至休息时也感到气短。气短或呼吸困难是 COPD 的标志性症状。

(4)喘息和胸闷：重度患者或急性加重时出现喘息，甚至静息状态下也感气促。

(5)其他：晚期患者有体重下降，食欲减退等全身症状。

2.护理体检

早期可无异常，随疾病进展，慢性支气管炎病例可闻及干啰音或少量湿啰音。有喘息症状者可在小范围内出现轻度哮鸣音。肺气肿早期体征不明显，随疾病进展出现桶状胸，呼吸活动减弱，触觉语颤减弱或消失，叩诊呈过清音，心浊音界缩小或不易叩出，肺下界和肝浊音界下移，听诊心音遥远，两肺呼吸音普遍减弱，呼气延长，并发感染时，可闻及湿啰音。

3.COPD 严重程度分级

根据第 1 秒用力呼气容积占用力肺活量的百分比（$FEV_1/FVC\%$）、第 1 秒用力呼气容积占预计值百分比（$FEV_1\%$预计值）和症状对 COPD 的严重程度做出分级。

Ⅰ级：轻度，$FEV_1/FVC<70\%$、$FEV_1 \geqslant 80\%$预计值，有或无慢性咳嗽、咳痰症状。

Ⅱ级：中度，$FEV_1/FVC<70\%$、50%预计值$\leqslant FEV_1<80\%$预计值，有或无慢性咳嗽、咳痰症状。

Ⅲ级：重度，$FEV_1/FVC<70\%$、30%预计值$\leqslant FEV_1<50\%$预计值，有或无慢性咳嗽、咳痰症状。

Ⅳ级：极重度，$FEV_1/FVC<70\%$、$FEV_1<30\%$预计值或 $FEV_1<50\%$预计值，伴慢性呼吸衰竭。

4.COPD 病程分期

COPD 按病程可分为急性加重期和稳定期，前者指在短期内咳嗽、咳痰、气短和/或喘息加重、脓痰量增多，可伴发热等症状；稳定期指咳嗽、咳痰、气短症状稳定或轻微。

5.并发症

COPD 可并发慢性呼吸衰竭、自发性气胸、慢性肺源性心脏病。

(五)实验室及其他检查

1.肺功能检查

肺功能检查是判断气流受限的主要客观指标,对 COPD 诊断、严重程度评价、疾病进展、预后及治疗反应等有重要意义。第 1 秒用力呼气容积(FEV_1)占用力肺活量(FVC)的百分比($FEV_1/FVC\%$)是评价气流受限的敏感指标。第 1 秒用力呼气容积(FEV_1)占预计值百分比($FEV_1\%$预计值),是评估 COPD 严重程度的良好指标。当 $FEV_1/FVC<70\%$ 及 $FEV_1<80\%$预计值,可确定为不能完全可逆的气流受限。FEV_1 的逐渐减少,大致提示肺部疾病的严重程度和疾病进展的阶段。

肺气肿呼吸功能检查示残气量增加,残气量占肺总量的百分比增大,最大通气量低于预计值的 80%;第一秒时间肺活量常低于 60%;残气量占肺总量的百分比增大,往往超过 40%;对阻塞性肺气肿的诊断有重要意义。

2.胸部 X 线检查

早期胸片可无变化,可逐渐出现肺纹理增粗、紊乱等非特异性改变,肺气肿的典型 X 线表现为胸廓前后径增大,肋间隙增宽,肋骨平行,膈低平。两肺透亮度增加,肺血管纹理减少或有肺大泡征象。X 线检查对 COPD 诊断特异性不高。

3.动脉血气分析

早期无异常,随病情进展可出现低氧血症、高碳酸血症、酸碱平衡失调等,用于判断呼吸衰竭的类型。

4.其他

COPD 合并细菌感染时,血白细胞增高,核左移。痰培养可能检出病原菌。

(六)心理-社会评估

COPD 由于病程长、反复发作,每况愈下,给患者带来较重的精神和经济负担,患者出现焦虑、悲观、沮丧等心理反应,甚至对治疗丧失信心。病情一旦发展到影响工作的程度,会导致患者心理压力增加,生活方式发生改变,甚至因无法工作而产生孤独感。

二、护理诊断

(一)气体交换受损

气体交换受损与气道阻塞、通气不足、呼吸肌疲劳、分泌物过多和肺泡呼吸有关。

(二)清理呼吸道无效

清理呼吸道无效与分泌物增多而黏稠、气道湿度减低和无效咳嗽有关。

(三)低效性呼吸形态

低效性呼吸形态与气道阻塞、膈肌变平及能量不足有关。

(四)活动无耐力

活动无耐力与疲劳、呼吸困难、氧供失衡、氧耗失衡有关。

(五)营养失调,低于机体需要量

营养失调,低于机体需要量与食欲降低、摄入减少、腹胀、呼吸困难、痰液增多有关。

(六)焦虑

焦虑与健康状况的改变、病情危重、经济状况有关。

三、护理目标

患者痰能咳出,喘息缓解;活动耐力增强;营养得到改善;焦虑减轻。

四、护理措施

(一)一般护理

1.休息和活动

患者采取舒适的体位,晚期患者宜采取身体前倾位,使辅助呼吸肌参与呼吸。发热、咳喘时应卧床休息,视病情安排适当的活动量,活动以不感到疲劳、不加重症状为宜。室内保持合适的温度、湿度,冬季注意保暖,避免直接吸入冷空气。

2.饮食护理

呼吸功能的增加可使热量和蛋白质消耗增多,导致营养不良。应制订出高热量、高蛋白、高维生素的饮食计划。正餐进食量不足时,应安排少量多餐,避免餐前和进餐时过多饮水。餐后避免平卧,有利于消化。为减少呼吸困难,保存能量,患者饭前至少休息 30 分钟。每天正餐应安排在患者最饥饿、休息最好的时间。指导患者采用缩唇呼吸和腹式呼吸减轻呼吸困难。为促进食欲,给患者提供舒适的就餐环境和患者喜爱的食物;餐前及咳痰后漱口,保持口腔清洁;腹胀的患者应进软食,细嚼慢咽。避免进食产气的食物,如汽水、啤酒、豆类、马铃薯和胡萝卜等;避免进食易引起便秘的食物,如油煎食物、干果、坚果等。如果患者通过进食不能吸收足够的营养,可应用管饲饮食或全胃肠外营养。

(二)病情观察

观察咳嗽、咳痰的情况,痰液的颜色、量及性状,咳痰是否顺畅;呼吸困难的程度,能否平卧,与活动的关系,有无进行性加重;患者的营养状况、肺部体征及有无慢性呼吸衰竭、自发性气胸、慢性肺源性心脏病等并发症产生。监测动脉血气分析和水、电解质、酸碱平衡情况。

(三)氧疗的护理

呼吸困难伴低氧血症者,遵医嘱给予氧疗。一般采用鼻导管持续低流量吸氧,氧流量 $1 \sim 2$ L/min。对 COPD 慢性呼吸衰竭者提倡进行长期家庭氧疗(LTOT)。LTOT 为持续低流量吸氧,它能改变疾病的自然病程,改善生活质量。LTOT 是指一昼夜吸入低浓度氧 15 小时以上,并持续较长时间,使 $PaO_2 \geq 8.0$ kPa(60 mmHg),或 SaO_2 升至 90% 的一种氧疗方法。LTOT 指征:①$PaO_2 \leq 7.3$ kPa(55 mmHg)或 $SaO_2 \leq 88\%$,有或没有高碳酸血症。②PaO_2 $7.3 \sim 8.0$ kPa(55~60 mmHg)或 $SaO_2 < 88\%$,并有肺动脉高压、心力衰竭所致的水肿或红细胞增多症(血细胞比容>0.55)。LTOT 对血流动力学、运动耐力、肺生理和精神状态均会产生有益的影响,从而提高 COPD 患者的生活质量和生存率。

COPD 患者因长期二氧化碳潴留,主要靠缺氧刺激呼吸中枢,如果吸入高浓度的氧,反而会导致呼吸频率和幅度降低,引起二氧化碳潴留。而持续低流量吸氧维持 $PaO_2 \geq 8.0$ kPa(60 mmHg),既能改善组织缺氧,也可防止因缺氧状态解除而抑制呼吸中枢。护理人员应密切注意患者吸氧后的变化,如观察患者的意识状态、呼吸的频率及幅度、有无窒息或呼吸停止和动脉血气复查结果。氧疗有效指标:患者呼吸困难减轻、呼吸频率减慢、发绀减轻、心率减慢、活动耐力增加。

（四）用药护理

1.稳定期治疗用药

（1）支气管舒张药：短期应用以缓解症状，长期规律应用预防和减轻症状。常选用 β_2 肾上腺素受体激动剂、抗胆碱药、氨茶碱或其缓（控）释片。

（2）祛痰药：对痰不易咳出者可选用盐酸氨溴索或羧甲司坦。

2.急性加重期的治疗用药

使用支气管舒张药及对低氧血症者进行吸氧外，应根据病原菌类型及药物敏感情况合理选用抗生素治疗。如给予 β 内酰胺类/β 内酰胺酶抑制剂；第二代头孢菌素、大环内酯类或喹诺酮类。如出现持续气道阻塞，可使用糖皮质激素。

3.遵医嘱用药

遵医嘱应用抗生素，支气管舒张药，祛痰药物，注意观察疗效及不良反应。

（五）呼吸功能锻炼

COPD 患者需要增加呼吸频率来代偿呼吸困难，这种代偿多数是依赖辅助呼吸肌参与呼吸，即胸式呼吸，而非腹式呼吸。然而胸式呼吸的有效性要低于腹式呼吸，患者容易疲劳。因此，护理人员应指导患者进行缩唇呼气、腹式呼吸、膈肌起搏（体外膈神经电刺激）、吸气阻力器等呼吸锻炼，以加强胸、膈呼吸肌肌力和耐力，改善呼吸功能。

1.缩唇呼吸

缩唇呼吸的技巧是通过缩唇形成的微弱阻力来延长呼气时间，增加气道压力，延缓气道塌陷。患者闭嘴经鼻吸气，然后通过缩唇（吹口哨样）缓慢呼气，同时收缩腹部。吸气与呼气时间比为1：2或1：3。缩唇程度与呼气流量，以能使距口唇15～20 cm处，与口唇等高的蜡烛火焰随气流倾斜又不至于熄灭为宜。

2.膈式或腹式呼吸

患者可取立位、平卧位或半卧位，两手分别放于前胸部和上腹部。用鼻缓慢吸气时，膈肌最大程度下降，腹肌松弛，腹部凸出，手感到腹部向上抬起。呼气时用口呼出，腹肌收缩，膈肌松弛，膈肌随腹腔内压增加而上抬，推动肺部气体排出，手感到腹部下降。

另外，可以在腹部放置小枕头、杂志或书锻炼腹式呼吸。如果吸气时物体上升，证明是腹式呼吸。缩唇呼吸和腹式呼吸每天训练3～4次，每次重复8～10次。腹式呼吸需要增加能量消耗，因此指导患者只能在疾病恢复期如出院前进行训练。

（六）心理护理

COPD 患者因长期患病，社会活动减少，经济收入降低，容易形成焦虑和压抑的心理状态，失去自信，躲避生活。也可由于经济原因，患者可能无法按医嘱常规使用某些药物，只能在病情加重时应用。医护人员应详细了解患者及其家庭对疾病的态度，关心体贴患者，了解患者心理、性格、生活方式等方面发生的变化，与患者和家属共同制订和实施康复计划，定期进行呼吸肌功能锻炼、合理用药等，减轻症状，增强患者战胜疾病的信心；对表现焦虑的患者，教会患者缓解焦虑的方法，如听轻音乐、下棋、做游戏等娱乐活动，以分散注意力，减轻焦虑。

（七）健康指导

1.疾病知识指导

使患者了解COPD的相关知识，识别和消除使疾病恶化的因素，戒烟是预防COPD的重要且简单易行的措施,应劝导患者戒烟;避免粉尘和刺激性气体的吸入;避免和呼吸道感染患者接触,在呼吸道传染病流行期间,尽量避免去人群密集的公共场所。指导患者要根据气候变化,及时增减衣物,避免受凉感冒。学会识别感染或病情加重的早期症状,尽早就医。

2.康复锻炼

使患者理解康复锻炼的意义,充分发挥患者进行康复的主观能动性,制订个体化的锻炼计划,选择空气新鲜、安静的环境,进行步行、慢跑等体育锻炼。在潮湿、大风、严寒气候时,避免室外活动。教会患者和家属依据呼吸困难与活动之间的关系,判断呼吸困难的严重程度,以便合理安排工作和生活。

3.家庭氧疗

对实施家庭氧疗的患者,护理人员应指导患者和家属做到以下几点。

(1)了解氧疗的目的、必要性及注意事项;注意安全,供氧装置周围严禁烟火,防止氧气燃烧爆炸;吸氧鼻导管需每天更换,以防堵塞,防止感染;氧疗装置定期更换、清洁、消毒。

(2)告诉患者和家属宜采取低流量(氧流量 $1\sim2$ L/min 或氧浓度 $25\%\sim29\%$)吸氧,且每天吸氧的时间不宜少于 10 小时,因夜间睡眠时,部分患者低氧血症更为明显,故夜间吸氧不宜间断;监测氧流量,防止随意调高氧流量。

4.心理指导

引导患者适应慢性病并以积极的心态对待疾病,培养生活乐趣,如听音乐、养花、种草等,以分散注意力,减少孤独感,缓解焦虑、紧张的精神状态。

五、护理评价

氧分压和二氧化碳分压维持在正常范围内;能坚持药物治疗;能演示缩唇呼吸和腹式呼吸技术;呼吸困难发作时能采取正确体位,使用节能法;清除过多痰液,保持呼吸道通畅;使用控制咳嗽的方法;增加体液摄入;减少症状恶化;根据身高和年龄维持正常体重;减少急诊就诊和入院的次数。

(许艳红)

第三章　消化内科护理

第一节　反流性食管炎

反流性食管炎(reflux esophagitis,RE)是指胃、十二指肠内容物反流入食管所引起的食管黏膜炎症、糜烂、溃疡和纤维化等病变,甚至引起咽喉、气道等食管以外的组织损害。其发病男性多于女性,男女比例为(2~3)∶1,发病率为1.92%。随着年龄的增长,食管下段括约肌收缩力的下降,胃、十二指肠内容物自发性反流,而使老年人反流性食管炎的发病率有所增加。

一、病因与发病机制

(一)抗反流屏障削弱

食管下括约肌是指食管末端3~4 cm长的环形肌束。正常人静息时压力为1.3~4.0 kPa(10~30 mmHg),为一高压带,防止胃内容物反流入食管。由于年龄的增长,机体老化导致食管下括约肌的收缩力下降引起食物反流。一过性食管下括约肌松弛也是反流性食管炎的主要发病机制。

(二)食管清除作用减弱

正常情况下,一旦发生食物的反流,大部分反流物通过1~2次食管自发和继发性的蠕动性收缩将食管内容物排入胃内,即容量清除,剩余的部分则由唾液缓慢地中和。老年人食管蠕动缓慢和唾液产生减少,影响了食管的清除作用。

(三)食管黏膜屏障作用下降

反流物进入食管后,可以凭借食管上皮表面黏液、不移动水层和表面 HCO_3^-、复层鳞状上皮等构成上皮屏障,以及黏膜下丰富的血液供应构成的后上皮屏障,发挥其抗反流物对食管黏膜损伤的作用。随着机体老化,食管黏膜逐渐萎缩,黏膜屏障作用下降。

二、护理评估

(一)健康史

询问患者的饮食结构及习惯、有无长期服用药物史。

(二)身体评估

1.反流症状

反酸、反食、反胃(指胃内容物在无恶心和不用力的情况下涌入口腔)、嗳气等,多在餐后明显或加重,平卧或躯体前屈时易出现。

2.反流物引起的刺激症状

胸骨后或剑突下烧灼感、胸痛、吞咽困难等。常由胸骨下段向上伸延,常在餐后1小时出现,平卧、弯腰或腹压增高时可加重。反流物刺激食管痉挛导致胸痛,常发生在胸骨后或剑突下。严重时可为剧烈刺痛,可放射到后背、胸部、肩部、颈部、耳后,有的酷似心绞痛的特点。

3.其他症状

咽部不适,有异物感、棉团感或堵塞感,可能与酸反流引起食管上段括约肌压力升高有关。

4.并发症

(1)上消化道出血:因食管黏膜炎症、糜烂及溃疡可以导致上消化道出血。

(2)食管狭窄:食管炎反复发作致使纤维组织增生,最终导致瘢痕性狭窄。

(3)Barrett食管:在食管黏膜的修复过程中,食管-贲门交界处2 cm以上的食管鳞状上皮被特殊的柱状上皮取代。Barrett食管发生溃疡时,又称Barrett溃疡。Barrett食管是食管癌的主要癌前病变,其腺癌的发生率较正常人高30~50倍。

(三)辅助检查

1.内镜检查

内镜检查是反流性食管炎最准确、最可靠的诊断方法,能判断其严重程度和有无并发症,结合活检可与其他疾病相鉴别。

2.24小时食管pH监测

应用便携式pH记录仪在生理状态下对患者进行24小时食管pH连续监测,可提供食管是否存在过度酸反流的客观依据。在进行该项检查前3天,应停用抑酸药与促胃肠动力的药物。

3.食管吞钡X线检查

对不愿意接受或不能耐受内镜检查者行该检查。严重患者可发现阳性X线征。

(四)心理-社会状况

反流性食管炎长期持续存在,病情反复、病程迁延,因此患者会出现食欲缺乏,体重下降,导致患者心情烦躁、焦虑;合并消化道出血时会使患者紧张、恐惧。应注意评估患者的情绪状态及对本病的认知程度。

三、护理诊断

(一)疼痛

胸痛与胃食管黏膜炎性病变有关。

(二)营养失调

低于机体需要量与害怕进食、消化吸收不良等有关。

(三)有体液不足的危险

体液不足的危险与合并消化道出血引起活动性体液丢失、呕吐及液体摄入量不足有关。

(四)焦虑

焦虑与病情反复、病程迁延有关。

(五)知识缺乏

缺乏对反流性食管炎病因和预防知识的了解。

四、护理措施

(一)一般护理

为减少平卧时及夜间反流可将床头抬高 15～20 cm。避免睡前 2 小时内进食,白天进餐后亦不宜立即卧床。应避免食用使食管下括约肌压力降低的食物和药物,如高脂肪、巧克力、咖啡、浓茶及硝酸甘油、钙通道阻滞剂等。应戒烟及禁酒。减少一切使腹压增高的因素,如肥胖、便秘、紧束腰带等。

(二)用药护理

遵医嘱给予药物治疗,注意观察药物的疗效及不良反应。

1.H_2受体拮抗剂

药物应在餐中或餐后即刻服用,若需同时服用抗酸药,则两药应间隔 1 小时以上。若静脉给药应注意控制速度,过快可引起低血压和心律失常。西咪替丁对雄性激素受体有亲和力,可导致男性乳腺发育、勃起功能障碍以及性功能紊乱,应做好解释工作。该药物主要通过肾排泄,用药期间应监测肾功能。

2.质子泵抑制剂

奥美拉唑可引起头晕,应嘱患者用药期间避免开车或做其他必须高度集中注意力的工作。兰索拉唑的不良反应包括荨麻疹、皮疹、瘙痒、头痛、口苦、肝功能异常等,轻度不良反应不影响继续用药,较严重时应及时停药。泮托拉唑的不良反应较少,偶可引起头痛和腹泻。

3.抗酸药

该药在饭后 1 小时和睡前服用。服用片剂时应嚼服,乳剂给药前应充分摇匀。

抗酸剂应避免与奶制品、酸性饮料及食物同时服用。

(三)饮食护理

(1)指导患者有规律地定时进餐,饮食不宜过饱,选择营养丰富、易消化的食物。避免摄入过咸、过甜、过辣的刺激性食物。

(2)制订饮食计划:与患者共同制订饮食计划,指导患者及家属改进烹饪技巧,增加食物的色、香、味,刺激患者食欲。

(3)观察并记录患者每天进餐次数、量、种类,以了解其摄入营养素的情况。

五、健康指导

(一)疾病知识的指导

向患者及家属介绍本病的有关病因,避免诱发因素。保持良好的心理状态,平时生活要有规律,合理安排工作和休息时间,注意劳逸结合,积极配合治疗。

(二)饮食指导

指导患者加强饮食卫生和饮食营养,养成有规律的饮食习惯;避免过冷、过热、辛辣等刺激性食物及浓茶、咖啡等饮料;嗜酒者应戒酒。

(三)用药指导

根据病因及病情进行指导,嘱患者长期维持治疗,介绍药物的不良反应,如有异常及时复诊。

(谭香娥)

第二节　慢　性　胃　炎

慢性胃炎是指由多种原因引起的胃黏膜慢性炎症。其发病率在各种胃病中居首位,男性多于女性,各个年龄段均可发病,且随年龄增长发病率逐渐增高。慢性胃炎分为浅表性(又称非萎缩性)、萎缩性和特殊类型三大类。慢性浅表性胃炎是指不伴有胃黏膜萎缩性改变的慢性炎症,幽门螺杆菌感染是其主要病因;慢性萎缩性胃炎是指胃黏膜已经发生了萎缩性改变,常伴有肠上皮化生,又分为多灶萎缩性胃炎和自身免疫性胃炎两大类;特殊类型胃炎种类很多,临床上较少见。

一、病因及诊断检查

(一)致病因素

1.幽门螺杆菌感染

幽门螺杆菌感染是慢性浅表性胃炎最主要的病因。幽门螺杆菌具有鞭毛,其分泌的黏液素可直接侵袭胃黏膜,释放的尿素酶可分解尿素产生 NH_3 中和胃酸,使幽门螺杆菌在胃黏膜定居和繁殖,同时可损伤上皮细胞膜;幽门螺杆菌产生的细胞毒素还可引起炎症反应和菌体壁诱导自身免疫反应的发生,导致胃黏膜慢性炎症。

2.饮食因素

高盐饮食,长期饮烈酒、浓茶、咖啡,摄取过热、过冷、过于粗糙的食物等,均易引起慢性胃炎。

3.自身免疫

患者血液中存在自身抗体,如抗壁细胞抗体和抗内因子抗体,可使壁细胞数目减少,胃酸分泌减少或缺失,还可使维生素 B_{12} 吸收障碍导致恶性贫血。

4.其他因素

各种原因引起的十二指肠液反流入胃,削弱或破坏胃黏膜的屏障功能;老年胃黏膜退行性病变;胃黏膜营养因子缺乏,如促胃液素(胃泌素)缺乏;服用非甾体抗炎药等,均可引起慢性胃炎。

(二)身体状况

慢性胃炎起病缓慢,病程迁延,常反复发作,缺乏特异性症状。由幽门螺杆菌感染引起的慢性胃炎患者多数无症状;部分患者有上腹不适、腹部隐痛、腹胀、食欲缺乏、恶心和呕吐等消化不良的表现;少数患者可有少量上消化道出血;自身免疫性胃炎患者可出现明显厌食、体重减轻和贫血。体格检查可有上腹部轻压痛。

(三)心理-社会状况

病情反复、病程迁延不愈可使患者出现烦躁、焦虑等不良情绪。

(四)实验室及其他检查

1.胃镜及活组织检查

胃镜及活组织检查是诊断慢性胃炎最可靠的方法。慢性浅表性胃炎可见红斑(点、片状或条状)、黏膜粗糙不平、出血点或出血斑;慢性萎缩性胃炎可见黏膜呈颗粒状、黏膜血管显露、色泽灰暗、皱襞细小。

2.幽门螺杆菌检测

可通过侵入性(如快速尿素酶试验、组织学检查和幽门螺杆菌培养等)和非侵入性(如^{13}C或^{14}C尿素呼气试验、粪便幽门螺杆菌抗原检测和血清学检查等)方法检测幽门螺杆菌。

3.胃液分析

自身免疫性胃炎时,胃酸缺乏;多灶萎缩性胃炎时,胃酸分泌正常或偏低。

4.血清学检查

自身免疫性胃炎时,血清抗壁细胞抗体和抗内因子抗体可呈阳性,血清胃泌素水平明显升高;多灶萎缩性胃炎时,血清胃泌素水平正常或偏低。

二、护理诊断

(一)疼痛

腹痛与胃黏膜炎性病变有关。

(二)营养失调

营养失调与厌食、消化吸收不良等有关。

(三)焦虑

焦虑与病情反复、病程迁延有关。

(四)潜在并发症

癌变。

(五)知识缺乏

缺乏对慢性胃炎病因和预防知识的了解。

三、护理措施

(一)病情观察

主要观察有无上腹不适、腹胀、食欲缺乏等消化不良的表现;观察腹痛的部位、性质,呕吐物与大便的颜色、量及性状;评估实验室及胃镜检查结果。

(二)饮食护理

1.营养状况评估

观察并记录患者每天进餐次数、量和品种,以了解机体的营养摄入状况。定期监测体重,监测血红蛋白浓度、血清蛋白等有关营养指标的变化。

2.制订饮食计划

(1)与患者及其家属共同制订饮食计划,以营养丰富、易消化、少刺激为原则。

(2)胃酸低者可适当食用刺激胃酸分泌或酸性的食物,如浓肉汤、鸡汤、山楂、食醋等;胃酸高者应避免食用酸性和多脂肪食物,可进食牛奶、菜泥、面包等。

(3)鼓励患者养成良好的饮食习惯,进食应规律,少食多餐,细嚼慢咽。

(4)避免摄入过冷、过热、过咸、过甜、辛辣和粗糙的食物,戒除烟酒。

(5)提供舒适的进餐环境,改进烹饪技巧,保持口腔清洁卫生,以促进患者的食欲。

(三)药物治疗的护理

(1)严格遵医嘱用药,注意观察药物的疗效及不良反应。

(2)枸橼酸铋钾:宜在餐前半小时服用,因其在酸性环境中方起作用;服药时要用吸管直接吸人,防止将牙齿、舌染黑;部分患者服药后出现便秘或黑粪,少数患者有恶心、一过性血清转氨酶升高,停药后可自行消失,极少数患者可能出现急性肾衰竭。

(3)抗菌药物:服用阿莫西林前应详细询问患者有无青霉素过敏史,用药过程中要注意观察有无变态反应的发生;服用甲硝唑可引起恶心、呕吐等胃肠道反应及口腔金属味、舌炎、排尿困难等不良反应,宜在餐后半小时服用。

(4)多潘立酮及西沙必利:应在餐前服用,不宜与阿托品等解痉药合用。

(四)心理护理

护理人员应主动安慰、关心患者,向患者说明不良情绪会诱发和加重病情,经过正规的治疗和护理慢性胃炎可以康复。

(五)健康指导

向患者及家属介绍本病的有关知识、预防措施等;指导患者避免诱发因素,保持愉快的心情,生活规律,养成良好的饮食习惯,戒除烟酒;向患者介绍服用药物后可能出现的不良反应,指导患者按医嘱坚持用药,定期复查,如有异常及时复诊。

(谭香娥)

第三节　消化性溃疡

消化性溃疡是一种常见的胃肠道疾病,简称溃疡病,通常指发生在胃或十二指肠球部的溃疡,并分别称为胃溃疡或十二指肠溃疡。事实上,本病可以发生在与酸性胃液相接触的其他胃肠道部位,包括食管下端、胃肠吻合术后的吻合口及其附近的肠袢,以及含有异位胃黏膜的Meckel憩室。

消化性溃疡是一组常见病、多发病,人群中患病率为 5%～10%,严重危害人们的健康。本病可见于任何年龄,以 20～50 岁为多,占 80%,10 岁以下或 60 岁以上者较少。胃溃疡(GU)常见于中年和老年人,男性多于女性,二者之比约为 3∶1。十二指肠球部溃疡(DU)多于胃溃疡,患病率是胃溃疡的 5 倍。

一、病因及发病机制

消化性溃疡病因和发病机制尚不十分明确,学说甚多,归纳起来有 3 个方面:损害因素的作用,即化学性、药物性等因素的直接破坏作用;保护因素的减弱;易感及诱发因素(遗传、性激素、工作负荷等)。目前认为胃溃疡多以保护因素减弱为主,而十二指肠球部溃疡则以损害因素的作用为主。

(一)损害因素作用

1.胃酸及胃蛋白酶分泌异常

31%～46%的 DU 患者胃酸分泌率高于正常高限(正常男性 11.6～60.6 mmol/h,女性 8.0～40.1 mmol/h)。因胃蛋白酶原随胃酸分泌,故患者中胃蛋白酶原分泌增加的百分比大致与胃酸分泌增加的百分比相同。

多数 GU 患者胃酸分泌率正常或低于正常,仅少数患者(如卓-艾综合征)胃酸分泌率高于正常。虽然如此,并不能排除胃酸及胃蛋白酶是某些 GU 的病因。通常认为在胃酸分泌高的溃疡患者中,胃酸和胃蛋白酶是导致发病的重要因素。

基础胃酸分泌增加可由下列因素所致:①胃泌素分泌增加(卓-艾综合征等)。②乙酰胆碱刺激增加(迷走神经功能亢进)。③组织胺刺激增加(系统性肥大细胞病或嗜碱性粒细胞白血病)。

2.药物性因素

阿司匹林、糖皮质激素、非甾体抗炎药等可直接破坏胃黏膜屏障,被认为与消化性溃疡的发病有关。

3.胆汁及胰液反流

胆酸、溶血卵磷脂及胰酶是引起一些消化性溃疡的致病因素,尤其见于某些 GU。这些 GU 患者幽门括约肌功能不全,胆汁和/或胰酶反流入胃造成胃炎,继发 GU。

胆汁及胰液损伤胃黏膜的机制可能是改变覆盖上皮细胞表面的黏液,损伤胃黏膜屏障,使黏膜更易受胃酸和胃蛋白酶的损害。

(二)保护因素减弱

1.黏膜防护异常

胃黏膜屏障由黏膜上皮细胞顶端的一层脂蛋白膜所组成,使黏膜免受胃内容损伤或在损伤后迅速地修复。黏液的分泌减少或结构异常均能使凝胶层黏液抵抗力减弱。胃黏膜血流减少导致细胞损伤与溃疡。胃黏膜缺血是严重内、外科疾病患者发生急性胃黏膜损伤的直接原因。胃小弯处易发溃疡可能与其侧支血管较少有关。黏膜碳酸氢盐和前列腺素分泌减少亦可使黏膜防御功能降低。

2.胃肠道激素

胃肠道黏膜与胰腺的内分泌细胞分泌多种肽类和胺类胃肠道激素(胰泌素、胆囊收缩素、血管活性肠肽、高血糖素、肠抑胃肽、生长抑素、前列腺素等)。它们具有一定生理作用,主要参与食物消化过程,调节胃酸/胃蛋白酶分泌,并能营养和保护胃肠黏膜,一旦这些激素分泌和调节失衡,即易产生溃疡。

(三)易感及诱发因素

1.遗传倾向

消化性溃疡有相当高的家族发病率。曾有报告 20%~50% 的患者有家族史,而一般人群的发病率仅为 5%~10%。许多临床调查研究表明,DU 患者的血型以"O"型多见,消化性溃疡伴并发症者也以"O"型多见,这与 50%DU 患者和 40%GU 患者不分泌 ABH 血型物质有关。DU 与 GU 的遗传易感基因不同。提示 GU 与 DU 是两种不同的疾病。GU 患者的子女患 GU 风险为一般人群的 3 倍,而 DU 患者的子女的风险则并不比一般人群高。曾有报道 62% 的儿童 DU 患者有家族史。消化性溃疡的遗传因素还直接表现为某些少见的遗传综合征。

2.性腺激素因素

国内报道消化性溃疡的男女性别比为(3.9~8.5):1,这种差异被认为与性激素作用有关。女性激素对消化道黏膜具有保护作用。生育期妇女罹患消化性溃疡明显少于绝经期后妇女,妊娠期妇女的发病率亦明显低于非妊娠期。现认为女性性腺激素,特别是孕酮,能阻止溃疡病的发生。

3.心理-社会因素

研究认为,消化性溃疡属于心理生理疾病的范畴,特别是 DU 与心理-社会因素的关系尤为密切。与溃疡病的发生有关的心理-社会因素主要有以下几方面。

(1)长期的精神紧张:不良的工作环境和劳动条件,长期的脑力活动造成的精神疲劳,加之睡眠不足,缺乏应有的休息和调节导致精神过度紧张。

(2)强烈的精神刺激:重大的生活事件,生活情景的突然改变,社会环境的变迁,如丧偶、离婚、自然灾害、战争动乱等造成的心理应激。

(3)不良的情绪反应:指不协调的人际关系,工作生活中的挫折,无所依靠而产生的心理上的"失落感"和愤怒、抑郁、忧虑、沮丧等不良情绪。消化系统是情绪反应的敏感器官系统,所以这些心理-社会因素就会在其他一些内外致病因素的综合作用下,促使溃疡病的发生。

4.个性和行为方式

个性特点和行为方式与本病的发生也有一定关系,它既可作为本病的发病基础,又可改变疾病的过程,影响疾病的转归。溃疡病患者的个性和行为方式有以下几个特点。

(1)竞争性强,雄心勃勃。有的人在事业上虽取得了一定成就,但其精神生活往往过于紧张,即使在休息时,也不能取得良好的精神松弛。

(2)独立和依赖之间的矛盾,生活中希望独立,但行动上又不愿吃苦,因循守旧、被动、顺从、缺乏创造性、依赖性强,因而引起心理冲突。

(3)情绪不稳定,遇到刺激,内心情感反应强烈,易产生挫折感。

(4)惯于自我克制。情绪虽易波动,但往往喜怒不形于色,即使在愤怒时,也常常是"怒而不发",情绪反应被阻抑,导致更为强烈的自主神经系统功能紊乱。

(5)其他,性格内向、孤僻、过分关注自己、不好交往、自负、焦虑、易抑郁、事无巨细、苛求井井有条等。

5.吸烟

吸烟与溃疡发病是否有关,尚不明确。但流行病学研究发现溃疡患者中吸烟比例较对照组高;吸烟量与溃疡病流行率呈正相关;吸烟者死于溃疡病者比不吸烟者多;吸烟者的DU较不吸烟者难愈合;吸烟者的DU复发率比不吸烟者高。吸烟与GU的发病关系则不清楚。

6.乙醇及咖啡饮料

两者都能刺激胃酸分泌,但缺乏引起胃十二指肠溃疡的确定依据。

二、症状和体征

(一)疼痛

溃疡疼痛的确切机制尚不明确。较早曾提出胃酸刺激是溃疡疼痛的直接原因。因溃疡疼痛发生于进餐后一段时期,此时胃内胃酸浓度达到最高水平。然而,以酸灌注溃疡病患者却不能诱发疼痛;"酸理论"亦不能解释十二指肠溃疡疼痛。由于溃疡痛与胃内压力的升高同步,故胃壁肌紧张度增高与十二指肠球部痉挛均被认为是溃疡痛的原因。溃疡周围水肿与炎症区域的肌痉挛,或溃疡基底部与胃酸接触可引起持续烧灼样痛。给溃疡病患者服用安慰剂,发现其具有与抗酸剂同样的缓解疼痛疗效,进食在有些患者反而会加重疼痛,因此溃疡疼痛的另一种机制可能与胃、十二指肠运动功能异常有关。

1.疼痛的性质与强度

溃疡痛常为绞痛、针刺样痛、烧灼样痛和钻痛,也可仅为烧灼样感或类似饥饿性胃收缩感以至难与饥饿感相区别。疼痛的程度因人而异,多数呈钝痛,可忍受,无须立即停止工作。老年人感觉迟钝,疼痛往往较轻。少数则剧痛,需使用止痛剂才可缓解。约10%的患者在病程中不觉疼痛,直至出现并发症时才被诊断,故被称为无痛性溃疡。

2.疼痛的部位和放射

无并发症的GU的疼痛部位常在剑突下或上腹中线偏左;DU多在剑突下偏右,范围较局限。疼痛常不放射。一旦发生穿透性溃疡或溃疡穿孔,则疼痛向背部、腹部其他部位,甚至肩部放射。有报道在一些吸烟的溃疡病患者,疼痛可向左下胸放射,类似心绞痛,称为胃心综合征。患者戒烟和溃疡治愈后,左下胸痛即消失。

3.疼痛的节律性

消化性溃疡病中一项最特别的表现是疼痛的出现与消失呈节律性,这与胃的充盈和排空有关。疼痛常与进食有明显关系。GU疼痛多在餐后0.5~2.0小时出现,至下餐前消失,即有"进食→疼痛→舒适"的规律。DU疼痛多在餐后3~4小时出现,进食后可缓解,即有"进食→舒适→疼痛"的规律。疼痛还可出现在晚间睡前或半夜痛醒,称为夜间痛。

4.疼痛的周期性

消化性溃疡的疼痛发作可延续数天或数周后自行缓解,称为溃疡痛小周期。每逢深秋至冬春季节交替时疼痛发作,构成溃疡痛的大周期。溃疡病病程的周期性原因不明,可能与机体全身反应,特别是神经系统兴奋性的改变有关,也与气候变化和饮食失调有关。一般饮食不当、情绪波动、气候突变等可加重疼痛;进食、饮牛奶、休息、局部热敷、服制酸药物可缓解疼痛。

(二)胃肠道症状

1.恶心、呕吐

溃疡病的呕吐为胃性呕吐,属反射性呕吐。呕吐前常有恶心且与进食有关。但恶心与呕吐并非单纯性胃十二指肠溃疡的症状。消化性溃疡患者发生呕吐很可能伴有胃潴留或与幽门附近溃疡刺激有关。刺激性呕吐于进食后迅速发生,患者在呕吐大量胃内容物后感觉轻松。幽门梗阻胃潴留所致呕吐很可能发生于清晨,呕吐物中含有隔宿的食物,并带有酸馊气味。

2.嗳气与胃灼热

(1)嗳气可见于溃疡病患者,此症状无特殊意义。多见于年轻的DU患者,可伴有幽门痉挛。

(2)胃灼热(亦称烧心)是位于心窝部或剑突后的发热感,见于60%~80%溃疡病患者,患者多有高酸分泌。可在消化性溃疡发病之前多年发生。胃灼热与溃疡痛相似,有在饥饿时与夜间发生的特点,且同样具有节律性与周期性。胃灼热发病机制仍有争论,目前多认为是由于反流的酸性胃内容物刺激下段食管的黏膜引起。

3.其他消化系统症状

消化性溃疡患者食欲一般无明显改变,少数有食欲亢进。由于疼痛常与进食有关,往往不敢多食。有些患者因长期疼痛或并发慢性胃十二指肠炎,胃分泌与运动功能减退,导致食欲减退,这较多见于慢性GU。有些DU患者有周期性唾液分泌增多,可能与迷走神经功能亢进有关。

痉挛性便秘是消化性溃疡常见症状之一,但其原因与溃疡病无关,而与迷走神经功能亢进,严重偏食使纤维食物摄取过少以及药物(铝盐、铋盐、钙盐、抗胆碱能药)的不良反应有关。

(三)全身性症状

除胃肠道症状外,患者可有自主神经功能紊乱的症状,如缓脉、多汗等。久病更易出现焦虑、抑郁和失眠等精神症状。疼痛剧烈影响进食者可有消瘦及贫血。

三、并发症

约1/3的消化性溃疡患者病程中出现出血、穿孔或梗阻等并发症。

(一)出血

出血是消化性溃疡最常见的并发症，见于15%～20%的DU和10%～15%的GU患者。它标志着溃疡病变处于高度活动期。发生出血的危险率与病期长短无关，1/4～1/3患者发生出血时无溃疡病史。出血多见于寒冷季节。

出血是溃疡腐蚀血管所致。急性出血最常见现象为黑便和呕血。仅50～75 mL的少量出血即可表现为黑便。GU者大量出血时有呕血伴黑便。DU则多为黑便，量多时反流入胃亦可表现为呕血。如大量血流快速通过胃肠道，粪色则为暗红或酱色。大量出血导致急性循环血量下降，出现体位性心动过速、血压脉压减小和直立性低血压，严重者发生休克。

(二)穿孔

溃疡严重，穿破浆膜层可致十二指肠内容物经过溃疡穿孔进入腹膜腔即游离穿孔；溃疡侵蚀穿透胃、十二指肠壁，但被胰、肝、脾等实质器官所封闭而不形成游离穿孔；溃疡扩展至空腔脏器如胆总管、胰管、胆囊或肠腔形成瘘管。

6%～11%的DU和2%～5%的GU患者发生游离穿孔，甚至以游离穿孔为起病方式。老年男性及服用非甾体抗炎药者较易发生游离穿孔。十二指肠前壁溃疡容易穿孔，偶有十二指肠后壁溃疡穿孔至小网膜囊引起背痛而非弥漫性腹膜炎症。GU穿孔多位于小弯处。

游离穿孔的特点为突然出现、发展很快，有持续的剧烈疼痛。痛始于上腹部，很快发展为全腹痛，活动可加剧，患者多取仰卧不动的体位。腹部触诊压痛明显，腹肌广泛板样强直。由于体液向腹膜腔内渗出，常有血压降低、心率加快、血液浓缩及白细胞增高，而少有发热。16%患者血清淀粉酶轻度升高。75%患者的直立位胸腹部X线可见游离气体。经鼻胃管注入400～500 mL空气或碘造影剂后摄片，更易发现穿孔。

有时游离穿孔的临床表现可不典型。如穿孔很快闭合，腹腔细菌污染很轻，临床症状可很快自动改善；老年或有神经精神障碍者，腹痛及腹部体征不明显，仅表现为原因不明的休克；体液缓慢渗漏入腹膜腔而集积于右结肠旁沟，临床表现似急性阑尾炎。

溃疡穿孔至胰腺者通常有难治性溃疡疼痛。十二指肠后壁穿透者血清淀粉酶及脂酶水平可升高。偶尔穿孔可引起瘘管，如十二指肠穿孔至胆总管瘘管，胃溃疡穿通至结肠或十二指肠瘘管。

穿孔死亡率为5%～15%，而靠近贲门的高位胃溃疡的死亡率更高。

(三)幽门梗阻

约5%DU和幽门溃疡患者出现幽门梗阻。梗阻由水肿、平滑肌痉挛、纤维化或诸种因素合并所致，梗阻多为溃疡病后期表现。消化性溃疡并发梗阻的死亡率为7%～26%。

由于梗阻使胃排空延缓，患者常出现恶心、呕吐、上腹部饱满、胀气、食欲减退、早饱、畏食和体重明显下降。上腹痛经呕吐后可暂时缓解。呕吐多在进食后1小时或更长时间后出现，吐出量大，为不含胆汁的未消化食物，此种症状可持续数周至数月。体格检查可见血容量不足征象（低血压、心动过速、皮肤黏膜干燥），上腹部蠕动波及胃部振水音。

实验室检查常有血液浓缩、肾前性氮质血症等血容量不足征象及呕吐引起的低钾低氯代谢性碱中毒。若体重丧失明显，可出现低蛋白血症。

(四)癌变

少数 GU 发生癌变,发生率不详。凡 45 岁以上患者,内科积极治疗无效者以及营养状态差、贫血、粪便隐血试验持续阳性者均应做钡餐、纤维胃镜检查及活组织病理检查,以尽早发现癌变。

四、检查

(一)血清胃泌素含量

放免法检测胃泌素可检出卓-艾综合征及其他高胃酸分泌性消化性溃疡。未服过大剂量的抗酸剂、H_2 受体拮抗剂或质子泵抑制剂等药者,如空腹血清胃泌素水平>200 pg/mL,应测定胃酸分泌量,以明确是否由于恶性贫血、萎缩性胃炎、胃癌或迷走神经切除等因素胃泌素反馈性增高。血清胃泌素含量及基础酸排量均增加仅见于少数疾病。测定静脉注射胰泌素后的血清胃泌素浓度,有助于确切诊断不明的卓-艾综合征。

(二)胃酸分泌试验方法

胃酸分泌试验方法是在透视下将胃管置入胃内,管端位于胃窦,以吸引器吸取胃液,测定每次吸取的胃液量及酸浓度。健康人胃酸分泌量见表 3-1。GU 的酸排量与正常人相似,而 DU 则空腹和夜间均维持较高水平。胃酸分泌幅度在正常人和消化性溃疡患者之间重叠,GU 与 DU 之间亦有重叠,故胃酸分泌检查对溃疡病的定性诊断意义不大。对缺乏胃酸的溃疡病,应疑有癌变;胃酸很高,基础酸排量和最高酸排量明显增高,则提示胃泌素瘤可能。

表 3-1 健康男女性正常胃酸分泌的高限及低限值

	基础(mmol/h)	最高(mmol/h)	最大(mmol/h)	基础/最大(mmol/h)
男性(N=172)高限值	10.5	60.6	47.7	0.31
男性(N=172)低限值	0	11.6	9.3	0
女性(N=76)高限值	5.6	40.1	31.2	0.29
女性(N=76)低限值	0	8.0	5.6	0

(三)X 线钡餐检查

X 线钡餐检查是确定诊断的有效方法,尤其对临床表现不典型者。消化性溃疡在 X 线征象上出现形态和功能的改变,即直接征象与间接征象。由钡剂充填溃疡形成龛影为直接征象,是最可靠的诊断依据。溃疡病周围组织的炎性病变与局部痉挛产生钡餐检查时的局部压痛或激惹现象及溃疡愈合形成瘢痕收缩使局部变形均属于间接征象。

(四)纤维胃镜检查

胃镜检查对消化性溃疡的诊断和鉴别诊断有很大价值。该检查可以发现 X 线难以发现的浅小溃疡,确切地判断溃疡的部位、数目、大小、深浅、形态及病期(活动期、愈合期、瘢痕期),对随访溃疡的过程和判定治疗的效果有价值。胃镜检查还可在直视下做胃黏膜活组织检查等,故对溃疡良性、恶性的鉴别价值较大。

(五)粪便隐血试验

溃疡活动期,溃疡面有微量出血,粪隐血试验大都阳性,治疗 1~2 周后多转为阴性。如持续阳性,则疑有癌变。

(六)幽门螺杆菌(HP)感染检查

近来 HP 在消化性溃疡发病中的重要作用备受重视。我国人群中 HP 感染率为 40%～60%。

HP 在 GU 和 DU 中的检出率更是分别为 70%～80% 和 90%～100%。诊断 HP 方法有多种：①直接从活检胃黏膜中细菌培养、组织涂片或切片染色查 HP。②用尿素酶试验、^{14}C尿素呼吸试验、胃液尿素氮检测等方法测定胃内尿素酶活性。③血清学查抗 HP 抗体。④聚合酶链反应技术查 HP。

五、护理

(一)护理观察

1.腹痛

观察腹痛的部位、性质、强度,有无放射痛,与进食、服药的关系,腹痛有无周期性。

2.呕吐

观察呕吐物性质、气味、量、颜色、呕吐次数及与进食关系,注意有无因呕吐而致脱水和低钾、低钠血症以及低氯性碱中毒。

3.呕血和黑粪

观察呕血、便血的量、次数和性质。注意出血前有无恶心、呕吐、上腹不适、血中是否混有食物,以便与咯血相区别。半数以上溃疡出血者有 38.5 ℃ 以下的低热,持续时间与出血时间一致,可作为出血活动的一个标志,故应每天多次测体温。

4.穿孔

由于老年人常有其他慢性病,穿孔时腹痛、腹肌紧张不明显,可无显著压痛和反跳痛,常易误诊,死亡率高,应予密切观察生命体征和腹部情况。

5.幽门梗阻

观察以下情况可了解胃潴留程度:餐后 4 小时后胃液量(正常<300 mL),禁食 12 小时后胃液量(正常<200 mL),空腹胃注入 750 mL 生理盐水 30 分钟后胃液量(正常<400 mL)。

6.其他

注意观察有无影响溃疡愈合的焦虑和忧郁、饮食不节、熬夜、过度劳累、服药不正规、服用阿司匹林和肾上腺皮质激素、吸烟等。

(二)常规护理

1.休息

消化性溃疡属于典型的心身疾病,心理-社会因素对发病起着重要作用。因此,规律的生活和劳逸结合的工作安排,无论在本病的发作期或缓解期都十分重要。休息是消化性溃疡基本和重要的护理。休息包括精神休息和躯体休息。病情轻者可边工作边治疗,较重者应卧床数天至2 周,继之休息 1～2 月。平卧休息时胆汁反流明显减少,对胃溃疡患者有利。另外应保证充足的睡眠,服用适量镇静剂。

2.戒烟、酒及其他嗜好

吸烟者消化性溃疡的发病率较不吸烟者高。吸烟可使溃疡恶化或延迟溃疡愈合。吸烟会削弱十二指肠液中和胃酸的能力,还能引起十二指肠液反流入胃。患者戒烟后溃疡症状明显改善。有研究认为就 DU 患者而言,戒烟比服西咪替丁更重要。

乙醇能损坏胃黏膜屏障引起胃炎而加重症状,延迟愈合。此外,还能减弱胰泌素对胰外分泌腺分泌水和碳酸氢根的作用,降低了胰液中和胃酸的能力。临床观察也显示消化性溃疡患者停止饮酒后症状减轻,故应劝患者戒酒。

咖啡等物质能刺激胃酸与胃蛋白酶分泌,还可使胃黏膜充血,加剧溃疡病症状。故应不饮或少饮咖啡、可口可乐、茶等。

3.饮食

饮食护理是消化性溃疡病治疗的重要组成部分。饮食护理的目的是减轻机械性和化学性刺激、缓解和减轻疼痛。合理营养有利改善营养状况、纠正贫血,促进溃疡愈合,避免发生并发症。

(三)饮食护理原则

1.宜少量多餐,定时定量进餐

每天5～7餐,每餐量不宜过饱,约为正常量的2/3。因少量多餐可中和胃酸,减少胃酸对溃疡面的刺激,又可供给足够营养。少量多餐在急性消化性溃疡时更为适宜。

2.宜选食营养价值高、质软而易于消化的食物

如牛奶、鸡蛋、豆浆、鱼、嫩的瘦猪肉等食物,经加工烹调变得细软易消化,对胃肠无刺激。同时注意补充足够的热量及蛋白质和维生素。

3.蛋白质、脂肪、糖类的供给要求

蛋白质按每天每千克体重1.0～1.5 g供给;脂肪按每天70～90 g供给,选择易消化吸收的乳融状脂肪(如奶油、牛奶、蛋黄、黄油、奶酪等),也可用适量的植物油;糖类按每天300～350 g供给。选择易消化的糖类如粥、面条、馄饨等,但蔗糖不宜供给过多,否则可使胃酸增加,且易胀气。

4.避免化学性和机械性刺激的食物

化学刺激性的食物有咖啡、浓茶、可可、巧克力等,这些食物可刺激胃酸分泌增加;机械性刺激的食物有油炸猪排、花生米、粗粮、芹菜、韭菜、黄豆芽等,这些食物可刺激胃黏膜表面血管和溃疡面。总之,溃疡病患者不宜吃过咸、过甜、过酸、过鲜、过冷、过热及过硬的食物。

5.食物烹调必须切碎制烂

可选用蒸、煮、氽、烧、烩、焖等烹调方法。不宜采用爆炒、滑溜、干炸、油炸、生拌、烟熏、腌腊等烹调方法。

6.必须预防便秘

溃疡病饮食中含粗纤维少,食物细软,易引起便秘,宜经常吃些润肠通便的食物如果冻、果汁、菜汁等,可预防便秘。

溃疡病急性发作或出血刚停止后,进流质饮食,每天6～7餐。无消化道出血且疼痛较轻者宜进厚流质或少渣半流,每天6餐。病情稳定、自觉症状明显减轻或基本消失者,每天6餐细软半流质。基本愈合者每天3餐普食加2餐点心,不宜进食油煎、炸和粗纤维多的食物。

出现呕血、幽门梗阻严重或急性穿孔均应禁食。

(四)心理护理

在治疗护理过程中应注重教育,应把防病治病的基本知识介绍给患者,如让患者注意避免精神紧张和不良情绪的刺激,注意精神卫生,注意锻炼身体、增强体质、培养良好的生活习惯,生活有规律,注意劳逸结合,节制烟酒,慎用对胃黏膜有损害的药物等,使患者了解本病的规律性、治疗原则和方法,从而坚定战胜疾病的信心,自觉配合治疗和护理。在心理护理过程中,护士应当了解患者在疾病的不同时期所出现的心理反应,如否认、焦虑、抑郁、孤独感、依赖心理等心理反应,护理上重点要给患者以心理支持,特别帮助他们克服紧张、焦虑、抑郁等常见的心理问题,帮助他们进行认识重建,即认识个人、认识社会,调整和处理好人与人、个人与社会之间的关系,重

新找到自己新的起点,减少疾病造成的痛苦和不安。心理护理中,护士应当实施针对性、个性化的心理护理。如对那些具有明显心理素质上弱点的患者,有易暴怒、抑郁、孤僻及多疑倾向者应及早通过心理指导加强其个性的培养;对那些有明显行为问题者,如酗酒、吸烟、多食、缺少运动及 A 型行为等,应用心理学技术指导其进行矫正;对那些工作和生活环境里存在明显应激原的人,应及时帮助其进行适当的调整,减少不必要的心理刺激。

(五)药物治疗护理

1.制酸剂

胃酸、胃蛋白酶对消化性溃疡的发病有重要作用。制酸药能中和胃酸从而缓解疼痛并降低胃蛋白酶的活性。常用的制酸药分可溶性和不溶性两种。可溶性抗酸药主要为碳酸氢钠,该药止痛效果快,但自肠道吸收迅速,大量及长期应用可引起钠潴留和代谢性碱中毒,且与胃酸相遇可产生 CO_2,引起腹胀和继发胃酸增高,故不宜单独使用,而应小剂量与其他抗酸药混合服用。不溶性抗酸药有氢氧化铝、碳酸铝、氧化铝、三硅酸镁等,作用缓慢而持久,肠道不吸收,可单独或联合用药。各种抗酸剂均有其特点,临床上常联合应用,以提高疗效,减少不良反应。抗酸药对缓解溃疡疼痛十分有效,是否能促进溃疡愈合,尚无肯定结论。

使用抗酸药应注意:①在饭后 1～2 小时服,可延长中和作用时间,而不可在餐前或就餐时服药。睡前加服 1 次,可中和夜间所分泌的大量酸。②片剂嚼碎后服用效果较好,因药物颗粒越小溶解越快,中和酸的作用越大,因此凝胶或溶液的效果最好,粉剂次之,片剂较差。③抗酸药除可引起便秘、腹泻外,尚可引起一些其他不良反应,特别是当患者有肾功能不全或心力衰竭时,如碳酸氢钠可造成钠潴留和碱中毒;碳酸钙剂量过大时,高血钙可刺激 G 细胞分泌大量胃泌素,引起胃酸分泌反跳而加重上腹痛;长期大量服用氢氧化铝后,因铝结合饮食中的磷,使肠道对磷的吸收减少,严重缺磷可引起食欲缺乏、软弱无力等,甚至导致软骨病或骨质疏松。

2.抗胆碱能药

这类药物可抑制迷走神经功能,因而具有减少胃酸分泌、解除平滑肌和血管痉挛、改善局部营养和延缓胃排空等作用,后者有利于延长抗酸药和食物对胃酸的中和,达到止痛目的。但其延缓胃排空引起胃窦部潴留,可促使胃酸分泌,所以认为不宜用于胃溃疡。抗胆碱能药服后 2 小时出现最大药理作用,故常于餐后 6 小时或睡前服用。抗胆碱能药物最大缺点是不但能抑制胃酸分泌,也抑制乙酰胆碱在全身的生理作用,故有口干、视力模糊、心动过速、汗闭、便秘和尿潴留等不良反应,故溃疡出血、幽门梗阻、反流性食管炎、青光眼、前列腺肥大等患者均不宜使用。常用的药物有普鲁苯辛、甲溴阿托品、贝那替秦、山莨菪碱、阿托品等。

3.H_2 受体阻滞剂

组织胺通过两种受体而产生效应,其中与胃酸分泌有关的是 H_2 受体。阻滞 H_2 受体能抑制胃酸的分泌。代表药是西咪替丁,它对胃酸的分泌具有强大抑制作用。口服后很快被小肠所吸收,在 1～2 小时内血液浓度达高峰,可完全抑制由饮食或胃泌素所引起的胃酸分泌达 6～7 小时。该药常于进餐时与食物同服。年龄大,伴有肾功能和其他疾病者易发生不良反应。常见的不良反应有头痛、腹泻、嗜睡、疲劳、肌痛、便秘等。其他常用的药物还有雷尼替丁、法莫替丁等。西咪替丁会影响华法林、茶碱或苯妥英的药物代谢,与抗酸剂合用时,间隔时间不小于 2 小时。

4.丙谷胺及其他减少胃酸分泌药

丙谷胺的分子结构与胃泌素的末端相似,能抑制基础酸排量和最大酸排量,竞争性抑制胃泌素受体,并对胃黏膜有保护和促进愈合作用,其抑酸和缓解症状的作用较西咪替丁弱。该药常于饭前 15 分钟服,无明显不良反应。哌仑西平能选择性拮抗乙酰胆碱的促胃分泌效应而不拮抗其他效应,很少有不良反应,宜餐前 90 分钟服用。甲氧氯普胺为胃运动促进剂,能增强胃窦蠕动加速胃排空,减少食糜等对胃窦部的刺激而使胃酸分泌减少,还可减少胆汁反流,减轻胆汁对胃黏膜的损害。一般用药后 60～90 分钟可达作用高峰,故宜在餐前 30 分钟服用,严重的不良反应为锥体外系反应。

5.细胞保护剂

临床常用的细胞保护剂有多种。甘珀酸能加强胃黏液分泌,强固胃黏膜屏障,促进胃黏膜再生。但具有醛固酮样效应,可引起高血压、水肿、低血钾和水、钠潴留等不良反应,故高血压、心脏病、肾脏病和肝脏病患者慎用。服药的最佳时间为餐前 15～30 分钟和睡前。胶态次枸橼酸铋在酸性胃液中与溃疡坏死组织螯合,形成保护性铋蛋白凝固物,使溃疡面与胃酸、胃蛋白酶隔离。宜在餐前 1 小时和睡前服。严重肾功能不全者忌用,少数人服药后便秘、转氨酶升高。硫糖铝可与胃蛋白酶直接络合或结合,使酶失去活性而发挥作用,宜餐前 30 分钟及睡前服,偶见口干、便秘、恶心等不良反应。米索前列腺醇(喜克溃)抑制胃酸分泌,保护黏膜屏障,主要用于非甾体抗炎药合用者,最常见不良反应是腹泻和腹痛,孕妇忌用。

6.质子泵抑制剂

奥美拉唑(洛赛克)直接抑制质子泵,有强烈的抑酸能力,疗效明显,起效快,不良反应少而轻,无严重不良反应。

(六)急性大量出血的护理

1.急诊处理

首先按医嘱插入鼻胃管,建立静脉通道,输液开始宜快,可选用等渗盐水、林格液、右旋糖酐或其他血浆代用品,一般不用高渗溶液。观察意识、血压、脉搏、体温、面色、鼻胃管引出胃液量和颜色、皮肤(干、湿、温度)、肠鸣、上腹压痛、出入量。

2.重症监护

急诊处理后,患者应予重症监护。除密切观察生命体征和出血情况外,应抽血查血红蛋白、血球压积(出血 4～6 小时后才开始变化)、血型和交叉反应、凝血酶原时间、部分凝血酶原时间或激活部分凝血酶原时间、血钠(开始代偿性升高,补液后降低)、血钾(大量呕吐后降低,多次输液后可增高)、尿素氮(急性出血后 24～48 小时内升高,一般丢失 1 000 mL 血,尿素氮升高为正常值的 2～5 倍)、肌酐(肾灌注不足致肌酐升高)。向患者介绍为了确诊可能需做的钡餐、纤维胃镜、胃液分析等检查的过程,使患者受检时更好地合作。告知患者检查时体位术前服镇静药可能会产生昏睡感,喉部喷局麻药会引起不适。及时了解胃镜检查结果,如无严重再出血应拔除鼻胃管以减少机械刺激。在恶心反射出现前,仍予禁食。

3.再出血

首先观察鼻胃管引出血量、颜色、患者生命体征。再次确定鼻胃管位置是否正确、引流瓶处于低位持续吸引,压力为 10.7 kPa(80 mmHg)。如明确再次出血,安慰患者不必紧张,使患者相信医护人员可以很好地处理再次出血。

4.胃管灌注

为使血管收缩,减少黏膜血流量,达到一过性止血效果,常经胃管灌注冰生理盐水或冷开水。灌注时抬高头位 30°～45°,关闭吸引管。灌注时应加快滴注速度,观察血压、体温、脉搏、寒战。发生寒战可多盖被,给患者解释不必紧张。注意寒战易诱发心律失常。灌注后注意有无输液过多的症状(呼吸困难)和体征(脉搏快、颈静脉怒张、肺部捻发音)。

(七)急性穿孔的护理

任何消化性溃疡均可发生穿孔,穿孔前常无明显诱因,有些可能由服肾上腺皮质激素、阿司匹林、饮酒和过度劳累诱发。上腹部难以忍受的剧痛及恶心呕吐,常是穿孔引起腹膜炎的症状。患者两腿卷曲,腹肌强直伴反跳痛,甚至出现面色苍白、出冷汗、脉搏细速、血压下降、休克。一般在穿孔后 6 小时内及时治疗,疗效较佳,若不及时抢救可危及生命。一经确诊,患者就应绝对卧床休息,禁食并留置胃管抽吸胃内容物进行胃肠减压。补液、应用抗生素控制腹腔感染。密切观察生命体征,及时发现和纠正休克,迅速做好各种术前准备。

(八)幽门梗阻的护理

功能性或器质性幽门梗阻的早期处理基本相同,包括:①纠正体液和电解质紊乱,严格正确记录每天出入量,抽血测定血清钾、钠、氯及血气分析,了解电解质及酸碱失衡情况,及时补充液体和电解质。②幽门梗阻者每天清晨和睡前用 3% 盐水或苏打水洗胃,保留 1 小时后排出。必要时行胃肠减压,连续 72 小时吸引胃内容物,可解除胃扩张和恢复胃张力,抽出胃液也可减轻溃疡周围的炎症和水肿。若对梗阻的性质不明,应做上消化道内镜或钡餐检查,同时也可估计治疗效果。病情好转给流质饮食,每晚餐后4 小时洗胃 1 次,测胃内潴留量,准确记录颜色、气味、性质。临床操作过程中常遇胃管不畅的情况,通常原因是胃管扭曲在口腔或咽部;胃管置入深度不够;胃管置入过深至幽门部或十二指肠内;胃管侧孔紧贴胃壁;食物残渣或凝血块阻塞。有报道胃肠减压过程中发生少见的并发症,如下胃管困难致环杓关节脱位,减压器故障大量气体入胃致腹膜炎,蛔虫堵塞致无效减压,胃管结扎致拔管困难等。③能进流质时,同时服用抗酸剂、西咪替丁等药物治疗。禁用抗胆碱能药物。

观察经处理后病情是否好转,若未见改善,做好手术准备,考虑外科手术。

(谭香娥)

第四章 风湿免疫科护理

第一节 系统性红斑狼疮

系统性红斑狼疮(systemic lupus erythematosus,SLE)是自身免疫介导的,以免疫性炎症为突出表现的弥漫性结缔组织病。血清中出现以抗核抗体为代表的多种自身抗体和多系统受累是SLE的两个主要临床特征。该病多数为慢性起病,病程迁延反复,死亡原因主要是感染、肾衰竭和中枢神经系统病变。SLE好发于生育年龄的女性,多见于15~45岁的人群。

一、病因与病理生理

遗传、感染、环境、性激素、药物等综合因素所致的免疫紊乱导致了SLE的发生。其基本病理改变是免疫复合物介导的血管炎。

二、临床表现

SLE的临床表现复杂多样。多数呈隐匿起病,开始时仅累及1~2个系统,表现为轻度的关节炎、皮疹、隐匿性肾炎、血小板减少性紫癜等,部分患者长期稳定在亚临床状态或轻型狼疮,部分患者可由轻型突然变为重症狼疮,更多的则由轻型逐渐转变为多系统损害,也有一些患者一起病就累及多个系统,甚至表现为狼疮危象。SLE的自然病程多表现为病情加重与缓解的交替。

(一)全身表现

患者常出现发热,可能是SLE活动的表现,但应除外感染因素,尤其需要警惕在免疫抑制治疗中出现的发热。疲乏是SLE常见但容易被忽视的症状,常是狼疮活动的先兆。

(二)皮肤与黏膜

在鼻梁和双颧颊部呈蝶形分布的红斑是SLE特征性的改变,其他皮肤损害还有光敏感、脱发、手足掌面红斑、甲周红斑、盘状红斑、结节性红斑、脂膜炎、网状青斑、雷诺现象等。

(三)关节和肌肉

SLE常出现对称性多关节疼痛、肿胀,通常不引起骨质破坏。SLE可出现肌痛和肌无力,少数可有肌酶谱的增高。激素治疗中的SLE患者出现髋关节区域隐痛不适,需排除无菌性股骨头坏死。

(四)肾脏损害

肾脏损害又称狼疮性肾炎(lupus nephritis,LN),表现为蛋白尿、血尿、管型尿,乃至肾衰竭。50%~70%的 SLE 病程中会出现临床肾脏受累,肾活检显示,几乎所有 SLE 均有肾脏病理学改变。LN 对 SLE 预后影响甚大,肾衰竭是 SLE 的主要死亡原因之一。病理分型对于评估预后和指导治疗有积极的意义,通常Ⅰ型和Ⅱ型的预后较好,Ⅳ型和Ⅵ型预后较差。

(五)神经系统损害

神经系统损害又称神经精神狼疮。轻者仅有偏头痛、性格改变、记忆力减退或轻度认知障碍;重者可表现为脑血管意外、昏迷、癫痫持续等。中枢神经系统表现包括无菌性脑膜炎、脑血管病、脱髓鞘综合征、头痛、运动障碍、脊髓病、癫痫发作、急性精神错乱、焦虑、认知障碍、情绪失调、精神障碍,周围神经系统表现包括格林-巴利综合征、自主神经系统功能紊乱、单神经病变、重症肌无力、脑神经病变、神经丛病变、多发性神经病变等。存在一种或一种以上上述表现,并除外感染、药物等继发因素,结合影像学、脑脊液、脑电图等检查可诊断神经精神狼疮。

(六)血液系统表现

常见贫血、白细胞减少和/或血小板减少。贫血可能为慢性病贫血或肾性贫血。短期内出现的重度贫血常是自身免疫性溶血所致,多有网织红细胞升高,抗人球蛋白试验(Coomb's)试验阳性。本病所致的白细胞减少,一般发生在治疗前或疾病复发时,多数对激素治疗敏感;而细胞毒药物所致的白细胞减少,其发生与用药有关,恢复也有一定规律。血小板减少与血清中存在抗血小板抗体、抗磷脂抗体以及骨髓巨核细胞成熟障碍有关。部分患者在起病初期或疾病活动期伴有淋巴结肿大和/或脾大。

(七)肺部表现

SLE 常出现胸膜炎,如合并胸腔积液,其性质为渗出液。SLE 所引起的肺脏间质性病变主要是急性和亚急性期的磨玻璃样改变和慢性期的纤维化,表现为活动后气促、干咳、低氧血症,肺功能检查常显示弥散功能下降。少数病情危重、伴有肺动脉高压或血管炎累及支气管黏膜者可出现咯血。SLE 合并弥漫性出血性肺泡炎病死率极高。SLE 还可出现肺动脉高压、肺梗死、肺萎缩综合征。后者表现为肺容积的缩小,横膈上抬,盘状肺不张,呼吸肌功能障碍,而无肺实质、肺血管的受累,也无全身性肌无力、肌炎、血管炎的表现。

(八)心脏表现

患者常出现心包炎,表现为心包积液,但少见心包填塞。可有心肌炎、心律失常,多数情况下 SLE 的心肌损害不太严重,但重症者可伴有心功能不全,为预后不良指征。

(九)消化系统表现

消化系统症状表现为恶心、呕吐、腹痛、腹泻或便秘,其中腹泻较常见,可伴有蛋白丢失性肠炎,并引起低蛋白血症。活动期 SLE 可出现肠系膜血管炎,其表现类似急腹症,甚至被误诊为胃穿孔、肠梗阻而行手术探查。当 SLE 有明显的全身病情活动,有胃肠道症状和腹部阳性体征(反跳痛、压痛),在排除感染、电解质紊乱、药物、合并其他急腹症等继发性因素后,应考虑本病。

(十)其他

眼部受累包括结膜炎、葡萄膜炎、眼底改变、视神经病变等。眼底改变包括出血、视神经盘水肿、视网膜渗出等,视神经病变可以导致突然失明。SLE 常伴有继发性干燥综合征,有外分泌腺受累,表现为口干、眼干,常有血清抗 SSB、抗 SSA 抗体阳性。

三、辅助检查

(一)免疫学异常

(1)抗核抗体(ANA)免疫荧光抗核抗体(IFANA)是 SLE 的筛选检查。对 SLE 诊断的敏感性为 95%,特异性相对较低,为 65%。除 SLE 之外,其他结缔组织病的血清中也常存在 ANA,一些慢性感染也可出现低滴度的 ANA。ANA 包括一系列针对细胞核中抗原成分的自身抗体。其中,抗双链脱氧核糖核酸(ds-DNA)抗体对 SLE 的特异性为 95%,敏感性为 70%,它与疾病活动性及预后有关。抗 Sm 抗体的特异性高达 99%,但敏感性仅为 25%,该抗体的存在与疾病活动性无明显关系。抗核糖体 P 蛋白抗体与 SLE 的精神症状有关;抗单链 DNA、抗组蛋白、抗 U1 核糖核蛋白(U1RNP)、抗 SSA 抗体和抗 SSB 抗体等也可出现于 SLE 的血清中,但其诊断特异性低,因为这些抗体也见于其他自身免疫性疾病。抗 SSB 与继发干燥综合征有关。

(2)与抗磷脂抗体综合征有关的抗磷脂抗体(包括抗心磷脂抗体和狼疮抗凝物);与溶血性贫血有关的抗红细胞抗体;与血小板减少有关的抗血小板抗体;与神经精神性狼疮有关的抗神经元抗体。

(3)血清类风湿因子阳性,高 γ 球蛋白血症和低补体血症。

(二)肾活检

LN 的肾脏免疫荧光多呈现多种免疫球蛋白和补体成分沉积,被称为"满堂亮"。

(三)腰穿

中枢神经受累时常有脑脊液压力增高、蛋白和白细胞增多。

(四)X 线表现

(1)胸膜增厚或胸腔积液。

(2)斑点或片状浸润性阴影,阴影呈游走性。

(3)双中下肺网状结节状阴影,晚期出现蜂窝状。

(4)肺水肿。

(5)心影增大。

(五)CT 表现

肺纹理增粗,肺门周围的片状阴影,表现为间质性或肺泡性肺水肿、肺出血等。

(六)超声心动

超声心动用于诊断心脏瓣膜病变、心包积液、肺动脉高压等。

(七)SLE 的免疫病理学检查

皮肤狼疮带试验表现为皮肤的表真皮交界处有免疫球蛋白(IgG、IgM、IgA 等)和补体(C_{3c}、C_{1q} 等)沉积,对 SLE 具有一定的特异性。

四、治疗原则

SLE 是一种高度异质性的疾病,临床医师应根据病情的轻重程度,掌握好治疗的风险与效益之比。既要清楚药物的毒副反应,又要明白药物给患者带来的生机。SLE 活动性和病情轻重程度的评估是治疗方案拟订的先决条件。常需要有经验的专科医师参与和多学科的通力协作。

(一)轻型 SLE 的药物治疗

患者虽有疾病活动,但症状轻微,仅表现光过敏、皮疹、关节炎或轻度浆膜炎,而无明显内脏损害。药物治疗方法如下。

1.非甾体抗炎药(NSAID)

NSAID 可用于控制关节炎。用药过程中应注意消化道溃疡、出血及肾、肝功能等方面的不良反应。

2.抗疟药

抗疟药可控制皮疹和减轻光敏感,常用氯喹 0.25 g,每天 1 次,或羟氯喹 200 mg,每天1~2 次。主要不良反应是眼底病变。用药超过 6 个月者,可停药 1 个月;有视力明显下降者,应检查眼底,明确原因。有心脏病史者,特别是心动过缓或有传导阻滞者禁用抗疟药。

3.激素治疗

可短期局部应用激素治疗皮疹,但脸部应尽量避免使用强效激素类外用药,一旦使用,不应超过 1 周。小剂量激素(泼尼松≤10 mg,每天 1 次)可减轻症状。

注意事项:权衡利弊,必要时可用硫唑嘌呤、甲氨蝶呤或环磷酰胺等免疫抑制剂,应注意轻型 SLE 可因过敏、感染、妊娠生育、环境变化等因素而加重,甚至发生狼疮危象。

(二)重型 SLE 的治疗

治疗主要分 2 个阶段,即诱导缓解和巩固治疗。诱导缓解的目的在于迅速控制病情,阻止或逆转内脏损害,力求疾病完全缓解(包括血清学指标、症状和受损器官的功能恢复),但应注意过分免疫抑制诱发的并发症,尤其是感染、性腺抑制等。目前,多数患者的诱导缓解期需要半年至 1 年才能达到缓解,不可急于求成。

1.糖皮质激素

糖皮质激素具有强大的抗炎作用和免疫抑制作用,是治疗 SLE 的基础药。糖皮质激素对免疫细胞的许多功能及免疫反应的多个环节均有抑制作用,尤以对细胞免疫的抑制作用为突出,在大剂量时还能够明显抑制体液免疫,使抗体生成减少,超大剂量则可有直接的淋巴细胞溶解作用。重型 SLE 的激素标准剂量是泼尼松 1 mg/(kg•d),通常晨起服用 1 次,高热者可分次服用,病情稳定后 2 周或疗程 8 周内,开始以每 1~2 周减 10% 的速度缓慢减量,减至泼尼松 0.5 mg/(kg•d)后,减药速度按病情适当调慢。如果病情允许,维持治疗的激素剂量应尽量小于每天 10 mg。在减药过程中,如果病情不稳定,可暂时维持原剂量不变或酌情增加剂量,亦或是加用免疫抑制剂联合治疗。可选用的免疫抑制剂如环磷酰胺、硫唑嘌呤、甲氨蝶呤等,可联合应用以便更快地诱导病情缓解和巩固疗效,并避免长期使用较大剂量激素导致的严重不良反应。对有重要脏器受累,乃至出现狼疮危象的患者,可以使用较大剂量[泼尼松≥2 mg/(kg•d)]甚至甲泼尼龙(MP)冲击治疗,甲泼尼龙可用至 500~1 000 mg,每天 1 次,加入 5% 葡萄糖 250 mL,缓慢静脉滴注 1~2 小时,连续 3 天为 1 个疗程,疗程间隔期为 5~30 天,间隔期和冲击后需口服泼尼松 0.5~1 mg/(kg•d),疗程和间隔期长短视具体病情而定。甲泼尼龙冲击疗法对狼疮危象常具有立竿见影的效果,疗程多少和间隔期长短应视病情而异。MP 冲击疗法只能解决急性期的症状,疗效不能持久,必须与环磷酰胺冲击疗法配合使用,否则病情容易反复。需强调的是,在大剂量冲击治疗前或治疗中,应密切观察有无感染发生,如有感染,应及时给予相应的抗感染治疗。

激素的不良反应除感染外,还包括高血压、高血糖、高血脂、低钾血症、骨质疏松、无菌性骨坏死、白内障、体重增加、水钠潴留等。治疗开始时,应记录血压、血糖、血钾、血脂、骨密度、胸片等作为评估基线,并定期随访。应指出对重症 SLE 患者,尤其是在危及生命的情况下,股骨头无菌性坏死并非是使用大剂量激素的绝对禁忌。大剂量 MP 冲击疗法常见的不良反应包括脸红、失眠、头痛、乏力、血压升高、短暂的血糖升高;严重不良反应包括感染、上消化道大出血、水钠潴留、诱发高血压危象、诱发癫痫大发作、精神症状、心律失常。有因注射速度过快导致突然死亡的报道,所以 MP 冲击治疗应强调缓慢静脉滴注 60 分钟以上,用药前需注意水、电解质和酸碱平衡。

2.环磷酰胺(CTX)

CTX 是主要作用于 S 期的细胞周期特异性烷化剂,通过影响 DNA 合成发挥细胞毒作用。其对体液免疫的抑制作用较强,能抑制 B 细胞增殖和抗体生成,且抑制作用较持久,是治疗重症 SLE 的有效的药物之一,尤其是在狼疮性肾炎和血管炎的患者中,环磷酰胺与激素联合治疗能有效地诱导疾病缓解,阻止和逆转病变的发展,改善远期预后。目前普遍采用的标准环磷酰胺冲击疗法是 $0.5 \sim 1.0$ g/m² 体表面积,加入生理盐水 250 mL,静脉滴注,每 $3 \sim 4$ 周 1 次,个别难治、危重患者可缩短冲击间期。白细胞计数对指导环磷酰胺治疗有重要意义,治疗中应注意避免白细胞过低,一般要求白细胞低谷不小于 3.0×10^9/L。环磷酰胺冲击治疗对白细胞影响有一定规律,一次大剂量环磷酰胺进入体内,第 3 天左右白细胞开始下降,$7 \sim 14$ 天至低谷,之后白细胞逐渐上升,至 21 天左右恢复正常。对于间隔期少于 3 周者,应更密切注意血象监测。大剂量冲击前需查血常规。

除白细胞减少和诱发感染外,环磷酰胺冲击治疗的不良反应还包括性腺抑制(尤其是女性的卵巢功能衰竭)、胃肠道反应、脱发、肝功能损害,少见远期致癌作用(主要是淋巴瘤等血液系统肿瘤)、出血性膀胱炎、膀胱纤维化和长期口服而导致的膀胱癌。

3.硫唑嘌呤

硫唑嘌呤为嘌呤类似物,可通过抑制 DNA 合成发挥淋巴细胞的细胞毒作用。疗效不及环磷酰胺冲击疗法,控制肾脏和神经系统病变效果较差,而对浆膜炎、血液系统、皮疹等的治疗效果较好。硫唑嘌呤的用法为 $1 \sim 2.5$ mg/(kg·d),常用剂量为 $50 \sim 100$ mg,每天 1 次。不良反应包括骨髓抑制、胃肠道反应、肝功能损害等。少数对硫唑嘌呤极敏感者,用药短期就可出现严重脱发和造血危象,引起严重粒细胞和血小板缺乏症,轻者血象多在停药后 $2 \sim 3$ 周内恢复正常,重者则需按粒细胞缺乏或急性再障处理,以后不宜再用。

4.甲氨蝶呤(MTX)

MTX 为二氢叶酸还原酶拮抗剂,通过抑制核酸的合成发挥细胞毒作用,疗效不及环磷酰胺冲击疗法,但长期用药耐受性较佳。剂量为 $10 \sim 15$ mg,每周 1 次,或依据病情适当加大剂量。主要用于关节炎、肌炎、浆膜炎和皮肤损害为主的 SLE。其不良反应有胃肠道反应、口腔黏膜糜烂、肝功能损害、骨髓抑制,偶见甲氨蝶呤导致的肺炎和肺纤维化。

5.环孢素

环孢素可特异性抑制 T 淋巴细胞 IL-2 的产生,发挥选择性的细胞免疫抑制作用,是一种非细胞毒性的免疫抑制剂。对狼疮性肾炎(特别是 V 型)有效,环孢素剂量为 $3 \sim 5$ mg/(kg·d),分 2 次口服。用药期间注意肝、肾功能及高血压、高尿酸血症、高血钾等,有条件者应测血药浓度,调整剂量,血肌酐较用药前升高 30% 时需要减药或停药。环孢素对 LN 的总体疗效不如环磷酰胺冲击疗法,且价格昂贵,毒副反应较大,停药后病情容易反跳。

6.霉酚酸酯

霉酚酸酯为次黄嘌呤单核苷酸脱氢酶抑制剂,可抑制嘌呤从头合成途径,从而抑制淋巴细胞活化。治疗狼疮性肾炎有效,能够有效地控制 IV 型 LN。剂量为 $10 \sim 30$ mg/(kg·d),分

2次口服。

(三)狼疮危象的治疗

治疗目的在于挽救生命、保护受累脏器、防止后遗症。通常需要大剂量甲泼尼龙冲击治疗，针对受累脏器的对症治疗和支持治疗，以帮助患者度过危象。后继的治疗可按照重型 SLE 的治疗原则，继续诱导缓解和维持巩固治疗。

1.急进性肾小球肾炎

急进性肾小球肾炎表现为急性进行性少尿、水肿、蛋白尿/血尿、低蛋白血症、贫血、肾功能进行性下降、血压增高、高血钾、代谢性酸中毒等。B超常可见肾脏体积增大，肾脏病理往往呈新月体肾炎，多符合 WHO 的 Ⅳ型 LN。治疗包括纠正水、电解质、酸碱平衡紊乱，纠正低蛋白血症，防治感染，纠正高血压，纠正心力衰竭等；为保护重要脏器，必要时需要行透析支持治疗。为判断肾损害的急慢性指标，明确肾损病理类型，制订治疗方案和判断预后，应抓住时机肾穿。对以明显活动、非纤维化/硬化等不可逆病变为主的患者，应积极使用激素[泼尼松≥2 mg/(kg·d)]，或使用大剂量 MP 冲击疗法，同时每2周用环磷酰胺 0.4～0.8 g 行静脉冲击治疗。

2.神经精神狼疮

神经精神狼疮必须排除化脓性脑膜炎、结核性脑膜炎、隐球菌性脑膜炎、病毒性脑膜脑炎等中枢神经系统感染。弥漫性神经精神狼疮在基础药物的选择上强调对症治疗，包括抗精神病药物(与精神科医师配合)，癫痫大发作或癫痫持续状态时需积极行抗癫痫治疗，注意加强护理。抗心磷脂抗体(ACL)相关神经精神狼疮，应加用抗凝、抗血小板聚集药物。有全身血管炎表现的明显活动证据，应用大剂量 MP 冲击治疗。中枢狼疮，包括横贯性脊髓炎，在排除中枢神经系统感染的情况下，可试用地塞米松 10 mg，或地塞米松 10 mg 加 MTX 10 mg，鞘内注射，每周1次，共2～3次。

3.重症血小板减少性紫癜

血小板低于 $20×10^9$/L，有自发出血倾向，常规激素治疗无效[1 mg/(kg·d)]，应加大激素用量至 2 mg/(kg·d)以上。还可静脉滴注长春新碱(VCR)，每周1次，每次1～2 mg，共注射3～6次。静脉输注大剂量静脉注射用人免疫球蛋白(IVIG)对重症血小板减少性紫癜有效，可按 0.4 g/(kg·d)静脉滴注，连续注射3～5天为1个疗程。IVIG 一方面对 SLE 本身具有免疫治疗作用，另一方面具有非特异性的抗感染作用，可以对大剂量甲泼尼龙和环磷酰胺的联合冲击治疗所致的免疫力挫伤起到一定的保护作用，能够明显提高各种狼疮危象治疗的成功率。无骨髓增生低下的重症血小板减少性紫癜还可试用其他免疫抑制剂，如环磷酰胺、环孢素等。其他药物包括达那唑、三苯氧胺、维生素 C 等。内科保守治疗无效，可考虑脾切除。

4.弥漫性出血性肺泡炎和急性重症肺间质病变

部分弥漫性出血性肺泡炎的患者起病可无咯血，支气管镜有助于明确诊断。本病极易合并感染，常同时有大量蛋白尿，预后很差，迄今无治疗良策。SLE 累及肺脏时应提高警惕，结合 SLE 病情系统评估、影像学、血气分析和纤维支气管镜等手段，以求早期发现、及时诊断。治疗包括氧疗(必要时机械通气)，控制感染和支持治疗。可试用大剂量 MP 冲击治疗，IVIG 和血浆置换。

5.严重的肠系膜血管炎

严重的肠系膜血管炎常需 2 mg/(kg·d)以上的激素剂量方能控制病情。应注意水、电解质、酸碱平衡，加强肠外营养支持，防治合并感染，避免不必要的手术探查。一旦并发肠坏死、穿孔、中毒性肠麻痹，应及时行手术治疗。

(四)特殊治疗

血浆置换等治疗不宜列入常规治疗,应视患者具体情况来选择应用。

五、护理诊断

(一)体温过高

体温过高与原发病有关。

(二)皮肤黏膜受损

皮肤黏膜受损与狼疮导致的皮疹与血管炎有关。

(三)体液过多

体液过多与无菌性炎症引起的多浆膜腔积液有关。

(四)潜在并发症

1.感染

与长期应用激素及白细胞减少有关。

2.出血

与血小板低下有关。

3.狼疮脑病

与原发病有关。

4.排便异常

包括腹泻或肠梗阻。

5.血栓

与原发病有关。

六、护理措施

(一)一般护理

保持病室温湿度,急性期嘱患者卧床休息,嘱患者进食高热量、高维生素、低盐、低蛋白的食物,准确记录 24 小时液体出入量,如肾脏受损时要注意低盐饮食,同时注意补钙。活动时注意勿发生碰撞,以防发生骨折。

(二)专科护理

1.全面护理

监测体温,并及时通知医师,必要时遵医嘱给予物理或药物降温,使体温下降,勤换被服,增加舒适感,多饮水,必要时补液,保证出入量平衡,满足生理需求。

2.注意休息

活动期患者应卧床休息,卧床期间要注意保持关节功能位,慢性期或病情稳定的患者可以适当活动或工作,并注意劳逸结合。对关节疼痛者,遵医嘱给予镇痛药及外涂药,给予心理安慰,协助患者摆放关节功能位,指导患者进行关节、肌肉的功能锻炼,协助患者做好生活护理。

3.皮肤受累的护理

(1)嘱患者避免日光照射,指导患者避免将皮肤暴露于阳光的方法,如避免在上午 10 点至下午 3 点阳光较强的时间外出,禁止日光浴,夏日外出需穿长袖长裤,打伞、戴遮阳镜和遮阳帽等,以免引起光过敏,使皮疹加重。不烫发,不使用碱性或其他有刺激性的物品洗脸,禁用碱性强的肥皂清洁皮肤,宜用偏酸或中性的肥皂,最好用温水洗脸。勿用各类化妆品。

(2)剪指甲不要过短,防止损伤指甲周围皮肤。

(3)注意个人卫生,特别是口腔、女性会阴部的清洁。因服用大量激素及免疫抑制剂,造成全身抵抗力下降,应注意预防各种感染。预防感冒,一旦发现感染灶,如疖肿,应立即积极治疗。保证顽固腹泻患者肛周皮肤的干燥清洁。

4.狼疮脑病的护理

评估狼疮脑病的程度,观察病情变化,遵医嘱给予脱水降颅压治疗,观察用药效果,对于躁动、抽搐患者,应注意安全防护,必要时给予约束,防止自伤、伤人行为,稳定患者及家属情绪,配合治疗及护理。

5.血液系统受累的护理

(1)白细胞下降的护理。监测血常规变化,注意个人饮食卫生,保证六洁,防止感染,必要时行保护性隔离,限制探视,以减少感染来源。

(2)血小板下降的护理。评估血小板降低的程度,遵医嘱给予卧床/绝对卧床,指导患者进行口腔、牙齿护理,观察有无出血倾向,避免外伤,遵医嘱给予成分输血。血小板低的患者易发生出血,应避免外伤,刷牙时用软毛牙刷,勿用手挖鼻腔。

(3)贫血的护理。评估贫血的程度,必要时遵医嘱给予吸氧,指导患者活动,防止因头晕出现跌倒等不良情况。遵医嘱给予成分输血,同时指导患者饮食,协助患者纠正贫血。

6.肺受累的护理

倾听患者主诉,给予氧气吸入,协助患者排痰,必要时给予雾化吸入,加强翻身拍背咳痰,预防肺部感染。遵医嘱给予抗感染治疗,协助医师对有胸腔积液的患者进行胸腔穿刺,指导并协助肺栓塞/肺动脉高压患者活动,警惕猝死。注重抗凝治疗的护理及观察,观察用药疗效。

7.心脏受累的护理

评估心脏病变程度,倾听患者主诉,注意控制高血压,给予吸氧,指导患者活动与休息,控制出入量,预防心力衰竭的发生。

8.消化系统受累的护理

饮食以高蛋白、富含维生素、营养丰富、易消化为原则,避免刺激性食物。伴发肾功能损害者,宜采用低盐饮食,适当限水;尿毒症者应限制蛋白质的摄入;心脏明显受累者,应采用低盐饮食;吞咽困难者采用鼻饲;消化功能障碍者应选用无渣饮食。必要时给予肠内或肠外营养以满足机体需要量。

9.肾脏受累的护理

评估患者水肿程度、部位、范围以及皮肤状况。每天测量患者体重、腹围、肢围。严格记录24小时出入量,尿量少时应及时通知医师。对于使用利尿剂的患者,护士应监测患者的血清电解质浓度。有腹水、肺水肿、胸腔积液、心包积液的患者应行半坐位或半卧位,以保证呼吸通畅。对于有下肢水肿的患者,应抬高下肢,以利于静脉回流。因肾脏损害而致水肿时,应限制盐及水的摄入;对于尿毒症患者,应限制其蛋白的摄入。护士应协助卧床的水肿患者及时更换体位,防止发生压疮。

(三)心理护理

目前还没有根治的办法,但恰当的治疗可以使大多数患者实现病情的完全缓解。强调早期诊断和早期治疗,以避免或延缓组织脏器的病理损害。多与患者交流,使患者了解本病的治疗原则,告知患者此病为慢性病,可迁延多年,在治疗护理下可控制病情发展,使其趋于痊愈。通过交流,消除其焦虑心理,以配合治疗。

(四)健康教育

(1)向患者宣教,使其正确认识疾病,消除其恐惧心理。嘱患者保持心情舒畅及乐观情绪,对疾病的治疗树立信心,积极配合,避免情绪波动及各种精神刺激。

(2)学会自我认识疾病活动的征象,同时注意药物的不良反应。长期服用大量激素及免疫抑制剂可造成血压高、糖尿病、骨质疏松、骨坏死、血象下降、结核复发、消化道出血、兴奋、失眠、皮质醇增多症等,必要时随诊治疗。定期监测血常规、肝肾功能。

(3)避免过度疲劳,应劳逸结合,坚持身体锻炼。

(4)遵医嘱服药,不可擅自停药、减量、加量,明白规律用药的意义。

(5)避免过多的紫外线暴露,外出使用防紫外线用品(防晒霜等)。

(6)定期复查,随时了解自己的疾病情况。配合治疗、遵从医嘱、定期随诊,懂得长期随访的必要性。

(7)女性患者要在医师指导下妊娠。

(李姗姗)

第二节 类风湿关节炎

类风湿关节炎(rheumatoid arthritis,RA)是以对称性、慢性、进行性多关节炎为主要临床表现的自身免疫性疾病,多见于中年女性。

一、病因与发病机制

病因不清,可能与遗传因素、激素水平、环境因素(如潮湿及寒冷等)、EB病毒感染有关,因而发病机制各不相同,骨关节的滑膜在病程中异常增生形成血管翳,对骨关节造成侵蚀性破坏,导致关节强直、畸形、功能丧失,从而导致残疾。

二、临床表现

(一)全身症状

低热,全身不适,乏力,偶有全身肌肉酸痛。体重下降和食欲减退也是常见症状。伴有贫血情况。

(二)关节表现

RA以周围关节的对称性多关节炎为主要特征,双手近端指间关节、掌指关节、腕、膝、肘、踝、肩、趾等关节受累最为多见,颞颌关节亦可受累,张口、咀嚼食物时感觉疼痛。第一、二颈椎受累时可致颈前区疼痛,影响吞咽及呼吸。手腕屈肌腱鞘炎压迫手的正中神经时可造成患者拇、食、中指的一般感觉减退,患者感到麻木刺痛,临床上称为"腕管综合征"。关节炎表现为对称性、持续性肿胀、压痛,可伴有晨僵,20%～30%的患者有类风湿结节。最常见的关节畸形是掌指关节的半脱位,手指向尺侧偏斜和呈"天鹅颈"样及"纽扣花"样表现。重症患者关节呈纤维性或骨性强直,关节活动受限、畸形甚至完全丧失功能,生活不能自理,影响生活质量。

(三)关节外表现

除关节症状外,还可出现多脏器受累的全身症状。

1.血液学改变

小细胞低色素性贫血、缺铁性贫血、溶血性贫血等。

2.类风湿结节

浅表结节的好发部位在肘部、关节鹰嘴突、骶部,可发生一个或多个。深部结节也称为内脏结节,易发生在胸膜和心包膜的表面以及肺或心脏的实质组织。

3.心脏

20%的患者伴发有心包炎,还可有心肌炎、心内膜炎。患者可有胸闷、心悸的症状。

4.肺脏

多见肺间质病变,肺功能检查发现异常,晚期胸片提示肺间质纤维化,胸膜受累出现胸腔积液。

5.肾脏

多在使用 NSAID、金制剂后出现肾小球肾炎、肾病综合征的表现。

6.神经系统

神经系统受损可累及中枢神经、周围神经、自主神经和肌肉。神经受压迫引起神经痛,知觉异常。正中、尺、后胫骨,桡神经后骨间肌支常受累,可出现腕管综合征症状。四肢的触觉、温觉、痛觉等感觉以及四肢各关节的活动度发生改变。

三、辅助检查

(一)实验室检查

行血尿常规、血清免疫球蛋白、正色素性正细胞性贫血检查,多数活动期患者有轻至中度正色素性正细胞性贫血。红细胞沉降率增快,C 反应蛋白增高,类风湿因子阳性对诊断具有一定价值,但没有特异性。类风湿因子阴性也不能说明就不是类风湿关节炎。血清免疫球蛋白 IgG、IgM、IgA 可升高,血清补体水平多数保持正常或轻度升高,其他如抗角质蛋白抗体(AKA)、抗核周因子(APF)和抗环瓜氨酸多肽(CCP)等自身抗体对类风湿关节炎有较高的诊断特异性,敏感性在 30%~40%。

(二)关节液检查

目的为检查关节腔内积液的性质或用于抽液后进行关节腔内给药。RA 滑液检查呈半透明或不透明的黄色或黄绿色液体,内含白细胞和中性粒细胞,细菌培养阴性。

(三)X 线检查

为明确本病的诊断、病期和发展情况,在病初应摄双腕关节、手和/或双足的 X 线片,以及其他受累关节的 X 线片。RA 的 X 线片早期表现为关节周围软组织肿胀,关节附近轻度骨质疏松,关节间隙狭窄,关节破坏,关节脱位或融合。根据 X 线的改变将关节破坏程度分为四期。

(四)关节镜检查

关节镜检查可直接观察到关节内部的结构,滑膜、软骨的变化,既可明确诊断,也可进行治疗。

(五)病理检查

通过活检组织病理检查进行诊断及检查。

(六)CT 检查和磁共振成像检查

通过 CT 检查和磁共振成像检查可早期诊断。

四、治疗原则

(一)药物治疗方案

1.非甾体抗炎药(NSAID)

缓解疼痛,减轻症状。

2.糖皮质激素

控制炎症。

3.抗风湿药(DMARDs)

改善和延缓病情。

(二)物理治疗

常用的理疗和康复治疗,如红外线治疗、热水疗、石蜡疗法、冷热敷及关节按摩等。

(三)外科治疗

1.滑膜切除术

剥离血管翳,减轻肿痛,防止软骨破坏。

2.人工关节成形术或人工关节置换

矫正畸形,改善关节功能。

(四)其他治疗

生物制剂,如肿瘤坏死因子 α(TNF-α)抑制剂的疗效肯定,可阻止骨侵蚀进展。

五、护理诊断

(一)疼痛

疼痛与疾病引起的炎性反应有关。

(二)生活自理能力缺陷

生活自理能力缺陷与关节活动受限,僵直,畸形有关。

(三)有废用综合征的危险

废用综合征与关节骨质破坏有关。

(四)有感染的危险

感染与肺间质病变有关。

(五)有受伤的危险

受伤与骨质疏松有关。

(六)焦虑

焦虑与疾病有关。

(七)知识缺乏

缺乏疾病及保健知识。

六、护理措施

(一)一般护理

(1)对于关节活动受限,生活不能完全自理者,护士应经常巡视,做好生活护理,增加其舒适感,满足其生理需要。急性期关节肿痛明显且全身症状较重的患者应卧床休息。不宜睡软床垫,枕头不宜过高,避免突然的移动和负重,肢体勿突然或过度用力,防止发生骨折。

(2)RA 患者关节及其周围血管、神经受侵犯,血管收缩缓慢且不充分,使皮温升降迟缓,应注意关节的保暖,避免潮湿寒冷加重关节症状。

(3)饮食上需注意营养丰富,以纠正贫血。以富含优质蛋白质(牛奶、鸡蛋、瘦肉等)、维生素和矿物质的食物为主,多吃蔬菜、水果等富含纤维素的食物,防止便秘,避免食用辛、辣、酸、硬、刺激性强的食物,以避免诱发或加重消化道症状。饮用药酒可起到活血化瘀、祛风散寒、疏通经络的作用。

(二)专科护理

(1)对于急性期关节肿痛明显的患者,嘱其卧床休息。不宜睡软床,卧硬板床,床垫薄厚适宜,加强翻身,预防压疮的发生。枕头不宜过高,急性期患者卧床可短期内(2~3周)使用夹板制动,保持关节功能位。手掌心向上,可用甲板或辅助物支持和固定关节,减轻疼痛,双手掌可握小卷轴,维持指关节伸展。肩关节不能处于外旋位,双肩置枕头维持肩关节外展位,维持功能位。髋关节两侧放置靠垫,预防髋关节外旋。不要长期在膝下放置枕头。防止膝关节固定于屈曲位。平躺者小腿处垫枕头,防止足下垂。

(2)缓解期鼓励患者进行功能锻炼,加强活动,主动或被动地进行肢体活动,如伸展运动等,但已有关节强直的情况下应禁止剧烈运动。培养患者的自理意识,逐步锻炼其生活自理能力,嘱患者参加更多的日常活动。在病情许可的情况下应注意关节的活动,如手指的抓捏练习,还应注意活动关节的方法,如织毛衣、下棋、玩魔方、摸高、伸腰、踢腿等。作业疗法包括职业技能训练、工艺品制作、日常生活活动训练。

(3)为减轻疼痛的症状,可给予肿痛关节按摩、热水疗。向理疗科和康复科的医师咨询,进行针对性地选择,如红外治疗仪、频仪等。另外可以进行泉水浴、石蜡疗法。评估患者关节疼痛的时间、部位、程度。在指导患者服药的同时,可进行冷热敷,进行关节周围皮肤和肌肉的按摩,增进血液循环,防止肌肉萎缩。加强保暖,分散患者对疼痛的注意力等以减轻疼痛。

(4)肺部护理:预防肺部感染,房间定时通风,适时增减衣服,少去公共场所,避免感冒。适当运动,如扩胸运动,增加肺活量。拍背咳痰,防止感冒。

(5)关节处皮损及溃疡护理:加强换药,预防感染。平时涂润肤霜保护皮肤。

(6)外科手术治疗时,护士应做好术前和术后的护理,滑膜切除术剥离血管翳,可减轻疼痛、肿胀,防止软骨破坏,晚期病例行关节成形术或人工关节置换术,以减少疼痛,矫正畸形,改善关节功能。但术后仍需内科正规治疗。

(7)注意药物的不良反应,如胃肠道反应、肝肾功能的异常、白细胞及血小板的减少、药物变态反应。非甾体抗炎药可缓解关节症状,要控制病情发展应尽早应用改变病情的药物。中医中药也有效果,如服用雷公藤苷片。必要时可联合应用。

(8)可用外用药控制局部症状,涂扶他林乳剂和优迈霜。

(9)个体化方案治疗:使用糖皮质激素及免疫抑制剂。对于长时间使用激素的患者,应注意补钙。

（10）应用生物制剂可改善关节症状，注意有无变态反应发生，如皮肤瘙痒、皮疹、寒战、发冷甚至呼吸困难等严重变态反应。

（三）心理护理

关节疼痛、害怕残废或已经面对残废、生活不能自理、经济损失、社会关系改变、社交娱乐活动的停止等诸多因素不可避免地给类风湿关节炎患者带来了精神压力，他们渴望治疗，却又担心药物不良反应或对药物实际作用效果信心不足，这又加重了患者的心理负担。抑郁是类风湿关节炎患者中最常见的精神症状，严重的抑郁有碍疾病的恢复。因此，早诊断、早治疗对疗效及转归有重要影响。在积极合理的药物治疗的同时，还应注重类风湿关节炎患者的心理护理，使患者树立信心，积极配合治疗。对于急性期关节剧烈疼痛和伴有全身症状者，应嘱其卧床休息，并注意休息时的体位，尽量避免关节受压，保持关节处于功能位，防止关节畸形。在病情允许的情况下，进行被动和主动的关节活动度训练，防止肌萎缩。对缓解期患者，在不使患者感到疲劳的前提下，多进行肢体的运动锻炼，恢复体力，培养患者自理意识，并在物理康复科医师指导下进行治疗。通过护理活动与患者建立良好的护患关系，直到患者认同进行功能锻炼具有重要意义。总之，医患的相互配合、宣教、休息及物理治疗都很重要。加强功能锻炼，预防畸形发生，提高患者的工作能力和生活质量。

（四）健康教育

类风湿关节炎是一种慢性、对称性、多发性的自身免疫性疾病。早期关节肿痛，晚期强直、畸形和功能障碍。目前此病病因不清，尚不能完全治愈，有缓解与发作的特点。现在已有一些有效的治疗方法，约50%的患者可以自我照顾及从事工作。

（1）在护士指导下了解本疾病的内容、治疗、服药的注意事项、预防保健知识等。避免关于奇迹疗法的想法，坚定信心，坚持治疗。

（2）此病病程长，反复发作，加之关节疼痛、畸形、功能障碍，会给患者身心带来极大痛苦。此时患者更要有信心，与家人、医师护士、社会配合治疗，达到最佳疗效。

（3）鼓励自强，消除自卑依赖感，在允许的体能范围内，可以继续工作。

（4）要积极预防和治疗感染。

（5）避免各种诱因，如寒冷、潮湿、过度劳累及精神刺激。要适度做到"饮食有节，起居有常"。选择衣服的标准应该是舒适、轻巧和容易穿脱，用拉链和尼龙带，冬季衣服要暖、轻，鞋要轻便、柔软、硬底、软帮，鞋带宜用松紧带代替。关节疼痛时除服药外，可行热敷，局部按摩。但在热敷时避免与皮肤直接接触而造成损伤。

（6）坚持服药，不可擅自停药、改药、加减药。同时应了解药物不良反应。

（7）定期复查。

（8）活动与休息。运动和锻炼的目的在于掌握姿势，减轻疼痛，减少畸形的发生。原则为活动后2小时体力可以恢复。要循序渐进，计划可行。在急性期，炎症比较明显的时候卧床休息，轻度、适当的关节活动可以防止关节僵硬。炎症消退后，应进行积极的锻炼，以不产生疲劳为度，可以避免关节强直和肌肉的萎缩。对大多数患者而言，游泳、散步、拳操等是比较适合的运动方式。鼓励患者生活自理，适当做家务和锻炼身体，劳逸结合。睡硬板床。对少数患者应鼓励其拄棍步走，需要轮椅时鼓励患者自己推动轮椅。若患者工作和居住的地方潮湿，应积极创造条件加以改善，夏季用电扇和空调要适度适时。在工作中，应嘱患者向领导和同事讲清疾病，以求理解，鼓励患者自立自理。

(9)饮食以富含优质蛋白质(牛奶、鸡蛋、瘦肉等)、维生素和矿物质的食物为主,常出现便秘的患者应多吃蔬菜、水果等富含纤维素的食物。避免食用辛、辣、酸、硬等刺激性强的食物,以避免诱发或加重消化道症状。饮用药酒可起到活血化瘀、祛风散寒、疏通经络的作用。

(李姗姗)

第三节　强直性脊柱炎

强直性脊柱炎(ankylosing spondylitis,AS)是一种慢性进行性疾病,主要侵犯骶髂关节、脊柱骨突、脊柱旁软组织及外周关节,并可伴发关节外表现。严重者可发生脊柱畸形和关节强直。该病发病年龄通常为13~31岁,30岁以后及8岁以前发病者少见。

一、病因与发病机制

AS的病因未明。从流行病学调查发现,基因和环境因素在本病的发病中发挥作用。已证实,AS的发病和HLA-B27密切相关,并有明显家族发病倾向。

二、临床表现

本病的全身表现较轻微,少数重症者有发热、疲倦、消瘦、贫血或其他器官受累。

(一)疼痛

本病发病隐袭,患者逐渐出现腰背部或骶髂部疼痛和/或发僵,半夜痛醒,翻身困难,晨起或久坐后起立时腰部发僵明显,但活动后减轻。有的患者感臀部钝痛或骶髂部剧痛,偶尔向周边放射。咳嗽、打喷嚏、突然扭动腰部时,疼痛可加重。疾病早期疼痛多在一侧呈间断性,数月后疼痛多在双侧呈持续性。随病情由腰椎向胸颈部脊椎发展,则出现相应部位疼痛、活动受限或脊柱畸形。

(二)关节病变

24%~75%的AS患者在病初或病程中出现外周关节病变,以膝、髋、踝和肩关节居多,肘及手和足小关节偶有受累。非对称性、少数关节或单关节,及下肢大关节的关节炎为本病外周关节炎的特征。

(三)关节受累

髋关节受累占38%~66%,表现为局部疼痛,活动受限,屈曲挛缩及关节强直,其中大多数为双侧,而且94%的髋部症状起于发病后头5年内。发病年龄小,以外周关节起病者易发生髋关节病变。

(四)肌腱末端病

跖底筋膜炎、跟腱炎和其他部位的肌腱末端病在本病常见。肌腱末端病为本病的特征之一。

(五)视力障碍

1/4的患者在病程中发生眼色素膜炎,单侧或双侧交替,一般可自行缓解,反复发作可致视力障碍。

(六)神经系统

神经系统症状来自压迫性脊神经炎、坐骨神经痛、椎骨骨折或不全脱位以及马尾综合征,后者可引起阳痿、夜间尿失禁、膀胱和直肠感觉迟钝、踝反射消失。

(七)呼吸系统

极少数患者出现肺上叶纤维化。有时伴有空洞形成,而被认为是结核,也可因并发真菌感染而使病情加剧。

(八)心血管系统

主动脉根部局灶性中层坏死可引起主动脉环状扩张和主动脉瓣膜尖缩短变厚,从而导致主动脉瓣关闭不全。主动脉瓣闭锁不全及传导障碍见于 $3.5\% \sim 10\%$ 的患者。

(九)其他

AS 可并发免疫球蛋白 A(IgA)肾病和淀粉样变性。

三、辅助检查

(一)体格检查

骶髂关节和椎旁肌肉压痛为本病早期的阳性体征。随病情进展可见腰椎前凸变平,脊柱各个方向活动受限,胸廓扩展范围缩小及颈椎后突。以下几种方法可用于检查骶髂关节压痛或脊柱病变进展情况。

1.枕壁试验

正常人在立正姿势双足跟紧贴墙根时,后枕部应贴近墙壁而无间隙。而颈僵直和/或胸椎段畸形后凸者,该间隙增大至几厘米以上,致使枕部不能贴壁。

2.胸廓扩展

正常人在第 4 肋间隙水平测量深吸气和深呼气时胸廓扩展范围,两者之差的正常值不小于 2.5 cm。而有肋骨和脊椎广泛受累者,胸廓扩张减少。

3.肖伯(Schober)试验

于双髂后上棘连线中点上方垂直距离 10 cm 及下方 5 cm 处分别作出标记,然后嘱患者弯腰(保持双膝直立位)测量脊柱最大前屈度,正常移动增加距离在 5 cm 以上,脊柱受累者则增加距离少于 4 cm。

4.骨盆按压

患者侧卧,从另一侧按压骨盆可引起骶髂关节疼痛。

5.帕特里克(Patrick)试验(下肢 4 字试验)

患者仰卧,一侧膝屈曲并将足跟放置到对侧伸直的膝上。检查者用一只手下压屈曲的膝(此时髋关节在屈曲、外展和外旋位),并用另一只手压对侧骨盆,可引出对侧骶髂关节疼痛则视为阳性。有膝或髋关节病变者也不能完成 4 字试验。

(二)影像学检查

(1)X 线表现具有诊断意义。AS 最早的变化发生在骶髂关节。该处的 X 线片显示软骨下骨缘模糊,骨质糜烂,关节间隙模糊,骨密度增高及关节融合。脊柱的 X 线片表现有椎体骨质疏松和方形变,椎小关节模糊,椎旁韧带钙化以及骨桥形成。晚期广泛而严重的骨化性骨桥表现称为竹节样脊柱。

(2)对于临床可疑而 X 线片尚未显示明确或Ⅱ级以上的双侧骶髂关节炎改变者,应该采用电子计算机断层扫描(CT)检查。该技术的优点还在于假阳性少。但是,骶髂关节解剖学的上部为韧带,因其附着引起影像学上的关节间隙不规则和增宽,给判断带来困难。另外,类似于关节间隙狭窄和糜烂的骶髂关节髂骨部分的软骨下老化是一自然现象,不应该视为异常。

(3)磁共振成像技术(MRI)对了解软骨病变优于CT,但在判断骶髂关节炎时易出现假阳性结果,又因价格昂贵,目前不宜作为常规检查项目。

(三)实验室检查

(1)活动期患者可见红细胞沉降率增快,C反应蛋白增高及轻度贫血,类风湿因子阴性,免疫球蛋白轻度升高。

(2)虽然AS患者HLA-B27阳性率达90%,但无诊断特异性,因为正常人也有HLA-B27阳性。HLA-B27阴性患者只要临床表现和影像学检查符合诊断标准,也不能排除AS可能。

四、治疗原则

(一)非甾体抗炎药(简称抗炎药)

这一类药物可迅速改善患者腰背部疼痛和发僵,减轻关节肿胀和疼痛及增加活动范围,无论早期还是晚期,AS患者治疗的首选药物都是非甾体抗炎药。

(二)柳氮磺吡啶

本品可改善AS的关节疼痛、肿胀和发僵,并可降低血清IgA水平及其他实验室活动性指标,特别适用于改善AS患者的外周关节炎,磺胺过敏者禁用。

(三)甲氨蝶呤

活动性AS患者经柳氮磺吡啶和非甾体抗炎药治疗无效时,可采用甲氨蝶呤。

(四)糖皮质激素

少数病例即使应用大剂量抗炎药也不能控制症状,此时可应用甲泼尼龙 15 mg/(kg·d)冲击治疗,连续3天,可暂时缓解疼痛。对其他治疗不能控制的下背痛,在CT指导下行皮质类固醇骶髂关节注射,部分患者可改善症状,疗效可持续3个月左右。

(五)其他药物及治疗

(1)一些男性难治性AS患者应用沙利度胺后,临床症状、红细胞沉降率及C反应蛋白含量均明显改善。

(2)外科治疗。髋关节受累引起的关节间隙狭窄、强直和畸形,是本病致残的主要原因。为了改善患者的关节功能和生活质量,人工全髋关节置换术是最佳选择。置换术后绝大多数患者的关节痛得到控制,部分患者的功能恢复正常或接近正常,90%置入关节的寿命达10年。

五、护理诊断

(一)疼痛

疼痛与疾病引起关节活动受限及畸形有关。

(二)有受伤的危险

受伤与疾病导致关节疼痛及活动受限有关。

(三)活动受限

活动受限与疾病导致关节强直,影响关节正常活动有关。

（四）知识缺乏

不了解疾病相关知识。

（五）焦虑

焦虑与疾病影响生活和工作有关。

六、护理措施

（一）一般护理

（1）遵医嘱给予非药物、药物或手术等综合治疗，缓解疼痛和发僵，控制或减轻炎症。

（2）巡视患者，及时满足其生活需要。

（3）与患者多交流，多安慰患者，使其接受现实，勇敢面对，积极配合治疗。嘱患者保持良好的姿势，防止脊柱或关节变形，必要时矫正畸形关节，以达到改善和提高患者生活质量的目的。

（二）专科护理

（1）对患者及其家属进行疾病知识的教育是整个治疗计划中不可缺少的一部分，有助于患者主动参与治疗并与医师合作。长期计划还应包括患者的社会心理和康复的需要。

（2）劝导患者要谨慎而不间断地进行体育锻炼，以取得和维持脊柱关节的最好位置，增强椎旁肌肉和增加肺活量，其重要性不亚于药物治疗。

（3）站立时应尽量保持挺胸、收腹和双眼平视前方的姿势。坐位也应保持胸部直立。应睡硬板床，多取仰卧位，避免促进屈曲畸形的体位。枕头要矮，一旦出现上胸或颈椎受累应停用枕头。

（4）减少或避免引起持续性疼痛的体力活动。定期测量身高，保持身高记录是及时发现早期脊柱弯曲的一个好措施。

（5）对炎性关节疼痛或其他软组织疼痛选择必要的物理治疗。

（6）注意患者眼部卫生，及时清除异常分泌物，遵医嘱行滴眼液滴眼并给予局部和全身性的积极抗感染治疗。观察患者视力及视野有无损害。安全护理措施到位，防止患者跌倒。

（7）对行关节置换的患者做好术前术后护理。

（三）心理护理

多与患者交流，告知患者 AS 尚无根治方法，但是如能及时诊断及合理治疗，可以控制症状并改善预后，提高生活质量，因此要遵医嘱规律治疗。通过交流消除其焦虑心理，使其配合治疗。

（四）健康教育

（1）正确认识疾病，消除恐惧心理，保持乐观态度，配合治疗。

（2）若卧床不起，只能使病情进展加快，导致关节肢体废用和肌肉萎缩。因此，要采取积极主动的锻炼态度，减轻脊柱及关节的畸形程度。

（3）活动原则：按计划逐渐增加活动量。服药后行屈膝、屈髋、转头和转体运动。以运动后疲劳疼痛在 2 小时后恢复为标准。疼痛时要卧床休息，行热敷，热水浴后可以减轻。在锻炼前先行按摩缓解椎旁肌肉，避免肌肉拉伤。锻炼同时可配合理疗和水疗。

（4）卧硬板床，低枕。避免长期弯腰活动，减少对脊柱的负重和创伤。体重过重者要减肥。

（5）加强营养，增加抵抗力。

（6）明白规律用药的意义，遵医嘱按时服药，不可擅自停药、减药、加药、改药。在医师和护士的指导下了解药物不良反应。定期监测血常规、肝肾功能。

（7）学会自我认识疾病活动的征象，配合治疗。遵从医嘱，懂得长期随访的必要性。定期门诊复查。

（8）合并有色素膜炎患者,可局部使用肾上腺糖皮质激素。要经常冲洗眼中滞留的分泌物,保持结膜囊的清洁,避免遮盖,以免结膜囊内发生感染。

（9）预防肺部感染。由于胸廓扩展有限,故应每天行深呼吸及扩胸运动。卧床患者需加强翻身拍背,教会患者正确的咳嗽、咳痰方法。禁烟,保证室内通风,尽量少到公共场所。如发生感染,应积极治疗。

（李姗姗）

第四节 多发性肌炎和皮肌炎

多发性肌炎（polymyositis,PM）和皮肌炎（dermatomyositis,DM）是横纹肌非化脓性炎性肌病。其临床特点是肢带肌、颈肌及咽肌等肌组织出现炎症和变性改变,导致对称性肌无力和一定程度的肌萎缩,并可累及多个系统和器官,亦可伴发肿瘤。PM 指无皮肤损害的肌炎,伴皮疹的肌炎称 DM。

一、病因与发病机制

该病属于自身免疫性疾病,发病与病毒感染、免疫异常、遗传及肿瘤等因素有关。女性多见,男女比为 1:2。

二、临床表现

本病在成人发病隐匿,儿童发病较急。急性感染可为其前驱表现或发病的病因。早期症状为近端肌无力或皮疹、全身不适、发热、乏力、体重下降等。

(一)肌肉

本病累及横纹肌,以肢体近端肌群无力为其临床特点,常呈对称性损害,早期可有肌肉肿胀、压痛,晚期出现肌萎缩。多数患者无远端肌受累。

1.肌无力

几乎所有患者均出现不同程度的肌无力。肌无力可突然发生,并持续进展数周至数月,因受累肌肉的部位不同而出现不同的临床表现。

2.肌痛

在疾病早期可有肌肉肿胀,约 25% 的患者出现近端肌肉疼痛或压痛。

(二)皮肤

DM 除有肌肉症状外还有皮肤损害,多为微暗的红斑,皮损稍高于皮面,表面光滑或有鳞屑。皮损常可完全消退,但亦可残留带褐色的色素沉着、萎缩、瘢痕或白斑。皮肤病变是皮肌炎患者首先注意到的症状。

1.向阳性紫红斑

眶周水肿伴暗紫红皮疹见于 60%～80% 的 DM 患者,是 DM 的特异性体征。

2.戈特隆征(Gottron's sign)

此征由 Gottron 首先描述,被认为是 DM 的特异性皮疹。皮疹位于关节伸面,多见于肘、掌指、近端指间关节处,也可出现在膝与内踝皮肤,表现为伴有鳞屑的红斑、皮肤萎缩、色素减退。

3.暴露部位皮疹

在颈前、上胸部(V 形区)、颈后背上部(披肩状)、前额、颊部、耳前、上臂伸面和背部等可出现弥漫性红疹,久后局部皮肤萎缩,毛细血管扩张,色素沉着或减退。

4.技工手

部分患者双手外侧掌面皮肤出现角化、裂纹,皮肤粗糙脱屑,同技术工人的手相似,故称技工手。尤其在抗 Jo-1 抗体阳性的 PM/DM 患者中多见。

5.其他病变

其他一些皮肤病变虽非特有,但亦时而出现,包括指甲两侧呈暗紫色充血皮疹,指端溃疡、坏死,甲缘梗死灶,雷诺现象,网状青斑,多形性红斑等。慢性患者有时出现多发角化性小丘疹,斑点状色素沉着、毛细血管扩张、轻度皮肤萎缩和色素脱失,称为血管萎缩性异色病性 DM。

皮损程度与肌肉病变程度可不平行,少数患者皮疹出现在肌无力之前。约 7%的患者有典型皮疹,但始终没有肌无力、肌病,肌酶谱正常,称为无肌病的皮肌炎。

(三)关节

关节痛和关节炎见于约 15%的患者,为非对称性,常波及手指关节,由于手的肌肉萎缩可引起手指屈曲畸形,但 X 线检查提示无骨关节破坏。

(四)消化道

10%～30%的患者出现吞咽困难、食物反流,为食管上部及咽部肌肉受累所致,造成胃反流性食管炎。X 线检查吞钡造影可见食管梨状窝钡剂潴留,甚至胃的蠕动减慢,胃排空时间延长。

(五)肺

约 30%的患者有肺间质改变。急性间质性肺炎、急性肺间质纤维化的临床表现有发热、干咳、呼吸困难、发绀,可闻及肺部细湿啰音,X 线检查在急性期可见毛玻璃状、颗粒状、结节状及网状阴影。在晚期 X 线检查可见蜂窝状或轮状阴影,表现为弥漫性肺纤维化。肺纤维化发展迅速是本病死亡的重要原因之一。

(六)心脏

仅 1/3 的患者病程中有心肌受累,心肌内有炎性细胞浸润、间质水肿和变性、局灶性坏死、心室肥厚,出现心律失常、充血性心力衰竭,亦可出现心包炎。

(七)肾脏

肾脏病变很少见。极少数暴发性起病者,因横纹肌溶解,可出现肌红蛋白尿、急性肾衰竭。少数 PM/DM 患者可有局灶性增殖性肾小球肾炎,但大多数患者肾功能正常。

(八)钙质沉着

钙质沉着多见于慢性皮肌炎患者,尤其是患有慢性皮肌炎的儿童。多见沿深筋膜钙化,钙化使局部软组织出现发木或发硬的浸润感,严重者影响该肢体的活动。钙质在软组织内沉积,X 线示钙化点或钙化块。若钙质沉积在皮下,则沉着处溃烂可有石灰样物流出,并可继发感染。

三、辅助检查

(一)血清肌酶

绝大多数患者在病程某一阶段可出现肌酶活性增高,是诊断本病的重要血清指标之一。其中以肌酸激酶最敏感。肌酶的升高常早于临床表现数周,晚期肌萎缩肌酶不再释放,肌酶可正常。部分慢性肌炎和广泛肌肉萎缩的患者,即使处于活动期,其肌酶水平也可正常。

(二)肌红蛋白测定

肌红蛋白仅存于心肌与横纹肌,当肌肉出现损伤、炎症、剧烈运动时,肌红蛋白均可升高。多数肌炎患者的血清中肌红蛋白水平增高,且与病情呈平行关系,有时先于肌酸激酶升高。

(三)自身抗体

1.抗核抗体(ANA)

PM/DM 中 ANA 阳性率为 20%～30%,对肌炎诊断不具特异性。

2.抗 Jo-1 抗体

抗 Jo-1 抗体是诊断 PM/DM 的标记性抗体。抗 Jo-1 阳性的 PM/DM 患者,临床上常表现为抗合成酶抗体综合征:肌无力、发热、间质性肺炎、关节炎、雷诺征和技工手。

(四)肌电图

几乎所有患者都出现肌电图异常,表现为肌源性损害,即在肌肉松弛时出现纤颤波、正锐波、插入激惹及高频放电;在肌肉轻微收缩时出现短时限低电压多相运动电位;肌肉最大收缩时出现干扰相。

(五)肌活检

取受损肢体近端肌肉,如三角肌、股四头肌及有压痛和中等无力的肌肉送检为好,应避免在肌电图插入处取材。因肌炎常呈灶性分布,必要时需多部位取材,提高阳性率。

肌肉病理改变:①肌纤维间质、血管周围有炎性细胞(以淋巴细胞为主,其他有组织细胞、浆细胞、嗜酸性细胞、多形核白细胞)浸润;②肌纤维破坏变性、坏死、萎缩,肌横纹不清;③肌束间有纤维化,肌细胞可有再生,再生肌纤维嗜碱性,核大呈空泡,核仁明显;④血管内膜增生,皮肤病理改变无特异性。

四、治疗原则

(1)糖皮质激素是本病的首选药物。待肌力明显恢复,肌酶趋于正常时开始减量,减量应缓慢(一般1年左右),在减量过程中如病情反复应及时加用免疫抑制剂,对病情发展迅速或有呼吸肌无力、呼吸困难、吞咽困难者,可用甲泼尼龙 0.5～1 g,每天 1 次静脉冲击治疗,连用 3 天,之后再根据症状及肌酶水平逐渐减量。

(2)病情反复者及重症患者应及时加用免疫抑制剂。激素与免疫抑制剂联合应用可提高疗效,减少激素用量,及时避免不良反应。常用免疫抑制剂有甲氨蝶呤、硫唑嘌呤、环磷酰胺。

(3)合并恶性肿瘤的患者,在切除肿瘤后,肌炎症状可自然缓解。

五、护理诊断

(一)肌痛肌无力

肌痛肌无力与原发病有关。

(二)自理能力缺陷

自理能力缺陷与肌无力有关。

(三)皮肤完整性受损

皮肤完整性受损与皮疹有关。

(四)营养失调

营养失调与消化道受累有关。

(五)有感染的危险

感染与吸入性肺炎及激素等用药有关。

(六)废用综合征

废用综合征与肌无力有关。

(七)限制性通气功能障碍

限制性通气功能障碍与呼吸肌受累有关。

(八)低氧血症

低氧血症与呼吸肌受累有关。

六、护理措施

(一)一般护理

急性期卧床休息,并适当进行肢体被动运动,以防肌肉萎缩,症状控制后适当锻炼。行高热量、高蛋白饮食,保持大便通畅,避免感染。

(二)专科护理

(1)患者肌痛明显时安慰患者,认真听取患者主诉,分散患者注意力,必要时遵医嘱给予止痛药物,缓解患者疼痛。

(2)加强巡视,及时满足患者生活需要。

(3)肌炎患者会出现皮疹,伴有发红、瘙痒、疼痛等症状。对于合并皮损的患者,后期会有脱屑,应保持皮肤清洁,用粉剂处理好局部,保持干燥,表面尽量暴露,可以涂中性护肤品。如果出现皮损,切勿抓挠,以免造成感染。用清水清洁皮肤,不涂化妆品,必要时外涂凡士林油,防止破损加重。勤换内衣,注意保暖,避免日光晒。

(4)肌活检术后护理:观察伤口渗血感染情况,保持敷料清洁,协助医师定时予消毒换药,两周后拆线,可根据伤口情况延长拆线时间,拆线后观察伤口愈合状况。

(5)对于进食咳呛的患者,嘱其进餐时尽量采取坐位或半卧位,进餐后的30~60分钟内应尽量避免卧位,细嚼慢咽。对于进食咳呛严重或吞咽困难的患者,必要时遵医嘱给予肠内或肠外营养,以满足机体需要,防止吸入性肺炎。

(6)保持病室清洁,温湿度适宜,并嘱患者做好个人卫生。对生活不能自理的患者,应加强基础护理,给予口腔护理和会阴冲洗,监测体温变化,监测血常规变化,预防交叉感染。

(7)对于肺部受累患者,保持病室温湿度适宜,遵医嘱给予吸氧和雾化稀释痰液,同时加强雾化后的拍背咳痰,预防及治疗肺部感染。

(8)严密观察生命体征变化,特别是监测血氧及心律变化,及时发现病情变化,准备好抢救物品。

(三)心理护理

多与患者交流，使患者了解本病的治疗原则，告知患者此病为慢性病，可迁延多年，若早期诊断，合理治疗，在治疗护理下可控制病情发展，使病情趋于稳定，患者可同正常人一样从事正常的工作学习。因此，要向患者宣教正确认识疾病，消除恐惧心理，了解规律用药的意义，嘱患者遵医嘱规律治疗。同时，患者应学会自我认识疾病活动的征象，配合治疗，遵从医嘱，定期复诊。护士需懂得长期随访的必要性，通过与患者交流消除其焦虑心理。

(四)健康教育

1.树立信心

让患者以一种乐观的情绪、良好的精神状态去面对此疾病，配合长期治疗。

2.劳逸结合

患者在疾病的缓解期可做适当的活动，但应注意休息，避免过度劳累，活动 2 小时后体力恢复为最佳。在生活上尽量自理，消除依赖感。锻炼肌力，防止肌肉萎缩。功能锻炼应在服药30 分钟后开始，运动之前应做充分的准备活动，如肌肉的按摩、热敷等。

3.合理膳食

此病可累及消化道肌肉，会出现吞咽困难，食管蠕动减慢，易引起反流性食管炎。肠蠕动减弱，肛门、膀胱括约肌松弛导致大小便失禁，所以应选用高蛋白(优质蛋白)、高维生素、易消化的饮食(软食)，少食干硬油炸食品。餐前可用一些增加胃动力的药物，进餐时尽量采取坐位或半卧位，进餐后的 30～60 分钟内尽量避免卧位。

4.按时服药

不可随意增减药物，不可擅自停药或改药。用药期间应定期复查血常规和肝肾功能。

5.了解药物不良反应

了解激素、免疫抑制剂等药物的不良反应。

6.自我监测

要自我监测心、肺的病变，如出现呼吸困难、发绀、心慌或心前区疼痛等症状要立即就诊。注意定期复查。

7.保持皮肤清洁

肌炎患者会出现皮疹，伴有发红、瘙痒、疼痛等症状，后期会有脱屑，应保持皮肤清洁，局部用粉剂处理好，保持干燥，表面不要包裹，尽量暴露，可以涂中性护肤品。如果出现皮损，切勿抓挠，以免造成感染。勤换内衣，注意保暖，避免日光晒。

(李姗姗)

第五节 原发性干燥综合征

干燥综合征(Sjogren syndrome,SS)是一个主要累及外分泌腺体的慢性炎症性自身免疫病。临床除有因唾液腺和泪腺受损功能下降而出现的口干、眼干外，尚有其他外分泌腺及腺体外其他器官的受累导致的多系统损害的症状。本病分为原发性和继发性两类，前者指不具明确诊断的结缔组织病(connective tissue disease,CTD)的干燥综合征，后者是指发生于明确诊断的 CTD,

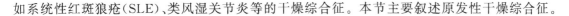

如系统性红斑狼疮(SLE)、类风湿关节炎等的干燥综合征。本节主要叙述原发性干燥综合征。

一、病因与发病机制

本病的确切病因和发病机制尚不明确,一般认为与遗传、免疫、病毒感染有关。原发性干燥综合征属全球性疾病,在我国人群的患病率为 $0.3\% \sim 0.7\%$,在老年人群中患病率为 $3\% \sim 4\%$。本病多见于女性,发病年龄多在 $40 \sim 50$ 岁,也偶见于儿童。

二、临床表现

(一)局部表现

1.口干燥症

因唾液腺病变,使唾液黏蛋白缺少而引起下述常见症状。

(1)有 $70\% \sim 80\%$ 的患者诉有口干,但不一定都是首症或主诉,严重者因口腔黏膜、牙齿和舌发黏,以致在讲话时需频频饮水,进固体食物时必须伴水或流食送下,有时夜间需起床饮水等。

(2)猖獗性龋齿是本病的特征之一,表现为牙齿逐渐变黑,继而小片脱落,最终只留残根。

(3)成人腮腺炎,50%的患者表现有间歇性交替性腮腺肿痛,累及单侧或双侧。大部分在 10 天左右可以自行消退。

(4)舌部表现为舌痛、舌面干裂、舌乳头萎缩而光滑。

(5)口腔黏膜出现溃疡或继发感染。

2.干燥性角结膜炎

因泪腺分泌的黏蛋白减少而出现眼干涩、异物感、泪少等症状,严重者痛哭无泪。部分患者有眼睑缘反复化脓性感染、结膜炎、角膜炎等。

3.其他表现

其他浅表部位如鼻、硬腭、气管及其分支、消化道黏膜、阴道黏膜的外分泌腺体均可受累,使其分泌较少而出现相应症状。

(二)系统表现

除口眼干燥表现外,患者还可出现全身症状,如乏力、低热等。约有 2/3 患者出现系统损害。

1.皮肤

皮肤病变的病理基础为局部血管炎,有下列表现。

(1)过敏性紫癜样皮疹:多见于下肢,为米粒大小、边界清楚的红丘疹,压之不褪色,分批出现,每批持续时间约为 10 天,可自行消退而遗有褐色色素沉着。

(2)结节红斑:较为少见。

(3)雷诺现象:多不严重,不引起指端溃疡或相应组织萎缩。

2.骨骼肌肉

关节痛较为常见。仅小部分患者表现有关节肿胀,但多不严重,且呈一过性。关节结构的破坏非本病的特点。约 5%的患者伴有肌炎。

3.肾

原发性干燥综合征主要累及远端肾小管,表现为因 I 型肾小管酸中毒而引起的低血钾性肌肉麻痹,严重者出现肾钙化、肾结石及软骨病。

4.肺

大部分患者无呼吸道症状。轻度受累者出现干咳,重者出现气短。肺部的主要病理为间质性病变,部分出现弥漫性肺间质纤维化,少数人可因此出现呼吸功能衰竭而死亡。

5.消化系统

因黏膜层外分泌腺体病变,胃肠道可出现萎缩性胃炎、胃酸减少、消化不良等非特异性症状。约20%的患者有肝脏损害,临床谱从黄疸至无临床症状而有肝功能损害不等。

6.神经

以周围神经受累为多见,不论是中枢还是周围神经损害均与血管炎有关。

7.血液系统

本病可出现白细胞减少或(和)血小板减少,血小板低下严重者可出现出血现象。

三、辅助检查

(一)眼部检查

施墨(Schirmer)试验(+);角膜染色(+);泪膜破碎时间(+)。

(二)口腔检查

唾液流率(+);腮腺造影(+);唾液腺核素检查(+);唇腺活检组织学检查(+)。

(三)尿液检查

多次尿 pH>6 时有必要进一步检查肾小管酸中毒相关指标。

(四)周围血检测

周围血检测可以发现血小板低下,或偶有的溶血性贫血。

(五)血清免疫学检查

(1)抗 SSA 抗体是本病中最常见的自身抗体,见于70%的患者。

(2)抗 SSB 抗体有称是本病的标记抗体,见于45%的患者。

(3)高免疫球蛋白血症,均为多克隆性,见于90%的患者。

(六)肺影像学检查

肺影像学检查可以发现有相应系统损害的患者。

四、治疗原则

本病目前尚无根治方法,主要是采取措施改善症状,控制和延缓因免疫反应而引起的组织器官损害的进展以及继发性感染。

(1)口干可适当饮水,或用人工唾液,减少对口腔的物理刺激。嘱患者保持口腔清洁,勤漱口,减少龋齿和口腔继发感染的可能。防止口腔细菌增殖,应早晚刷牙,选用软毛牙刷,继发口腔感染者可用复方硼砂溶液漱口,真菌感染者可用制霉菌素涂口腔,口干严重者可用麦冬、枸杞子、甘草等泡水喝。

(2)保护眼睛,干燥性角结膜炎可给以人工泪液滴眼以减轻眼干症状并预防角膜损伤。

(3)肌肉、关节痛者可用非甾体抗炎药以及羟氯喹。

(4)系统损害者应以受损器官及其严重度而进行相应治疗。给予肾上腺糖皮质激素,剂量与其他结缔组织病治疗用法相同。对于病情进展迅速者可合用免疫抑制剂,如环磷酰胺、硫唑嘌呤等。出现恶性淋巴瘤者宜积极、及时地进行联合化学治疗(简称化疗)。

（5）合并肾小球肾炎,纠正低钾血症的麻痹发作可采用静脉补钾（氯化钾）,待病情平稳后改口服钾盐液或片,有的患者需终身服用,以防低血钾再次发生。

（6）合并肺间质性病变、呼吸道黏膜干燥明显者,可给予雾化吸入。鼻黏膜干燥者可给予复薄油滴鼻。

五、护理诊断

（一）皮肤黏膜改变
皮肤黏膜改变与唾液减少有关。

（二）潜在的感染
感染与服用激素及免疫抑制剂有关。

（三）电解质紊乱
电解质紊乱与肾小管酸中毒有关。

（四）舒适度的改变
不适与口干、眼干有关。

（五）部分自理能力受限
自理能力受限与电解质紊乱有关。

（六）有出血的危险
出血与血小板含量降低有关。

六、护理措施

（一）一般护理
（1）减轻口干较为困难,嘱患者应停止吸烟、饮酒及避免服用引起口干的药物,如阿托品等。保持口腔清洁,勤漱口,减少龋齿和口腔继发感染的可能,对生活不能自理的患者给予口腔护理。干燥性角结膜炎可给予人工泪液滴眼,以减轻眼干症状并预防角膜损伤,有些眼膏也可用于保护角膜。

（2）巡视患者,及时满足其生活需要。

（3）嘱患者床旁活动,必要时需绝对卧床,避免磕碰,用软毛牙刷刷牙,定期监测血常规。

（二）专科护理
（1）减少对口腔的物理刺激,防止口腔细菌增殖,应早晚刷牙,选用软毛牙刷,饭后漱口,戒烟酒。

（2）保护眼睛,睡前涂眼膏保护角膜,避光避风,外出时戴防护镜。

（3）皮肤油性水分减少的患者应预防皮肤干裂,给予润肤剂外涂。冬季嘱患者减少洗澡次数。

（4）注意观察激素及免疫抑制剂的不良反应,定期监测血常规、肝肾功能,并告知患者用药注意事项。

（5）合并有神经系统受累者,大部分为周围神经病变,肢体麻木,感觉减退,护士应注意其安全防护。

（6）在低钾血症的患者的补钾过程中,应注意观察患者尿量的变化、尿 pH,准确记录出入量及分记日夜尿量。

（7）合并肺间质性病变、呼吸道黏膜干燥明显者,应注意补充水分,预防感冒及肺部感染,加强拍背咳痰。

（8）若合并肝脏损害、胰腺外分泌功能受影响会引起消化液减少，导致营养不良，故应为此类患者提供清淡易消化的食物。

（9）合并血细胞低下的患者应注意安全防护，避免磕碰，观察患者出血倾向。

（三）心理护理

多与患者交流，使患者了解本病的治疗原则，告知患者此病为慢性病，主要是采取措施改善症状，控制和延缓因免疫反应而引起的组织器官损害的进展以及继发性感染。本病预后良好，经恰当治疗后大多数可以控制病情，使症状得到缓解，因此要遵医嘱规律治疗。通过交流消除其焦虑心理，配合治疗。

（四）健康教育

（1）正确认识疾病，消除恐惧心理，保持舒畅心情及乐观情绪，对疾病治疗树立信心。

（2）注意口腔卫生，每天早晚至少刷牙 2 次，选用软毛牙刷，饭后漱口，并用牙签将食物的碎屑从牙缝中清除。忌烟酒，忌刺激性食物，这可预防继发口腔感染和减少龋齿，可用朵贝尔漱口液、2‰碳酸氢钠（NaHCO$_3$）漱口液。有龋齿要及时修补。

（3）保护眼睛。眼泪的减少可引起角膜干涩、损伤，易引发细菌感染。日间可用人工泪液 4～5 次，睡前可抹眼膏。多风天气外出时可戴防风眼镜。

（4）保护皮肤，减少沐浴次数，使用中性沐浴品。沐浴后可适当用中性护肤液涂抹全身皮肤，防止瘙痒。

（5）干燥综合征可引起肾小管损害，出现低血钾（腹胀、乏力、肠蠕动减慢、诱发肠麻痹、心动过速等症状）。故需定期监测血钾，并服用含钾高的食物，如橘子、香蕉、肉、蛋、谷类。有时补钾药物需终身服用，以防发生低血钾。饮食中注意多食含水量多、易消化、高蛋白、高维生素的食物。

（6）观察日夜尿量并记录，观察排尿时有无尿频、尿急、尿痛。应每天清洗会阴部，防止泌尿系统感染。

（7）病变累及鼻、气管、肺等，可引起咽干、慢性咳嗽、肺纤维化，可用雾化吸入，加强扩胸运动，学会正确咳痰方法，预防肺部感染。

（8）预防感冒，流行期应尽量少到公共场所，避免感冒。室内应定时开窗通风，时间 15～30 分钟，保证房间的湿度适宜。

（9）了解激素及免疫抑制剂的不良反应。遵医嘱服药，不可擅自停药、减量、加量，明白规律用药的意义。

（10）应定期复查，随时了解自己疾病的情况，学会自我认识疾病活动的征象，配合治疗，遵从医嘱，定期随诊，懂得长期随访的必要性。

（李姗姗）

第六节 原发性痛风

痛风是由于嘌呤代谢紊乱和/或尿酸排泄减少致血尿酸增高引起的一组疾病。临床特点为高尿酸血症，尿酸盐结晶沉积所致的特征性急性关节炎、反复发作发展至慢性痛风性关节炎及痛风石,常累及肾脏,严重者可出现关节致残、肾功能不全。痛风常与肥胖、高脂血症、糖尿病、高血压以及心脑血管病伴发。本节主要介绍原发性痛风患者的护理。

一、病因与发病机制

原发性痛风多有遗传性,其原因主要是嘌呤代谢酶缺陷。原发性肾脏尿酸排泄减少约占原发性高尿酸血症的90%,具体发病机制不清,可能为多基因遗传性疾病。继发性痛风指继发于其他疾病过程中的一种临床表现,也可因某些药物导致。骨髓增生性疾病、肾脏疾病、药物作用等均可引起高尿酸血症。另外,肾移植患者长期服用免疫抑制剂也可发生高尿酸血症,可能与免疫抑制剂抑制肾小管排泄尿酸有关。

二、临床表现

(一)急性痛风性关节炎

典型发作:常于深夜因关节痛而惊醒,疼痛进行性加剧,受累关节及周围组织红、肿、热、痛和功能受限,在12小时左右达高峰,多于数天或2周内自行缓解,常侵犯第一跖趾关节,部分患者可有发热、寒战、头痛、心悸和恶心等全身症状。

(二)间歇发作期

痛风发作持续数天至数周后可自行缓解,一般无明显后遗症,或遗留局部皮肤色素沉着、脱屑及刺痒等,以后进入无症状的间歇期,多数患者1年内复发,受累关节逐渐增多,症状持续时间逐渐延长。受累关节一般从下肢向上肢、从远端小关节向大关节发展,出现指、腕和肘等关节受累,少数患者可影响到肩、髋、骶髂、胸锁或脊柱关节,也可累及关节周围滑囊、肌腱和腱鞘等部位。

(三)慢性痛风石病变期

皮下痛风石发生的典型部位是耳郭。外观为皮下隆起的大小不一的黄白色赘生物,皮肤表面薄,破溃后排出白色粉状或糊状物。关节内大量沉积的痛风石可造成关节骨质破坏、关节周围组织纤维化和继发退行性改变等。临床表现为持续关节肿痛、压痛、畸形及功能障碍。

(四)肾脏病变

临床表现为蛋白尿、血尿、泌尿系统结石、肾衰竭等。

三、辅助检查

(一)血尿酸测定

血尿酸浓度大于等于416 μmol/L为高尿酸血症。

(二)尿尿酸测定

低嘌呤饮食5天后,24小时尿尿酸排泄量>3.6 mmol为尿酸生成过多型(约占10%);<3.6 mmol为尿酸排泄减少型(约占90%)。

(三)关节腔穿刺尿酸盐检查

显微镜下表现为负性双折光的针状或杆状的单钠尿酸盐晶体。

(四)影像学检查

急性发作期仅见受累关节周围非对称性软组织肿胀;慢性痛风石病变期可见单钠尿酸盐晶体沉积,造成关节软骨下骨质破坏,出现虫噬样、穿凿样缺损。

(五)超声检查

受累关节的超声检查可发现关节积液、滑膜增生、关节软骨及骨质破坏、关节内或周围软组织的痛风石及钙质沉积等。超声下出现肾髓质特别是锥体乳头部散在强回声光点，则提示有尿酸盐肾病，也可发现 X 线下不显影的尿酸性尿路结石。

四、治疗原则

痛风治疗原则：迅速控制急性发作；预防复发；纠正高尿酸血症，预防尿酸盐沉积造成的关节破坏及肾脏损害；手术剔除痛风石，对毁损关节进行矫形手术，提高生活质量。

(一)饮食

低嘌呤、低热量饮食，保持合理体重，戒酒，多饮水，每天饮水 2 000 mL 以上。避免暴食、酗酒、受凉受潮、过度疲劳和精神紧张，穿舒适鞋，防止关节损伤。

(二)药物治疗

(1)NSAID 可有效缓解急性痛风症状，为一线用药。

(2)秋水仙碱为治疗急性发作的传统药物。

(3)糖皮质激素治疗急性痛风有明显疗效，通常用于不能耐受非甾体抗炎药和秋水仙碱或肾功能不全者。

(4)抑制尿酸生成药，如别嘌醇，广泛用于原发性及继发性高尿酸血症，尤其是尿酸产生过多型或不宜使用促尿酸排泄药者。

(5)促尿酸排泄药，如苯溴马隆，主要通过抑制肾小管对尿酸的重吸收来降低血尿酸。

(6)新型降尿酸药，如非布司他。

(三)尿路结石的治疗

对于尿酸性尿路结石，体积大且固定者可行体外冲击碎石、内镜取石或开放手术取石。

(四)手术治疗

手术剔除痛风石，对毁损关节进行矫形手术，以提高生活质量。

五、护理诊断

(一)疼痛

疼痛与痛风性关节炎有关。

(二)自理能力受限

自理能力受限与疾病导致关节疼痛有关。

(三)知识缺乏

不了解疾病相关知识。

(四)焦虑

焦虑与疾病影响生活和工作有关。

六、护理措施

(一)一般护理

行低嘌呤、低热量饮食，保持合理体重，戒酒，多饮水，每天饮水 2 000 mL 以上。避免暴食、酗酒、受凉受潮、过度疲劳和精神紧张，穿舒适鞋，防止关节损伤。保证患者休息与睡眠，关节炎急性期减少活动。监测各项生命体征,倾听患者主诉,及时给予对症处理。

（二）专科护理

1.疼痛的护理

发作时卧床休息,避免关节负重,抬高患肢,可局部冷敷。遵医嘱服用药物,减轻关节炎症状。疼痛缓解后开始恢复活动。护士应认真听取患者的主诉,评估疼痛的性质、程度,配合医师完善各项相关检查。

2.饮食护理

（1）在急性发作时,应选用无嘌呤或低嘌呤的精细食物,如脱脂奶、鸡蛋、植物油、面包、饼干、米饭、蔬菜、水果等,限制脂肪及动物蛋白的摄入,以食用植物蛋白为主。

（2）慢性期或缓解期应选用低嘌呤饮食,每周应有 2 天无嘌呤饮食,注意补充维生素及铁质,多食水果、绿叶蔬菜及偏碱性食物。禁食高嘌呤食物,如动物内脏、酒类、海鲜类。忌暴饮、暴食及酗酒,每天饮水量>2 000 mL,并服用碱性药物,以利于尿酸溶解与排泄。

（3）根据病情为患者进行饮食宣教,共同制订饮食计划,与患者达成共识,并嘱患者严格遵守,因饮食控制对于疾病的缓解是非常必要的。

（4）控制体重,避免过胖。

3.药物注意

患者需了解药物的作用和不良反应,密切观察有无胃肠道反应,定期复查肝肾功能,避免不良反应。

4.关节腔穿刺护理

穿刺前向患者做好宣教,备齐用物,协助医师做好穿刺术中配合,严格无菌操作,以防感染。术后定时观察穿刺处情况,警惕局部出血。

（三）心理护理

痛风的预防和治疗有效,因此预后相对良好。如果及早诊断并进行规范治疗,大多数痛风患者可正常工作生活。慢性期病变经过治疗有一定的可逆性,皮下痛风石可缩小或消失,关节症状和功能可改善,相关的肾脏病变也可减轻、好转。多给予关心及支持,增加患者配合治疗的信心。指导患者养成良好的生活习惯,劳逸结合,控制饮食。指导患者正确服药,宣教药物的注意事项,并观察药物的不良反应。

（四）健康教育

（1）急性发作期应卧床休息,抬高患肢,避免关节负重,可局部冷敷。疼痛缓解后方可恢复活动,可行理疗,注意保暖。

（2）慢性期患者经过治疗,痛风石可能缩小或溶解,关节功能可以改善,肾功能障碍也可以改善。

（3）低嘌呤饮食,多食偏碱性的食物,禁食高嘌呤食物,如动物内脏、酒类及海鲜类,忌暴饮暴食,应控制体重。

（4）发生尿酸性或混合性尿路结石者易并发尿路梗阻和感染,会出现下腹部绞痛、排尿不畅、尿频、尿急、尿疼等症状,应及时就诊。

（5）保持情绪的稳定,避免寒冷、饥饿、感染、创伤、情绪紧张等因素诱导疾病复发。

（6）向患者讲解药物的作用和不良反应,嘱其密切观察有无胃肠道反应,定期复查血尿酸、肝肾功能,避免不良反应。

（李姗姗）

第七节　弥漫性硬皮病

系统性硬化症是一种原因不明的,临床上以局限性或弥漫性皮肤增厚和纤维化为特征的结缔组织病。除皮肤受累外,它也可影响内脏(心、肺和消化道等器官)。本病的严重程度和发展情况变化较大,有多种亚型,它们的临床表现和预后各不相同。一般以皮肤受累范围为主要指标,将系统性硬化症分为多种亚型。本节主要讨论弥漫性硬皮病。

一、病因与发病机制

本病病因不明,女性多见,发病率大约为男性的 4 倍,儿童相对少见。

二、临床表现

(一)早期症状

系统性硬化症最多见的初期表现是雷诺现象与隐袭性肢端和面部肿胀,并伴有手指皮肤逐渐增厚。多关节病同样也是突出的早期症状。胃肠道功能紊乱(胃烧灼感和吞咽困难)或呼吸系统症状等,偶尔也是本病的首发表现。患者起病前可有不规则发热、胃纳减退、体重下降等。

(二)皮肤

皮肤病变可局限在手指(趾)和面部,也可呈向心性扩展,累及上臂、肩、前胸、背、腹和腿。有的可在几个月内累及全身皮肤,有的在数年内逐渐进展,有些呈间歇性进展,通常皮肤的受累范围和严重程度在 3 年内达高峰。

(三)骨和关节

多关节痛和肌肉疼痛常为早期症状,也可出现明显的关节炎。约 29% 可有侵蚀性关节病。

(1)由于皮肤增厚且与其下关节紧贴,致使关节挛缩和功能受限。

(2)由于腱鞘纤维化,当受累关节主动或被动运动时,特别在腕、踝、膝处,可觉察到皮革样摩擦感。

(3)长期慢性指(趾)缺血可导致指端骨溶解。

(4)X 线表现关节间隙狭窄和关节面骨硬化。

(5)由于肠道吸收不良、废用及血流灌注减少,常有骨质疏松。

(四)消化系统

消化道受累为硬皮病的常见表现,仅次于皮肤受累和雷诺现象。消化道的任何部位均可受累,其中食管受累最为常见,肛门、直肠次之,小肠和结肠较少。

1.口腔

张口受限,舌系带变短,牙周间隙增宽,齿龈退缩,牙齿脱落,牙槽突骨萎缩。

2.食管

食管下部括约肌功能受损可导致胸骨后灼热,反酸。长期受损可引起糜烂性食管炎、出血、下食管狭窄等并发症。

3.小肠

常可引起轻度腹痛、腹泻、体重下降和营养不良。

4.大肠

10%~50%的患者有大肠受累,但临床症状较轻。累及后可发生便秘,下腹胀满,偶有腹泻。

5.CREST 综合征

它的名字来源于疾病的典型表现:钙质沉着(C)、雷诺现象(R)、食道运动功能障碍(E)、指端硬化(S)、毛细血管扩张(T)。患者可发生胆汁性肝硬化。

(五)肺部

在硬皮病中普遍存在肺脏受累。病初最常见的症状为运动时气短,活动耐受量减低;后期出现干咳。随病程增长,肺部受累机会增多,且一旦被累及,即呈进行性发展,对治疗反应不佳。肺间质纤维化和肺动脉血管病变常同时存在。在弥漫性硬皮病伴抗 Scl-70 阳性的患者中,肺间质纤维化常较重,在 CREST 综合征中,肺动脉高压常较为明显。肺动脉高压常为棘手问题,它是肺间质与支气管周围长期纤维化或肺间小动脉内膜增生的结果。

(六)心脏

80%的患者有片状心肌纤维化,临床表现为气短、胸闷、心悸、水肿。

(七)肾脏

硬皮病的肾病变临床表现不一,部分患者有多年皮肤及其他内脏受累而无肾损害的临床现象,有些患者在病程中出现肾危象,即突然发生严重高血压、急进性肾衰竭,如不及时处理,常于数周内死于心力衰竭及尿毒症。虽然肾危象初期可无症状,但大部分患者感疲乏加重,出现气促、严重头痛、视力模糊、抽搐、神志不清等症状。

三、辅助检查

(一)一般化验

一般化验无特殊异常,红细胞沉降率可正常或轻度增快。

(二)免疫学检测

(1)血清 ANA 阳性率达 90%。

(2)抗着丝点抗体(ACA):80%的 CREST 综合征患者为阳性。

(3)20%~40%的系统性硬化症患者,血清抗 Scl-70 抗体阳性。

(4)约 30%的病例 RF 阳性。

(5)约 50%的病例有低滴度的冷球蛋白血症。

(三)病理及甲皱检查

硬变皮肤活检见表皮变薄,表皮突消失,皮肤附属器萎缩。甲褶毛细血管显微镜检查显示毛细血管袢扩张与正常血管消失。

(四)食管组织病理

食管组织病理示平滑肌萎缩,黏膜下层和固有层纤维化,黏膜呈不同程度变薄和糜烂。

(五)食管功能

食管功能可用食管测压、卧位稀钡钡餐造影、食管镜等方法检查。

(六)高分辨率 CT

高分辨率 CT 可显示肺部呈毛玻璃样改变,肺间质纤维化常以嗜酸性肺泡炎为先导。

(七)支气管肺泡灌洗

支气管肺泡灌洗可发现灌洗液中细胞增多。

(八)X线胸片

X线胸片示肺间质纹理增粗,严重时呈网状结节样改变,在基底部最为显著。

(九)肺功能检查

肺功能检查示限制性通气障碍,肺活量减低,肺顺应性降低,气体弥散量减低。

(十)心导管检查

心导管检查可发现肺动脉高压。

(十一)超声心动图检查

超声心动图检查可发现肺动脉高压,心包肥厚或积液。

(十二)肾活检

硬皮病的肾病变以叶间动脉、弓形动脉及小动脉为最著,其中最主要的是小叶间动脉。血管平滑肌细胞发生透明变性。血管外膜及周围间质均有纤维化。

四、治疗原则

本病尚无特效药物。皮肤受累范围和病变程度为诊断和评估预后的重要依据,而重要脏器被累及的广泛性和严重程度决定了本病的预后。早期治疗的目的在于阻止新的皮肤和脏器受累,而晚期治疗的目的在于改善已有的症状。

(1)糖皮质激素对该病效果不显著,通常对炎性肌病、间质性肺部疾病的炎症期有一定疗效,在早期水肿期,对关节痛、肌痛亦有疗效。免疫抑制剂疗效不肯定。常用的有环孢素、环磷酰胺、硫唑嘌呤、甲氨蝶呤等,有报道称免疫抑制剂对皮肤、关节和肾脏病变有一定疗效,与糖皮质激素合并应用,常可提高疗效和减少糖皮质激素用量。

(2)青霉胺能抑制新胶原成熟,并激活胶原酶,使已形成的胶原纤维降解。

(3)钙通道阻滞剂、丹参注射液、双嘧达莫(潘生丁)、小剂量阿司匹林、血管紧张素受体拮抗剂可缓解雷诺现象,治疗指端溃疡,阻止红细胞及血小板的聚集,降低血液黏滞性,改善微循环。

(4)组胺受体阻断剂(西咪替丁或雷尼替丁等)或质子泵抑制剂(奥美拉唑)等可减少胃酸,缓解反流性食管炎的症状。

(5)血管紧张素转换酶抑制剂,如卡托普利、依那普利、贝那普利等药物,可抑制血压增高,预防肾危象出现。

(6)近年来国外采用口服内皮素受体拮抗剂和抗转化生长因子 β_1(TGF-β_1)抗体治疗硬皮病所致的肺动脉高压的疗法已取得了一定疗效。

五、护理诊断

(一)皮肤黏膜完整性受损

皮肤黏膜完整性受损与皮肤黏膜失去弹性有关。

(二)感染

感染与长期服用激素有关。

（三）焦虑

焦虑与患慢性疾病有关。

（四）知识缺乏

患者不了解疾病相关知识。

六、护理措施

（一）一般护理

（1）密切监测患者生命体征，听取患者主诉，嘱其保持情绪稳定，尽量减少活动，进食高纤维、易消化的食物，保持大便通畅，必要时给予通便处理。

（2）巡视患者，及时满足其生活需要。

（3）与患者多交流，多安慰患者，使其接受现实，勇敢面对，积极配合治疗。

（4）监测体温，监测血常规。对已发生的感染，遵医嘱给予口服或静脉抗菌药治疗。

（二）专科护理

1.皮肤自我护理

（1）皮肤硬化失去弹性，应在患处涂油预防干裂。避免接触刺激性较强的洗涤剂。口唇、鼻腔干裂可涂油。注意保暖，冷天外出多加衣服，戴棉手套，穿厚袜，衣着宽松。

（2）患者皮肤调节体温的功能减退，夏季应多饮水，多吃一些利尿解暑的蔬菜水果，如西瓜、冬瓜、黄瓜、丝瓜、苦瓜等，通过尿液带走体内热量而起到降温的作用。此外应避免高温时外出，避免阳光曝晒，外出应戴遮阳帽或打伞，避免中暑。室内温度过高时，可装空调或电扇。

（3）经常摩擦肢端、关节或骨骼隆起处，避免磕碰、外伤而导致营养性溃疡。

2.饮食自我护理

饮食上注意多吃蛋白质含量丰富的食物，如蛋类、肉等。多吃新鲜的蔬菜水果以保证维生素和食物纤维的供给，并可减少便秘的发生。注意少食多餐、细嚼慢咽。避免辛辣过冷的食物，以细软易消化为好，并食用含钙多的食物，如牛奶等。若进食后有胸骨后不适等症状，应注意不能一次大量进食，少食多餐，进食后稍走动后再躺下，再取头高足低位以减少食物反流。戒烟戒酒。

3.环境及健康

避免感冒而引起继发性肺部感染，加重肺脏负担。保持居室内一定的温度和湿度，定时通风换气，保持空气新鲜。不去人多、拥挤的公共场所，在感冒流行季节减少外出。

4.做好防御

经常监测血压，发现血压升高应及时处理。当患者出现气短、胸闷、心悸、水肿等症状时，积极协助医师处理，密切观察病情变化，准备好抢救物品。

（三）心理护理

多与患者交流，告知患者此病为慢性病，主要是采取措施改善症状，控制病情使其稳定，减缓病情进展，因此要遵医嘱规律治疗。通过交流消除其焦虑心理，配合治疗。

（四）健康教育

（1）正确认识疾病，消除恐惧心理。保持乐观的精神、稳定的情绪，避免过度激动、紧张、焦虑等不良情绪。

（2）适当锻炼身体，增加机体抗病能力。劳逸结合，但要避免过度劳累，加重病情。

（3）了解皮肤保护的方法，特别是手足避冷保暖。

（4）有心脏受累应长期服药，并随身携带硝酸甘油等药物。

（5）了解药物的作用和不良反应。明白规律用药的意义，配合治疗，遵从医嘱。定期监测血常规、肝肾功能。

（6）严格遵医嘱服药，不可随意加量、减量、停药和改药。禁用血管收缩剂，如新麻液、麻黄素、肾上腺素等。

（7）学会自我认识疾病活动的征象，定期复查。懂得长期随访的必要性。

（8）告知患者要少食多餐，餐后取立位或半卧位，戒烟、酒、咖啡等刺激性食物。

（李姗姗）

第五章　肿瘤科护理

第一节　甲状腺癌

一、概述

甲状腺癌是头颈部肿瘤中常见的恶性肿瘤,是最常见的内分泌恶性肿瘤,占全身肿瘤的1%。发病率按国家或地区而异。甲状腺癌可发生于任何年龄阶段,女性多于男性,男女比例为1：3,20～40岁为发病高峰期,50岁后明显下降。

(一)病因

发生的原因不明,相关因素如下。

1.电离辐射

电离辐射是唯一一个已经确定的致癌因素。放射线对人体有明显的癌作用,尤其是儿童及青少年,被照射的小儿年龄越小、发生癌的危险度越高。

2.碘摄入异常

摄碘过量或缺碘均可使甲状腺的结构和功能发生改变,高碘或缺碘地区甲状腺癌发病率升高。

3.性别和激素

甲状腺的生长主要受促甲状腺素(thyroid stimulating hormone,TSH)支配,神经垂体释放的TSH是甲状腺癌发生的促进因子。有实验表明,甲状腺乳头状癌组织中女性激素受体含量较高。

4.遗传因素

5%～10%甲状腺髓样癌患者及3.5%～6.25%乳头状癌患者有明显的家族史,推测这类癌的发生可能与染色体遗传因素有关。

5.甲状腺良性病变

如腺瘤样甲状腺肿和功能亢进性甲状腺肿等一些甲状腺增生性疾病偶尔发生癌变。

(二)病理分型

目前原发性甲状腺癌分为分化型甲状腺癌(乳头状癌、滤泡状癌)、髓样癌、未分化癌等。

1.分化型甲状腺癌

(1)乳头状癌:是甲状腺癌中最常见的类型,占甲状腺癌的80%以上。分化良好,恶性程度低,病情发展缓慢、病程长、预后好。一般以颈淋巴结转移最为多,血行转移较少见,血行转移中以肺转移为多见。

(2)滤泡状癌:较乳头状癌少见,世界卫生组织将嗜酸性细胞癌纳入滤泡状癌中。滤泡状癌占甲状腺癌的10.6%～15%,居第二位,发展缓慢、病程长、预后较好,以滤泡状结构为主要组织学特征。患病年龄比乳头状癌患者大。播散途径主要是通过血液转移到肺、骨和肝,淋巴转移相对较少。在分化型甲状腺癌中,其预后不及乳头状癌好,以嗜酸性细胞癌的预后最差。

2.髓样癌

髓样癌较少见,发生在甲状腺滤泡旁细胞,亦称为C细胞的恶性肿瘤。C细胞的特征主要为分泌甲状腺降钙素以及多种物质,并产生淀粉样物等。发病主要为散发性,少数为家族性。女性较多,以颈淋巴结转移较为多见。

3.未分化癌

此类甲状腺癌,较少见,约占甲状腺癌的1%,恶性程度较高,发展快,预后极差。以中年以上男性多见。未分化癌生长迅速,往往早期侵犯周围组织,常发生颈淋巴结转移,血行转移亦较多见。

(三)临床表现

1.症状

(1)颈前肿物:早期缺乏特征性临床表现,但95%以上的患者均有颈前肿块,质地硬而固定,表面不平。乳头状癌、滤泡状癌、髓样癌等类型颈前肿物生长缓慢,而未分化癌颈前肿物发展迅速。

(2)周围结构受侵的表现:晚期常压迫喉返神经、气管、食管而产生声音嘶哑、呼吸困难或吞咽困难等症状。

(3)其他脏器转移的表现,以及耳、枕、肩、等处疼痛。

(4)内分泌表现:可伴有腹泻或阵发性高血压,甲状腺髓样癌可出现与内分泌有关的症状,如顽固性腹泻(多为水样便)和阵发性高血压。

2.体征

(1)甲状腺结节:多呈单发,活动受限或固定,质地偏硬且不光滑。

(2)颈淋巴结肿大:乳头状癌、未分化癌、髓样癌等类型颈淋巴结转移率高,多为单侧颈淋巴结肿大。滤泡状癌以血行转移为多见。

(四)辅助检查

1.影像学检查

(1)B超检查:甲状腺B超检查有助于诊断。恶性肿瘤的超声检查可见边界不清,内部回声不均匀,瘤体内常见钙化强回声。

(2)单光子发射计算机断层显像(SPECT)检查:可以明确甲状腺的形态及功能,一般将甲状腺结节分为3种:热结节、温结节、凉(冷)结节,甲状腺癌大多表现为凉(冷)结节。

(3)颈部CT、MRI检查:可提出良、恶性诊断依据。明确显示甲状腺肿瘤的癌肿侵犯范围。

(4)X线检查:颈部正侧位片可观察有无胸骨后扩展、气管受压或钙化等,常规胸片可观察有无转移等。

(5)PET检查:对甲状腺良恶性病变的诊断准确率高。

2.血清学检查

血清学检查包括甲状腺功能检查、血清甲状腺球蛋白(Tg)、血清降钙素等。

3.病理学检查

(1)细胞学检查:细针穿刺细胞学检查是最简便的诊断方法,诊断效果取决于穿刺取材方法及阅片识别细胞的经验。

(2)组织学检查:确诊应由病理组织切片、活检检查来确定。

(五)治疗

以外科手术治疗为主,配合内、外照射治疗、内分泌治疗、化疗等。

1.手术治疗

如确诊为甲状腺癌,应及时行原发肿瘤和颈部转移灶的根治手术。

2.放射治疗(简称放疗)

(1)外放疗:甲状腺癌对放射线的敏感性与甲状腺癌的分化程度成正比,分化越好,敏感性越差;分化越差,敏感性越高。分化型甲状腺癌如甲状腺乳头状癌对放射线的敏感性较差,其邻近组织如甲状软骨、气管软骨、食管及脊髓等,均对放射线耐受性差,照射剂量过大时常造成严重并发症,一般不宜采用外放疗。未分化癌恶性程度高,肿瘤发展迅速,手术切除难以达到根治目的,临床以外放疗为主,放疗通常宜早进行。对于手术后有残余者或手术无法切除者,术后也可辅助放疗。常规放疗照射剂量为大野照射 50 Gy,然后缩野针对残留区加量至 60～70 Gy。如采用 IMRT 可以提高靶区治疗剂量,在保护重要器官的情况下,高危区的单次剂量可提高至 2.2～2.25 Gy。

(2)内放疗:分化好的乳头状癌与滤泡状癌具有吸碘功能,特别是两者的转移灶都可能吸收放射性核素^{131}碘(^{131}I)。临床上常采用^{131}I来治疗分化型甲状腺癌的转移灶,一般需行甲状腺全切或次全切除术后,以增强转移癌对碘的摄取能力后再行^{131}I治疗。不同组织类型肿瘤吸碘不同,未分化型甲状腺癌几乎不吸碘,其次是髓样癌。

3.化疗

甲状腺癌对化疗敏感性差。分化型甲状腺癌对化疗反应差,化疗主要用于不可手术、摄碘能力差或远处转移的晚期癌,相比而言,未分化癌对化疗则较敏感,多采用联合化疗,常用药物为多柔比星及顺铂、多柔比星、环磷酰胺,加紫杉类等。

4.内分泌治疗

术后长期服用甲状腺素片可以抑制 TSH 分泌及预防甲状腺功能减退,对预防甲状腺癌复发有一定疗效。对生长缓慢的分化型甲状腺癌疗效较好,对生长迅速的未分化甲状腺癌无明显疗效。

甲状腺癌的预后与病理类型、临床分期、根治程度、性别及年龄有关。年龄<15岁或>45岁者预后较差,女性好于男性。有学者报道甲状腺癌的 10 年生存率乳头状癌为 74%～95%,滤泡状癌为 43%～95%。未分化癌预后极差,一般多在数月内死亡,中位生存率仅为 2.5～7.5 个月,2 年生存率仅为 10%。

二、护理

(一)护理措施

1.饮食护理

饮食营养应均衡,宜进食高蛋白、低脂肪、低糖、高维生素无刺激性软食,除各种肉、鱼、蛋、奶外,多吃新鲜蔬菜、水果等。戒烟禁酒,少食多餐。如出现进食时咳嗽、声音嘶哑者,应减少流质饮食,细嚼慢咽,量宜少,并注意防止食物进入气管。忌食肥腻黏滞食物,油炸、烧烤等热性食物和坚硬不易消化食物。

2.保持呼吸道通畅

指导患者做深呼吸及咳嗽运动,有痰液及时咳出。对声嘶患者多给予生活上的照顾及精神安慰。

3.放疗期间的护理

(1)^{131}I 内放疗护理:放射性核素^{131}I 是治疗分化型甲状腺癌转移的有效方法,其疗效依赖于肿瘤能否吸收碘。已有报道,^{131}I 对分化型甲状腺癌肺转移及淋巴结转移治疗效果较好。给药前至少 2 周给予低碘饮食(日摄碘量在 $20\sim30~\mu g$),避免食用含碘高的食物如海带、紫菜、海鱼、海参、山药等,碘盐可先在热油中炸烧使碘挥发后食用,同时鼓励患者多吃新鲜蔬菜、水果、蛋、奶、豆制品及瘦肉。并防止从其他途径进入人体的碘剂,如含碘药物摄入、皮肤碘酒消毒、碘油造影等。患者空腹口服^{131}I 2 小时后方可进食,以免影响药物吸收。口服^{131}I 后应注意以下几点。①2 小时后嘱患者口含维生素 C 含片,或经常咀嚼口香糖,促进唾液分泌,以预防放射性唾液腺炎,并多饮水,及时排空小便,加速放射性药物的排泄,以减少膀胱和全身照射。②注意休息,加强口腔卫生。避免剧烈运动和精神刺激,并预防感染、加强营养。③建立专用粪便处理室,勿随地吐痰和呕吐物,大小便应该使用专用厕所,便后多冲水,严禁与其他非核素治疗的患者共用卫生间,以免引起放射性污染。建立核素治疗患者专用病房。④服药后勿揉压甲状腺,以免加重病情。⑤2 个月内禁止用碘剂、溴剂,以免影响^{131}I 的重吸收而降低治疗效果。⑥服药后应住^{131}I 治疗专科专用隔离病房或住单间 7～14 天,以减少对周围人群不必要的辐射;指导患者正确处理排泄物和污染物,衣裤、被褥进行放置衰变处理且单独清洗。⑦女性患者 1 年内避免妊娠。^{131}I 治疗后 3～6 个月定期随访,不适随诊,以便及时预测疗效。

(2)放疗时加强口腔护理,嘱患者多饮水,常含话梅或维生素 C,促进唾液分泌,预防或减轻唾液腺的损伤。饭前、饭后及临睡时用复方硼砂溶液漱口。黏膜溃疡者进食感疼痛,可用 2%利多卡因漱口或局部喷洒金因肽。

(3)观察放疗期间的咽喉部情况,对放疗引起的咽部充血、喉头水肿应行雾化吸入,根据病情需要在雾化器内可加入糜蛋白酶、地塞米松、庆大霉素等药物,雾化液现配现用,防止污染。每天 1 次,严重时可行 2～3 次。出现呼吸不畅甚至窒息时,应立即通知医师,并做好气管切开的准备。

(二)健康教育

1.服药指导

甲状腺癌行次全或全切除者,指导患者应遵医嘱终身服用甲状腺素片,勿擅自停药或增减剂量,目的在于抑制 TSH 的分泌,使血中的 TSH 水平下降,使残存的微小癌减缓生长,甚至消失,防止甲状腺功能减退和抑制 TSH 增高。所有的甲状腺癌术后患者服用适量的甲状腺素片可在一定程度上预防肿瘤的复发。

2.功能锻炼

卧床期间鼓励患者床上活动,促进血液循环和切口愈合。头颈部在制动一段时间后,可开始逐步练习活动,促进颈部的功能恢复。颈淋巴结清扫术者,斜方肌可能受到不同程度损伤,因此,切口愈合后应开始肩关节和颈部的功能锻炼,随时注意保持患肢高于健侧,以纠正肩下垂的趋势。特别注意加强双上肢的活动,应至少持续至出院后 3 个月。

3.定期复查

复查时间,第 1 年应为每 1～3 个月复查 1 次。第 2 年可适当延长,每 6～12 个月复查 1 次。5 年以后可每 2～3 年随诊 1 次。指导患者在日常生活中可间断性用双手轻柔触摸双侧颈部及锁骨窝内有无小硬结出现,有无咳嗽、骨痛等异常症状,一旦出现,随时复查及时就医。

（谭俊莹）

第二节 喉　　癌

一、概述

喉的恶性肿瘤较良性肿瘤多见。恶性肿瘤中以上皮组织变来源的恶性肿瘤多见,90％～95％为鳞状细胞癌。喉癌为仅次于肺癌的呼吸道第二高发癌。在头颈部恶性肿瘤中其发病率仅次于鼻咽癌。喉癌早期病例的 5 年生存率可达 80％;晚期采取综合治疗,5 年生存率可达 50％。

(一)病因

喉癌的致病原因至今尚不明,可能与以下因素有关。

1.烟、酒刺激

烟、酒刺激与喉癌发生有密切关系。临床上可见 90％以上的喉癌患者有长期吸烟或饮酒史。吸烟可产生烟草焦油,其中苯并芘可致癌。酒精长期刺激黏膜可使其变性而致癌。

2.空气污染

空气污染严重的城市,喉癌发病率高。长期吸入有害气体如二氧化硫和生产性工业粉尘、二氧化硫铬、砷等吸入呼吸道易致喉癌。

3.癌前病变

慢性喉或呼吸道炎症刺激、喉部角化症如白斑病和喉厚皮病、喉部良性肿瘤如喉乳头状瘤反复发作可发生癌变。

4.病毒感染

可能与人类乳头状瘤病毒(human papilloma virus,HPV)感染有关。

5.其他因素

如职业因素,有报道喉癌和接触石棉、芥子气、镍等可能有关。遗传因素,芳烃羟化酶的诱导力受遗传因素控制,故喉癌致癌和遗传因素有关。性激素及其受体,喉癌患者雄激素相对升高,雌激素降低,男性显著高于女性。

(二)病理分类

1.组织学分型

喉癌中鳞状细胞癌最为常见,占喉癌的 90％以上,根据组织学分级标准分为高、中、低分化 3 级,以高、中分化多见。少见肿瘤包括小涎腺来源的肿瘤,其他少见肿瘤包括软组织肉瘤、淋巴瘤、小细胞内分泌癌、浆细胞瘤等。

2.根据肿瘤形态分型

根据肿瘤形态分型分为浸润型、菜花型、包块型、结节型。

3.按原发部位分型

声门上型:约占30%,一般分化较差,早期易发生淋巴结转移,预后亦差。声门型:最为多见,约占60%,一般分化较好,转移较少,晚期声门癌可发生淋巴结转移。声门下型:最少见,约占6%,易发生淋巴结转移,预后较差。

(三)临床表现

1.症状

(1)声音嘶哑:最常见症状,为声门癌的首发症状,声嘶呈持续性且进行性加重。声门上型癌晚期因肿瘤增大压迫声带或肿瘤侵入声门时也会出现声音嘶哑的症状。

(2)咽喉疼痛:多是声门上型癌的症状。肿瘤合并炎症或溃疡时,可有疼痛感及痰中带血。起初仅在吞咽时,特别是在进食初期时有一种"刮"的感觉,多吃几口以后症状消失。肿瘤进展,喉痛可变为持续性,且可向同侧耳部扩散。

(3)咽喉异物感:咽喉部常有吞咽不适及紧迫感,是声门上型癌的首发症状,但常被忽视,而不及时就医容易被延误诊断。如出现吞咽障碍时,则为肿瘤的晚期症状。

(4)呼吸困难:为恶性肿瘤晚期症状,表现为吸气性呼吸困难,并呈进行性加重。声门下型癌因病变部位比较隐蔽,早期症状不明显,直至肿瘤发展到相当程度或阻塞声门下腔而出现呼吸困难,声门下型癌患者较常以呼吸困难为首发症状而来诊。

(5)颈部肿块:多为同侧或双侧颈部淋巴结转移,肿块长在喉结的两旁,无痛感,且呈进行性增大。

2.体征

(1)喉镜检查见喉新生物。

(2)声带运动受限或固定:肿瘤增大,导致声带固定或堵塞声门,可引起吞咽障碍和呼吸困难,为肿瘤的晚期症状。

(3)颈部淋巴结肿大:声门上型癌的区域淋巴结转移率高,可因颈部淋巴结肿大来就诊。

(四)辅助检查

1.颈部检查

颈部检查包括对喉外形和颈淋巴结的视诊和触诊。了解喉外形有无增宽,甲状软骨切迹有无破坏,喉摩擦音是否消失,颈部有无肿大淋巴结,有无呼吸困难及三凹征现象。

2.喉镜检查

间接喉镜检查为临床最常用的检查方法,可见喉部清晰的影像及观察声带的运动,了解喉部病变的外观、深度和范围,且操作方便,患者无痛苦。间接喉镜、直接喉镜、纤维喉镜可以看清肿瘤部位、大小、声带活动度及肿瘤侵犯范围。

3.活检

喉癌确诊需病理活检证实,可在间接喉镜、直接喉镜或纤维喉镜下钳取肿瘤组织送检。

4.影像学检查

了解肿瘤范围、有无颈部淋巴结肿大及喉支架软骨破坏。

(1)X线检查:咽喉正侧位片可以明确病变的大体部位、大小、形状及软骨、气管或颈椎前软组织变化情况。晚期可有远处转移,应行常规的胸部X线片和腹部B超检查。

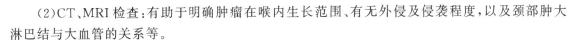

（2）CT、MRI 检查：有助于明确肿瘤在喉内生长范围、有无外侵及侵袭程度，以及颈部肿大淋巴结与大血管的关系等。

（五）治疗

手术和放疗在喉癌的治疗中起着重要作用。早期喉癌单独使用放疗和手术切除，都可以获得较好的效果。晚期则以综合治疗——在手术后辅以放疗为佳。

1.手术治疗

手术方式主要分为喉部分切除术及喉全切术。原则是在彻底切除癌肿的前提下，尽可能保留或重建喉功能。

2.放疗

（1）单纯放疗：早期喉癌都应以放疗为首选。放疗可以取得和手术治疗同样的效果，而且最大优点是能保持说话功能。单纯放疗可获得 80%～100% 的 5 年生存期。放疗剂量为 60～70 Gy。早期单纯放疗即使效果不佳，还可行手术补救。单纯放疗主要用于早期声带癌及因全身情况不宜手术治疗的患者。

（2）术前放疗：放射剂量一般为每 4～5 周 40～50 Gy。放疗结束后 2～4 周内行手术治疗。主要适用于较晚期、肿瘤范围较大的患者。放疗的目的是为了使肿瘤缩小，提高手术切除率，提高肿瘤局部控制率，可以预防或减少因手术而促使肿瘤的转移或扩散。对声门下癌先行放疗后再行喉切除术，可以减少气管造瘘处的肿瘤复发。

（3）术后放疗：目的是提高局部控制率，放射剂量需给予 60 Gy 以上。喉部分切除术或全喉切除术后 2～4 周可行放疗。

3.化疗

喉癌 95% 以上为鳞状细胞癌，对化疗不敏感，多作为综合治疗的一部分。

4.生物治疗

疗效尚不肯定，处于试验阶段。主要方法包括重组细胞因子如干扰素等、免疫细胞疗法、肿瘤疫苗和单克隆抗体及其耦联物。

二、护理

（一）心理支持

由于喉部手术后，患者不能进行正常的语言交流，给患者的心理和形象上造成了双重的恶性刺激。应做好解释工作，多关心和体贴患者，鼓励家属多陪伴，给予情感支持。治疗期间注意加强沟通工作，和患者使用纸笔进行交流，及时了解患者的需要，给予帮助，并告知其成功病例，树立战胜疾病的信心。

（二）饮食护理

注意饮食，进食高蛋白质、高维生素、清淡、易消化的流质或半流质食，禁烟、酒，多喝水。鼓励患者取坐位或半坐位进食，进食后休息 15～30 分钟再活动，应少食多餐。放疗期间患者感觉精神倦怠、喉干口燥，饮食则以清热解毒、生津润肺为主，出现咽喉疼痛、吞咽疼痛、胸骨后疼痛时进食温凉容易吞咽的流质或半流质饮食，如鱼肉、梨汁、萝卜汁、绿豆汤、西瓜等。汤水宜以清热利咽、润肺生津为原则，如胡萝卜马蹄汤、冬瓜老鸭汤、银耳莲子百合汤等。放疗期间忌食热性食物和热性水果，如羊肉、狗肉、兔肉及橘子、荔枝、龙眼等。特别是放化疗期间，由于口腔黏膜反应及喉头水肿严重导致进食困难时，可给予静脉营养支持。

(三)口腔护理

嘱患者多饮水,常含话梅或维生素 C,促进唾液分泌。

(四)放疗的护理

(1)喉癌患者术后如身体恢复良好,2 周内可行放疗。放疗前必须将金属气管套管更换为塑料套管,佩带金属气管套管不能进行放疗,防止金属套管影响疗效及可能发生次波射线对局部造成损伤。

(2)气管套管护理:根据患者咳痰量每天清洗内套管 1～3 次。方法为套管取出后用温开水或生理盐水浸泡(塑料制品的套管如用开水或热水浸泡清洗,可发生变形),清除痰痂后用 75% 乙醇浸泡消毒 15 分钟后再用温开水或生理盐水冲洗干净。定期更换固定的纱带及气管套纱块,保持气管造口周围皮肤清洁、干燥,气管造口最好用大纱块遮挡,预防感染,污染时及时更换。放疗期间注意观察套管内的痰量、颜色、性质,痰中带血时应多饮水并加强气道湿化。

(3)放疗处皮肤的护理:气管造口处皮肤受射线损伤,易被痰液污染感染,可每天给予生理盐水清洗造口周围皮肤,避免使用乙醇及活力碘。

(4)放疗并发症的防护:主要表现为声音嘶哑、咽下疼痛、吞咽困难、口干、味觉改变、体重减轻等症状,喉癌晚期放疗最常见的并发症是喉头水肿、喉软骨炎和喉软骨坏死。护士应密切观察病情变化,指导患者多饮水,禁烟酒,进食清淡温凉饮食。避免用声,尽量减少与患者的语言交流,改用纸笔交流。并注意观察呼吸情况,指导患者有效咳痰,保持呼吸道通畅,床边备好吸痰装置。放疗期间易引起咽部疼痛充血、喉头水肿或痰液黏稠时,可用生理盐水 3～5 mL 加庆大霉素 1 支、α-糜蛋白酶或沐舒坦 1 支行雾化吸入,每天 1 次,严重时可行 2～3 次。必要时可加用抗感染、消肿和激素药物。喉头水肿多于放疗后 3 个月内消退,对超过半年仍不消退或逐渐加重者应注意有无局部残存、复发或早期喉软骨坏死的发生。

(五)语言康复护理

语言康复护理是全喉切除术后患者的重要康复内容。由于喉部手术后失去发音器官,又因呼吸气道的改变,使患者难以适应。可帮助患者进行食管语言训练、安装人工发音装置和进行发声重建手术,帮助患者重建发音功能。第一食管语言训练,全喉切除术后的患者由于解剖部位的差异,可出现口腔音、咽音、和食管音 3 种语言声音类型。而食管音则是全喉切除术后患者能发出的最好声音,发食管音的生理过程为 2 个阶段:一是空气进入食管阶段;二是食管壁肌肉收缩,使空气振动形成排气发生。训练食管音是全喉切除术后患者最方便、最自然、最好的语言康复方法,经济适用,但并不是每个患者都能训练成功。第二安装人工发音装置,即人工喉是一种人造的发音装置,代替声带的振动发出声音,再通过构语器官形成语言。根据声音传送形式分为经口传声和颈部传声两种。经口人工喉已经由气动人工喉发展为电子人工喉,可获得 3 m 以上距离的清晰的发音效果。第三发声重建手术,近年来国内外进行了多种气管食管造瘘发声重建术和气管食管造瘘口安装单向阀门发音管。既可与全喉切除术一期完成,也可施行二期手术,使语言功能得以康复,提高生活质量。对全喉切除术后的患者应及时进行鼓励、诱导,使他们树立信心和勇气,将心理治疗和语言康复相结合,使患者积极配合治疗和训练,可指导患者去专业机构加强语言康复功能训练。

三、健康教育

(1)指导患者注意保护喉咙,避免说话过多,产生疲劳,多采用其他方式进行交流。

（2）指导患者或家属学会清洗、消毒和更换气管内套管的方法。保持造瘘口清洁干燥,及时清理分泌物。外出或淋浴时注意保护造瘘口,防止异物吸入。室内保持一定的湿度。

（3）由于长期戴有气管套管者喉反射功能降低,应嘱患者将痰液及脱落坏死组织及时吐出,以防止吸入性肺炎发生。

（4）湿化气道,预防痂皮。根据情况定时向气道内滴入抗生素湿化液,嘱多饮水,以稀释痰液防止痰液干燥结痂。

（5）帮助患者适应自己的形象改变,鼓励其面对现实,照镜子观察自己的造口。教患者一些遮盖缺陷的技巧如自制围巾、饰品,保持自我形象整洁等。为了保持呼吸道通畅,勿穿高领毛衫。

（6）加强锻炼,增强抵抗力,注意保暖,避免到公共场所,防止上呼吸道感染。禁止游泳、淋浴,防止污物进入气管造口,引起吸入性肺炎。

（7）禁烟酒和刺激性食物,保持大便通畅,气管切开后患者不能屏气,影响肠蠕动,应多吃新鲜蔬菜水果等预防便秘。

（8）发现出血、呼吸困难、造瘘口有新生物或颈部扪及肿块,应及时到医院就诊。定期随诊,治疗结束后第 1～2 年内每 3 个月复查一次。

喉癌的预后与原发肿瘤的部位、肿瘤的大小、有无淋巴结转移、病理类型等相关。声门上型与声门下型分化较差,发展较快,预后较差;声门型分化较好,发展较慢,预后较好。早期喉癌单独使用放疗和手术切除,可以获得 80% 以上的 5 年生存率。

（谭俊莹）

第三节 食 管 癌

一、疾病概述

（一）概念
食管癌是常见的一种消化道癌肿。全世界每年约有 30 万人死于食管癌,我国每年死亡达15 万余人。食管癌的发病率有明显的地域差异,高发地区发病率可高达 150/10 万,低发地区则只在 3/10 万左右。国外以中亚、非洲、法国北部和中南美洲为高发区。我国以太行山地区、秦岭东部地区、大别山区、四川北部地区、闽南和广东潮汕地区、苏北地区为高发区。

（二）相关病理生理
临床上将食管分为颈、胸、腹 3 段。胸段食管又分为上、中、下 3 段。胸中段食管癌较多见,下段次之,上段较少。95% 以上的食管癌为鳞状上皮细胞癌,贲门部腺癌可向上延伸累及食管下段。

食管癌起源于食管黏膜上皮。癌细胞逐渐增大侵及肌层,并沿食管向上下、全周及管腔内外方向发展,出现不同程度的食管阻塞。晚期癌肿穿透食管壁、侵入纵隔或心包。食管癌主要经淋巴转移,血行转移发生较晚。

（三）病因与诱因
病因至今尚未明确,可能与下列因素有关。

1.亚硝胺及真菌

亚硝胺是公认的化学致癌物,在高发区的粮食和饮水中,其含量显著增高,且与当地食管癌和食管上皮重度增生的患病率呈正相关。各种霉变食物能产生致癌物质,一些真菌能将硝酸盐还原为亚硝酸盐,促进二级胺的形成,使二级胺比发霉前增高 $50\sim100$ 倍。少数真菌还能合成亚硝胺。

2.遗传因素和基因

食管癌的发病常表现家族聚集现象,河南林县食管癌有阳性家族史者占 60%。在食管癌高发家族中,染色体数量及结构异常者显著增多。

3.营养不良及微量元素缺乏

饮食缺乏动物蛋白、新鲜蔬菜和水果,摄入的维生素 A、维生素 B_1、维生素 B_2、维生素 C 缺乏,是食管癌的危险因素。食物、饮水和土壤内的微量元素,如钼、铜、锰、铁、锌含量较低,亦与食管癌的发生相关。

4.饮食习惯

嗜好吸烟、长期饮烈性酒者食管癌发生率明显升高。进食粗糙食物,进食过热、过快等因素易致食管上皮损伤,增加了对致癌物的敏感性。

5.其他因素

食管慢性炎症、黏膜损伤及慢性刺激亦与食管癌发病有关,如食管腐蚀伤、食管慢性炎症、贲门失弛缓症及胃食管长期反流引起的 Barrett 食管(食管末端黏膜上皮柱状细胞化)等均有癌变的危险。

(四)临床表现

1.早期

早期常无明显症状,但在吞咽粗硬食物时可能有不同程度的不适感觉,包括咽下食物哽噎感,胸骨后烧灼样、针刺样或牵拉摩擦样疼痛。食物通过缓慢,并有停滞感或异物感。可能是局部病灶刺激食管蠕动异常或痉挛,或局部炎症、糜烂、表浅溃疡等所致。哽噎停滞感常通过饮水后缓解消失。症状时轻时重,进展缓慢。

2.中晚期

食管癌典型的症状为进行性吞咽困难。先是难咽干的食物,继而只能进半流质、流质,最后水和唾液也不能咽下。常吐黏液样痰,为下咽的唾液和食管的分泌物。患者逐渐消瘦、脱水、无力。若出现持续胸痛或背部肩胛间区持续性疼痛表示为晚期症状,癌已侵犯食管外组织。当癌肿梗阻所引起的炎症水肿暂时消退,或部分癌肿脱落后,梗阻症状可暂时减轻,常误认为病情好转。若癌肿侵犯喉返神经,可出现声音嘶哑;若压迫颈交感神经节,可产生 Horner 综合征。若侵入气管、支气管,可形成食管、气管或支气管瘘,出现吞咽水或食物时剧烈呛咳,并发生呼吸系统感染。后者有时亦可因食管梗阻致内容物反流入呼吸道而引起。最后出现恶病质状态。若有肝、脑等脏器转移,可出现黄疸、腹水、昏迷等状态。

(五)辅助检查

1.食管吞钡造影检查

食管吞钡造影检查是可疑食管癌患者影像学诊断的首选,采用食管吞钡 X 线双重对比造影检查方法。早期可见如下。

(1)食管黏膜皱襞紊乱、粗糙或有中断现象。

(2)局限性食管壁僵硬,蠕动中断。

(3)局限性小的充盈缺损。

(4)浅在龛影,晚期多为充盈缺损,管腔狭窄或梗阻。

2.内镜及超声内镜检查(endoscopic ultrasonography,EUS)

食管纤维内镜检查可直视肿块部位、形态,并可钳取活组织作病理学检查;超声内镜检查可用于判断肿瘤侵犯深度、食管周围组织及结构有无受累,有无纵隔淋巴结或腹内脏器转移等。

3.放射性核素检查

利用某些亲肿瘤的核素,如^{32}P、^{131}I等检查,对早期食管癌病变的发现有帮助。

4.纤维支气管镜检查

食管癌外侵常可累及气管、支气管,若肿瘤在隆嵴以上应行气管镜检查。

5.CT、PET/CT检查

胸、腹部CT检查能显示食管癌向管腔外扩展的范围及淋巴结转移情况,而PET/CT检查则更准确地显示食管癌病变的实际长度,对颈部、上纵隔、腹部淋巴结转移诊断具有较高准确性,在寻找远处转移灶比传统的影像学方法如CT、EUS等具有更高的灵敏性。

(六)治疗原则

以手术为主,辅以放疗、化疗等综合治疗。主要治疗方法有内镜治疗、手术、放疗、化疗、免疫及中医中药治疗等。

1.非手术治疗

(1)内镜治疗:食管原位癌可在内镜下行黏膜切除,术后5年生存率为86%~100%。

(2)放疗:放射和手术综合治疗可增加手术切除率,也能提高远期生存率。术前放疗后间隔2~3周再做手术较为合适。对手术中切除不完全的残留癌组织处作金属标记,一般在手术后3~6周开始术后放疗。而单纯放射疗法适用于食管颈段、胸上段食管癌,也可用于有手术禁忌证而病变不长、尚可耐受放疗的患者。

(3)化疗:食管癌对化疗药物敏感性差,与其他方法联合应用,有时可提高疗效。

(4)其他:免疫治疗及中药治疗等亦有一定疗效。

2.手术治疗

手术治疗是治疗食管癌的首选方法。对于全身情况和心肺功能良好、无明显远处转移征象者,可采用手术治疗;对估计切除较大的鳞癌而全身情况良好的患者,可先做术前放疗,待瘤体缩小后再手术;对晚期食管癌、不能根治或放疗、进食有困难者,可作姑息性减状手术,如食管腔内置管术、食管胃转流吻合术、食管结肠转流吻合术或胃造瘘术等,以达到延长生命的目的。

二、护理评估

(一)一般评估

1.生命体征(T、P、R、BP)

患有食管癌的患者生命体征常无变化。如肿瘤较大压迫气管可引起呼吸急促、心率加快。

2.患者主诉

患者在吞咽食物时,有无哽噎感,胸骨后烧灼样、针刺样或牵拉摩擦样疼痛;有无进行性吞咽困难等症状。

3.相关记录

相关记录包括体重、有无消瘦、饮食习惯改变、吸烟、嗜酒、排便异常情况。有无其他伴随疾病,如糖尿病、冠状动脉粥样硬化性心脏病(冠心病)、高血压、慢性支气管炎等记录。

(二)身体评估

1.局部

了解患者有无吞咽困难、呕吐等;有无疼痛,疼痛的部位和性质,是否因疼痛而影响睡眠。

2.全身

评估患者的营养状况,体重有无减轻,有无消瘦、面部颜色(贫血)、脱水或衰弱;了解患者有无锁骨上淋巴结肿大和肝肿块;有无腹水、胸腔积液等。

(三)心理-社会评估

患者对该疾病的认知程度以及主要存在的心理问题,患者家属对患者的关心程度、支持力度、家庭经济承受能力如何等。引导患者正确配合疾病的治疗和护理。

(四)辅助检查阳性结果评估

(1)血液化验检查:食管癌患者若长期进食困难,可引起营养失调低蛋白血症、贫血、维生素、电解质缺乏,但该类患者多有脱水、血液浓缩等现象,血液化验检查常不能正确判断患者的实际营养状况,应注意综合判断、科学分析。

(2)了解食管吞钡造影检查、内镜及超声内镜检查、CT 检查、PET/CT 检查等结果,以判断肿瘤的位置、有无扩散或转移。

(五)治疗效果评估

1.非手术治疗评估要点

胸痛、背痛等症状是否改善或加重,吞咽困难是否改善或加重,放、化疗引起的胃纳减退、骨髓造血功能抑制等毒副反应有无好转。

2.手术治疗评估要点

术后患者生命体征是否平稳,有无发热、胸闷、呼吸浅快、发绀及肺部痰鸣音等;伤口是否干燥,有无渗液、渗血;各引流管是否通畅,引流量、颜色与性状等;术后有无大出血、感染、肺不张、乳糜胸、吻合口瘘等并发症的发生;患者术后进食情况,有无食物反流现象。

三、护理诊断

(一)营养失调

营养失调与低于机体需要量与进食量减少或不能进食、消耗增加等有关。

(二)体液不足

体液不足与吞咽困难、水分摄入不足有关。

(三)焦虑

焦虑与对癌症的恐惧和担心疾病预后等有关。

(四)知识缺乏

知识缺乏与对疾病的认识不足有关。

(五)潜在并发症

1.肺不张、肺炎

肺不张、肺炎与手术损伤及术后切口疼痛、虚弱致咳痰无力等有关。

2.出血

出血与术中止血不彻底、术后出现活动性出血及患者凝血功能障碍有关。

3.吻合口瘘

吻合口瘘与食管的解剖特点及感染、营养不良、贫血、低蛋白血症等有关。

4.乳糜胸

乳糜胸与伤及胸导管有关。

四、护理措施

(一)术前护理

1.心理护理

患者有进行性吞咽困难,日益消瘦,对手术的耐受能力差,对治疗缺乏信心,同时对手术存在着一定程度的恐惧心理。因此,应针对患者的心理状态进行解释、安慰和鼓励,建立充分信赖的护患关系,使患者认识到手术是彻底的治疗方法,使其乐于接受手术。

2.加强营养

尚能进食者,应给予高热量、高蛋白、高维生素的流质或半流质饮食。不能进食者,应静脉补充水分、电解质及热量。低蛋白血症的患者,应输血或血浆蛋白给予纠正。

3.呼吸道准备

术前严格戒烟,指导并教会患者深呼吸、有效咳嗽、排痰。

4.胃肠道准备

(1)注意口腔卫生。

(2)术前安置胃管和十二指肠滴液管。

(3)术前禁食,有食物潴留者,术前晚用等渗盐水冲洗食管,有利于减轻组织水肿,降低术后感染和吻合口漏的发生率。

(4)拟行结肠代食管者,术前需按结肠手术准备护理。

5.术前练习

教会患者深呼吸、有效咳嗽、排痰、床上排便等活动。

(二)术后护理

(1)严密观察生命体征的变化。

(2)保持胃肠减压管通畅:术后24~48小时引流出少量血液,应视为正常,如引出大量血液应立即报告医师处理。胃肠减压管应保留3~5天,以减少吻合口张力,以利愈合。注意胃管连接准确,固定牢靠,防止脱出。

(3)密切观察胸腔引流量及性质:胸腔引流液如发现有异常出血、混浊液、食物残渣或乳糜液排出,则提示胸腔内有活动性出血、食管吻合口漏或乳糜胸,应采取相应措施,明确诊断,予以处理。

(4)观察吻合口漏的症状:食管吻合口漏的临床表现为高热、脉快、呼吸困难、胸部剧痛、不能忍受;患侧呼吸音低,叩诊浊音,白细胞升高甚至发生休克。处理原则:①胸膜腔引流,促使肺膨胀。②选择有效的抗生素抗感染。③补充足够的营养和热量。目前多选用完全胃肠内营养(TEN)经胃造口灌食治疗,效果确切、满意。④严密观察病情变化,积极对症处理。⑤需再次手术者,积极完善术前准备。

(三)休息与活动

适当休息,保证充足的睡眠,进行呼吸功能锻炼,对手术后康复有重要的意义,可指导患者进行深呼吸、腹式呼吸、吹气球及呼吸功能训练仪(三球型)的训练,鼓励患者爬楼梯以及进行扩胸运动,以不感到疲劳为宜。

(四)饮食护理

1.术前饮食

大多数食管癌患者因不同程度吞咽困难而出现摄入不足,营养不良,水、电解质失衡,使机体对手术的耐受力下降,故术前应保证患者营养素的摄入。

(1)能进食者,鼓励患者进食高热量、高蛋白、丰富维生素饮食;若患者进食时感食管黏膜有刺痛,可给予清淡无刺激的食物,告知患者不可进食较大、较硬的食物,宜进半流质或水分多的软食。

(2)若患者仅能进食流质而营养状况较差,可给予肠内营养或肠外营养支持。

2.术后饮食

(1)术后早期吻合口处于充血水肿期,需禁饮禁食3～4天,禁食期间持续胃肠减压,注意经静脉补充营养。

(2)停止胃肠减压24小时后,若无呼吸困难、胸内剧痛、患侧呼吸音减弱及高热等吻合口瘘的症状时,可开始进食。先试饮少量水,术后5～6天可进全清流质,每2小时100 mL,每天6次。术后3周患者若无特殊不适可进普食,但仍应注意少食多餐,细嚼慢咽,进食不宜过多、过快,避免进食生、冷、硬食物(包括质硬的药片和带骨刺的鱼肉类、花生、豆类等),以防后期吻合口瘘。

(3)食管癌、贲门癌切除术后,胃液可反流至食管,致反酸、呕吐等症状,平卧时加重,嘱患者进食后2小时内勿平卧,睡眠时将床头抬高。

(4)食管胃吻合术后患者,可由于胃拉入胸腔、肺受压而出现胸闷、进食后呼吸困难,建议患者少食多餐,1～2个月后,症状多可缓解。

(五)用药护理

严格按医嘱要求用药,注意控制输液速度和用量,必要时使用输液泵输注液体。注意观察有无药物不良反应,发现问题及时处理。

(六)心理护理

食管癌患者往往对进行性加重的吞咽困难、日渐减轻的体重感到焦虑不安;对所患疾病有部分认识,求生的欲望十分强烈,迫切希望能早日手术,恢复进食,但对手术能否彻底切除病灶、今后的生活质量、麻醉和手术意外、术后伤口疼痛及可能出现的术后并发症等表现出日益紧张、恐惧,甚至明显的情绪低落、失眠和食欲下降。

(1)加强与患者及家属的沟通,仔细了解患者及家属对疾病和手术的认知程度,了解患者的心理状况,并根据患者的具体情况,实施耐心的心理疏导。讲解手术和各种治疗与护理的意义、方法、大致过程、配合与注意事项。

(2)营造安静舒适的环境,以促进睡眠。必要时使用安眠、镇静、镇痛类药物,以保证患者充分休息。

(3)争取亲属在心理上、经济上的积极支持和配合,解除患者的后顾之忧。

(七)呼吸道管理

食管癌术后患者易发生呼吸困难、缺氧,并发肺不张、肺炎,甚至呼吸衰竭,主要与下列因素有关;年老的食管癌患者常伴有慢性支气管炎、肺气肿、肺功能低下等;开胸手术破坏了胸廓的完整性;肋间肌和膈肌的切开,使肺的通气泵作用严重受损;术中对肺较长时间的挤压牵拉造成一定的损伤;术后迷走神经功能亢进,引起气管、支气管黏膜腺体分泌增多;食管胃吻合术后,胃拉入胸腔,使肺受压,肺扩张受限;术后切口疼痛、虚弱致咳痰无力,尤其是颈、右胸、上腹3切口患者。护理措施包括以下几点。

(1)加强观察密切观察呼吸形态、频率和节律,听诊双肺呼吸音是否清晰,有无缺氧征兆。

(2)气管插管者,及时吸痰,保持气道通畅。

(3)术后第1天每1～2小时鼓励患者深呼吸、吹气球、使用深呼吸训练器,促使肺膨胀。

(4)痰多、咳痰无力的患者若出现呼吸浅快、发绀、呼吸音减弱等痰阻塞现象时,立即行鼻导管深部吸痰,必要时行纤维支气管镜吸痰或气管切开吸痰,气管切开后按气管切开常规护理。

(八)胃肠道护理

1.胃肠减压的护理

(1)术后3～4天内持续胃肠减压,妥善固定胃管,防止脱出。

(2)加强观察:严密观察引流液的量、性状及颜色并准确记录。术后6～12小时可从胃管内抽吸出少量血性液或咖啡色液,以后引流液颜色逐渐变浅。若引流出大量鲜血或血性液,患者出现烦躁、血压下降、脉搏增快、尿量减少等,应考虑吻合口出血,需立即通知医师并配合处理。

(3)保持通畅:经常挤压胃管,避免管腔堵塞。胃管不通畅者,可用少量生理盐水冲洗并及时回抽,避免胃扩张使吻合口张力增加而并发吻合口瘘。胃管脱出后应严密观察病情,不应盲目再插入,以免戳穿吻合口,造成吻合口瘘。待肛门排气、胃肠减压、引流量减少后,拔除胃管。

2.结肠代食管(食管重建)术后护理

(1)保持置于结肠袢内的减压管通畅。

(2)注意观察腹部体征,了解有无发生吻合口瘘、腹腔内出血或感染等,发现异常及时通知医师。

(3)若从减压管内吸出大量血性液或呕吐大量咖啡样液伴全身中毒症状,应考虑代食管的结肠袢坏死,需立即通知医师并配合抢救。

(4)结肠代食管后,因结肠逆蠕动,患者常嗅到粪便气味,需向患者解释原因,并指导其注意口腔卫生,一般此情况于半年后可逐步缓解。

3.胃造瘘术后的护理

(1)观察造瘘管周围有无渗液或胃液漏出。由于胃液对皮肤刺激性较大,应及时更换渗湿的敷料,并在瘘口周围涂氧化锌软膏或置凡士林纱布保护皮肤,防止发生皮炎。

(2)妥善固定用于管饲的暂时性的或永久性造瘘,防止脱出或阻塞。

(九)并发症的预防和护理

1.出血

观察并记录引流液的性状、量。若引流量持续2小时都超过4 mL/(kg·h),伴血压下降、脉搏增快、躁动、出冷汗等低血容量表现,应考虑有活动性出血,及时报告医师,并做好再次开胸的准备。

2.吻合口瘘

吻合口瘘是食管癌手术后极为严重的并发症,多发生在术后5～10天,病死率高达50%。发生吻合口瘘的原因有:食管的解剖特点,无浆膜覆盖、肌纤维呈纵形走向,易发生撕裂;食管血液供应呈节段性,易造成吻合口缺血;吻合口张力太大;感染、营养不良、贫血、低蛋白血症等影响吻合口愈合。应积极预防。术后应密切观察患者有无呼吸困难、胸腔积液和全身中毒症状,如高热、寒战;甚至休克等吻合口瘘的临床表现。一旦出现上述症状,立即通知医师并配合处理。包括嘱患者立即禁食;协助行胸腔闭式引流并常规护理;遵医嘱予以抗感染治疗及营养支持;严密观察生命体征,若出现休克症状,积极抗休克治疗;再次手术者,积极配合医师完善术前准备。

3.乳糜胸

食管、贲门癌术后并发乳糜胸是比较严重的并发症,多因伤及胸导管所致,多发生在术后2~10天,少数患者可在2~3周后出现。术后早期由于禁食,乳糜液含脂肪甚少,胸腔闭式引流可为淡血性或淡黄色液,但量较多;恢复进食后,乳糜液漏出量增多,大量积聚在胸腔内,可压迫肺及纵隔并使之向健侧移位。由于乳糜液中95%以上是水,并含有大量脂肪、蛋白质、胆固醇、酶、抗体和电解质,若未及时治疗,可在短时期内造成全身消耗、衰竭而死亡,必须积极预防和及时处理。其主要护理措施包括以下几点。

(1)加强观察:注意患者有无胸闷、气急、心悸,甚至血压下降。

(2)协助处理:若诊断成立,迅速处理,即置胸腔闭式引流,及时引流胸腔内乳糜液,使肺膨胀。可用负压持续吸引,以利于胸膜形成粘连。

(3)给予肠外营养支持。

(十)健康教育

1.疾病预防

避免接触引起癌变的因素,如减少饮用水中亚硝胺及其他有害物质、防霉去毒;应用维A酸类化合物及维生素等预防药物;积极治疗食管上皮增生;避免过烫、过硬饮食等。

2.饮食指导

根据不同术式,向患者讲解术后进食时间,指导选择合理的饮食及注意事项,预防并发症的发生。

(1)宜少量多餐,由稀到干,逐渐增加食量,并注意进食后的反应。

(2)避免进食刺激性食物与碳酸饮料,避免进食过快、过量及硬质食物;质硬的药片可碾碎后服用,避免进食花生、豆类等,以免导致吻合口瘘。

(3)患者餐后取半卧位,以防止进食后反流、呕吐,利于肺膨胀和引流。

3.活动与休息

保证充足睡眠,劳逸结合,逐渐增加活动量。术后早期不宜下蹲大小便,以免引起直立性低血压或发生意外。

4.加强自我观察

若术后3~4周再次出现吞咽困难,可能为吻合口狭窄,应及时就诊。

定期复查,坚持后续治疗。

五、护理效果评估

通过治疗与护理,患者是否有以下改善。

(1)营养状况改善,体重增加;贫血状况改善。

(2)水、电解质维持平衡,尿量正常,无脱水或电解质紊乱的表现。

（3）焦虑减轻或缓解,睡眠充足。

（4）患者对疾病有正确的认识,能配合治疗和护理。

（5）无并发症发生或发生后得到及时处理。

（谭俊莹）

第四节　乳　腺　癌

乳腺癌是女性常见的恶性肿瘤之一,发病率逐年上升,部分大城市乳腺癌占女性恶性肿瘤之首位。

一、病因

乳腺癌的病因尚未完全明确,研究发现乳腺癌的发病存在一定的规律性,具有高危因素的女性容易患乳腺癌。

（1）激素作用:雌酮及雌二醇对乳腺癌的发病有直接关系。

（2）家族史:一级亲属患有乳腺癌病史者的发病率是普通人群的2～3倍。

（3）月经婚育史:月经初潮早、绝经年龄晚、不孕及初次足月产年龄较大者发病率会增高。

（4）乳腺良性疾病:乳腺小叶有上皮增生或不典型增生可能与本病有关。

（5）饮食与营养:营养过剩、肥胖等都会增加发病机会。

（6）环境和生活方式:北美等发达国家发病率约为发展中国家的4倍。

二、临床表现

早期乳腺癌往往不具备典型的症状和体征,不易引起重视,常通过体检或乳腺癌筛查发现。以下为乳腺癌的典型体征。

（一）乳腺肿块

80%的乳腺癌患者以乳腺肿块首诊。

（1）早期:肿块多位于乳房外上象限,典型的乳腺癌多为无痛性肿块,质地硬,表面不光滑,与周围分界不清。

（2）晚期:①肿块固定;②卫星结节;③皮肤破溃。

（二）乳头溢液

非妊娠期从乳头流出血液、浆液、乳汁、脓液,或停止哺乳半年以上仍有乳汁流出者。

（三）皮肤改变

皮肤出现"酒窝征""橘皮样改变"或"皮肤卫星结节"。

（四）乳头、乳晕异常

乳头、乳晕异常表现为乳头皮肤瘙痒、糜烂、破溃、结痂、脱屑、伴灼痛,以致乳头回缩。

（五）腋窝淋巴结肿

初期可出现同侧腋窝淋巴结肿大,肿大的淋巴结质硬、可推动。晚期可在锁骨上和对侧腋窝摸到转移的淋巴结。

三、辅助检查

(一)X 线检查

钼靶 X 线摄片是乳腺癌诊断的常用方法。

(二)超声显像检查

超声显像检查主要用途是鉴别肿块囊性或实性,超声检查对乳腺癌诊断的正确率为80%～85%。

(三)磁共振检查

软组织分辨率高,敏感性高于 X 线检查。

(四)肿瘤标志物检查

(1)癌胚抗原(CEA)。

(2)铁蛋白。

(3)单克隆抗体:用于乳腺癌诊断的单克隆抗体 CA15-3 对乳腺癌诊断符合率为33.3%～57%。

(五)活体组织检查

乳腺癌必须确定诊断方可开始治疗,目前检查方法虽然很多,但至今只有活检所得的病理结果方能做唯一确定诊断的依据。

1.针吸活检

其方法简便,快速,安全,可代替部分组织冰冻切片,阳性率较高,在 80%～90%,且可用于防癌普查。

2.切取活检

由于本方法易促使癌瘤扩散,一般不主张用此方法,只在晚期癌为确定病理类型时可考虑应用。

3.切除活检

疑为恶性肿块时切除肿块及周围一定范围的组织即为切除活检。

四、处理原则及治疗要点

(一)外科手术治疗

对早期乳腺癌患者,手术治疗是首选。

(二)辅助化疗

乳腺癌术后辅助化疗和内分泌治疗能提高生存率,降低复发率。辅助化疗方案应根据病情和术后病理情况决定,一般用 CMF(环磷酰胺＋甲氨蝶呤＋氟尿嘧啶)、CAF(环磷酰胺＋阿霉素＋氟尿嘧啶)、CAP(环磷酰胺＋多柔比星＋顺铂)方案,根据具体情况也可选用 NA(长春瑞滨＋表柔比星)、NP(长春瑞滨＋顺铂)、TA(紫杉醇＋阿霉素)或 TC(紫杉醇＋环磷酰胺)等方案。

(三)放疗

1.乳腺癌根治术后或改良根治术后辅助放疗

术后病理≥4 个淋巴结转移,或原发肿瘤直径＞5 cm,或肿瘤侵犯肌肉者,术后做胸壁和锁骨上区放疗;术后病理检查腋窝淋巴结无转移或有 1～3 个淋巴结转移者,放疗价值不明确,一般不需要做放疗;腋窝淋巴结未清扫或清扫不彻底的患者,也需放疗。

2.乳腺癌保乳术后放疗

所有保乳手术患者,包括浸润性癌、原位癌早期浸润和原位癌的患者均应术后放疗。但对于年龄≥70岁,$T_1N_0M_0$,且ER(+)的患者可考虑术后单纯内分泌治疗,不做术后放疗。

(四)内分泌治疗

(1)雌激素受体(ER)(+)和/或孕激素受体(PR)(+)或激素受体不明显者,不论年龄、月经情况、肿瘤大小、腋窝淋巴结有无转移,术后均应给予内分泌治疗。ER(+)和PR(+)者内分泌治疗的疗效好(有效率为60%~70%);(ER)或(PR)1种(+)者,疗效减半;ER(-)、PR(-)者内分泌治疗无效(有效率为8%~10%),预后也差。然而CerbB-2(+)者,其内分泌治疗效果均不佳,且预后差。

(2)常用药物。①抗雌激素药物:他莫昔芬(三苯氧胺)、托瑞米芬(法乐通)。②降低雌激素水平的药物:阿那曲唑(瑞宁得)、来曲唑(氟隆)。③抑制卵巢雌激素合成:诺雷得(戈舍瑞林)。

(五)靶向治疗

靶向治疗适用于癌细胞HER-2高表达者,可应用曲妥珠单抗,单独使用或与化疗药物联合应用均有一定的疗效,可降低复发转移风险。

五、护理评估

(一)健康史

(1)询问与本病相关的病因、诱因或促成因素。

(2)主要评估的一般表现及伴随症状与体征。

(3)了解患者的既往史、家族史。

(二)身体状况

(1)观察患者的生命体征,有无发热。

(2)有无皮肤瘙痒。

(3)有无乏力、盗汗与消瘦等。

(三)心理-社会状况

(1)评估时应注意患者对自己所患疾病的了解程度及其心理承受能力,以往的住院经验,所获得的心理支持。

(2)家庭成员及亲友对疾病的认识,对患者的态度。

(3)家庭应对能力,以及家庭经济情况,有无医疗保障等。

六、护理措施

(一)心理护理

(1)做好患者及家属的思想工作,减轻焦虑。

(2)向患者解释待治疗结束后可以佩戴假乳或乳房重建术来矫正。

(3)向患者解释脱发只是应用化疗药物暂时出现的一个不良反应,化疗后头发会重新生长出来。

(4)指导患者使用温和的洗发液及软梳子,如果脱发严重,可以将头发剃光,然后佩戴假发或者戴帽子。

(5)坚持患肢的功能锻炼,使患肢尽可能地恢复正常功能,减轻患者的水肿,以免影响美观。

(二)肢体功能锻炼的护理

术后 24 小时内,活动腕关节,练习伸指、握拳、屈腕运动;术后 1～3 天,进行前臂运动,屈肘伸臂,注意肩关节夹紧;术后 4～7 天,可进行肘部运动,用患侧手刷牙、吃饭等,用患侧手触摸对侧肩及同侧耳;术后 1 周,进行摆臂运动,肩关节不能外展;术后 10 天,可进行托肘运动及爬墙运动(每天标记高度,直至患肢高举过头)。功能锻炼一般每天锻炼 3～4 次,每次 20～30 分钟为宜。

(三)饮食护理

指导患者加强营养支持,为患者提供高蛋白,高维生素,高热量,无刺激性,易消化的食物,如瘦肉、蛋、奶、鱼、橘皮、海带、紫菜、山楂、鱼、各种瓜果等,禁服用含有雌激素的保健品。鼓励患者多饮水,每天饮水量≥2 000 mL。

(四)乳腺癌化疗皮肤护理

乳腺癌的化疗方案中大多数都是发泡性药物,化学性静脉炎的发病率很高,静脉保护尤为重要,护士在进行静脉穿刺过程中应选择粗直,弹性良好的血管,有计划的更换使用血管,并在化疗后指导患者局部涂擦多磺酸黏多糖(喜疗妥)以恢复血管的弹性。

(五)乳腺癌放疗皮肤护理

选择宽大柔软的全棉内衣。照射野可用温水和柔软毛巾轻轻蘸洗,禁止用肥皂和沐浴液擦洗或热水浸浴。局部放疗的皮肤禁用碘酒、乙醇等刺激性药物,不可随意涂抹药物和护肤品。局部皮肤避免粗糙毛巾、硬衣领、首饰的摩擦;避免冷热刺激如热敷、冰袋等;外出时,局部放疗的皮肤防止日光照射,如头部放疗的患者外出时要戴帽子,颈部放疗的患者外出时要戴围巾。放射野位于腋下、腹股沟、颈部等多汗、皱褶处时,要保持清洁干燥,并可在室内适当暴露通风。局部皮肤切忌用手指抓挠,勤修剪指甲,勤洗手。护士应严密观察患者静脉滴注化疗药物时的用药反应,如静脉滴注紫杉醇类药物时,用药前遵医嘱应用地塞米松,用药前半小时肌内注射异丙嗪及苯海拉明等抗过敏药物;用药时给予血压监测,注意观察患者的血压变化,如出现过敏症状,应立即停药,遵医嘱给予对症处置。

七、健康教育

(1)向患者讲解肢体水肿的原因,要避免患肢提重物,避免在患肢静脉输液、测血压等。注意术后患肢的功能锻炼,保持血液通畅。穿衣先穿患侧,脱衣先脱健侧。

(2)护士应做好随访工作,定期检查患者功能锻炼的情况,及时给予指导。

(3)指导患者术后 5 年内避免妊娠,防止乳腺癌复发。

(4)患者在治疗过程中配合医师监测血常规变化,每周化验血常规 1 次,定期复查。

(5)内分泌治疗的患者应定期复查子宫内膜,预防子宫内膜癌的发生。

八、乳腺癌自查方法

(一)对镜自照法

首先面对镜子,两手叉腰,观察乳房的外形。然后再将双臂高举过头,观察两侧乳房的形状、轮廓有无变化;乳房皮肤有无红肿、皮疹、浅静脉怒张、皮肤皱褶、橘皮样改变等异常;观察乳头是否在同一水平线上,是否有抬高、回缩、凹陷,有无异常分泌物自乳头溢出,乳晕颜色是否有改变。最后,放下两臂,双手叉腰,两肘努力向后,使胸部肌肉绷紧,观察两侧乳房是否等高、对称,乳头、乳晕和皮肤有无异常。

(二)平卧触摸法

首先取仰卧位,右臂高举过头,并在右肩下垫一小枕头,使右侧乳房变平。然后将左手四指并拢,用指端掌面检查乳房各部位是否有肿块或其他变化。检查方法有3种:一是顺时针环形检查法,即用4个手指从乳头部位开始环形地从内向外检查。二是垂直带状检查法,即用四手指指端自上而下检查整个乳房。三是楔形检查法,即用四手指指端从乳头向外呈放射状检查。然后用同样方法检查左侧乳房,并比较两侧乳房有何不同。最后用拇指和示指轻轻挤捏乳头,如有透明或血性分泌物应及时报告医师。

(三)淋浴检查法

淋浴时,因皮肤湿润更容易发现乳房问题。方法是用一手指指端掌面慢慢滑动,仔细检查乳房的各个部位及腋窝是否有肿块。

(谭俊莹)

第五节 肺 癌

一、概述

肺癌大多数起源于支气管黏膜上皮,因此也称支气管肺癌,是肺部最常见的恶性肿瘤。肺癌的发生与环境的污染及吸烟密切相关,肺部慢性疾病、人体免疫功能低下、遗传因素等对肺癌的发生也有一定影响。根据肺癌的生物学行为及治疗特点,将肺癌分为小细胞肺癌、鳞癌、腺癌、大细胞癌。根据肿瘤的位置分为中心型肺癌及周边型肺癌。肺癌转移途径有直接蔓延、淋巴结转移、血行转移及种植性转移。

二、诊断

(一)症状

肺癌的临床症状根据病变的部位、肿瘤侵犯的范围、是否有转移及肺癌副癌综合征全身表现不同而异,最常见的症状是咳嗽、咯血、气短、胸痛和消瘦,其中以咳嗽和咯血最常见,咳嗽的特征往往为刺激性咳嗽、无痰;咯血以痰中夹血丝或混有粉红色的血性痰液为特征,少数患者咯血可出现整口的鲜血,肺癌在胸腔内扩散侵犯周围结构可引起声音嘶哑、Hornet综合征、吞咽困难和肩部疼痛。当肺癌侵犯胸膜和心包时可能表现为胸腔积液和心包积液,肿瘤阻塞支气管可引起阻塞性肺炎而发热,上腔静脉综合征往往是肿瘤或转移的淋巴结压迫上腔静脉所致。小细胞肺癌常见的副癌综合征主要表现恶病质、高血钙和肺性骨关节病或非恶病质患者清/球蛋白倒置、高血糖和肌肉分解代谢增加等。

(二)体征

1.一般情况

以消瘦和低热为常见。

2.专科检查

如前所述,肺癌的体征根据其病变的部位、肿瘤侵犯的范围、是否有转移及副癌综合征全身表现不同而异。肿瘤阻塞支气管可致一侧叶肺不张而使该侧肺呼吸音消失或减弱,肿瘤阻塞支气管可继发肺炎出现发热和肺部啰音,肿瘤侵犯胸膜或心包造成胸腔或心包积液出现相应的体征,肿瘤淋巴转移可出现锁骨上、腋下淋巴结增大。

(三)检查

1.实验室检查

痰涂片检查找癌细胞是肺癌诊断最简单、最经济、最安全的检查,由于肺癌细胞的检出阳性率较低,因此往往需要反复多次的检查,并且标本最好是清晨首次痰液立即检查。肺癌的其他实验室检查往往是非特异性的。

2.特殊检查

(1)X线摄片:可见肺内球形灶,有分叶征、边缘毛刺状,密度不均匀,部分患者见胸膜凹陷征(兔耳征),厚壁偏心空洞,肺内感染、肺不张等。

(2)CT检查:已成为常规诊断手段,特别是对位于肺尖部、心后区、脊柱旁、纵隔后等隐蔽部位的肿瘤的发现有益。

(3)MRI检查:在于分辨纵隔及肺门血管,显示隐蔽部的淋巴结,但不作为首选。

(4)痰细胞学:痰细胞学检查阳性率可达80%,一般早晨血性痰涂片阳性率高,至少需连查3次以上。

(5)支气管镜检查:可直接观察气管、主支气管、各叶、段管壁及开口处病变,可活检或刷检取分泌物进行病理学诊断,对手术范围及术式的确定有帮助。

(6)其他:①经皮肺穿刺活检,适用于周围型肺内占位性病变的诊断,可引起血胸、气胸等并发症;②对于有胸腔积液者,可经胸穿刺抽液离心检查,寻找癌细胞;③PET对于肺癌鉴别诊断及有无远处转移的判断准确率可达90%,但目前价格昂贵。

其他诊断方法如放射性核素扫描、淋巴结活检、胸腔镜下活检术等,可根据病情及条件酌情采用。

(四)诊断要点

(1)有咳嗽、咯血、低热和消瘦的病史和长期吸烟史;晚期患者可出现声音嘶哑、胸腔积液及锁骨淋巴结肿大。

(2)影像学检查有肺部肿块并具有恶性肿瘤的影像学特征。

(3)病理学检查发现癌细胞。

(五)鉴别诊断

1.肺结核

(1)肺结核球:易与周围型肺癌混淆。肺结核球多见于青年,一般病程较长,发展缓慢。病变常位于上叶尖后段或下叶背段。在X线片上肿块影密度不均匀,可见到稀疏透光区和钙化点,肺内常另有散在性结核病灶。

(2)粟粒型肺结核:易与弥漫型细支气管肺泡癌混淆。粟粒型肺结核常见于青年,全身毒性症状明显,抗结核药物治疗可改善症状,病灶逐渐吸收。

(3)肺门淋巴结结核:在X线片上肺门肿块影可能误诊为中心型肺癌。肺门淋巴结结核多见于青少年,常有结核感染症状,很少有咯血。

2.肺部炎症

(1)支气管肺炎:早期肺癌产生的阻塞性肺炎,易被误诊为支气管肺炎。支气管肺炎发病较急,感染症状比较明显。X线片上表现为边界模糊的片状或斑点状阴影,密度不均匀,且不局限于一个肺段或肺叶。经抗菌药物治疗后,症状迅速消失。肺部病变吸收也较快。

(2)肺脓肿:肺癌中央部分坏死液化形成癌性空洞时,X线片上表现易与肺脓肿混淆。肺脓肿在急性期有明显感染症状,痰量多,呈脓性,X线片上空洞壁较薄,内壁光滑,常有液平面,脓肿周围的肺组织或胸膜常有炎性变。支气管造影空洞多可充盈,并常伴有支气管扩张。

3.肺部其他肿瘤

(1)肺部良性肿瘤:如错构瘤、纤维瘤、软骨瘤等有时需与周围型肺癌鉴别。一般良性肿瘤病程较长,生长缓慢,临床上大多没有症状。X线片上呈现接近圆形的块影,密度均匀,可以有钙化点,轮廓整齐,多无分叶状。

(2)支气管腺瘤:一种低度恶性肿瘤。发病年龄比肺癌小,女性发病率较高。临床表现与肺癌相似,常反复咯血。X线片表现有时也与肺癌相似。经支气管镜检查,诊断未能明确者宜尽早做剖胸探查术。

4.纵隔淋巴肉瘤

纵隔淋巴肉瘤可与中心型肺癌混淆。纵隔淋巴肉瘤生长迅速,临床上常有发热和其他部位浅表淋巴结肿大。在X线片上表现为两侧气管旁和肺门淋巴结肿大。对放射疗法高度敏感,小剂量照射后即可见到肿块影缩小。纵隔镜检查亦有助于明确诊断。

三、治疗

治疗肺癌的方法主要有外科手术治疗、放疗、化疗以及免疫治疗等。尽管80%的肺癌患者在明确诊断时已失去手术机会,但手术治疗仍然是肺癌最重要和最有效的治疗手段。然而,目前各种治疗肺癌的方法效果均不能令人满意,必须适当地联合应用,进行综合治疗以提高肺癌的治疗效果。具体的治疗方案应根据肺癌的分级和TNM分期、病理细胞学类型、患者的心肺功能和全身情况以及其他有关因素等,进行认真详细地综合分析后再做决定。

(一)手术治疗

手术治疗的目的是彻底切除肺部原发癌肿病灶和局部及纵隔淋巴结,并尽可能保留健康的肺组织。

肺切除术的范围决定于病变的部位和大小。对周围型肺癌,一般施行肺叶切除术;对中心型肺癌,一般施行肺叶或一侧全肺切除术。有的病例,癌变位于一个肺叶内,但已侵及局部主支气管或中间支气管,为了保留正常的邻近肺叶,避免行一侧全肺切除术,可以切除病变的肺叶及一段受累的支气管,再吻合支气管上下切端,临床上称为支气管袖状肺叶切除术。如果相伴的肺动脉局部受侵,也可同时做部分切除,端-端吻合,此手术称为支气管袖状肺动脉袖状肺叶切除术。

手术治疗效果:非小细胞肺癌、T_1或$T_2N_0M_0$病例经手术治疗后,约有半数的患者能获得长期生存,有的报道其5年生存率可达70%以上。Ⅱ期及Ⅲ期病例生存率则较低。据统计,我国目前肺癌手术的切除率为85%~97%,术后30天病死率在2%以下,总的5年生存率为30%~40%。

手术禁忌证:①远处转移,如脑、骨、肝等器官转移(即M_1患者);②心、肺、肝、肾功能不全,全身情况差的患者;③广泛肺门、纵隔淋巴结转移,无法清除者;④严重侵犯周围器官及组织,估计切除困难者;⑤胸外淋巴结转移,如锁骨上(N_3)等,肺切除术应慎重考虑。

(二)放疗

放疗是局部消灭肺癌病灶的一种手段。临床上使用的主要放疗设备有^{60}Co治疗机和加速器等。

在各种类型的肺癌中,小细胞癌对放射疗法敏感性较高,鳞癌次之,腺癌和细支气管肺泡癌最低。通常是将放射疗法、手术与药物疗法综合应用,以提高治愈率。临床上常采用的是手术后放射疗法。对癌肿或肺门转移病灶未能彻底切除的患者,于手术中在残留癌灶区放置小的金属环或金属夹做标记,便于术后放疗时准确定位。一般在术后1个月左右患者健康状况改善后开始放射疗法,剂量为40～60 Gy,疗程约6周。为了提高肺癌病灶的切除率,有的病例可手术前进行放疗。

晚期肺癌病例,并有阻塞性肺炎、肺不张、上腔静脉阻塞综合征或骨转移引起剧烈疼痛者以及癌肿复发的患者,也可进行姑息性放射疗法,以减轻症状。

放射疗法可引起倦乏、胃纳减退、低热、骨髓造血功能抑制、放射性肺炎、肺纤维化和癌肿坏死液化空洞形成等放射反应和并发症,应给予相应处理。

下列情况一般不宜施行放疗:①健康状况不佳,呈现恶病质者;②高度肺气肿放疗后将引起呼吸功能代偿不全者;③全身或胸膜、肺广泛转移者;④癌变范围广泛,放疗后将引起广泛肺纤维化和呼吸功能代偿不全者;⑤癌性空洞或巨大肿瘤,后者放疗将促进空洞形成。

对于肺癌脑转移患者,若颅内病灶较局限,可采用γ刀放疗,有一定的缓解率。

(三)化疗

有些分化程度低的肺癌,特别是小细胞癌,疗效较好。化学疗法作用遍及全身,临床上可以单独应用于晚期肺癌病例,以缓解症状,或与手术、放射等疗法综合应用,以防止癌肿转移复发,提高治愈率。

常用于治疗肺癌的化学药物有环磷酰胺、氟尿嘧啶、丝裂霉素、多柔比星、表柔比星、丙卡巴肼(甲基苄肼)、长春碱、甲氨蝶呤、洛莫司汀(环己亚硝脲)、顺铂、卡铂、紫杉醇等。应根据肺癌的类型和患者的全身情况合理选用药物,并根据单纯化疗还是辅助化疗选择给药方法、决定疗程的长短以及哪几种药物联合应用、间歇给药等,以提高化疗的疗效。

需要注意的是,目前化学药物对肺癌疗效仍然较低,症状缓解期较短,不良反应较多。临床应用时,要掌握药物的性能和剂量,并密切观察不良反应。出现骨髓造血功能抑制、严重胃肠道反应等情况时要及时调整药物剂量或暂缓给药。

(四)免疫治疗

近年来,通过实验研究和临床观察,发现人体的免疫功能状态与癌肿的生长发展有一定关系,从而促使免疫治疗的应用。免疫治疗的具体措施如下。

1.特异性免疫疗法

用经过处理的自体肿瘤细胞或加用佐剂后,皮下接种进行治疗。此外尚可应用各种白细胞介素、肿瘤坏死因子、肿瘤核糖核酸等生物制品。

2.非特异性免疫疗法

用卡介苗、短小棒状杆菌、转移因子、干扰素、胸腺素等生物制品,或左旋咪唑等药物以激发和增强人体免疫功能。

当前肺癌的治疗效果仍不能令人满意。由于治疗对象多属晚期,其远期生存率低,预后较差。因此,必须研究和开展以下几方面的工作,以提高肺癌治疗的总体效果:①积极宣传,普及肺癌知识,提高肺癌诊断的警惕性,研究和探索早期诊断方法,提高早期发现率和诊断率;②进一步研究和开发新的有效药物,改进综合治疗方法;③改进手术技术,进一步提高根治性切除的程度和同时最大范围地保存正常肺组织的技术;④研究和开发分子生物学技术,探索肺癌的基因治疗技术,使之能有效地为临床服务。

四、护理措施

(一)做好心理支持,克服恐惧绝望心理

当患者得知自己患肺癌时,会面临巨大的身心应激,而心理应对结果会对疾病产生明显的积极或消极影响,护士通过多种途径给患者及家属提供心理与社会支持。根据患者的性别、年龄、职业、文化程度、性格等,多与其交谈,耐心倾听患者诉说,尽量解答患者提出的问题和提供有益的信息,帮助患者正确估计所面临的情况,让其了解肺癌的有关知识及将接受的治疗、患者和家属应如何配合、在治疗过程中的注意事项,请治愈患者现身说法,增强对治疗的信心,积极应对癌症的挑战,与疾病做斗争。

(二)保持呼吸道通畅,做好咳嗽、咳痰的护理

分析患者病情,判断引起呼吸困难的原因,根据不同病因,采取不同的护理措施。

(1)如肿瘤转移至胸膜,可产生大量胸腔积液,导致气体交换面积减少,引起呼吸困难,要配合医师及时行胸腔穿刺置管引流术。

(2)若患者肺部感染痰液过多、纤毛功能受损、机体活动减少或放疗、化疗导致肺纤维化,痰液黏稠,无力咳出而出现呼吸困难,应密切观察咳嗽、咳痰情况,详细记录痰液的色、量、质,正确收集痰标本,及时送检,为诊断和治疗提供可靠的依据,并采取以下护理措施。①提供整洁、舒适的环境,减少不良刺激,病室内维持适宜的温度(18～20 ℃)和相对湿度(50%～60%),以充分发挥呼吸道的自然防御功能;避免尘埃与烟雾等刺激,对吸烟的患者与其共同制订有效的戒烟计划;注意患者的饮食习惯,保持口腔清洁,避免油腻、辛辣等刺激性食物,一般每天饮水1 500 mL以上,可保证呼吸道黏膜的湿润和病变黏膜的修复,利于痰液稀释和排出。②促进有效排痰:指导患者掌握有效咳嗽的正确方法,患者坐位,双脚着地,身体稍前倾,双手环抱一个枕头。进行数次深而缓慢的腹式呼吸,深吸气末屏气,然后缩唇,缓慢地通过口腔尽可能呼气(降低肋弓、使腹部往下沉)。在深吸一口气后屏气3～5秒,身体前倾,从胸腔进行2～3次短促有力的咳嗽,张口咳出痰液,咳嗽时收缩腹肌或用自己的手按压上腹部,帮助咳嗽,有效咳出痰液。湿化和雾化疗法,湿化疗法可达到湿化气道、稀释痰液的目的,适用于痰液黏稠和排痰困难者。常用湿化液有蒸馏水、生理盐水、低渗盐水。临床上常在湿化的同时加入药物以雾化方式吸入。可在雾化液中加入痰溶解剂、抗生素、平喘药等,达到祛痰、消炎、止咳、平喘的作用。胸部叩击与胸壁震荡,适用于肺癌晚期长期卧床、体弱、排痰无力者,禁用于肺癌伴肋骨转移、咯血、低血压、肺水肿等患者。操作前让患者了解操作的意义、过程、注意事项,以配合治疗,肺部听诊,明确病变部位。叩击时避开乳房、心脏和骨突出部位及拉链、纽扣部位。患者侧卧,叩击者两手手指并拢,使掌侧呈杯状,以手腕力量,从肺底自下而上、由外向内、迅速而有节律地叩击胸壁,震动气道,每一肺叶叩击1～3分钟,120～180次/分,叩击时发出一种空而深的拍击音则表明手法正确。胸壁震荡法时,操作者双手掌重叠置于欲引流的胸壁部位,吸气时手掌随胸廓扩张慢慢抬起,不施加压力,从

吸气最高点开始,在整个呼气期手掌紧贴胸壁,施加一定的压力并做轻柔的上下抖动,即快速收缩和松弛手臂和肩膀,震荡胸壁5~7次,每一部位重复6~7个呼吸周期,震荡法在呼气期进行,且紧跟叩击后进行。叩击力量以患者不感到疼痛为宜,每次操作时间5~15分钟,应在餐后2小时至餐前30分钟完成,避免治疗中呕吐。操作后做好口腔护理,除去痰液气味,观察痰液情况,复查肺部呼吸音及啰音变化。③机械吸痰:适用于意识不清、痰液黏稠无力咳出、排痰困难者。可经患者的口、鼻腔、气管插管或气管切开处进行负压吸痰,也可配合医师用纤维支气管镜吸出痰液。

(三)咯血或痰中带血患者的护理

应予以耐心解释,消除其紧张情绪,嘱患者轻轻将气管内存留的积血咯出,以保持呼吸道通畅,咯血时不能屏气,以免诱发喉头痉挛,血液引流不畅导致窒息。小量咯血者宜进少量凉或温的流质饮食,多饮水,多食富含纤维素食物,以保持大便通畅,避免排便时腹压增加而咯血加重;密切观察咯血的量、色,大咯血时,护理方法见应急措施。大量咯血不止者,可采用丝线固定双腔球囊漂浮导管经纤支镜气道内置入治疗大咯血的方法;同时做好应用垂体后叶素的护理,静脉滴注速度勿过快,以免引起恶心、便意、心悸、面色苍白等不良反应,监测血压、血氧饱和度;冠心病患者、高血压患者及孕妇忌用;配血备用,可酌情适量输血。

(四)疼痛的护理

(1)采取各种护理措施减轻疼痛。提供安静的环境,调整舒适的体位,小心搬动患者,避免拖、拉、拽动作,滚动式平缓地给患者变换体位,必要时支撑患者各肢体,指导、协助胸痛患者用手或枕头护住胸部,以减轻深呼吸、咳嗽或变换体位所引起的胸痛;胸腔积液引起的疼痛,可嘱患者患侧卧位,必要时用宽胶布固定胸壁,以减少胸部活动幅度,减轻疼痛;采用按摩、针灸、经皮肤电刺激止痛穴位或局部冷敷等,以降低疼痛的敏感性。

(2)药物止痛,按医嘱用药,根据患者疼痛再发时间,提前按时用药,在应用镇痛药期间,注意预防药物的不良反应,如便秘、恶心、呕吐、镇静和精神紊乱等,嘱患者多进食富含纤维素的蔬菜和水果,缓解和预防便秘。

(3)患者自控镇痛,可自行间歇性给药,做到个体化给药,增加了患者自我照顾和对疼痛的自主控制能力。

(五)饮食支持护理

根据患者的饮食习惯,给予高蛋白、高热量、高维生素、易消化饮食,调配好食物的色、香、味,以刺激食欲,创造清洁舒适、愉快的进餐环境,促进食欲。病情危重者应采取喂食、鼻饲或静脉输入脂肪乳、复方氨基酸和含电解质的液体。对于有大量胸腔积液的患者,应酌情输血、血浆或清蛋白,以减少胸腔积液的产生,补充癌肿或大量抽取胸腔积液等因素所引起的蛋白丢失,增强机体抗病能力。有吞咽困难者应给予流质饮食,进食宜慢,取半卧位以免发生吸入性肺炎或呛咳,甚至窒息。

(六)做好口腔护理

向患者讲解放疗、化疗后口腔唾液腺分泌减少,pH下降,易发生口腔真菌感染和牙周病,使其理解保持口腔卫生的重要性,以便主动配合。患者睡前及三餐后进行口腔护理;戒烟酒,以防刺激黏膜;忌食辛辣及可能引起黏膜创伤的食物,如带刺或碎骨头的食物,用软牙刷刷牙,勿用牙签剔牙,并延期牙科治疗,防止黏膜受损;进食后,用盐水或复方硼砂溶液漱口,控制真菌感染;口唇涂润滑剂,保持黏膜湿润,黏膜口腔溃疡,按医嘱应用表面麻醉剂止痛。

(七)化疗药物毒性反应的护理

1.骨髓抑制反应的护理

化疗后机体免疫力下降,发生感染、出血。护士接触患者之前要认真洗手,严格执行无菌操作,避免留置尿管或肛门指检,预防感染;告知患者不可到公共场所或接触感冒患者;在做全身卫生处置时,要特别注意易感染部位,如鼻腔、口腔、肛门、会阴等,各部位使用毛巾要分开,以免交叉感染;监测体温,观察皮肤温度、色泽、气味,早期发现感染征象;当白细胞计数降至 $1 \times 10^9/L$ 时,做好保护性隔离。对血小板计数 $<50 \times 10^9/L$ 时,密切观察有无出血倾向,采取预防出血的措施,避免患者外出活动,防止身体受挤压或外伤,保持口腔、鼻腔清洁湿润,勿用手抠鼻痂、牙签剔牙,尽量减少穿刺次数,穿刺后应实施局部较长时间按压,必要时遵医嘱输血小板控制出血。

2.恶心呕吐的护理

化疗期间如患者出现恶心、呕吐,按医嘱给予止吐药,嘱患者深呼吸,勿大动作转动身体,给予高营养清淡易消化的饮食,少食多餐,不催促患者进食,忌食辛辣等刺激性食物,戒烟酒,不要摄入加香料、肉汁和油腻的食物,建议平时咀嚼口香糖或含糖果,加强口腔护理去除口腔异味。对已有呕吐患者灵活掌握进食时间,可在其间歇期进食,多饮清水,多食薄荷类食物及冷食等。

3.静脉血管的保护

在给化疗药时,要选择合适的静脉,给化疗药前,先观察是否有回血,强刺激性药物护士应在床旁监护或采用静脉留置针及中小静脉插管;观察药物外渗的早期征象,如穿刺部位疼痛、烧灼感、输液速度减慢、无回血、药液外渗,应立即停止输注,应用地塞米松加利多卡因局部封闭,24 小时内给予冷敷,50%硫酸镁湿敷,24 小时后可给予热敷。

4.应用化疗药后的护理

应用化疗药后常出现脱发,影响患者形象,增加其心理压力,护士要告诉患者脱发是暂时的,停药后头发会再生,鼓励其诉说自己的感受,帮助其调整外观的变化,让患者戴假发或帽子、头巾遮挡,改善自我形象,夜间睡眠可佩戴发帽,减轻头发掉在床上而至的心理不适;指导患者头发的护理,如动作轻柔减少头发梳、刷、洗、烫、梳辫子等,可用中性洗发护发素。

五、健康教育

(1)宣传吸烟对健康的危害,提倡不吸烟或戒烟,并注意避免被动吸烟。

(2)对肺癌高危人群要定期进行体检,早期发现肿瘤,早期治疗。

(3)改善工作和生活环境,防止空气污染。

(4)给予患者和家属心理上的支持,使之正确认识肺癌,增强治疗信心,维持生命质量。

(5)督促患者坚持化疗或放疗,告诉患者出现呼吸困难、咯血或疼痛加重时应立即到医院就诊。

(6)指导患者加强营养支持,合理安排休息,适当活动,保持良好精神状态,避免呼吸道感染以调整机体免疫力,增强抗病能力。

(7)对晚期癌肿转移患者,要指导家属对患者临终前的护理,告知患者及家属对症处理的措施,使患者平静地走完人生最后一程。

(谭俊莹)

第六节　胃　　癌

一、定义

胃癌为起源于胃黏膜上皮的恶性肿瘤。

二、疾病相关知识

(一)流行病学特征

胃癌是最常见的恶性肿瘤,患病率仅次于肺癌。病死率高,发病率存在明显的性别差异,男性约为女性的 2 倍,55~70 岁为高发年龄段。

(二)临床表现

1.早期

早期多无症状,部分患者可出现消化不良表现:食欲缺乏、恶心呕吐、食后胃胀、嗳气、反酸等,是一组常见而又缺乏特异性的胃癌早期信号。

2.进展期

(1)消化系统症状:上腹痛,是进展期最早出现的症状,开始有早饱感(指患者虽饥饿,但进食后即感饱胀不适),而后出现隐痛不适,最后疼痛持续不缓解。

(2)全身症状:食欲缺乏、乏力、食欲缺乏呈进行性加重,消瘦、体重呈进行性下降、贫血。

(3)肿瘤转移症状:肺部——咳嗽、呃逆、咯血;胸膜——胸腔积液、呼吸困难;腹膜——腹水、腹部胀满不适;骨骼——全身骨骼痛;胰腺——持续上腹痛,并向背部放射。

早期胃癌和进展期胃癌均可出现上消化道出血,常为黑便。少部分早期胃癌可表现为轻微的上消化道出血症状,即黑便或持续大便隐血阳性。

(三)治疗

1.手术治疗

手术治疗是唯一有可能根治胃癌的方法。

2.化疗

有转移淋巴结癌灶的早期胃癌及全部进展期胃癌均可化疗,以使癌灶局限、消灭残存癌灶及防止复发和转移。

3.支持治疗

应用高能量静脉营养疗法可增强患者的体质;可应用对胃癌有一定作用的生物抑制剂,以提高患者的免疫力。

(四)康复

(1)主动与医师配合并按医嘱用药。

(2)建立病案卡,定期复查。

(五)预后

胃癌的预后直接与诊断时的分期有关,5 年生存率较低,早期胃癌预后佳。

三、专科评估与观察要点

（1）腹痛：观察腹痛的部位、性质、程度变化，判断有无并发症。

（2）营养状况：观察体重、贫血征的变化。

（3）观察止痛药的效果及不良反应。

四、护理诊断

（一）疼痛

腹痛与胃癌或其并发症有关。

（二）营养失调

低于机体需要量与摄入量减少及消化吸收障碍有关。

（三）活动无耐力

活动无耐力与疼痛、腹部不适有关。

（四）潜在并发症

消化道出血、穿孔、感染、梗阻。

五、护理措施

（一）疼痛的护理

（1）观察疼痛的部位、性质、是否有严重的恶心、呕吐、吞咽困难、呕血及黑便症状。

（2）遵医嘱使用相应止痛药、化疗药物。注意合理选择静脉，避免药液外渗。评估止痛剂效果。

（二）营养失调的护理

（1）饮食选择：鼓励能进食者尽可能进食易消化，营养丰富的流质或半流质饮食，少量多餐；监测体重，观察营养状况。

（2）建立中心静脉通路，做好相应维护。遵医嘱输注高营养物质，保证营养供给。应用生物抑制剂，以提高患者的免疫力。

（三）活动无耐力的护理

（1）注意休息，给予适量的活动，避免劳累。

（2）评估自理能力，做好基础护理，预防压疮。

（四）潜在并发症的护理

（1）监测生命体征：有无心力衰竭、血压下降、发热等。

（2）观察呕吐物、排泄物的颜色、性质、量，如出现呕咖啡色样物和/或排黑便考虑发生消化道出血；如有腹痛伴腹膜刺激征时考虑发生穿孔；如持续体温升高，应考虑存在感染，应寻找感染的部位及原因。以上情况均应立即通知医师，做相应处理。

（五）用药指导

1.化疗药

应用前应做好血管的评估，必要时给予中心静脉置管，避免药物外渗；注意观察药物的疗效及不良反应。

2.止痛药

严格遵医嘱用药，观察用药后患者腹痛的改善情况。

(六)晚期患者做好生活护理

生活护理包括口腔、足部、会阴的清洁。观察营养状况,消瘦明显者协助更换体位,定时翻身,保持皮肤清洁干燥,预防压疮的发生。

六、健康指导

(1)患者生活规律,保证休息,适量活动,增强抵抗力。

(2)注意个人卫生,防止继发感染。

(3)宣传与胃癌发生的相关因素,指导群众注意饮食卫生,避免或减少可致癌的食物,如熏烤、腌渍、发霉的食物。

(4)防治与胃癌有关的疾病,如萎缩性胃炎、胃溃疡等,可定期做胃镜检查,以便及时发现,高危人群应尽早治疗原发病或定期复查。

七、护理结局评价

(1)症状缓解,患者可以进行居家自我护理。

(2)患者营养状况尚可,未发生营养不良。

(3)无并发症的出现。

(4)患者心理健康,可以接受疾病,愿意配合治疗。

(谭俊莹)

第七节　原发性肝癌

原发性肝癌是指由肝细胞或肝内胆管上皮细胞发生的恶性肿瘤,是我国常见的恶性肿瘤之一,病死率较高,在恶性肿瘤死亡排位中占第 2 位。近年来发病率有上升趋势,肝癌的 5 年生存率很低,预后凶险。原发性肝癌的发病率有较高的地区分布性,本病多见于中年男性,男女性别之比在肝癌高发区为(3～4)∶1,低发区则为(1～2)∶1。高发区的发病年龄高峰为 40～49 岁。

一、病因及发病机制

病因及发病机制尚不清楚,根据高发区的流行病学调查结果表明,下列因素与肝癌的发病关系密切。

(一)病毒性肝炎

在我国,乙型肝炎是原发性肝癌发生的最重要病因,原发性肝癌患者中 1/3 曾有慢性肝炎病史。肝癌患者血清中乙型肝炎标志物高达 90%,近年来丙型肝炎与肝癌关系也逐渐引起关注。

(二)肝硬化

原发性肝癌合并肝硬化者占 50%～90%,乙肝病毒持续感染与肝细胞癌有密切关系。其过程可能是乙型肝炎病毒引起肝细胞损害继而发生增生或不典型增生,从而对致癌物质敏感。在多病因参与的发病过程中可能有多种基因发生改变,最后导致癌变。

(三)黄曲霉毒素

在肝癌高发区,尤其南方以玉米为主粮的地方调查提示,肝癌流行可能与黄曲霉毒素对粮食的污染有关,其代谢产物黄曲霉毒素 B_1 有强烈致癌作用。

(四)饮水污染

某些地区的流行病学调查结果发现,饮用池塘水者与饮用井水者的肝癌发病率和病死率有明显差异,这可能与池塘水的蓝绿藻产生的微囊藻毒素污染饮用水源有关。

(五)遗传因素

在高发区肝癌有时出现家族聚集现象,尤其以共同生活并有血缘关系者的肝癌罹患率高。可能与肝炎病毒垂直传播有关。

(六)其他

饮酒、亚硝胺、农药、某些微量元素含量异常如铜、锌、钼等、肝吸虫等因素也被认为与肝癌有关。吸烟和肝癌的关系还待进一步明确。

二、临床表现

(一)症状

肝癌起病隐匿,早期缺乏典型症状,多在肝病随访中或体检普查中,应用血清甲胎蛋白(alpha fetoprotein,AFP)及 B 超检查偶然发现肝癌,此时患者既无症状,体格检查亦缺乏肿瘤本身的体征,此期称为亚临床肝癌。一旦出现症状而来就诊者其病程大多已进入中晚期。不同阶段的肝癌,其临床表现有明显差异。

1.肝区疼痛

肝区疼痛最常见,半数以上患者呈间歇性或持续性的钝痛或胀痛,是由于肿块生长迅速、使肝包膜绷紧牵拉所致。当肿瘤侵犯膈肌时,疼痛可向右肩或右背部放射。向右后生长的肿瘤可致右腰疼痛。突然出现剧烈腹痛和腹膜刺激征提示癌结节包膜下出血或向腹腔破溃。

2.消化道症状

食欲缺乏、恶心、呕吐、腹泻、消化不良等,缺乏特异性。

3.全身症状

低热,发热与癌肿坏死物质吸收有关。此外还有乏力、消瘦、贫血、全身衰弱等,少数患者晚期呈恶病质。这是由于癌症所致的能量消耗和代谢障碍所致。

4.转移灶症状

如肺转移可出现咳嗽、咯血;胸膜转移可引起胸痛和血性胸腔积液;癌栓栓塞肺动脉,引起肺梗死,可突然出现严重呼吸困难和胸痛;癌栓栓塞下肢静脉,可出现下肢严重水肿;骨转移和脊柱转移,可引起局部压痛或神经受压症状;颅内转移可出现相应的神经定位症状和体征。

5.伴癌综合征

癌肿本身代谢异常,癌组织对机体发生影响而引起的内分泌或代谢异常的一组综合征称为伴癌综合征。如自发性低血糖症、红细胞增多症,其他罕见的有高脂血症、高钙血症、类癌综合征等。

(二)体征

1.肝大

进行性肝大是常见的特征性体征之一。肝质地坚硬,表面及边缘不光滑,有大小不等结节,伴不同程度的压痛。如癌肿突出于右肋弓下或剑突下,上腹可出现局部隆起或饱满。

2.脾大

脾大多见于合并肝硬化门静脉高压患者。因门静脉或脾静脉有癌栓或癌肿压迫门静脉引起。

3.腹水

腹水由合并肝硬化门静脉高压、门静脉或肝静脉癌栓所致。当癌肿表面破溃时可引起血性腹水。

4.黄疸

当癌肿浸润、破坏肝细胞时,可引起肝细胞性黄疸;当癌肿侵犯肝内胆管或压迫胆管时,可出现阻塞性黄疸。

5.转移灶相应体征

锁骨上淋巴结肿大、胸腔积液的体征,截瘫、偏瘫等。

(三)并发症

肝性脑病;上消化道出血;肝癌结节破裂出血;血性胸腹水;继发感染。上述并发症可由肝癌本身或并存的肝硬化引起,常为致死的原因。

三、辅助检查

(一)AFP测定

AFP是目前诊断肝细胞肝癌最特异性的标志物,是体检普查的项目之一。肝癌患者AFP阳性率70%～90%,诊断标准为:①AFP＞500 μg/L持续4周;②AFP在＞200 μg/L的中等水平持续8周;③AFP由低浓度升高后不下降。

(二)影像学检查

(1)超声显像是目前肝癌筛查的首选检查之一,有助于了解占位性病变的血供。

(2)CT在反映肝癌的大小、形态、部位、数目等方面有突出的优点,被认为是补充超声显像检查的非侵入性诊断的首选方法。

(3)肝动脉造影是肝癌诊断的重要补充方法,对直径2 cm以下的小肝癌的诊断较有价值。

(4)MRI优点是除显示如CT那样的横截面外,还能显示矢状位、冠状位以及任意切面。

(三)肝组织活检或细胞学检查

在超声或CT引导下活检或细针穿刺行组织学或细胞学检查,是目前确诊直径2 cm以下小肝癌的有效方法。缺点是易引起近边缘的肝癌破裂,有促进转移的危险。在非侵入性操作未能确诊时考虑使用。

四、诊断要点

有慢性肝炎病史,原因不明的肝区不适或疼痛,或原有肝病症状加重伴有全身不适、明显的食欲缺乏和消瘦、乏力、发热;肝进行性肿大、压痛、质地坚硬、表面和边缘不光滑。对高危人群血清AFP的检测及影像学检查。对既无症状也无体征的亚临床肝癌的诊断主要靠血清AFP的检测联合影像学检查。

五、治疗要点

早期治疗是改善肝癌预后的最主要的手段,而治疗方案的选择取决于肝癌的临床分期及患者的体质。

(一)手术治疗

手术治疗首选的治疗方法,是影响肝癌预后的最主要因素,是提高生存率的关键。

(二)局部治疗

1.肝动脉化疗栓塞治疗

肝动脉化疗栓塞治疗为原发性肝癌非手术的首选方案,效果较好,应反复多次治疗。机制为先栓塞肿瘤远端血供,再栓塞肿瘤近端肝动脉,使肿瘤难以建立侧支循环,最终引起病灶缺血性坏死,并在动脉内灌注化疗药物。常用栓塞剂有吸收性明胶海绵和碘化油。

2.无水酒精注射疗法

无水酒精注射疗法是肿瘤直径<3 cm,结节数在3个以内,伴肝硬化不能手术患者的首选治疗方法。在B超引导下经皮肝穿刺入肿瘤内注入无水酒精,促使肿瘤细胞脱水变性、凝固坏死。

3.物理疗法

局部高温疗法,如微波组织凝固技术、射频消融、高功率聚焦超声治疗、激光等。

(三)其他治疗方法

1.放疗

放疗在肝癌治疗中仍有一定地位。适用于肿瘤较局限,但不能手术者,常与其他治疗方法组成综合治疗。

2.化疗

化疗常用多柔比星及其衍生物、顺铂、氟尿嘧啶、丝裂霉素C和甲氨蝶呤等。主张联合用药,单一用药疗效较差。

3.生物治疗

生物治疗常用干扰素、白细胞介素、LAK细胞、TIL细胞等,作为辅助治疗之一。

4.综合治疗

根据患者的具体情况,选择一种或多种治疗方法联合使用,为中晚期患者的主要治疗方法。

六、护理诊断

(1)疼痛(肝区痛):与肿瘤迅速增大、牵拉肝包膜有关。

(2)预感性悲哀:与获知疾病预后有关。

(3)营养失调(低于机体需要量):与肝功能严重损害、摄入量不足有关。

七、护理措施

(一)一般护理

1.休息与体位

给患者创造安静舒适的休息环境,减少各种不良刺激。协助并指导患者取舒适卧位。为患者创造安静、舒适环境,提高患者对疼痛的耐受性。

2.饮食护理

鼓励进食,给予高蛋白、适量热量、高维生素、易消化饮食,如出现肝性昏迷,禁食蛋白质。伴腹水患者,限制水钠摄入。如出现恶心、呕吐现象,做好口腔护理。在化疗过程中患者往往胃肠道反应明显,可根据其口味适当调整饮食。

3.皮肤护理

晚期肝癌患者极度消瘦,严重营养不良,因为疼痛影响,常拒绝体位变动。因此要加强翻身,皮肤按摩,如出现压疮,做好相应处理。

(二)病情观察

监测生命体征,观察有无肝区疼痛、发热、腹水、黄疸、呕血、便血、24小时尿量等,以及实验室各项血液生化和免疫学指标。观察有无转移征象。

(三)疼痛护理

晚期癌症患者大部分有中度至重度的疼痛,多为顽固性的剧痛,严重影响生存质量。通过询问病史、观察或运用评估工具来判断疼痛的部位、性质、程度。

1.三阶梯疗法

目前临床普遍推行 WTO 推荐的三阶梯疗法,其原则为:①按阶梯给药,依药效的强弱顺序递增使用;②无创性给药,可选择口服给药,直肠栓剂或透皮贴剂给药等方式;③按时给药,而不是按需给药;④剂量个体化。按此疗法多数患者能满意止痛。

(1)第一阶梯:轻度癌痛,可用非阿片类镇痛药,如阿司匹林等。

(2)第二阶梯:中度癌痛及第一阶梯治疗效果不理想时,可选用弱阿片类药,如可卡因。

(3)第三阶梯:重度癌痛及第二阶梯治疗效果不理想者,选用强阿片类药,如吗啡。多采用口服缓释或控释剂型。癌痛的治疗中提倡联合用药的方法,加用一些辅助药以协同主药的疗效,减少其用量与不良反应,常用辅助药物有:①弱安定药,如地西泮和艾司唑仑等;②强安定药,如氯丙嗪和氟哌利多等;③抗抑郁药,如阿米替林。

向患者说明接受治疗的效果及帮助患者正确用药,对于已掌握的规律性疼痛,在疼痛发生前使用镇痛剂。疼痛减轻或停止时应及时停药。观察止痛疗效及不良反应。

2.其他方法

(1)放松止痛法:通过全身松弛可以阻断或减轻疼痛反应。

(2)心理暗示疗法:可结合各种癌症的治疗方法,暗示患者进行自身调节,告诉患者配合治疗就一定能战胜疾病。

(3)物理止痛法:可通过刺激疼痛周围皮肤或相对应的健侧达到止痛目的。

(4)转移止痛法:让患者取舒适体位,通过回忆、冥想、听音乐、看书报等方法转移注意力,减轻疼痛反应。

(四)肝动脉栓塞化疗护理

肝动脉栓塞化疗护理是肝癌非手术治疗的首选方法,已在临床上广泛应用,是一种创伤性的非手术治疗。

1.术前护理

(1)向患者和家属解释治疗的必要性、方法、效果。

(2)评估患者的身体状况,必要时先给予支持治疗。

(3)做好各种检查,如血常规、出凝血时间、肝肾功能、心电图、影像学检查等;检查股动脉和足背动脉搏动的强度。

(4)做好碘过敏试验和普鲁卡因过敏试验,如碘过敏试验阳性可用非离子型造影剂。

(5)术前6小时禁食禁饮。

(6)术前0.5小时可给予镇静剂,并测量血压。

2.术中护理

(1)准备好各种抢救用品和药物。

(2)护士应尽量陪伴在患者的身边,安慰及观察患者。

(3)注射造影剂时,应严格控制注射速度,注射完毕后应密切观察患者有无恶心、心悸、胸闷、皮疹等过敏症状,观察血压的变化。

(4)注射化疗药物后应观察患者有无恶心、呕吐,一旦出现应帮助患者头偏向一侧,备污物盘,指导患者做深呼吸,如使用的化疗药物胃肠道反应很明显,可在注入化疗药物前给予止吐药。

(5)观察患者有无腹痛,如出现轻微腹痛,可向患者解释腹痛的原因,安慰患者,转移注意力;如疼痛较剧,患者不能耐受,可给予止痛药。

3.术后护理

(1)预防穿刺部位出血:拔管后应压迫股动脉穿刺点15分钟,绷带包扎后,用沙袋(1～2 kg)压迫6～8小时;保持穿刺侧肢体平伸24小时;术后8小时内,应每隔1小时观察穿刺部位有无出血和渗血,保持敷料的清洁干燥;一旦发现出血,应立即压迫止血,重新包扎,沙袋压迫;如为穿刺点大血肿,可用无菌注射器抽吸,24小时后可热敷,促进其吸收。

(2)观察有无血栓形成:应检查两侧足背动脉的搏动是否对称,患者有无肢体麻木、胀痛、皮肤温度降低等,出现上述症状与体征,应立即报告医师及时采取溶栓措施。

(3)观察有无栓塞后综合征:发热、恶心、呕吐、腹痛。如体温超过39 ℃,可物理降温,必要时用退热药。术中或术后用止吐药,可有效地预防和减轻恶心、呕吐的症状,鼓励患者进食,尽可能满足患者对食物的要求。腹痛是因肿瘤组织坏死、局部组织水肿而引起的,可逐渐缓解,如疼痛剧烈,可使用药物止痛。

(4)密切观察化疗后反应,及时检查肝、肾功能和血常规,及时治疗和抢救。补充足够的液体,鼓励患者多饮水、多排尿,必要时应用利尿剂。

(五)心理护理

肝癌患者的5个阶段的心理反应往往比其他癌症患者更为明显。要充分认识患者的心理反应,对部分出现过激行为,如绝望甚至自杀的患者,要给予正确的心理疏导;同时建立良好的护患关系,减轻患者恐惧。对于晚期患者,特别要维护其尊严,并做好临终护理。

(六)健康教育

1.疾病知识指导

原发性肝癌应以预防为主。临床证明,肝炎-肝硬化-肝癌的关系密切。因此,患病毒性肝炎的患者应及时正确治疗,防止转变为肝硬化,非乙型肝炎病毒携带者应注射乙型肝炎疫苗。加强锻炼,增强体质,注意保暖。

2.生活指导

禁食含有黄曲霉素的霉变食物,特别是发霉的花生和玉米,禁饮酒。肝癌伴有肝硬化者,特别是伴食管-胃底静脉曲张的患者,应避免粗糙饮食。

3.用药指导

在化疗过程中,应向患者做好解释工作,消除紧张心理,并介绍药物性质、毒副反应,使患者心中有数。

(1)药物反应较重者,宜安排在睡前或饭后用药,以免影响进食。呕吐严重者应少食多餐,辅以针刺足三里、合谷、曲池等穴,对减轻胃肠道反应有一定作用。

（2）注意防止皮肤破损，观察皮肤有无瘀斑、出血点，有无牙龈出血、鼻出血、血尿及便血等症状。

（3）鼓励患者多饮水或强迫排尿，使尿液稀释。遵医嘱适量地服用碳酸氢钠以碱化尿液。

（4）常选用 1：5 000 高锰酸钾溶液坐浴，预防会阴部感染。

4.自我监测指导

出现右上腹不适、疼痛或包块者应尽早到医院检查。肝癌的疗效取决于早发现、早治疗，一旦确诊应尽早治疗，以手术为主的综合治疗可明显延长患者生命。观察肿瘤有无并发症和有无远处转移的表现，应警惕肝癌结节破裂、肝性脑病、消化道出血和感染等。手术后的癌肿患者应观察有无复发，定期复诊。化疗患者应定期检查肝肾功能、心电图、血常规、血浆药物浓度等，及时了解脏器功能和有无药物蓄积。

（谭俊莹）

第六章　普外科护理

第一节　腹部损伤

一、疾病概述

(一)概念

腹部损伤是由于各种原因所导致的腹壁和/或腹腔内脏器官损伤。平时多见于交通事故、空中坠落、工业劳动意外,以及打架斗殴中的刀伤、枪伤等,发病率占 0.4%～1.8%,战时损伤可高达 50%。

多数腹部损伤同时伴有严重的内脏损伤,如果伴有脾、肝、胰腺等腹腔实质脏器破裂或大血管损伤,可因大出血而导致死亡;如果伴有胃、十二指肠、小肠、结肠、直肠等空腔脏器受损伤时,可发生严重的腹腔感染而威胁生命。早期正确的诊断和及时、合理的处理,是降低腹部损伤导致死亡的关键。

(二)相关病理生理

腹部损伤可分为开放性和闭合性两大类。在开放性损伤中,有腹膜破损者为穿透伤(多伴内脏损伤),无腹膜破损者为非穿透伤(有时伴内脏损伤)。有入口、出口者为贯通伤,有入口无出口者为非贯通伤。

腹部损伤的严重程度,以及是否涉及内脏、涉及什么内脏多取决于暴力的强度、速度、着力部位和方向等。而且与身体解剖特点、内脏原有的病理情况和功能状态等内在因素有关。一般来说,肝、脾组织结构脆弱,血供丰富,位置固定,受到暴力打击容易发生破裂。上腹受压可使胃、十二指肠、胰腺破裂等。

常见开放性损伤容易受损的内脏依次是肝、小肠、胃、结肠、大血管;闭合性损伤中依次是脾、肾、小肠、肝、肠系膜。

(三)病因与诱因

开放性损伤常由刀刺、枪弹、弹片等锐器或火药伤引起。闭合性损伤常是坠落、碰撞、冲击、挤压、拳打脚踢等钝性暴力所致。

(四)临床表现

由于致伤原因、受伤的器官及损伤的严重程度不同,腹部损伤的临床表现差异很大。轻微的腹部损伤,临床上可无明显症状和体征;而严重者可出现重度休克甚至处于濒死状态。

肝、脾、胰、肾等实质性器官或大血管损伤时主要临床表现为腹腔内(或腹膜后)出血,包括面色苍白、脉搏加快、细弱、脉压变小,严重时血压不稳甚至休克;腹痛呈持续性,一般不很剧烈,腹膜刺激征也并不严重。但当肝破裂伴有较大肝内或肝外胆管断裂时,可发生胆汁性腹膜炎;胰腺损伤伴有胰管断裂,胰液溢入腹腔可出现明显腹痛和腹膜刺激征。体征最明显处常是损伤所在的部位。右肩部放射痛,提示可能有肝损伤;左肩部放射痛则提示有脾损伤。肝、脾破裂出血量较多者可有明显腹胀和移动性浊音。肝、脾包膜下破裂或系膜、网膜内出血则有时可表现为腹部包块,泌尿系统脏器损伤时可出现血尿。

胃肠道、胆管、膀胱等空腔脏器破裂的主要临床表现是弥漫性腹膜炎。除胃肠道症状及稍后出现的全身性感染表现外,最突出的是腹膜刺激征,通常胃液、胆液、胰液刺激最强,肠液次之,血液最轻。伤者可有气腹征,尔后可因肠麻痹而出现腹胀、严重时可发生感染性休克。腹膜后十二指肠破裂的患者有时可出现睾丸疼痛、阴囊血肿和阴茎异常勃起等症状和体征。如果实质性脏器和空腔脏器器官同时破裂,则出血和腹膜炎2种临床表现可以同时出现。

(五)辅助检查

1.实验室检查

包括血、尿常规检查,血、尿淀粉酶以及生化检查。

2.B型超声检查

B超检查在腹部损伤的诊断中倍受重视。可发现直径为1~2 cm的实质内血肿,并可发现脏器包膜连续性中断和实质破裂等情况。超声检查对腹水的发现率很高。并可根据B超检查估计出腹水的量,即每1 cm液平段,腹水约有500 mL。由于气体对超声的反射强烈,其在声像图上表现为亮区。因此,B超检查也可发现腹腔内的积气,有助于空腔脏器破裂或穿孔的诊断。

3.X线检查

有选择的X线检查对腹部损伤的诊断是有价值的。常用的有胸片、平卧位及左侧卧位腹部平片。立位腹部平片虽然更有意义,但不适用于重伤员。根据需要拍骨盆正、侧位片。

4.CT检查

CT对软组织和实质性器官的分辨力较高。CT能清晰地显示肝、脾、肾的包膜是否完整、大小及形态结构是否正常,对实质性脏器损伤的诊断有价值。

5.诊断性腹腔穿刺术和腹腔灌洗术

抽到液体后观察其性状,推断受损器官种类;必要时行显微镜和涂片检查。严重腹内胀气、大月份妊娠、腹腔内广泛粘连和躁动不能合作者则禁做穿刺检查。

(六)治疗原则

1.非手术治疗

适用于暂时不能确定有无腹腔内器官损伤;血流动力学稳定,收缩压>12.0 kPa(90 mmHg);心律<100次/分;无腹膜炎体征;未发现其他内脏的合并伤;已证实为轻度实质性脏器损伤,生命体征稳定者。

非手术治疗期间应严密观察病情变化,包括:①每15~30分钟测定一次呼吸、脉率和血压;

②腹部体征检查,每半小时进行一次,注意有无腹膜炎的体征及其程度和范围的改变;③每30～60分钟检查一次血常规,了解红细胞数、血红蛋白、血细胞比容和白细胞计数的变化;④每30～60分钟做一次B超扫查;⑤必要时可重复进行诊断性腹腔穿刺术或灌洗术,或进行CT、血管造影等检查。

观察期间需要特别注意:①不要随便搬动伤者,以免加重伤情;②不注射止痛剂(诊断明确者例外),以免掩盖伤情。

非手术治疗措施包括:①输血补液,防治休克;②应用广谱抗生素,预防或治疗可能存在的腹内感染;③禁食,疑有空腔脏器破裂或有明显腹胀时应行胃肠减压;④营养支持。

2.手术治疗

已确定腹腔内脏器破裂者,应及时进行手术治疗。对于非手术治疗者,经观察仍不能排除腹内脏器损伤,或在观察期间出现以下情况时,应终止观察,进行剖腹探查手术。①腹痛和腹膜刺激征有进行性加重或范围扩大者;②肠蠕动音逐渐减少、消失或出现明显腹胀者;③全身情况有恶化趋势,出现口渴、烦躁、脉率增快或体温及白细胞计数上升者;④膈下有游离气体表现者;⑤红细胞计数进行性下降者;⑥血压由稳定转为不稳定甚至休克者;或积极救治休克过程中,情况不见好转反而继续恶化者;⑦腹腔穿刺吸出气体、不凝血液、胆汁或胃肠内容物者;⑧胃肠出血不易控制者。

一旦决定手术,就应尽快完成手术前准备:建立通畅的输液通道、交叉配血、放置鼻胃管及尿管。如有休克,应快速输入平衡液补充血容量。由于腹部创伤患者往往处于休克状态,因此一般选择气管内麻醉,既能保证麻醉效果,又能根据需要供氧。手术原则上是先处理出血性损伤,后处理穿破性损伤;对于穿破性损伤,应先处理污染重(如下消化道)的损伤,后处理污染轻的损伤。腹腔内损伤处理完后,彻底清除腹内残留的异物(如遗留的纱布等)、组织碎块、食物残渣或粪便等。用大量生理盐水冲洗腹腔。根据需要放置引流管或双腔引流管。腹壁切口污染不重,可予分层缝合;污染较重者,皮下应留置引流物。

二、护理评估

(一)一般评估

1.生命体征(T、P、R、BP)

腹部损伤如果伴有严重的内脏损伤或大血管损伤,患者可出现大出血而引起血压和脉搏的变化;如果伴有胃、十二指肠、小肠、结肠、直肠等空腔脏器受损伤时,可发生严重的腹腔感染引起体温升高。因此应每15～30分钟监测一次生命体征,出现异常应及时告知主管医师。

2.患者主诉

向患者或护送人员详细了解受伤时间、地点、部位、姿势、伤情、致伤源性质、方向、强度,受伤后的病情变化、急救措施及效果。了解患者受伤后有无腹痛及腹痛的特点、部位、持续时间,有无伴随恶心、呕吐等症状。

(二)身体评估

1.视诊

观察患者有无面色苍白、出冷汗等失血表现,腹部有无外伤、淤血、瘀斑、包块及其部位、大小,有无脏器自腹壁伤口脱出。

2.触诊

脉搏是否加快、细弱,腹部有无包块,有无肌紧张、压痛、反跳痛,以及疼痛程度范围。

3.叩诊

肝浊音界是否缩小或消失,有无移动性浊音等内出血表现。

4.听诊

肠鸣音是否减弱或消失。

(三)心理-社会评估

评估患者及家属对突发的腹部损伤以及伤口、出血、内脏脱出这些视觉刺激的心理承受能力;对预后的担心程度;评估经济承受能力和家庭、社会支持情况;在疾病治疗过程中的其他心理反应;本次损伤相关知识的了解程度及需求。

(四)辅助检查阳性结果评估

1.实验室检查

血常规检查中红细胞、血红蛋白、血细胞比容等数值明显下降,白细胞计数略有增高提示腹内有实质性脏器破裂而出血。白细胞计数明显上升提示空腔脏器破裂。血、尿淀粉酶值升高提示可能有胰腺损伤、胃或十二指肠损伤。尿常规检查发现血尿提示有泌尿器官的损伤。

2.B型超声检查

B超检查腹腔有无血肿,实质脏器是否破裂,包膜是否完整,以及腹水情况。

3.X线检查

胸片、平卧位及左侧卧位腹部平片检查有无气液平面等空腔脏器损害征象。

4.CT检查

CT显示肝、脾、肾的包膜是否完整、大小及形态结构是否正常。

5.诊断性腹腔穿刺术和腹腔灌洗术

如果抽到不凝血性液,可能提示脏器破裂。

三、护理诊断

(一)有体液不足的危险

体液不足与腹腔内出血、呕吐、禁饮食有关。

(二)疼痛

疼痛与腹腔内器官破裂、消化液刺激腹膜有关。

(三)恐惧

恐惧与意外损伤和担心预后有关。

(四)潜在并发症

潜在并发症与器官损伤、腹腔感染。

四、护理措施

(一)休息

手术前绝对卧床休息,禁止随意搬动;全麻未清醒者平卧位,头偏一侧;全麻清醒或硬膜外麻醉平卧6小时后,血压平稳改为半卧位,以利于腹腔引流,减轻腹痛,改善呼吸循环功能。

(二)饮食

留置胃肠减压,绝对禁饮、禁食、禁灌肠。

(三)用药护理

根据医嘱迅速补充血容量;使用抗感染治疗;诊断未明确者绝对不能使用止痛剂。

(四)心理护理

加强病情观察,耐心解释病情和治疗过程。

(五)健康教育

加强宣传,避免意外损伤;了解和掌握简单急救知识;发生腹部损伤,及时就医;出院后若有不适及时就诊。

五、护理效果评估

(1)患者体温、脉搏、血压、呼吸等生命体征是否稳定。

(2)患者体液、电解质是否平衡,有无脱水现象。

(3)患者腹痛有无减轻或缓解。

(4)患者有无继续发生内脏出血、腹腔感染情况或是否得到及时发现和处理。

(李　悦)

第二节　腹　外　疝

一、疾病概述

(一)概念

体内某个脏器或组织离开其正常解剖部位,通过先天或后天形成的薄弱点、缺损或孔隙进入另一部位,成为疝。疝多发生于腹部,腹部疝分为腹内疝和腹外疝。腹内疝是由脏器或组织进入腹腔内的间隙囊内形成,如网膜孔疝。腹外疝是腹腔内的脏器或组织连同壁腹膜,经腹壁薄弱点或孔隙,向体表突出所形成。常见的有腹股沟疝、股疝、脐疝、切口疝等。临床上以腹外疝多见。

(二)相关病理生理

典型的腹外疝由疝环、疝囊、疝内容物和疝外被盖等组成。

1.疝环

疝环也称为疝门,是疝突出体表的门户,也是腹壁薄弱点或缺损所在。各类疝多以疝门而命名,如腹股沟疝、股疝、脐疝、切口疝等。

2.疝囊

疝囊是壁腹膜经疝门向外突出形成的囊袋。一般分为疝囊颈、疝囊体、疝囊底 3 部分。疝囊颈是疝囊与腹腔的连接部,其位置相当于疝环,常是疝囊比较狭窄的部分,也是疝内容物脱出和回纳的必经之处,因疝内容物进出反复摩擦刺激易产生瘢痕而增厚,若疝囊颈狭小易使疝内容物在此处受到嵌闭和狭窄,如股疝和脐疝等。

3.疝内容物

疝内容物是进入疝囊的腹内脏器和组织,以小肠多见,大网膜次之。比较少见的还可有盲肠、阑尾、乙状结肠、横结肠、膀胱等。卵巢及输卵管进入则罕见。

4.疝外被盖

疝外被盖是指疝囊以外的腹壁各层组织,一般为筋膜、皮下组织及皮肤。

(三)病因与诱因

1.基本病因

腹壁强度降低是腹外疝发病的基本病因。腹壁强度降低有先天性和后天性2种情况。

(1)先天性因素:最常见的是在胚胎发育过程中某些组织穿过腹壁的部位,如精索或子宫圆韧带穿过腹股沟管、腹内股动静脉穿过股管、脐血管穿过脐环等处;其他如腹白线发育不全等。

(2)后天性因素:见于手术切口愈合不良、外伤、感染造成的腹壁缺损,腹壁神经损伤、年老、久病、肥胖等所致肌萎缩等。

2.诱发因素

腹内压力增高易诱发腹外疝的发生。引起腹内压力增高的常见原因有慢性咳嗽、慢性便秘、排尿困难(如前列腺增生症、膀胱结石)、腹水、妊娠、搬运重物、婴儿经常啼哭等。正常人因腹壁压力强度正常,虽时有腹内压增高的情况,但不发生疝。

(四)临床表现

腹外疝有易复性、难复性、嵌顿性和绞窄性等临床类型,其临床表现各异。

1.易复性疝

最常见,疝内容物很容易回纳入腹腔,称为易复性疝。在患者站立、行走、咳嗽等导致腹内压增高时肿块突出,平卧、休息或用手将疝内容物向腹腔推送时可回纳入腹腔。除疝块巨大者可有行走不便和下坠感或伴腹部隐痛外,一般无不适。

2.难复性疝

疝内容物不能或不能完全回纳入腹腔内,但并不引起严重症状者,称为难复性疝。此类疝内容物大多数为大网膜,滑动性疝也属难复性疝的一种。患者常有轻微不适、坠胀、便秘或腹痛等。

3.嵌顿性疝

疝环较小而腹内压突然增高时,较多的疝内容物强行扩张疝环挤入疝囊,随后由于疝囊颈的弹性回缩,使疝内容物不能回纳,称为嵌顿性疝。此时疝内容物尚未发生血运障碍。多发生于股疝、腹股沟斜疝等。患者可有腹部或包块部疼痛,若嵌顿为肠管可有腹痛、恶心、呕吐、肛门停止排便排气等。

4.绞窄性疝

嵌顿若不能及时解除,嵌闭的疝内容物持续受压,出现血液回流受阻而充血、水肿、渗出,并逐渐影响动脉血供,成为绞窄性疝。发生绞窄后,包块局部出现红、肿、痛、热,甚至形成脓肿,全身有畏寒、发热、脱水、腹膜炎、休克等症状。

(五)辅助检查

1.透光试验

用透光试验检查肿块,因疝块不透光,故腹股沟斜疝呈阴性,而鞘膜积液多为透光(阳性),可以此鉴别。但幼儿的疝块,因组织菲薄,常能透光,勿与鞘膜积液混淆。

2.实验室检查

疝内容物继发感染时,血常规检查提示白细胞和中性粒细胞比例升高;粪便检查显示潜血试验阳性或见白细胞。

3.影像学检查

疝嵌顿或绞窄时 X 线检查可见肠梗阻征象。

(六)治疗原则

除少数特殊情况外,腹股沟疝一般均应尽快施行手术治疗。腹股沟疝早期手术效果好、复发率低;若历时过久,疝块逐渐增大后,加重腹壁的损伤而影响劳动力,使术后复发率增高;而斜疝又常可发生嵌顿或绞窄而威胁患者的生命。股疝因极易嵌顿、绞窄,确诊后应及时手术治疗。对于嵌顿性或绞窄性股疝,则应紧急手术。

1.非手术治疗

(1)棉线束带法或绷带压深环法:适用于 1 岁以下婴幼儿。因为婴幼儿腹肌可随躯体生长逐渐强壮,疝有自行消失的可能。可采用棉线束带或绷带压住腹股沟深环,防止疝块突出。

(2)医用疝带的使用:此方法适用于年老体弱或伴有其他严重疾病而禁忌手术者,可用疝带压迫阻止疝内容物外突。但长期使用疝带可使疝囊颈增厚,增加疝嵌顿的发病率,易与疝内容物粘连,形成难复性疝和嵌顿性疝。

(3)嵌顿性疝的复位:复位方法是将患者取头低足高位,注射吗啡或哌替啶以止痛、镇静并放松腹肌,后用手持续缓慢地将疝块推向腹腔,同时用左手轻轻按摩浅环和深环以协助疝内容物回纳。复位方法应轻柔,切忌粗暴,以防损伤肠管,手法复位后必须严密观察腹部体征,若有腹膜炎或肠梗阻的表现,应尽早手术探查。

2.手术治疗

手术是治疗腹外疝的有效方法,但术前必须处理慢性咳嗽、便秘、排尿困难、腹水、妊娠等腹内压增高因素,以免术后复发。常用的手术方式有以下几种。

(1)疝囊高位结扎术:暴露疝囊颈,予以高位结扎或是贯穿缝合,然后切去疝囊。单纯性疝囊高位结扎适用于婴幼儿或儿童,以及绞窄性斜疝因肠坏死而局部严重感染者。

(2)无张力疝修补术:将疝囊内翻入腹腔,无须高位结扎,而用合成纤维网片填充疝环的缺损,再用一个合成纤维片缝合于后壁,替代传统的张力缝合。传统的疝修补术是将不同层次的组织强行缝合在一起,可引起较大张力,局部有牵拉感、疼痛,不利于愈合。现代疝手术强调在无张力情况下,利用人工高分子修补材料进行缝合修补,具有创伤小、术后疼痛轻、无须制动、复发率低等优点。

(3)经腹腔镜疝修补术:其基本原理是从腹腔内部用网片加强腹壁缺损或用钉(缝线)使内环缩小,可同时检查双侧腹股沟疝和股疝,有助于发现亚临床的对侧疝并同时予以修补。该术式具有创伤小、痛苦少、恢复快、美观等特点,但对技术设备要求高,需全身麻醉,手术费用高,目前临床应用较少。

(4)嵌顿疝和绞窄性疝的手术处理:手术处理嵌顿或绞窄性疝时,关键在于准确判断肠管活力。若肠管坏死,应行肠切除术,不做疝修补,以防感染使修补失败;若嵌顿的肠袢较多,应警惕有无逆行性嵌顿,术中必须把腹腔内有关肠管牵出检查,以防隐匿于腹腔内坏死的中间肠袢被遗漏。

二、护理评估

(一)一般评估

1.生命体征(T、P、R、BP)

发生感染时可出现发热、脉搏细速、血压下降等征象。

2.患者主诉

突出于腹腔的疝块是否可回纳,有无压痛和坠胀感,有无肠梗阻和腹膜刺激征等。

3.相关记录

疝块的部位、大小、质地等;有无腹内压增高的因素等。

(二)身体评估

1.视诊

腹壁有无肿块。

2.触诊

疝块的部位、大小、质地,能否回纳,有无压痛、反跳痛、腹肌紧张等腹膜刺激征。

3.叩诊

无特殊。

4.听诊

无特殊。

(三)心理-社会评估

了解患者有无因疝块长期反复突出影响工作和生活并感到焦虑不安,对手术治疗有无思想顾虑。了解家庭经济承受能力,患者及家属对预防腹内压升高等相关知识的掌握程度。

(四)辅助检查阳性结果评估

了解阴囊透光试验是否阳性,血常规检查有无白细胞计数及中性粒细胞比例的升高,粪便潜血试验是否阳性等,腹部 X 线检查有无肠梗阻等。

(五)治疗效果的评估

1.非手术治疗评估要点

(1)有无病情变化:观察患者疼痛性状及病情有无变化,若出现明显腹痛,伴疝块突然增大、发硬且触痛明显,不能回纳腹腔,应高度警惕嵌顿疝发生的可能。

(2)有无引起腹内压升高的因素:患者是否戒烟,是否注意保暖防感冒,有无慢性咳嗽、腹水、便秘、排尿困难、妊娠等引起腹内压增高的因素。

(3)棉线束带或绷带压深环的患者:注意观察局部皮肤的血运情况;棉束带是否过松或过紧,过松达不到治疗作用,过紧则使患儿感到不适而哭闹;束带被粪尿污染等应及时更换,防止发生皮炎。

(4)使用医用疝带的患者:患者是否正确佩戴疝带,以防因疝带压迫错位而起不到效果;长期戴疝带的患者是否因疝带压迫有不舒适感而产生厌烦情绪,应详细说明戴疝带的作用,使其能配合治疗。

(5)行手法复位的患者:手法复位后 24 小时内严密观察患者的生命体征,尤其是脉搏、血压的变化,注意观察腹部情况,注意有无腹膜炎或肠梗阻的表现。

2.手术治疗评估要点

（1）有无引起腹内压升高的因素：患者是否注意保暖防感冒，是否保持大小便通畅，有无慢性咳嗽、便秘、尿潴留等引起腹内压增高的因素。

（2）术中有无损伤肠管或膀胱：患者有急性腹膜炎或排尿困难、血尿、尿外渗等表现，应怀疑术中可能有肠管或膀胱损伤。

（3）局部切口的愈合情况：注意观察有无伤口渗血；有无发生切口感染，注意观察体温和脉搏的变化，切口有无红、肿、疼痛，阴囊部有无出血、血肿。术后 48 小时后，患者如仍有发热，并有切口处疼痛，则可能为切口感染。

（4）有无发生阴囊血肿：注意观察阴囊部有无水肿、出血、血肿。术后 24 小时内，阴囊肿胀，呈暗紫色，穿刺有陈旧血液，则可能为阴囊血肿。

三、护理诊断

（一）疼痛
疼痛与疝块嵌顿或绞窄、手术创伤有关。

（二）知识缺乏
缺乏腹外疝成因、预防腹内压增高及促进术后康复的知识。

（三）有感染的危险
感染与手术、术中使用人工合成材料有关。

（四）潜在并发症
（1）切口感染与术中无菌操作不严，止血不彻底，或全身抵抗力弱等有关。

（2）阴囊水肿与阴囊比较松弛、位置低，容易引起渗血、渗液的积聚有关。

四、护理措施

（一）休息与活动
术后当天取平卧位，膝下垫一软枕，使髋关节微屈，以降低腹股沟区切口张力和减少腹腔内压力，利于切口愈合和减轻切口疼痛，次日可改为半卧位。术后卧床期间鼓励床上翻身及活动肢体。传统疝修补术后 3～5 天患者可离床活动，采用无张力疝修补术的患者一般术后次日即可下床活动，年老体弱、复发性疝、绞窄性疝、巨大疝等患者可适当推迟下床活动的时间。

（二）饮食护理
术后 6～12 小时，若无恶心、呕吐，可进流食，次日可进软食或普食，应多食粗纤维食物，利于排便。行肠切除、肠吻合术者应待肠功能恢复后方可进食。

（三）避免腹内压增高
术后注意保暖，防止受凉、咳嗽，若有咳嗽，教患者用手掌按压伤口处后再咳嗽。保持大小便通畅，及时处理便秘，避免用力排便。术后有尿潴留者应及时处理。

（四）预防阴囊水肿
术后可用丁字带托起阴囊，防止渗血、渗液积聚阴囊。

（五）预防切口感染
术后切口一般不需加沙袋压迫，有切口血肿时应予适当加压。术后遵医嘱使用抗菌药物，并注意保持伤口敷料干燥、清洁、不被粪尿污染，发现敷料脱落或污染应及时更换。

(六)健康教育

1.活动指导

患者出院后生活要规律,避免过度紧张和劳累,应逐渐增加活动量,3个月内应避免重体力劳动或提举重物等。

2.饮食指导

调整饮食习惯,多饮水,多进食高纤维食物,养成定时大便习惯,保持排便通畅。

3.防止复发

减少和消除引起腹外疝复发的因素,并注意避免增加腹内压的动作,如剧烈咳嗽、用力排便等。防止感冒,若有咳嗽应尽早治疗。

4.定期随访

若疝复发,应及早诊治。

五、护理效果评估

(1)患者自述疼痛减轻,舒适感增强。

(2)患者能正确描述形成腹外疝的原因,预防腹内压升高及促进术后康复的有关知识。

(3)患者伤口愈合良好,使用人工合成材料无排斥、感染现象。

(4)患者未发生阴囊水肿、切口感染;若发生,得到及时发现和处理。

(李　悦)

第七章 骨科护理

第一节 肱骨干骨折

一、疾病概述

(一)概念

肱骨干骨折是发生在肱骨外髁颈下 1~2 cm 至肱骨髁上 2 cm 段内的骨折。在肱骨干中下 1/3 段后外侧有桡神经沟,此处骨折最容易发生桡神经损伤。

(二)相关病理生理

1.骨折的愈合过程

(1)血肿炎症极化期:在伤后 48~72 小时,血肿在骨折部位形成。由于创伤后,骨骼的血液供应减少,可引起骨坏死。死亡细胞促进成纤维细胞和成骨细胞向骨折部位移行,迅速形成纤维软骨,形成骨的纤维愈合。

(2)原始骨痂形成期:由于血管和细胞的增殖,骨折后的 2~3 周内骨折断端的周围形成骨痂。随着愈合的继续,骨痂被塑造成疏松的纤维组织,伸向骨内。常发生在骨折后 3 周至 6 个月内。

(3)骨板形成塑形期:在骨愈合的最后阶段,过多的骨痂被吸收,骨连接完成。随着肢体的负重,骨痂不断得到加强,损伤的骨组织逐渐恢复到损伤前的结构强度和形状。这个过程最早发生在骨折后 6 周,可持续 1 年。

2.影响愈合的因素

(1)全身因素,如年龄、营养和代谢因素、健康状况。

(2)局部因素,如骨折的类型和数量、骨折部位的血液供应、软组织损伤程度、软组织嵌入以及感染等。

(3)治疗方法:如反复多次的手法复位、骨折固定不牢固、过早和不恰当的功能锻炼、治疗操作不当等。

(三)病因与诱因

肱骨干骨折可由直接暴力或间接暴力引起。直接暴力常由外侧打击肱骨干中部,致横形或粉碎性骨折。间接暴力常由于手部或肘部着地,外力向上传导,加上身体倾斜所产生的剪式应力,多导致中下1/3骨折。

(四)临床表现

1.症状

患侧上臂出现疼痛、肿胀、皮下瘀斑,上肢活动障碍。

2.体征

患侧上臂可见畸形、反常活动、骨摩擦感、骨擦音。若合并桡神经损伤,可出现患侧垂腕畸形、各手指关节不能背伸、拇指不能伸直、前臂旋后障碍、手背桡侧皮肤感觉减退或消失。

(五)辅助检查

X线拍片可确定骨折类型、移位方向。

(六)治疗原则

1.手法复位外固定

在止痛、持续牵引和肌肉放松的情况下复位,复位后可选择石膏或小夹板固定。复位后比较稳定的骨折,可用U形石膏固定。中、下段长斜形或长螺旋形骨折因手法复位后不稳定,可采用上肢悬垂石膏固定,宜采用轻质石膏,以免因重量太大导致骨折端分离。选择小夹板固定者可屈肘90°角位,用三角巾悬吊,成人固定6～8周,儿童固定4～6周。

2.切开复位内固定

在切开直视下复位后用加压钢板螺钉内固定或带锁髓内针固定。内固定可在半年以后取出,若无不适也可不取。

二、护理评估

(一)一般评估

1.健康史

(1)一般情况:了解患者的年龄、职业特点、运动爱好、日常饮食结构、有无酗酒等。

(2)受伤情况:了解患者受伤的原因、部位和时间,受伤时的体位和环境,外力作用的方式、方向与性质,骨折轻重程度及有无合并桡神经损伤,急救处理的过程等。

(3)既往史:重点了解与骨折愈合有关的因素,如患者有无骨折史,有无药物滥用、服用特殊药物及药物过敏史,有无手术史等。

2.生命体征

按护理常规监测生命体征。

3.患者主诉

受伤的原因、时间、外力方式与性质、骨折轻重程度及有无合并桡神经损伤、受伤时的体位和环境、急救处理的过程等。

4.相关记录

外伤情况及既往史;X线片及实验室检查等结果记录。

(二)身体评估

1.术前评估

(1)视诊:患侧上臂出现疼痛、肿胀、皮下瘀斑,可见畸形,若合并桡神经损伤,可出现患侧垂腕畸形。

(2)触诊:患侧有触痛,骨摩擦感或骨擦音,若合并桡神经损伤,手背桡侧皮肤感觉减退或消失。

(3)动诊:可见反常活动,若合并桡神经损伤,各手指关节不能背伸,拇指不能伸直,前臂旋后障碍。

(4)量诊:患肢有无短缩、双侧上肢周径大小、关节活动度。

2.术后评估

(1)视诊:患侧上臂出现肿胀、皮下瘀斑减轻或消退;外固定清洁、干燥,保持有效固定。

(2)触诊:患侧触痛减轻或消退;若合并桡神经损伤者,手背桡侧皮肤感觉改善或恢复正常。

(3)动诊:反常活动消失;若合并桡神经损伤者,各手指关节能背伸,拇指能伸直,前臂旋后正常。

(4)量诊:患肢无短缩、双侧上肢周径大小相等、关节活动度无差异。

(三)心理-社会评估

患者突然受伤骨折,患侧肢体活动障碍,生活自理能力下降,疼痛刺激以及外固定的使用,易产生焦虑、紧张及自身形象紊乱等心理变化。

(四)辅助检查阳性结果评估

X线片结果确定骨折类型、移位方向。

(五)治疗效果的评估

(1)局部无压痛及纵向叩击痛。

(2)局部无反常活动。

(3)X线片显示骨折处有连续骨痂通过,骨折线已模糊。

(4)拆除外固定后,成人上肢能胸前平举1 kg重物持续达1分钟。

(5)连续观察2周骨折处不变形。

三、护理诊断

(一)疼痛

疼痛与骨折、软组织损伤、肌痉挛和水肿有关。

(二)潜在并发症

肌萎缩、关节僵硬。

四、护理措施

(一)病情观察与体位护理

1.疼痛护理

及时评估患者疼痛程度,遵医嘱给予止痛药物。

2.体位

用吊带或三角巾将患肢托起,以促进静脉回流,减轻肢体肿胀、疼痛。

（二）饮食护理

指导患者进食高蛋白、高维生素、高热量、高钙和高铁的食物。

（三）生活护理

指导患者进行力所能及的活动，必要时为其帮助。

（四）心理护理

向患者和家属解释骨折的愈合是一个循序渐进的过程，充分固定能为骨折断端连接提供良好的条件。正确的功能锻炼可以促进断端生长愈合和患肢功能恢复。

（五）健康教育

1.指导功能锻炼

复位固定后尽早开始手指屈伸活动，并进行上臂肌肉的主动舒缩运动，但禁止做上臂旋转运动。2～3 周后，开始主动的腕、肘关节屈伸活动和肩关节的外展、内收活动，逐渐增加活动量和活动频率。6～8 周后加大活动量，并做肩关节旋转活动，以防肩关节僵硬或萎缩。

2.复查

告知患者若骨折远端肢体肿胀或疼痛明显加重，肢体感觉麻木、肢端发凉，夹板或外固定松动，应立即到医院复查并评估功能恢复情况。

3.安全指导

指导患者及家属评估家庭环境的安全性，妥善放置可能影响患者活动的障碍物。

五、护理效果评估

（1）患者是否主诉骨折部位疼痛减轻或消失，感觉舒适。

（2）患侧肢端能否维持正常的组织灌注，皮肤温度和颜色正常，末梢动脉搏动有力。

（3）能否避免出现肌萎缩、关节僵硬等并发症发生。一旦发生，能否及时发现和处理。

（4）患者在指导下能否按计划进行有效的功能锻炼，患肢功能恢复情况及有无活动障碍。

（李　悦）

第二节　肱骨髁上骨折

一、疾病概述

（一）概念

肱骨髁上骨折是指肱骨干与肱骨髁交接处发生的骨折。在肱骨干中下 1/3 段后外侧有桡神经沟，此处骨折最容易发生桡神经损伤。肱骨髁上骨折多发生于 10 岁以下儿童，占小儿肘部骨折的 30%～40%。

（二）相关病理生理

在肱骨髁内、前方有肱动脉和正中神经，肱骨髁的内侧和外侧分别有尺神经和桡神经，骨折断端向前移位或侧方移位可损伤相应神经血管。在儿童期，肱骨下端有骨骺，若骨折线穿过骺板，有可能影响骨骺发育，导致肘内翻或外翻畸形。

(三)病因和诱因

肱骨髁上骨折多为间接暴力引起。根据暴力类型和骨折移位方向,可分为屈曲型和伸直型。

(四)临床表现

1.症状

受伤后肘部出现疼痛、肿胀和功能障碍,肘后凸起,患肢处于半屈曲位,可有皮下瘀斑。

2.体征

局部明显压痛和肿胀,有骨擦音及反常活动,肘部可扪到骨折断端,肘后三角关系正常。

(五)辅助检查

肘部正、侧位 X 线拍片能够确定骨折的存在以及骨折移位情况。

(六)治疗原则

1.手法复位外固定

对受伤时间短,局部肿胀轻,没有血液循环障碍者,可进行手法复位外固定。复位后用后侧石膏托在屈肘位固定 4~5 周,屈肘角度以能清晰地扪到桡动脉搏动,无感觉运动障碍为宜。伤后时间较长,局部组织损伤严重,出现骨折部严重肿胀时,应卧床休息,抬高患肢,或用尺骨鹰嘴悬吊牵引,牵引重量 1~2 kg,同时加强手指活动,待 3~5 天肿胀消退后进行手法复位。

2.切开复位内固定

手法复位失败或有神经血管损伤者,在切开直视下复位后内固定。

二、护理评估

(一)一般评估

1.健康史

(1)一般情况:了解患者的年龄、运动爱好、日常饮食结构等。

(2)受伤情况:了解患者受伤的原因、部位和时间,受伤时的体位和环境,外力作用的方式、方向与性质,骨折轻重程度及有无合并神经血管损伤,急救处理的过程等。

(3)既往史:重点了解与骨折愈合有关的因素,如患者有无骨折史,有无药物过敏史,有无手术史等。

2.生命体征

按护理常规监测生命体征。

3.患者主诉

受伤的原因、时间、外力方式与性质,骨折轻重程度及有无合并桡神经损伤、受伤时的体位和环境、急救处理的过程等。

4.相关记录

外伤情况及既往史;X 线拍片及实验室检查等结果记录。

(二)身体评估

1.术前评估

(1)视诊:受伤后肘部出现肿胀和功能障碍,患肢处于半屈曲位,可有皮下瘀斑。若肱动脉挫伤或受压,可因前臂缺血而表现为局部肿胀、剧痛、皮肤苍白、发凉、麻木。

(2)触诊:患肢有触痛、骨摩擦音,肘部可扪到骨折断端,肘后关系正常。若合并正中神经、尺神经或桡神经损伤,可有手臂感觉异常。

（3）动诊：可见反常活动，若合并正中神经、尺神经或桡神经损伤，可有运动障碍。

（4）量诊：患肢有无短缩、双侧上肢周径大小、关节活动度。

2.术后评估

（1）视诊：受伤后肘部肿胀、皮下瘀斑减轻或消退；外固定清洁、干燥，保持有效固定。若肱动脉挫伤或受压者，前臂缺血改善，局部肿胀减轻或消退、皮肤的颜色、温度、感觉正常。

（2）触诊：患侧触痛减轻或消退；骨摩擦音消失；肘部可不能扪到骨折断端。若合并正中神经、尺神经或桡神经损伤者，手臂感觉恢复正常。

（3）动诊：反常活动消失。若合并正中神经、尺神经或桡神经损伤者，运动正常。

（4）量诊：患肢无短缩、双侧上肢周径大小相等、关节活动度无差异。

（三）心理-社会评估

患者突然受伤骨折，患侧肢体活动障碍，生活自理能力下降，疼痛刺激以及外固定的使用，易产生焦虑、紧张及自身形象紊乱等心理变化。

（四）辅助检查阳性结果评估

肘部正、侧位 X 线拍片结果确定骨折类型、移位方向。

（五）治疗效果的评估

（1）局部无压痛及纵向叩击痛。

（2）局部无反常活动。

（3）X 线片显示骨折处有连续骨痂通过，骨折线已模糊。

（4）拆除外固定后，成人上肢能胸前平举 1 kg 重物持续达 1 分钟。

（5）连续观察 2 周骨折处不变形。

三、护理诊断

（一）疼痛

疼痛与骨折、软组织损伤、肌痉挛和水肿有关。

（二）外周神经血管功能障碍的危险

外周神经血管功能障碍的危险与骨和软组织损伤、外固定不当有关。

（三）不依从行为

不依从行为与患儿年龄小、缺乏对健康的正确认识有关。

四、护理措施

（一）病情观察与体位护理

1.疼痛护理

及时评估患者疼痛程度，遵医嘱给予止痛药物。

2.体位

用吊带或三角巾将患肢托起，以促进静脉回流，减轻肢体肿胀疼痛。

3.患肢缺血护理

观察石膏绷带或夹板固定的松紧度，必要时及时调整，以免神经、血管受压，影响有效组织灌注。观察前臂肿胀程度及手的感觉运动功能，如出现高张力肿胀、手指发凉、感觉异常、手指主动活动障碍、被动伸直剧痛、桡动脉搏动减弱或消失，即可确定骨筋膜室高压存在，须立即通知医师,并做好手术准备。如已出现"5P"征,及时手术也难以避免缺血性肌挛缩,从而遗留爪形手畸形。

(二)饮食护理

指导患者进食高蛋白、高维生素、高热量、高钙和高铁的食物。

(三)生活护理

指导患者进行力所能及的活动,必要时为其帮助。

(四)心理护理

向患者和家属解释骨折的愈合是一个循序渐进的过程,充分固定能为骨折断端连接提供良好的条件。正确的功能锻炼可以促进断端生长愈合和患肢功能恢复。

(五)健康教育

1.指导功能锻炼

复位固定后尽早开始手指及腕关节屈伸活动,并进行上臂肌肉的主动舒缩运动,有利于减轻水肿。4～6周后外固定解除,开始肘关节屈伸活动。手术切开复位且内固定稳定的患者,术后2周即可开始肘关节活动。若患者为小儿,应耐心向患儿及家属解释功能锻炼的重要性,指导锻炼的方法,使家属能协助进行功能锻炼。

2.复查

告知患者及家属若骨折远端肢体肿胀或疼痛明显加重,肢体感觉麻木、肢端发凉,夹板或外固定松动,应立即到医院复查并评估功能恢复情况。

3.安全指导

指导患者及家属评估家庭环境的安全性,妥善放置可能影响患者活动的障碍物。

五、护理效果评估

(1)患者是否主诉骨折部位疼痛减轻或消失,感觉舒适。

(2)患侧肢端能否维持正常的组织灌注,皮肤温度和颜色正常,末梢动脉搏动有力。

(3)能否避免因缺血性肌挛缩导致爪形手畸形的发生。一旦发生骨筋膜室综合征,能否及时发现和处理。

(4)患者在指导下能否按计划进行有效的功能锻炼,患肢功能恢复情况及有无活动障碍。

(李　悦)

第三节　尺桡骨干双骨折

一、疾病概述

(一)概念

尺桡骨干双骨折较多见,占各类骨折的6%左右,以青少年多见。因骨折后常导致复杂的移位,使复位十分困难,易发生骨筋膜室综合征。

(二)相关病理生理

骨筋膜室综合征:骨筋膜室是由骨、骨间膜、肌间膜和深筋膜形成的密闭腔隙。骨折时,骨折部位骨筋膜室内的压力增高,导致肌肉和神经因急性缺血而产生一系列早期综合征,主要表现为"5P"征:疼痛(pain)、苍白(pallor)、感觉异常(paresthesia)、麻痹(paralysis)及脉搏消失(pulseless)。

(三)病因与诱因

尺桡骨干双骨折多由于直接暴力、间接暴力和扭转暴力致伤。

1.直接暴力

多由于重物直接打击、挤压或刀伤引起。特点为两骨同一平面的横形或粉碎性骨折,多伴有不同程度的软组织损伤,包括肌肉、肌腱断裂、神经血管损伤等,整复对位不稳定。

2.间接暴力

常为跌倒时手掌着地,由于桡骨负重较多,暴力作用向上传到后首先使桡骨骨折,继而残余暴力通过骨间膜向内下方传导,引起低位尺骨斜形骨折。

3.扭转暴力

跌倒时手掌着地,同时前臂发生旋转,导致不同平面的尺桡骨螺旋形骨折或斜形骨折,尺骨的骨折线多高于桡骨的骨折线。

(四)临床表现

1.症状

受伤后,患侧前臂出现疼痛、肿胀、畸形及功能障碍。

2.体征

可发现畸形、反常活动、骨摩擦感。尺骨上 1/3 骨干骨折可合并桡骨小头脱位,称为孟氏骨折。桡骨干下 1/3 骨干骨折合并尺骨小头脱位,称为盖氏骨折。

(五)辅助检查

X 线拍片检查应包括肘关节或腕关节,可发现骨折部位、类型、移位方向以及是否合并有桡骨头脱位或尺骨小头脱位。

(六)治疗原则

1.手法复位外固定

手法复位成功后采用石膏固定,即用上肢前、后石膏夹板固定,待肿胀消退后改为上肢管型石膏固定,一般 8～12 周可达到骨性愈合。也可以采用小夹板固定,即在前臂掌侧、背侧、尺侧和桡侧分别放置 4 块小夹板并捆扎,将前臂放在防旋板上固定,再用三角巾悬吊患肢。

2.切开复位内固定

在骨折部位选择切口,在直视下准确对位,用加压钢板螺钉固定或髓内针固定。

二、护理评估

(一)一般评估

1.健康史

(1)一般情况:了解患者的年龄、职业特点、运动爱好、日常饮食结构、有无酗酒等。

(2)受伤情况:了解患者受伤的原因、部位和时间,受伤时的体位和环境,外力作用的方式、方向与性质,骨折轻重程度,急救处理的过程等。

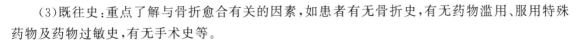

（3）既往史：重点了解与骨折愈合有关的因素，如患者有无骨折史，有无药物滥用、服用特殊药物及药物过敏史，有无手术史等。

2.生命体征

按护理常规监测生命体征。

3.患者主诉

受伤的原因、时间、外力方式与性质，骨折轻重程度及有无合并桡神经损伤、受伤时的体位和环境、急救处理的过程等。

4.相关记录

外伤情况及既往史；X线拍片及实验室检查等结果记录。

（二）身体评估

1.术前评估

（1）视诊：患侧前臂出现肿胀、皮下瘀斑。

（2）触诊：患肢有触痛、骨摩擦音或骨擦感。

（3）动诊：可见反常活动。

（4）量诊：患肢有无短缩、双侧上肢周径大小、关节活动度。

2.术后评估

（1）视诊：患侧前臂出现肿胀、皮下瘀斑减轻或消退；外固定清洁、干燥，保持有效固定。

（2）触诊：患侧触痛减轻或消退；骨摩擦音或骨擦感消失。

（3）动诊：反常活动消失。

（4）量诊：患肢无短缩、双侧上肢周径大小相等、关节活动度无差异。

（三）心理-社会评估

患者突然受伤骨折，患侧肢体活动障碍，生活自理能力下降，疼痛刺激以及外固定的使用，易产生焦虑、紧张及自身形象紊乱等心理变化。

（四）辅助检查阳性结果评估

肘关节或腕关节X线拍片结果确定骨折类型、移位方向以及是否合并有桡骨头脱位或尺骨小头脱位。

（五）治疗效果的评估

（1）局部无压痛及纵向叩击痛。

（2）局部无反常活动。

（3）X线片显示骨折处有连续骨痂通过，骨折线已模糊。

（4）拆除外固定后，成人上肢能平举1 kg重物持续达1分钟。

（5）连续观察2周骨折处不变形。

三、护理诊断

（一）疼痛

疼痛与骨折、软组织损伤、肌痉挛和水肿有关。

（二）外周神经血管功能障碍的危险

外周神经血管功能障碍的危险与骨和软组织损伤、外固定不当有关。

（三）潜在并发症

肌萎缩、关节僵硬。

四、护理措施

（一）病情观察与体位护理

1.疼痛护理

及时评估患者疼痛程度，遵医嘱给予止痛药物。

2.体位

用吊带或三角巾将患肢托起，以促进静脉回流，减轻肢体肿胀疼痛。

3.患肢缺血护理

观察石膏绷带或夹板固定的松紧度，必要时及时调整，以免神经、血管受压，影响有效组织灌注。观察前臂肿胀程度及手的感觉运动功能，如出现高张力肿胀、手指发凉、感觉异常、手指主动活动障碍、被动伸直剧痛、桡动脉搏动减弱或消失，即可确定骨筋膜室高压存在，须立即通知医师，并做好手术准备。如已出现5P征，及时手术也难以避免缺血性肌挛缩，从而遗留爪形手畸形。

4.局部制动

支持并保护患肢在复位后体位，防止腕关节旋前或旋后。

（二）饮食护理

指导患者进食高蛋白、高维生素、高热量、高钙和高铁的食物。

（三）生活护理

指导患者进行力所能及的活动，必要时提供帮助。

（四）心理护理

向患者和家属解释骨折的愈合是一个循序渐进的过程，充分固定能为骨折断端连接提供良好的条件。正确的功能锻炼可以促进断端生长愈合和患肢功能恢复。

（五）健康教育

1.指导功能锻炼

复位固定后尽早开始手指伸屈和用力握拳活动，并进行上臂和前臂肌肉的主动舒缩运动。2周后局部肿胀消退，开始练习腕关节活动。4周以后开始练习肘关节和肩关节活动。8～10周后拍片证实骨折已愈合，才可进行前臂旋转活动。

2.复查

告知患者及家属若骨折远端肢体肿胀或疼痛明显加重，肢体感觉麻木、肢端发凉，夹板或外固定松动，应立即到医院复查并评估功能恢复情况。

3.安全指导

指导患者及家属评估家庭环境的安全性，妥善放置可能影响患者活动的障碍物。

五、护理效果评估

（1）患者是否主诉骨折部位疼痛减轻或消失，感觉舒适。

（2）患侧肢端能否维持正常的组织灌注，皮肤温度和颜色正常，末梢动脉搏动有力。

（3）能否避免因缺血性肌挛缩导致爪形手畸形的发生。一旦发生骨筋膜室综合征，能否及时发现和处理。

（4）患者在指导下能否按计划进行有效的功能锻炼，患肢功能恢复情况及有无活动障碍。

（李　悦）

第四节　桡骨远端骨折

一、疾病概述

(一)概念

桡骨远端骨折是指距桡骨远端关节面 3 cm 以内的骨折，常见于有骨质疏松的中老年妇女。

(二)病因与分类

多为间接暴力引起。根据受伤的机制不同，可发生伸直型骨折和屈曲型骨折。

(三)临床表现

1.症状

伤后腕关节局部疼痛和皮下瘀斑、肿胀、功能障碍。

2.体征

患侧腕部压痛明显，腕关节活动受限。伸直型骨折由于远折端向背侧移位，从侧面看腕关节呈"银叉"畸形；又由于其远折端向桡侧移位，从正面看呈"枪刺样"畸形。屈曲型骨折者受伤后腕部出现下垂畸形。

(四)辅助检查

X 线拍片可见典型移位。

(五)治疗原则

1.手法复位外固定

对伸直型骨折者，手法复位后在旋前、屈腕、尺偏位用超腕关节石膏绷带固定或小夹板固定2 周。水肿消退后，在腕关节中立位改用前臂管型石膏或继续用小夹板固定。屈曲型骨折处理原则基本相同，复位手法相反。

2.切开复位内固定

严重粉碎性骨折移位明显、手法复位失败或复位后外固定不能维持复位者，可行切开复位，用松质骨螺钉、T 形钢板或钢针固定。

二、护理评估

(一)一般评估

1.健康史

（1）一般情况：了解患者的年龄、职业特点、运动爱好、日常饮食结构、有无酗酒等。

（2）受伤情况：了解患者受伤的原因、部位和时间，受伤时的体位和环境，外力作用的方式、方向与性质，骨折轻重程度，急救处理的过程等。

（3）既往史：重点了解与骨折愈合有关的因素，如患者有无骨折史，有无药物滥用、服用特殊药物及药物过敏史,有无手术史等。

2.生命体征

按护理常规监测生命体征。

3.患者主诉

受伤的原因、时间、外力方式与性质,骨折轻重程度及有无合并桡神经损伤、受伤时的体位和环境、急救处理的过程等。

4.相关记录

外伤情况及既往史;X线片及实验室检查等结果记录。

(二)身体评估

1.术前评估

(1)视诊:患侧腕关节出现肿胀、皮下瘀斑;伸直型骨折从侧面看腕关节呈"银叉"畸形,从正面看呈"枪刺样"畸形;屈曲型骨折者受伤后腕部出现下垂畸形。

(2)触诊:患侧腕关节压痛明显。

(3)动诊:患侧腕关节活动受限。

(4)量诊:患肢有无短缩、双侧上肢周径大小、关节活动度。

2.术后评估

(1)视诊:患侧腕关节出现肿胀、皮下瘀斑减轻或消退;外固定清洁、干燥,保持有效固定。

(2)触诊:患侧腕关节压痛减轻或消退。

(3)动诊:患侧腕关节活动改善或恢复正常。

(4)量诊:患肢无短缩、双侧上肢周径大小相等、关节活动度无差异。

(三)心理-社会评估

患者突然受伤骨折,患侧肢体活动障碍,生活自理能力下降,疼痛刺激以及外固定的使用,易产生焦虑、紧张及自身形象紊乱等心理变化。

(四)辅助检查阳性结果评估

肘腕关节X线片结果可以确定骨折类型、移位方向。

(五)治疗效果的评估

(1)局部无压痛。

(2)局部无反常活动。

(3)X线片显示骨折处有连续骨痂通过,骨折线已模糊。

(4)拆除外固定后,成人上肢能胸前平举1 kg重物持续1分钟。

(5)连续观察2周骨折处不变形。

三、护理诊断

(一)疼痛

疼痛与骨折、软组织损伤、肌痉挛和水肿有关。

(二)外周神经血管功能障碍的危险

外周神经血管功能障碍的危险与骨和软组织损伤、外固定不当有关。

四、护理措施

(一)病情观察与体位护理

1.疼痛护理

及时评估患者疼痛程度,遵医嘱给予止痛药物。

2.体位

用吊带或三角巾将患肢托起,以促进静脉回流,减轻肢体肿胀、疼痛。

3.患肢缺血护理

观察石膏绷带或夹板固定的松紧度,必要时及时调整,以免神经、血管受压,影响有效组织灌注。观察前臂肿胀程度及手的感觉运动功能,如出现高张力肿胀、手指发凉、感觉异常、手指主动活动障碍、被动伸直剧痛、桡动脉搏动减弱或消失,即可确定骨筋膜室高压存在,须立即通知医师,并做好手术准备。

4.局部制动

支持并保护患肢在复位后体位,防止腕关节旋前或旋后。

(二)饮食护理

指导患者进食高蛋白、高维生素、高热量、高钙和高铁的食物。

(三)生活护理

指导患者进行力所能及的活动,必要时提供帮助。

(四)心理护理

向患者和家属解释骨折的愈合是一个循序渐进的过程,充分固定能为骨折断端连接提供良好的条件。正确的功能锻炼可以促进断端生长愈合和患肢功能恢复。

(五)健康教育

1.指导功能锻炼

复位固定后尽早开始手指伸屈和用力握拳活动,并进行前臂肌肉的主动舒缩运动。4～6周后可去除外固定,逐渐开始关节活动。

2.复查

告知患者及家属若骨折远端肢体肿胀或疼痛明显加重、肢体感觉麻木、肢端发凉,夹板或外固定松动,应立即到医院复查并评估功能恢复情况。

3.安全指导

指导患者及家属评估家庭环境的安全性,妥善放置可能影响患者活动的障碍物。

五、护理效果评估

(1)患者是否主诉骨折部位疼痛减轻或消失,感觉舒适。

(2)患侧肢端能否维持正常的组织灌注,皮肤温度和颜色正常,末梢动脉搏动有力。

(3)能否避免因缺血性肌挛缩的发生。一旦发生,能否及时发现和处理。

(4)患者在指导下能否按计划进行有效的功能锻炼,患肢功能恢复情况及有无活动障碍。

(李 悦)

第五节　股骨颈骨折

一、疾病概述

(一)概念

股骨颈骨折多发生在中老年人,以女性多见。常出现骨折不愈合(占 15%)和股骨头缺血性坏死(占 20%~30%)。

(二)相关病理生理

股骨颈骨折的发生常与骨质疏松导致骨质量下降有关,使患者在遭受轻微扭转暴力时即发生骨折。

(三)病因与分类

患者多在走路时滑倒,身体发生扭转倒地,间接暴力传导致股骨颈发生骨折。青少年股骨颈骨折较少见,常需较大暴力才会引起,且多为不稳定性骨折。

(1)按骨折线部位分类:股骨头下骨折、经股骨颈骨折和股骨颈基底骨折。

(2)按 X 线表现分类:内收骨折、外展骨折。

(3)按移位程度分类:常采用 Garden 分型,可分为不完全骨折、完全骨折但不移位、完全骨折部分移位且股骨头与股骨颈有接触、完全移位的骨折。

(四)临床表现

1.症状

中老年人有摔倒受伤史,伤后感髋部疼痛,下肢活动受限,不能站立和行走。嵌插骨折患者受伤后仍能行走,但是数天后髋部疼痛逐渐加强,活动后更痛,甚至完全不能行走,提示可能由受伤时的稳定骨折发展为不稳定骨折。

2.体征

患肢缩短,出现外旋畸形,一般在 45°~60°角。患侧大转子突出,局部压痛和轴向叩击痛。患者较少出现髋部肿胀和瘀斑。

(五)辅助检查

髋部正侧位 X 线拍片可见明确骨折的部位、类型、移位情况,是选择治疗方法的重要依据。

(六)治疗原则

1.非手术治疗

无明显移位的骨折、外展型或嵌插型等稳定性骨折者,年龄过大、全身情况差。或合并有严重心、肺、肾、肝等功能障碍者,可选择非手术治疗。患者可穿防旋鞋,下肢 30°角外展中立位皮肤牵引,卧床 6~8 周。对全身情况很差的高龄患者应以挽救生命和治疗并发症为主,骨折可不进行特殊治疗。尽管可能发生骨折不愈合,但患者仍能扶拐行走。

2.手术治疗

对内收型骨折和有移位的骨折,65 岁以上老年人的股骨头下型骨折、青少年股骨颈骨折、股骨陈旧骨折不愈合以及影响功能的畸形愈合等,应采用手术治疗。

(1)闭合复位内固定:对所有类型股骨颈骨折患者均可进行闭合复位内固定术。闭合复位成功后,在股骨外侧打入多根空心加压螺钉内固定或动力髋钉板固定。

(2)切开复位内固定:对闭合复位困难或复位失败者可行切开复位内固定术。经切口在直视下复位,用加压螺钉。

(3)人工关节置换术:对全身情况尚好的高龄患者股骨头下骨折,已合并骨关节炎或股骨头坏死者,可选择单纯人工股骨头置换术或全髋关节置换术。

二、护理评估

(一)一般评估

1.健康史

(1)一般情况:了解患者的年龄、职业特点、运动爱好、日常饮食结构、有无酗酒等。

(2)受伤史:有摔倒受伤后感髋部疼痛,下肢活动受限,不能站立和行走。

(3)既往史:重点了解与骨折愈合有关的因素,如患者有无骨折史,有无药物滥用、服用特殊药物及药物过敏史,有无手术史等。

2.生命体征

根据病情定时监测生命体征。

3.患者主诉

受伤的原因、时间、外力方式与性质,骨折轻重程度及有无合并桡神经损伤、受伤时的体位和环境、急救处理的过程等。

4.相关记录

外伤情况及既往史;X线拍片及实验室检查等结果记录。

(二)身体评估

1.术前评估

(1)视诊:患肢出现外旋畸形,股骨大转子突出。

(2)触诊:患肢局部压痛。

(3)叩诊:患肢局部纵向压痛。

(4)动诊:患肢活动受限。

(5)量诊:患肢有无短缩、双侧下肢周径大小、关节活动度。

2.术后评估

(1)视诊:患肢保持外展中立位;外固定清洁、干燥,保持有效固定。

(2)触诊:患肢局部压痛减轻或消退。

(3)叩诊:患肢局部纵向压痛减轻或消退。

(4)动诊:患肢根据愈合情况进行相应活动。

(5)量诊:患肢无短缩、双侧下肢周径大小相等、关节活动度无差异。

(三)心理-社会评估

患者受伤骨折,患侧肢体活动障碍,生活自理能力下降,疼痛刺激以及外固定的使用,易产生焦虑、紧张及自身形象紊乱等心理变化。

(四)辅助检查阳性结果评估

髋部正侧位 X 线拍片结果确定骨折的部位、类型、移位方向。

(五)治疗效果的评估

（1）局部无压痛及叩击痛。

（2）局部无反常活动。

（3）内固定治疗者，X线拍片显示骨折处有连续骨痂通过，骨折线已模糊。

（4）X线片证实骨折愈合后可正常行走或负重行走。

三、护理诊断

(一)躯体活动障碍

躯体活动障碍与骨折、牵引或石膏固定有关。

(二)失用综合征的危险

失用综合征的危险与骨折、软组织损伤或长期卧床有关。

(三)潜在并发症

下肢深静脉血栓、肺部感染、压疮、股骨头缺血坏死、骨折不愈合、关节脱位、关节感染等。

四、护理措施

(一)病情观察与并发症预防

1.搬运与移动

尽量避免搬运和移动患者。搬运时将髋关节与患肢整体托起，防止关节脱位或骨折断端移位造成新的损伤。在病情允许的情况下，指导患者借助吊架或床栏更换体位、坐起、转移到轮椅上以及使用助行器、拐杖行走的方法。

2.疼痛护理

及时评估患者疼痛程度，遵医嘱给予止痛药物。人工关节置换术后患者有中度至重度疼痛，术后用患者自控性止痛治疗、静脉或硬膜外止痛治疗可以控制疼痛。疼痛将逐渐减轻，到术后第3天，口服止痛药就可以充分缓解疼痛。口服止痛药在运动或体位改变前1.5小时服用为宜。

3.下肢深静脉血栓的预防

指导患者卧床时多做踝关节运动，鼓励患者术后早期运动和行走。人工关节置换术后患者要穿抗血栓长袜或充气压力长袜，术后第1天鼓励患者下床取坐位。

4.压疮的预防

保持床单的清洁、干燥，定时翻身并按摩受压的骨突部位，避免剪切力、摩擦力等损伤。

5.肺部感染的预防

鼓励患者进行主动咳嗽，可指导患者使用刺激性肺活量测定器(一种显示一次呼吸气量多少的塑料装置)来逐步增加患者的呼吸深度，调节深呼吸和咳嗽过程，防止肺炎。

6.关节感染的预防

保持关节腔内有效的负压吸引，引流管留置不应超过72小时，24小时引流量少于20 mL后才可拔管。若手术后关节持续肿胀疼痛、伤口有异常体液溢出、皮肤发红、局部皮温较高，应警惕是否为关节感染。关节感染虽然少见，但是最严重的并发症。

(二)饮食护理

指导患者进食高蛋白、高维生素、高热量、高钙和高铁的食物。对于手术或进食困难者，予以静脉营养支持。

（三）生活护理

指导患者进行力所能及的活动，必要时为其帮助，如协助进食、进水、排便和翻身等。

（四）心理护理

向患者和家属解释骨折的愈合是一个循序渐进的过程，充分固定能为骨折断端连接提供良好的条件。正确的功能锻炼可以促进断端生长愈合和患肢功能恢复。对可能遗留残疾的患者，应鼓励其表达自己的思想，减轻患者及其家属的心理负担。

（五）健康教育

1.非手术治疗

卧床期间保持患肢外展中立位，即平卧时两腿分开 30°角，腿间放枕头，脚尖向上或穿"丁"字鞋。不可使患肢内收或外旋，坐起时不能交叉盘腿，以免发生骨折移位。翻身过程应由护士或家属协助，使患肢在上且始终保持外展中立位，然后在两大腿之间放 1 个枕头以防内收。指导患肢股四头肌等长收缩、踝关节和足趾屈伸旋转运动，在非睡眠状态下每小时练习 1 次，每次 5～20 分钟，以防止下肢深静脉血栓、肌萎缩和关节僵硬。在锻炼患肢的同时，指导患者进行双上肢及健侧下肢全范围关节活动和功能锻炼。

一般 8 周后复查 X 线片，若无异常可去除牵引后在床上坐起；3 个月后骨折基本愈合，可先双扶拐患肢不负重活动，后逐渐单拐部分负重活动；6 个月后复查 X 线检查显示骨折愈合牢固后，可完全负重行走。

2.内固定治疗

卧床期间不可使患肢内收，坐起不能交叉盘腿。若骨折复位良好，术后早期即可扶双拐下床活动，逐渐增加负重重量，X 线检查证实骨折愈合后可弃拐负重行走。

3.人工关节置换术

卧床期间两腿间垫枕，保持患肢外展中立位，同时进行患肢股四头肌等长收缩、踝关节和足趾屈伸旋转运动。骨水泥型假体置换术后第 1 天后，即可遵医嘱进行床旁坐、站及扶双拐行走练习。生物型假体置换者一般于术后 1 周开始逐步进行行走练习。根据患者个体情况不同，制订具体康复计划，如果活动后感觉到关节持续疼痛和肿胀，说明练习强度过大。

在术后 3 个月内，关节周围软组织没有充分愈合，为避免关节脱位，应尽量避免屈髋大于 90°角和下肢内收超过身体中线。因此，避免下蹲、坐矮凳、坐沙发、跪姿、盘腿、过度内收或外旋、交叉腿站立、跷二郎腿或过度弯腰拾物等动作；侧卧时应健侧在下，患肢在上，两腿间夹枕头；排便时使用坐便器。可以坐高椅、散步、骑车、跳舞和游泳等，上楼时健肢先上，下楼时患肢先下。另外，嘱患者尽量不做或少做有损人工关节的活动，如爬山、爬楼梯和跑步等；避免在负重状态下反复做髋关节屈伸运动，或做剧烈跳跃和急转急停运动。肥胖患者应控制体重，预防骨质疏松，避免过多负重。

警惕术后关节感染的发生。人工关节置换多年后关节松动或磨损，可在活动时出现关节疼痛、跛行、髋关节功能减退。患者摔倒或髋关节扭伤后髋部不能活动，伴有疼痛，双下肢不等长，可能出现了关节脱位。嘱患者出现以上情况应尽快就诊。

严格定期随诊，术后 1 个月、2 个月、3 个月、6 个月、12 个月以及以后每年，以便指导锻炼和了解康复情况。

4.安全指导

指导患者及家属评估家庭环境的安全性，妥善放置可能影响患者活动的障碍物。指导患者安全使用步行辅助器械或轮椅。行走练习时需有人陪伴，以防摔倒。

五、护理效果评估

(1)患者是否主诉骨折部位疼痛减轻或消失,感觉舒适。

(2)患侧肢端能否维持正常的组织灌注,皮肤温度和颜色正常,末梢动脉搏动有力。

(3)能否避免下肢深静脉血栓、肺部感染、压疮、股骨头缺血坏死、骨折不愈合、关节脱位、关节感染等并发症的发生。一旦发生,能否及时发现和处理。

(4)患者在指导下能否按计划进行有效的功能锻炼,患肢功能恢复情况及有无活动障碍。

(李　悦)

第六节　股骨干骨折

一、疾病概述

(一)概念

股骨干骨折是股骨转子以下、股骨髁以上部位的骨折,包括粗隆下 2~5 cm 至股骨髁上2~5 cm的骨干,约占全身骨折6%。

(二)相关病理生理

股骨是人体最粗、最长、承受应力最大的管状骨,股骨干血运丰富,一旦骨折,常有大量失血。股骨干为 3 组肌肉所包围,其中伸肌群最大,由股神经支配;屈肌群次之,由坐骨神经支配;内收肌群最小,由闭孔神经支配,由于大腿的肌肉发达,骨折后多有错位及重叠。股骨干周围的外展肌群,与其他肌群相比其肌力稍弱,外展肌群位于臀部附着在大粗隆上,由于内收肌的作用,骨折远端常有向内收移位的倾向,已对位的骨折,常有向外弓的倾向,这种移位和成角倾向,在骨折治疗中应注意纠正和防止。

一般股骨上 1/3 骨折时,其移位方向比较规律,骨折近端因受外展、外旋肌群和髂腰肌的作用而出现外展、外旋和屈曲等向前、外成角突起移位,骨折远端则向内、向后、向上重叠移位。股骨中 1/3 骨折时,除原骨折端向上重叠外,移位多随暴力方向而异,一般远折端多向后向内移位。股骨下 1/3 骨折时,近折端因受内收肌的牵拉而向后倾斜成角突起移位,有损伤腘窝部动、静脉及神经的危险。

(三)病因与分类

多数骨折由强大的直接暴力所致,如撞击、挤压等;一部分骨折由间接暴力所致,如杠杆作用、扭转作用、由高处跌落等。正常股骨干在遭受强大外力才发生骨折。多数原因是车祸、行人相撞、摩托车车祸、坠落伤与枪弹伤等高能量损伤。

股骨干骨折由于部位不同可分为上 1/3 骨折,中 1/3 骨折和下 1/3 骨折,以中下 1/3 交界处骨折最为多见。

(四)临床表现

1.症状

受伤后患肢疼痛、肿胀,远端肢体异常扭曲,不能站立和行走。

2.体征

患肢明显畸形,可出现反常活动、骨擦音。单一股骨干骨折因失血较多者,可能出现休克前期表现;若合并多处骨折,或双侧股骨干骨折,发生休克的可能性很大,甚至可以出现休克表现。若骨折损伤腘动脉、腘静脉、胫神经或腓总神经,可出现远端肢体相应的血液循环、感觉和运动障碍。

(五)辅助检查

X 线正、侧位片可明确骨折部位、类型和移位情况。

(六)治疗原则

1.非手术治疗

(1)牵引法:①皮牵引,适用于 3 岁以下儿童。②骨牵引,适于成人各类型股骨骨折。由于需长期卧床、住院时间长、并发症多,目前已逐渐少用。牵引现在更多的是作为常规的术前准备或其他治疗前使用。

(2)石膏支具:离床治疗和防止髋人字石膏引起膝关节、髋关节挛缩导致石膏支具的发展。石膏支具在理论上有许多特点,它允许逐渐负重,可以改善肌肉和关节的功能,增加骨骼的应力刺激,促进骨折愈合。

2.手术治疗

采用切开复位内固定。由于内固定器械的改进,手术技术的提高以及人们对骨折治疗观念的改变,股骨干骨折多趋向于手术治疗。内固定的选择应考虑到患者的全身情况、软组织情况及骨折损伤类型。内固定材料包括钢板螺钉固定和髓内钉固定。

二、护理评估

(一)一般评估

1.健康史

(1)一般情况:了解患者的年龄、职业特点、运动爱好、日常饮食结构、有无酗酒等。

(2)受伤情况:了解患者受伤的原因、部位和时间,受伤时的体位和环境,外力作用的方式、方向与性质,骨折轻重程度,急救处理的过程等。

(3)既往史:重点了解与骨折愈合有关的因素,如患者有无骨折史,有无药物滥用、服用特殊药物及药物过敏史,有无手术史等。

2.生命体征

密切观察患者的生命体征及神志,警惕休克的发生。

3.患者主诉

受伤的原因、时间、外力方式与性质,骨折轻重程度及有无合并血管神经损伤、受伤时的体位和环境、急救处理的过程等。

4.相关记录

外伤情况及既往史;X 线片及实验室检查等结果记录。

(二)身体评估

1.术前评估

(1)视诊:肢体肿胀,缩短,由于肌肉痉挛,常有明显的扭曲畸形。

(2)触诊:局部皮温可偏高,明显压痛。完全骨折有骨擦音。触诊患肢足背动脉、腘窝动脉搏动情况。

(3)动诊:可见反常活动,膝、髋关节活动受限,不能站立和行走。

(4)量诊:患肢有无短缩、双侧下肢周径大小、关节活动度。

2.术后评估

(1)视诊:牵引患者患肢保持外展中立位;外固定清洁、干燥,保持有效固定。

(2)触诊:患肢局部压痛减轻或消退。

(3)动诊:患肢根据愈合情况进行如活动足部、踝关节及小腿。

(4)量诊:患肢无短缩、双侧上肢周径大小相等、关节活动度无差异。

(三)心理-社会评估

评估心理状态,了解患者社会背景,致伤经过及家庭支持系统,对疾病的接受程度,是否承受心理负担,能否有效调节角色转换。

(四)辅助检查阳性结果评估

X线拍片结果明确骨折具体部位、类型、稳定性及损伤程度。

(五)治疗效果的评估

1.非手术治疗评估要点

(1)消肿处理效果的评估:观察患肢肿胀变化;使用冷疗技术后效果;末梢感觉异常者避免冻伤。联合药物静脉使用时密切观察穿刺部位,谨防药物外渗引起局部组织损害。

(2)保持有效牵引效果评估:骨牵引穿刺的针眼有无出现感染征,注意观察患者有无足下垂情况,并注意膝关节外侧腓总神经有无受压。小儿悬吊牵引时无故哭闹时仔细查找原因,调整牵引带,经常检查双足的血液循环和感觉有无异常,皮肤有无破损、溃疡。

(3)观察石膏松紧情况,有无松脱、过紧、污染、断裂。长期固定有无出现关节僵硬、肌肉萎缩、肺炎、压疮、泌尿系统感染等并发症。

2.手术治疗评估要点

(1)评估术区伤口敷料有无渗血、渗液,评估早期功能锻炼的掌握情况。

(2)观察患肢末梢血液循环、活动、感觉,及早发现术后并发症。

三、护理诊断

(一)疼痛

疼痛与骨折有关。

(二)躯体移动障碍

躯体移动障碍与骨折或牵引有关。

(三)潜在并发症

低血容量休克。

四、护理措施

(一)病情观察与并发症预防

1.病情观察

由于股骨干骨折失血量较大,观察患者有无脉搏增快、皮肤湿冷、血压下降等低血容量性休克表现。因骨折可损伤下肢重要神经或血管,观察患肢血液供应,如足背动脉搏动和毛细血管充盈情况,并与健肢比较,同时观察患肢是否出现感觉和运动障碍等。一旦发生异常,及时报告医师并协助处理。

2.疼痛护理

及时评估患者疼痛程度,遵医嘱给予止痛药物。

3.牵引护理

(1)保持有效牵引,定期测量下肢的长度和力线,以免造成过度牵引和骨端旋转。

(2)注意牵引针是否有移位,若有移位应消毒后调整。

(3)预防腓总神经损伤,在膝外侧腓骨头处垫纱布或棉垫,防止腓总神经受压,经常检查足部背伸运动,询问是否有感觉异常等情况。

(4)长期卧床者,骶尾处皮肤受压易发生压疮,给予睡气垫床,定时按摩受压处皮肤,足跟悬空。

(二)饮食

给予患者高热量、高蛋白、高纤维素、高钙、富含维生素及果胶成分饮食。如牛奶、鸡蛋、海米、虾皮、鱼汤、骨头汤、新鲜蔬菜和水果等。

(三)用药护理

了解药物不良反应,对症处理用药时观察其用药后效果。根据疼痛程度使用止痛药,并评估不良反应。

(四)心理护理

向患者和家属解释骨折的愈合是一个循序渐进的过程,充分固定能为骨折断端连接提供良好的条件。正确的功能锻炼可以促进断端生长愈合和患肢功能恢复。鼓励患者表达自己的思想,减轻患者及其家属的心理负担。

(五)健康教育

1.指导功能锻炼

患肢固定后,可在持续牵引下做股四头肌等长舒缩运动,并活动足部、踝关节和小腿。卧床期间鼓励患者利用牵引架拉手环或使用双肘、健侧下肢3点支撑抬起身体使局部减轻压力。在X线拍片证实有牢固的骨折愈合后,才能取消牵引,进行较大范围的运动。有条件时,也可在8~10周后,有外固定架保护,早起不负重活动,以后逐渐增加负重。股骨中段以上骨折,下床活动时应始终注意保持患肢的外展体位,以免因负重和内收肌的作用而发生继发性向外成角突起畸形。

2.复查

告知患者及家属若骨折远端肢体肿胀或疼痛明显加重,肢体感觉麻木、肢端发凉,应立即到医院复查并评估功能恢复情况。

3.安全指导

指导患者及家属评估家庭环境的安全性,妥善放置可能影响患者活动的障碍物。

五、护理效果评估

(1)患者是否主诉骨折部位疼痛减轻或消失,感觉舒适。

(2)患侧肢端能否维持正常的组织灌注,皮肤温度和颜色正常,末梢动脉搏动有力。

(3)能否避免低血容量休克等并发症的发生。一旦发生,能否及时发现和处理。

(4)患者在指导下能否按计划进行有效的功能锻炼,患肢功能恢复情况及有无活动障碍。

(李　悦)

第七节　胫腓骨干骨折

一、疾病概述

(一)概念

胫腓骨干骨折指胫骨平台以下至踝以上部分发生的骨折,占全身骨折的 $13\%\sim17\%$。

(二)相关病理生理

胫腓骨是长管状骨中最常发生骨折的部位,10 岁以下儿童尤为多见,其中以胫腓骨双骨折最多,胫骨骨折次之,单纯腓骨骨折最少。胫腓骨由于部位的关系,遭受直接暴力打击、压轧的机会较多,又因胫骨前内侧紧贴皮肤,所以开放性骨折较多见。严重外伤、创口面积大、骨折粉碎、污染严重、组织遭受挫裂伤为本病的特点。

(三)病因与分类

1.病因

(1)直接暴力:多为重物撞击伤、车轮碾轧等直接暴力损伤,可引起胫腓骨同一平面的横形、短斜形或粉碎性骨折。

(2)间接暴力:多为高处坠落后足着地,身体发生扭转所致。可引起胫骨、腓骨螺旋形或斜形骨折,软组织损伤较小,腓骨的骨折线高于胫骨骨折线。儿童胫腓骨干骨折常为青枝骨折。

2.分类

胫腓骨干骨折可分为胫腓骨干双骨折、单纯胫骨干骨折、单纯腓骨骨折。

(四)临床表现

1.症状

患肢局部疼痛、肿胀,不敢站立和行走。

2.体征

患肢可有反常活动和明显畸形。由于胫腓骨表浅,骨折常合并软组织损伤,形成开放性骨折,可见骨折端外露。胫骨上 1/3 骨折可致胫后动脉损伤,引起下肢严重缺血甚至坏死。胫骨中 1/3 骨折可引起骨筋膜室压力升高,胫前区和腓肠肌区可有张力增加。胫骨下 1/3 骨折由于血运差,软组织覆盖少,容易发生延迟愈合或不愈合。腓骨颈有移位的骨折可损伤腓总神经,可出现相应感觉和运动功能障碍。骨折后期,若骨折对位对线不良,使关节面失去平行,改变了关节的受力面,易发生创伤性关节。青枝骨折表现为不敢负重和局部压痛。

(五)辅助检查

X 线检查应包括膝关节和踝关节,可确定骨折的部位、类型和移位情况。

(六)治疗原则

1.非手术治疗

(1)手法复位外固定:稳定的胫腓骨骨干横形骨折或短斜形骨折可在手法复位后用小夹板或长腿石膏固定,6～8 周可扶拐负重行走。单纯胫骨干骨折由于有完整腓骨的支撑,石膏固定 6～8 周后可下地活动。单纯胫骨干骨折若不伴有胫腓上、下关节分离,也无须特殊治疗。为减少下地活动时疼痛,用石膏固定 3～4 周。

(2)牵引复位:不稳定的胫腓骨干双骨折可采用腓骨结节牵引,纠正缩短畸形后手法复位,小夹板固定。6 周后去除牵引,改用小腿功能支架固定,或行长腿石膏固定,可下地负重行走。

2.手术治疗

手法复位失败、损伤严重或开放性骨折者应切开复位,选择钢板螺钉或髓内针固定。若固定牢固,手术 4～6 周后可负重行走。

二、护理评估

(一)一般评估

1.健康史

(1)一般情况:了解患者的年龄、职业特点、运动爱好、日常饮食结构、有无酗酒等。

(2)受伤情况:了解患者受伤的原因、部位和时间,受伤时的体位和环境,外力作用的方式、方向与性质,骨折轻重程度,急救处理的过程等。

(3)既往史:重点了解与骨折愈合有关的因素,如患者有无骨折史,有无药物滥用、服用特殊药物及药物过敏史,有无手术史等。

2.生命体征

(1)发热:骨折患者体温一般在正常范围。损伤严重或因血肿吸收,可出现低热但一般不超过 38 ℃。开放性骨折出现高热,多由感染引起。

(2)休克:因骨折部位大量出血、剧烈疼痛或合并内脏损伤引起失血性或创伤性休克,多见于严重的开放性骨折。

3.患者主诉

受伤的原因、时间、外力方式与性质,骨折轻重程度及有无合并血管神经损伤、受伤时的体位和环境、急救处理的过程等。

4.相关记录

外伤情况及既往史;X 线片及实验室检查等结果记录。

(二)身体评估

1.术前评估

(1)视诊:肢体肿胀,有明显畸形。

(2)触诊:局部皮温可偏高,明显压痛,有骨擦音。

(3)动诊:可见反常活动,不能站立和行走。

(4)量诊:患肢有无短缩、双侧下肢周径大小、关节活动度。

2.术后评估

(1)视诊:牵引患者患肢保持外展中立位;外固定清洁、干燥,保持有效固定。

(2)触诊:患肢局部压痛减轻或消退。

(3)动诊:患肢根据愈合情况进行如活动足部、踝关节及小腿。

(4)量诊:患肢无短缩、双侧上肢周径大小相等、关节活动度无差异。

(三)心理-社会评估

评估心理状态,了解患者社会背景,致伤经过及家庭支持系统,对疾病的接受程度,是否承受心理负担,能否有效调节角色转换。

（四）辅助检查阳性结果评估

X线片结果可以明确骨折具体部位、类型、稳定性及损伤程度。

（五）治疗效果的评估

（1）局部无压痛及叩击痛。

（2）局部无反常活动。

（3）内固定治疗者，X线片显示骨折处有连续骨痂通过，骨折线已模糊。

（4）X线片证实骨折愈合后可正常行走或负重行走。

（5）连续观察2周骨折处不变形。

三、护理诊断

（一）疼痛

疼痛与骨折、软组织损伤、肌痉挛和水肿有关。

（二）外周神经血管功能障碍的危险

外周神经血管功能障碍的危险与骨和软组织损伤、外固定不当有关。

（三）潜在并发症

肌萎缩、关节僵硬。

四、护理措施

（一）病情观察与并发症预防

1.病情观察

因骨折可损伤下肢重要神经或血管，观察患肢血液供应，如足背动脉搏动和毛细血管充盈情况，并与健肢比较，同时观察患肢是否出现感觉和运动障碍等。一旦发生异常，及时报告医师并协助处理。

2.疼痛护理

及时评估患者疼痛程度，遵医嘱给予止痛药物。

3.牵引护理

（1）保持有效牵引，定期测量下肢的长度和力线，以免造成过度牵引和骨端旋转。

（2）注意牵引针是否有移位，若有移位应消毒后调整。

（3）预防腓总神经损伤，经常检查足部背伸运动，询问是否有感觉异常等情况。

（4）长期卧床者，骶尾处皮肤受压易发生压疮，给予睡气垫床，定时按摩受压处皮肤，足跟悬空。

（二）饮食

给予患者高热量、高蛋白、高纤维素、高钙、富含维生素及果胶成分饮食。如牛奶、鸡蛋、海米、虾皮、鱼汤、骨头汤、新鲜蔬菜和水果等。

（三）用药护理

了解药物不良反应，对症处理用药时观察其用药后效果。根据疼痛程度使用止痛药，并评估不良反应。

（四）心理护理

向患者和家属解释骨折的愈合是一个循序渐进的过程，充分固定能为骨折断端连接提供良

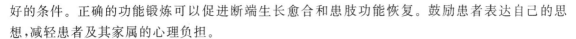

好的条件。正确的功能锻炼可以促进断端生长愈合和患肢功能恢复。鼓励患者表达自己的思想,减轻患者及其家属的心理负担。

(五)健康教育

1.指导功能锻炼

复位固定后尽早开始趾间和足部关节的屈伸活动,做股四头肌等长舒缩运动以及髌骨的被动运动。有夹板外固定者可进行踝关节和膝关节活动,但禁止在膝关节伸直情况下旋转大腿,以防发生骨不连。去除牵引或外固定后遵医嘱进行膝关节和踝关节的屈伸练习和髋关节各种运动,逐渐下地行走。

2.复查

告知患者及家属若骨折远端肢体肿胀或疼痛明显加重,肢体感觉麻木、肢端发凉,应立即到医院复查并评估功能恢复情况。

3.安全指导

指导患者及家属评估家庭环境的安全性,妥善放置可能影响患者活动的障碍物。

五、护理效果评估

(1)患者是否主诉骨折部位疼痛减轻或消失,感觉舒适。

(2)患侧肢端能否维持正常的组织灌注,皮肤温度和颜色正常,末梢动脉搏动有力。

(3)能否避免低血容量休克等并发症的发生。一旦发生,能否及时发现和处理。

(4)患者在指导下能否按计划进行有效的功能锻炼,患肢功能恢复情况及有无活动障碍。

(李　悦)

第八章 妇产科护理

第一节 闭 经

闭经(amenorrhea)是妇科常见症状,分为原发性闭经和继发性闭经。原发性闭经指年龄超过 16 岁,第二性征已发育或年龄超过 14 岁,第二性征尚未发育且无月经来潮者;继发性闭经指正常月经建立后,因病理性原因月经停止 6 个月,或按自身原来月经周期计算停经 3 个周期以上者。青春期以前、妊娠期、哺乳期以及绝经后的无月经均属生理现象。

一、护理评估

(一)健康史

原发性闭经较少见,常由于遗传性因素或先天性发育缺陷所致,评估时应注意患者生殖器官和第二性征发育情况及家族史。继发性闭经发病率高,病因复杂,评估时应详细询问患者月经史,已婚者应注意有无产后大出血、不孕及流产史。根据控制正常月经周期的 4 个环节,按病变部位将闭经分为下丘脑性闭经、垂体性闭经、卵巢性闭经及子宫性闭经等。

1.下丘脑性闭经

下丘脑性闭经最常见,以功能性原因为主。

(1)精神因素:精神创伤、紧张忧虑、环境改变、过度劳累、盼子心切或畏惧妊娠等可使内分泌调节功能紊乱而发生闭经。闭经多为一时性,可自行恢复。

(2)剧烈运动、体重下降和神经性厌食均可诱发闭经。因初潮发生和月经维持有赖于一定比例(17%～20%)的机体脂肪,中枢神经对体重下降极为敏感。

(3)药物:一般在停药后 3～6 个月月经恢复。

2.垂体性闭经

垂体器质性病变或功能失调可影响卵巢功能而引起闭经。

(1)垂体梗死:常见于产后出血使垂体缺血坏死,出现闭经、性欲减退、毛发脱落、第二性征衰退等希恩综合征。

(2)垂体肿瘤:可引起闭经溢乳综合征。

3.卵巢性闭经

卵巢性闭经是由于卵巢性激素水平低落,子宫内膜不发生周期性变化而导致的闭经。

(1)卵巢功能早衰:40岁前绝经者称卵巢功能早衰,常伴有围绝经期综合征的表现。

(2)卵巢功能性肿瘤、卵巢切除或组织破坏。

(3)多囊卵巢综合征:表现为闭经、不孕、多毛、肥胖、双侧卵巢增大。

4.子宫性闭经

月经调节功能及第二性征发育正常,但子宫内膜受到破坏或对卵巢激素不能产生正常的反应而引起闭经。

(1)先天性子宫发育不良或子宫切除术后者。

(2)子宫内膜损伤:子宫腔放疗后、结核性子宫内膜炎、子宫腔粘连综合征,后者因人工流产刮宫过度,使子宫内膜损伤粘连而无月经产生。

5.其他内分泌功能异常

甲状腺功能减退或亢进、肾上腺皮质功能亢进、糖尿病等可引起闭经。

(二)身体状况

了解患者的闭经类型、时间及伴随症状。注意观察患者精神状态、智力发育、营养与健康状况;检查全身发育状况,测量身高、体重、四肢与躯干比例;第二性征如音调、毛发分布、乳房发育状况,挤压乳腺有无乳汁分泌;妇科检查生殖器官有无发育异常和肿瘤等。

(三)心理-社会状况

患者担心闭经对自己的健康、性生活及生育能力有影响,病程过长及治疗效果不佳会加重患者及其家属的心理压力,使其情绪低落、焦虑,反过来又加重闭经。

(四)辅助检查

1.子宫功能检查

(1)诊断性刮宫:适用于已婚妇女,必要时可在宫腔镜直视下检查。

(2)子宫输卵管碘油造影:了解子宫腔及输卵管情况。

(3)药物撤退试验:①孕激素试验可评估内源性雌激素水平;②雌、孕激素序贯疗法。

2.卵巢功能检查

通过B超检查、基础体温测定、宫颈黏液结晶检查、阴道脱落细胞检查、血清激素测定、诊断性刮宫,了解排卵情况及体内性激素水平。

3.垂体功能检查

如垂体兴奋试验等。

4.其他检查

B超检查、染色体检查及内分泌检查等。

(五)处理要点

1.全身治疗

积极治疗全身性疾病,增强体质,加强营养,保持正常体重。

2.心理治疗

精神因素所致闭经,应行心理疏导。

3.病因治疗

子宫腔粘连、先天畸形、卵巢及垂体肿瘤等采取相应手术治疗。

4.性激素替代疗法

根据病变部位及病因,给予相应激素治疗,常用雌激素替代疗法,雌、孕激素序贯疗法和雌、孕激素合并疗法。

5.诱发排卵

常用氯米芬、HCG。

二、护理诊断

(一)焦虑

焦虑与担心闭经对健康、性生活及生育的影响有关。

(二)功能障碍性悲哀

功能障碍性悲哀与长期闭经及治疗效果不佳,担心丧失女性形象有关。

三、护理措施

(一)一般护理

1.鼓励患者增加营养

营养不良引起的闭经者,应供给足够的营养。

2.保证睡眠

工作紧张引起的闭经者,鼓励患者加强锻炼,增强体质,注意劳逸结合。如为肥胖引起的闭经,指导患者进低热量饮食,但需要富有维生素和矿物质,嘱咐患者适当增加运动量。

(二)病情观察

(1)观察患者情绪变化,有无引起闭经的精神因素,如工作、家庭、生活等情况。

(2)对有人工流产、剖宫产史的闭经患者,应监测阴道流血情况及月经变化。

(3)注意患者体重增加或减少的数据和时间,与闭经前、后的关系。

(4)观察患者甲状腺有无肿大、有无糖尿病症状。

(三)用药护理

指导患者合理使用性激素,说明性激素的作用、不良反应、用药方法及注意事项。

(四)心理护理

讲解月经的生理知识,使患者了解闭经与女性特征、生育及健康的关系,减轻心理压力,避免闭经加重。对原发性闭经者,特别是生殖器官畸形者进行心理疏导,使其保持心情舒畅,正确对待疾病,提高对自我形象的认识。

(五)健康指导

(1)告知患者要耐心坚持规范治疗,在医师的指导下接受全身系统检查。

(2)短期治疗效果可能不明显,要有心理准备,不要放弃治疗,树立战胜疾病的信心。

(常秀梅)

第二节　外阴及阴道创伤

外阴、阴道部位置虽较隐蔽,但损伤并不少见。此处组织薄弱、神经敏感、血管丰富,受伤后损害重,较疼痛。解剖上前为尿道口,后为肛门,易继发感染,使病情复杂化。

一、护理评估

(一)病因评估

(1)分娩:分娩是导致外阴、阴道创伤的主要原因。

(2)外伤:如骑跨在自行车架上或自高处跌落骑跨于硬物上,外阴骤然触于锐器上,创伤有时可伤及阴道,甚至穿过阴道损伤尿道、膀胱或直肠。

(3)幼女受到强暴所致软组织受损。

(4)初次性交可使处女膜破裂:绝大多数可自行愈合,偶可见裂口延至小阴唇、阴道或伤及穹隆,引起大量阴道流血。

(二)身心状况

1.症状

疼痛为主要症状,程度可轻可重,患者常坐卧不安,行走困难,随着局部肿块的逐渐增大,疼痛也越来越严重,甚至出现疼痛性休克;水肿或血肿导致局部肿胀,也是常见症状;少量或大量血液自阴道或外阴创伤处流出。

2.体征

患者出血多,可出现脉搏快、血压低等出血性休克或贫血的体征。妇科检查外阴肿胀出血,形成外阴血肿时,可见外阴部有紫蓝色肿块突起,有明显压痛。

(三)心理-社会状况

由于是意外事件,且创伤又涉及女性最隐蔽部位,患者及家属常表现出明显的忧虑和担心。

二、辅助检查

出血多者红细胞计数及血红蛋白值下降,合并感染者,可见白细胞计数增高。

三、护理诊断

(一)疼痛

疼痛与外阴、阴道的创伤有关。

(二)恐惧

恐惧与突发创伤事件,担心预后对自身的影响有关。

(三)感染

感染与伤口受到污染,未得到及时治疗有关。

四、护理目标

(1)患者疼痛缓解,舒适感增加。

(2)患者无感染发生或感染被及时发现和控制,体温、血象正常。

五、护理措施

(一)一般护理

患者平卧、给氧。做好血常规检查,建立静脉通道,配血,必要时输血。

(二)心理护理

对患者及家属表示理解,护士应使用亲切温和的语言给予安慰,鼓励他们面对现实,积极配合治疗。

(三)病情监测

密切观察患者生命体征及尿量变化,并准确记录;严密观察患者血肿的大小及其变化,有无活动性出血;术后观察患者阴道及外阴伤口有无出血,有无进行性疼痛加剧或阴道、肛门坠胀等再次血肿的症状。

(四)治疗护理

1.治疗原则

根据不同情况,给予相应处理,原则是止痛、止血、抗休克和抗感染。

2.治疗配合

(1)预防和纠正休克:立即建立静脉通道,做好输血、输液准备,遵医嘱及时给予患者止血药、镇静药、镇痛药;做好手术准备。

(2)配合护理:对损伤程度轻,血肿小于 5 cm 的患者,采取正确的体位,避免血肿受压;及时给予患者止血、止痛药;24 小时内可冷敷,降低局部神经敏感性和血流速度,有利于减轻患者的疼痛和不适;还可以用丁字带、棉垫加压包扎,预防血肿扩散。24 小时后热敷或外阴部烤灯,促进血肿或水肿的吸收。保持外阴清洁,每天外阴冲洗 3 次,大小便后立即擦洗。血肿较大者,需手术切开血肿行血管结扎术后消炎抗感染。

(3)术前准备:需要急诊手术的应进行皮肤、肠道的准备。

(4)术后护理:术后常需外阴加压包扎或阴道填塞纱条,患者疼痛较重,应积极止痛。外阴包扎松解或阴道纱条取出后,注意观察患者阴道及外阴伤口有无再次血肿的症状。保持外阴清洁,遵医嘱给予抗生素预防感染。

(五)健康指导

减少会阴部剧烈活动,避免疼痛;合理膳食;保持心情平静。保持局部清洁、干燥;遵医嘱用药;发现异常,及时就诊。

(六)护理效果评价

评价护理目标是否达到,护理措施的实施情况,健康指导是否落实到位,有无新的护理问题出现。

（明　娇）

第三节　过期妊娠

平时月经周期规则,妊娠达到或超过 42 周($>$294 天)尚未分娩者,称为过期妊娠。其发生率占妊娠总数的 3%～15%。过期妊娠使胎儿窘迫、胎粪吸入综合征、过熟综合征、新生儿窒息、围生儿死亡、巨大儿,以及难产等不良结局发生率增高,并随妊娠期延长而增加。

一、病因

过期妊娠可能与下列因素有关。

(一)雌、孕激素比例失调

内源性前列腺素和雌二醇分泌不足而孕酮水平增高,导致孕激素优势,抑制前列腺素和缩宫素的作用,延迟分娩发动。导致过期妊娠。

(二)头盆不称

部分过期妊娠胎儿较大,导致头盆不称和胎位异常,使胎先露部不能紧贴子宫下段及宫颈内口,反射性子宫收缩减少,容易发生过期妊娠。

(三)胎儿畸形

如无脑儿,由于无下丘脑,垂体肾上腺轴发育不良或缺如,促肾上腺皮质激素产生不足,胎儿肾上腺皮质萎缩,使雌激素的前身物质 16α-羟基硫酸脱氢表雄酮不足,从而雌激素分泌减少;小而不规则的胎儿不能紧贴子宫下段及宫颈内口诱发宫缩,导致过期妊娠。

(四)遗传因素

某家族、某个体常反复发生过期妊娠,提示过期妊娠可能与遗传因素有关。胎盘硫酸酯酶缺乏症是一种罕见的伴性隐性遗传病,可导致过期妊娠。其发生机制是因胎盘缺乏硫酸酯酶,胎儿肾上腺与肝脏产生的 16α-羟基硫酸脱氢表雄酮不能脱去硫酸根转变为雌二醇及雌三醇,从而使血雌二醇及雌三醇明显减少,降低子宫对缩宫素的敏感性,使分娩难以启动。

二、临床表现

(一)胎盘

过期妊娠的胎盘病理有两种类型:一种是胎盘功能正常,除重量略有增加外,胎盘外观和镜检均与妊娠足月胎盘相似;另一种是胎盘功能减退,肉眼观察胎盘母体面呈片状或多灶性梗死及钙化,胎儿面及胎膜常被胎粪污染,呈黄绿色。

(二)羊水

正常妊娠 38 周后,羊水量随妊娠推延逐渐减少,妊娠 42 周后羊水减少迅速,约 30% 减至 300 mL 以下。羊水粪染率明显增高,是足月妊娠的 2~3 倍,若同时伴有羊水过少,羊水粪染率达 71%。

(三)胎儿

过期妊娠胎儿生长模式与胎盘功能有关,可分以下 3 种。

1.正常生长及巨大儿

胎盘功能正常者,能维持胎儿继续生长,约 25% 成为巨大儿,其中 1.4% 胎儿出生体重＞4 500 g。

2.胎儿成熟障碍

10%~20% 过期妊娠并发胎儿成熟障碍。胎盘功能减退与胎盘血流灌注不足、胎儿缺氧及营养缺乏等有关。由于胎盘合成、代谢、运输及交换等功能障碍,胎儿不易再继续生长发育。临床分为3期:第 I 期为过度成熟期,表现为胎脂消失、皮下脂肪减少、皮肤干燥松弛多皱褶,头发浓密,指(趾)甲长,身体瘦长,容貌似"小老人"。第 II 期为胎儿缺氧期,肛门括约肌松弛,有胎粪排出,羊水及胎儿皮肤黄染,羊膜和脐带绿染,同胎儿患病率及围生儿死亡率最高。第 III 期为胎儿全身因粪染历时较长广泛黄染,指(趾)甲和皮肤呈黄色,脐带和胎膜呈黄绿色,此期胎儿已经历和渡过第 II 期危险阶段,其预后反较第 II 期好。

3.胎儿生长受限

小样儿可与过期妊娠共存,后者更增加胎儿的危险性,约 1/3 过期妊娠死产儿为生长受限小样儿。

三、处理原则

应根据胎盘功能、胎儿大小、宫颈成熟度综合分析,以确诊过期妊娠,并选择恰当的分娩方式终止妊娠,在产程中密切观察羊水情况、胎心监护,出现胎儿窘迫征象,行剖宫产尽快结束分娩。

四、护理

(一)护理评估

1.病史

准确核实孕周,确定胎盘功能是否正常是关键。诊断过期妊娠之前必须准确核实孕周。

2.身心诊断

平时月经周期规则,妊娠达到或超过 42 周(>294 天)未分娩者,可诊断为过期妊娠。由于孕妇结果的不可预知、恐惧、焦虑、猜测是过期妊娠孕妇常见的情绪反应。

3.诊断检查

实验室检查:①根据 B 超检查确定孕周,妊娠 20 周内,B 超检查对确定孕周有重要意义。妊娠 5~12 周内以胎儿顶臀径推算孕周较准确,妊娠 12~20 周以内以胎儿双顶径、股骨长度推算预产期较好。②根据妊娠初期血、尿 HCG 增高的时间推算孕周。

(二)护理诊断

1.有新生儿受伤的危险

与过期胎儿生长受限有关。

2.焦虑

与担心分娩方式、过期胎儿预后有关。

(三)预期目标

(1)新生儿不存在因护理不当而产生的并发症。

(2)患者能平静地面对事实,接受治疗和护理。

(四)护理措施

1.预防过期妊娠

(1)加强孕期宣教,使孕妇及家属认识过期妊娠的危害性。

(2)定期进行产前检查,适时结束妊娠。

2.加强监测,判断胎儿在宫内情况

(1)教会孕妇进行胎动计数:妊娠超过 40 周的孕妇,通过计数胎动进行自我监测尤为重要。胎动计数>30 次/12 小时为正常,<10 次/12 小时或逐日下降,超过 50%,应视为胎盘功能减退,提示胎儿宫内缺氧。

(2)胎儿电子监护仪检测:无应激试验(non-stress test,NST)每周 2 次,胎动减少时应增加检测次数;住院后需每天 1 次监测胎心变化。NST 无反应型需进一步做缩宫素激惹试验(oxytocin challenge test,OCT),若多次反复相互现胎心晚期减速,提示胎盘功能减退、胎儿明显缺氧。因 NST 存在较高假阳性率,需结合 B 超检查,估计胎儿安危。

3.终止妊娠应根据胎盘功能、胎儿大小、宫颈成熟度综合分析,选择恰当的分娩方式

(1)终止妊娠的指征:已确诊过期妊娠,严格掌握终止妊娠的指征有:①宫颈条件成熟;②胎

儿体重>4 000 g 或胎儿生长受限;③12 小时内胎动<10 次或 NST 为无反应型,OCT 可疑;④尿 E/C 比值持续低值;⑤羊水过少(羊水暗区<3 cm)和/或羊水粪染;⑥并发重度子痫前期或子痫。终止妊娠的方法应酌情而定。

(2)引产:宫颈条件成熟、Bishop 评分>7 分者,应予引产;胎头已衔接者,通常采用人工破膜,破膜时羊水多而清者,可静脉滴注缩宫素。在严密监视下经阴道分娩。对羊水Ⅱ度污染者,若阴道分娩,要求在胎肩娩出前用负压吸管或吸痰管吸净胎儿鼻咽部黏液。

(3)剖宫产:出现胎盘功能减退或胎儿窘迫征象,不论宫颈条件成熟与否,均应行剖宫产尽快结束分娩。过期妊娠时,胎儿虽有足够储备力,但临产后宫缩应激力的显著增加超过其储备力,出现隐性胎儿窘迫,对此应有足够认识。最好应用胎儿监护仪,及时发现问题,采取应急措施,适时选择剖宫产挽救胎儿。进入产程后,应鼓励产妇左侧卧位、吸氧。产程中最好连续监测胎心,注意羊水性状,必要时取胎儿头皮血测 pH,及早发现胎儿窘迫,并及时处理。过期妊娠时,常伴有胎儿窘迫、羊水粪染,分娩时应做相应准备。胎儿娩出后立即在直接喉镜指引下行气管插管吸出气管内容物,以减少胎粪吸入综合征的发生。过期儿患病率和死亡率均增高,应及时发现和处理新生儿窒息、脱水、低血容量及代谢性酸中毒等并发症。

(五)护理效果评价

(1)患者能积极配合医护措施。

(2)新生儿未发生窒息。

(韩红举)

第四节 胎膜早破

胎膜早破(premature rupture of membranes,PROM)是指在临产前胎膜自然破裂。它是常见的分娩期并发症,妊娠满 37 周的发生率为 10%,妊娠不满 37 周的发生率为 2%~3.5%。胎膜早破可引起早产及围生儿死亡率增加,亦可导致孕产妇宫内感染率和产褥期感染率增加。

一、病因

一般认为胎膜早破与以下因素有关,常为多因素所致。

(一)上行感染

可由生殖道病原微生物上行感染,引起胎膜炎,使胎膜局部张力下降而破裂。

(二)羊膜腔压力增高

常见于多胎妊娠、羊水过多等。

(三)胎膜受力不均

胎先露高浮、头盆不称、胎位异常可使胎膜受压不均导致破裂。

(四)营养因素

缺乏维生素 C、锌及铜,可使胎膜张力下降而破裂。

(五)宫颈内口松弛

常因手术创伤或先天性宫颈组织薄弱,宫颈内口松弛,胎膜进入扩张的宫颈或阴道内,导致感染或受力不均,而使胎膜破裂。

(六)细胞因子

IL-1、IL-6、IL-8、TNF-α升高,可激活溶酶体酶,破坏羊膜组织,导致胎膜早破。

(七)机械性刺激

创伤或妊娠后期性交也可导致胎膜早破。

二、临床表现

(一)症状

孕妇突感有较多液体自阴道流出,有时可混有胎脂及胎粪,无腹痛等其他产兆,当咳嗽、打喷嚏等腹压增加时,羊水可少量间断性排出。

(二)体征

肛诊或阴检时,触不到羊膜囊,上推胎儿先露部可见到羊水流出。如伴羊膜腔感染时,可有臭味,并伴有发热、母儿心率增快、子宫压痛,以及白细胞计数增多、C反应蛋白升高。

三、对母儿的影响

(一)对母亲的影响

胎膜早破后,生殖道病原微生物易上行感染,通常感染程度与破膜时间有关。羊膜腔感染易发生产后出血。

(二)对胎儿的影响

胎膜早破经常诱发早产,早产儿易发生呼吸窘迫综合征。羊膜腔感染时,可引起新生儿吸入性肺炎,严重者发生败血症、颅内感染等。脐带受压、脐带脱垂时可致胎儿窘迫。胎膜早破发生的孕周越小,胎肺发育不良发生率越高,围生儿死亡率越高。

四、处理原则

预防感染和脐带脱垂,如有感染、胎窘征象,及时行剖宫产终止妊娠。

五、护理

(一)护理评估

1.病史

询问病史,了解是否有发生胎膜早破的病因,确定具体的胎膜早破的时间、妊娠周数,是否有宫缩、见红等产兆,是否出现感染征象,是否出现胎窘现象。

2.身心状况

观察孕妇阴道流液的色、质、量,是否有气味。孕妇常可能因为不了解胎膜早破的原因,而对不可自控的阴道流液形成恐慌,可能担心自身与胎儿的安危。

3.辅助检查

(1)阴道流液的pH测定:正常阴道液pH为4.5~5.5,羊水pH为7.0~7.5。若pH>6.5,提示胎膜早破,准确率90%。

(2)肛查或阴道窥阴器检查:肛查时未触到羊膜囊,上推胎儿先露部,有羊水流出。阴道窥阴器检查时见液体自宫口流出或可见阴道后穹隆有较多混有胎脂和胎粪的液体。

(3)阴道液涂片检查:阴道液置于载玻片上,干燥后镜检可见羊齿植物叶状结晶为羊水,准确率95%。

(4)羊膜镜检查:可直视胎先露部,看不到前羊膜囊,即可诊断。

(5)胎儿纤维结合蛋白(fetal fibronectin,fFN)测定:fFN是胎膜分泌的细胞外基质蛋白。当宫颈及阴道分泌物内fFN含量>0.05 mg/L时,胎膜抗张能力下降,易发生胎膜早破。

(6)超声检查:羊水量减少可协助诊断,但不可确诊。

(二)护理诊断

1.有感染的危险

感染与胎膜破裂后,生殖道病原微生物上行感染有关。

2.知识缺乏

缺乏预防和处理胎膜早破的知识。

3.有胎儿受伤的危险

胎儿受伤与脐带脱垂、早产儿肺部发育不成熟有关。

(三)护理目标

(1)孕妇无感染征象发生。

(2)孕妇了解胎膜早破的知识如突然发生胎膜早破,能够及时进行初步应对。

(3)胎儿无并发症发生。

(四)护理措施

1.预防脐带脱垂的护理

胎膜早破并胎先露未衔接的孕妇绝对卧床休息,多采用左侧卧位,注意抬高臀部防止脐带脱垂造成胎儿宫内窘迫。注意监测胎心变化,进行肛查或阴检时,确定有无隐性脐带脱垂,一旦发生,立即通知医师,并于数分钟内结束分娩。

2.预防感染

保持床单位清洁。使用无菌的会阴垫于外阴处,勤于更换,保持清洁干燥,防止上行感染。更换会阴垫时观察羊水的色、质、量、气味等。嘱孕妇保持外阴清洁,每天对其会阴擦洗2次。同时观察产妇的生命体征,血生化指标,了解是否存在感染征象。按医嘱一般破膜大于12小时给予抗生素防止感染。

3.监测胎儿宫内情况

密切观察胎心率的变化,嘱孕妇自测胎动。如有混有胎粪的羊水流出,即为胎儿宫内缺氧的表现,应及时予以吸氧,左侧卧位,并根据医嘱做好相应的护理。

若胎膜早破孕周小于35周者。根据医嘱予地塞米松促进胎肺成熟。若孕周小于37周并已临产,或孕周大于37周。胎膜早破大于18小时后仍未临产者,可根据医嘱尽快结束分娩。

4.健康教育

孕期时为孕妇讲解胎膜早破的定义与原因,并强调孕期卫生保健的重要性。指导孕妇,如出现胎膜早破现象,无须恐慌,应立即平卧,及时就诊。孕晚期禁止性交,避免腹部碰撞或增加腹压。指导孕期补充足量的维生素和锌、铜等微量元素。如宫颈内口松弛者,应多卧床休息,并遵医嘱根据需要于孕14~16周时行宫颈环扎术。

（刘红梅）

第九章 眼科护理

第一节 上睑下垂

上睑下垂是指提上睑肌(动眼神经支配)和 Muller 平滑肌(颈交感神经支配)的功能不全或丧失,以致上睑部分或全部下垂。轻者遮盖部分瞳孔,重者遮盖全部瞳孔,影响视力、有碍美观。临床上分为先天性上睑下垂及获得性上睑下垂,先天性上睑下垂可造成重度弱视。

一、护理评估

(一)生命体征
监测生命体征,观察患者有无体温异常。

(二)症状体征
(1)观察患者上睑下垂的临床类型。

(2)了解影响视力的程度及有无弱视。

(3)了解患者有无神经系统疾病及眼睑外伤史。

(三)安全评估
(1)评估患者有无因双眼视力障碍导致跌倒/坠床的危险。

(2)评估患者及家属对疾病的认知程度及心理状态等。

二、护理措施

(一)术前护理
1.完善检查

协助完善术前常规及专科检查。

2.心理护理

患者多伴有自卑心理,对手术期望高,心理负担较重。应主动关心安慰患者,使其积极配合治疗及护理,并协助家属做好患者心理安抚。告知患者及家属手术的目的是为了改善外观,儿童患者还可预防弱视。

3.访视与评估

了解患者基本信息和手术相关信息,确认术前准备完善情况。

4.患者交接

与手术室工作人员核对患者信息、手术部位标识及患者相关资料,完成交接。

(二)术后护理

(1)全麻患者按全麻护理常规护理。

(2)体位:全麻患者术后平卧 4～6 小时后,取高枕卧位,以减轻颜面部水肿。

(3)保持呼吸道通畅:由于手术牵拉肌肉和麻醉反应可出现恶心呕吐等不适,需侧卧或头偏向一侧,防止呕吐物堵塞呼吸道引起窒息。

(4)观察术后眼睑闭合状态、角膜暴露程度等。对眼睑闭合不全的患者,遵医嘱涂眼膏,预防暴露性角膜炎发生。

三、健康指导

(一)住院期

(1)讲解各项专科检查(裂隙灯、视力、睑裂高度及提上睑肌功能测定等)的目的、重要性及配合要点。

(2)告知眼睑闭合不全患者预防暴露性角膜炎的重要性,积极配合治疗。

(二)居家期

(1)指导家属观察患者睡眠状态下眼睑闭合情况,眼睑闭合不全者睡前涂眼膏,遵医嘱进行瞬目闭眼练习。

(2)弱视患者务必坚持弱视训练,以提高视功能。

(3)出院后 1 周门诊复查,如出现异常立即就医。

(刘文织)

第二节　睑　缘　炎

睑缘炎是睑缘皮肤、睫毛毛囊及其腺体的亚急性或慢性炎症,常由细菌感染所致。

一、护理评估

了解患者全身的健康状况,如营养、睡眠、有无文眼线等,注意有无屈光不正和慢性结膜炎病史。临床上将睑缘炎分为鳞屑性睑缘炎、溃疡性睑缘炎和眦部睑缘炎,主要表现为眼睑红、肿、热、痛、痒等症状。

(一)鳞屑性睑缘炎

睑缘、睫毛根部覆盖着头皮屑样的鳞屑,鳞屑脱落后,露出充血的睑缘,但无溃疡,睫毛脱落后能再生,眼睛有干痒、刺痛及烧灼感等症状。

(二)溃疡性睑缘炎

睑缘皮脂腺分泌较多,睫毛因皮脂腺结痂而凝成束状,睑缘有许多脓痂,清除痂皮后,可见到小脓疱和出血性小溃疡,睫毛易脱落而不易再生,严重者可形成睫毛秃。有时睑缘溃疡结疤后,睑缘收缩,形成倒睫,睫毛刺激角膜,常导致角膜溃疡而影响视力。

(三)眦部睑缘炎

眦部睑缘炎主要发生于外眦部,外眦部睑缘和外眦部有痒及刺激症状,局部皮肤充血、肿胀,并有浸渍糜烂,邻近结膜常伴有慢性炎症。

二、护理诊断

(一)舒适改变

眼部干痒、刺痛与睑缘炎病变有关。

(二)潜在并发症

潜在并发症包括角膜溃疡、慢性结膜炎、泪小点外翻。

三、护理目标

(1)患者不适症状得到缓解。

(2)及时控制炎症,预防并发症发生。

四、护理措施

(1)首先应去除病因,增强营养,增强抵抗力,纠正用不洁手揉眼的不良习惯。如有屈光不正,应配戴眼镜矫正。

(2)观察患者眼部分泌物情况,告知患者家属清洁睑缘的方法。可用生理盐水棉签清洁,拭去鳞屑或脓痂脓液。

(3)指导眼部用药方法。先清洁睑缘,再涂拭抗生素药膏,可用涂有抗生素药膏的棉签在睑缘按摩,增强药效。炎症消退后,应持续治疗至少2周,以免复发。

(4)外出配戴眼镜,避免烟尘风沙刺激。

(5)注意饮食调理,避免进食辛辣食物。

(刘文织)

第三节 睑 腺 炎

睑腺炎又称麦粒肿,是眼睑腺体的急性化脓性炎症。临床上分为内、外睑腺炎。其中,睑板腺感染为内睑腺炎,睫毛毛囊或其附属皮脂腺、汗腺感染为外睑腺炎。

一、护理评估

患侧眼睑可出现红、肿、热、痛等急性炎症表现,常伴同侧耳前淋巴结肿大。外睑腺炎的炎症反应集中于睫毛根部的睑缘处,红肿范围较弥散,脓点常溃破于皮肤面。内睑腺炎的炎症浸润常局限于睑板腺内,有硬结,疼痛和压痛程度均较外睑腺炎剧烈,病程较长,脓点常溃破于睑结膜面。

二、护理诊断

(一)眼痛

眼痛与睑腺炎症有关。

(二)知识缺乏

缺乏睑腺炎的相关知识有关。

三、护理目标

(1)患者疼痛减轻。

(2)患者家长获取睑腺炎相关的预防与护理知识。

四、护理措施

(一)疼痛护理

仔细观察患者对疼痛的反应,耐心听取患者对疼痛的主诉,解释疼痛的原因,给予其支持与安慰,指导其放松技巧。

(二)热敷指导

早期睑腺炎行局部热敷,每次 10~15 分钟,每天 3~4 次。热敷可以促进血液循环,有助于炎症消散和疼痛减轻。热敷时需注意温度,以防烫伤。常用方法有汽热敷法、干热敷法、湿热敷法等。

(三)药物护理

指导其滴用抗生素眼药水或涂用眼药膏的方法。

(四)脓肿护理

脓肿未形成时不宜切开,更不能挤压排脓。因为眼睑和面部的静脉无瓣膜,挤压脓肿可使感染扩散,导致眼睑蜂窝织炎,甚至海绵窦脓毒栓或败血症,危及生命。

脓肿形成后,如未溃破或引流排脓不畅,应切开引流。外睑腺炎应在皮肤面切开,切口与睑缘平行,内睑腺炎则应在结膜面切开,切口与睑缘垂直。

(五)健康教育

指导家庭护理,养成良好的卫生习惯,不用脏手或不洁手帕揉眼。告知患者及家属治疗原发病的重要性,如有慢性结膜炎、睑缘炎或屈光不正,应及时治疗或矫正。

（刘文织）

第四节　睑板腺囊肿

睑板腺囊肿是睑板腺特发性慢性非化脓性炎症,通常称为霰粒肿。

一、护理评估

睑板腺囊肿通常自觉症状不明显,较小的囊肿经仔细触摸才能发现,较大的囊肿可使眼睑皮肤隆起,表现为皮下圆形肿块,大小不一,触之不痛,与皮肤不粘连。如继发感染,临床表现与内睑腺炎相似。

二、护理诊断

(一)有感染的危险
感染主要与睑板腺囊肿有关。

(二)知识缺乏
缺乏睑板腺囊肿防治知识有关。

三、护理目标

(1)无继发感染。

(2)患者及家属获取睑腺炎相关的预防与护理知识。

四、护理措施

(一)热敷护理
小而无症状的睑板腺囊肿,注意观察病情变化,指导热敷护理。

(二)配合护理
1.术前准备

术前准备主要包括滴抗生素眼液、查凝血功能、清洁面部皮肤、局部麻醉准备等。

2.手术切口准备

外睑腺炎在皮肤面切开,切口与睑缘平行;内睑腺炎则在结膜面切开,切口与睑缘垂直。

3.局部观察

术后用手掌压迫眼部10~15分钟,观察局部有无出血等。

4.病理检查

反复发作的睑板腺囊肿,应将标本送病理检查,以排除睑板腺癌。

(三)术后硬结护理
术后硬结可局部热敷,能自行吸收。如不能吸收者行手术切除。

(四)药物护理
介绍术后用药,按时换药和门诊随访。一般术后次日眼部换药,涂抗生素眼药膏,并用眼垫遮盖。

(五)健康指导
(1)在脓肿未成熟前,切忌挤压或用针挑刺,以免细菌经眼静脉进入海绵窦,导致颅内、全身感染等严重并发症。

(2)养成良好的卫生习惯,不用脏手或不洁手帕揉眼。

(3)对顽固复发、抵抗力低下者,给予支持治疗,提高机体抵抗力。

(4)嘱患者多吃新鲜水果及蔬菜,保持大便通畅。

(刘文织)

第五节 泪 囊 炎

一、急性泪囊炎

急性泪囊炎是泪囊黏膜的急性卡他性或化脓性炎症。

(一)病因

多数在慢性泪囊炎的基础上突然发生,与侵入的细菌毒力强或机体抵抗力下降有关。常见致病菌多为金黄色葡萄球菌或溶血性链球菌等,婴儿急性泪囊炎的致病菌多为流感嗜血杆菌。

(二)护理评估

1.健康史

了解患者的卫生习惯,评估患者有无慢性泪囊炎病史。

2.身体状况

泪囊区皮肤红、肿、热、痛,炎症可扩展到眼睑、鼻根及面颊部,甚至引起眶蜂窝织炎,严重时可伴畏寒、发热等全身症状。破溃后脓液排出,症状减轻,部分患者可形成长期泪囊瘘管。

3.辅助检查

外周血中性粒细胞计数升高。为确定致病菌,可将分泌物涂片进行细胞学和细菌学检查。

4.心理-社会状况

由于急性泪囊炎起病急、症状重,患者常有焦虑、恐惧的心理,因此要重视患者及家属对疾病的认知程度及对压力的应对方式。

5.治疗原则

早期以抗炎为主,局部热敷,全身应用抗生素。脓肿成熟后,切开引流。伤口愈合,炎症完全消退后行手术治疗。手术方式有泪囊摘除术、泪囊鼻腔吻合术。

(三)护理措施

(1)按医嘱及时应用抗生素。

(2)指导患者正确热敷。①干性热敷法:将 40~60 ℃热水灌入热水袋,一般灌至 2/3 满,排尽袋内空气,用清洁毛巾包裹后敷于眼部。每天 3 次,每次 15~20 分钟。②湿性热敷法:嘱患者闭上眼睛,先在患眼涂上凡士林,再将消毒的湿热纱布拧成半干(以不滴水为宜)敷于眼部,温度以患者能耐受为宜。每 5~10 分钟更换纱布,更换 2~4 遍,每天 2~3 次。热敷结束后,擦干局部,热敷时要注意观察局部皮肤反应,注意热敷的温度,避免烫伤。

(3)急性炎症期切忌泪道探通或泪道冲洗,以免导致感染扩散,引起眼眶蜂窝织炎。

(4)切开排脓的护理。脓肿形成前,切忌挤压。脓肿形成后,切开排脓,选择脓肿波动最明显或体位最低处切开,排出全部脓液后,放置橡皮引流条引流,告知患者每天换药一次,要保持引流通畅及敷料的清洁干燥。

(5)炎症完全消退后,伤口愈合,再按慢性泪囊炎的原则处理。

(6)健康指导。急性期嘱患者注意休息,合理营养。恢复期嘱患者注意锻炼身体,增强机体抗病能力。注意眼部的清洁卫生,不用脏手或衣袖等揉擦眼睛。

二、慢性泪囊炎

慢性泪囊炎是常见的泪囊病,多因鼻泪管狭窄或阻塞,泪液滞留于泪囊内,伴发细菌感染引起,多为单侧发病。常见致病菌为肺炎链球菌和白色念珠菌,但一般不发生混合感染。将泪小点反流的分泌物做涂片染色可鉴定病原微生物。本病多见于中老年女性,特别是绝经期妇女。慢性泪囊炎的发病与沙眼、泪道外伤、鼻炎、鼻中隔偏曲、下鼻甲肥大等因素有关。

(一)临床表现

慢性泪囊炎主要症状为溢泪。检查可见结膜充血,下睑皮肤出现湿疹,用手指挤压泪囊区有黏液或黏液脓性分泌物自泪小点流出。行泪道冲洗时,冲洗液自上、下泪小点反流,同时有黏液、脓性分泌物流出。由于分泌物大量潴留,泪囊扩张,可形成泪囊黏液囊肿。

慢性泪囊炎是眼部的感染病灶。由于常有黏液或脓液反流入结膜囊,使结膜囊长期处于带菌状态,此时如果发生眼外伤或施行内眼手术,则容易引起化脓性感染,导致细菌性角膜溃疡或化脓性眼内炎。因此,应高度重视慢性泪囊炎对眼球构成的潜在威胁,尤其在内眼手术前,必须首先治疗泪囊感染。

(二)评估要点

1.健康史

(1)评估患者的发病史、治疗过程和治疗效果。

(2)评估患者有无沙眼、泪道外伤、鼻炎、鼻窦炎、鼻中隔偏曲、下鼻甲肥大等疾病。

2.身体状况

以溢泪为主要症状,检查发现有结膜充血,内眦部位的皮肤浸渍、糜烂、粗糙肥厚及湿疹等症状。泪囊区囊样隆起,用手指对其进行压迫或行泪道冲洗时,有大量黏液脓性分泌物从泪小点反流。由于分泌物大量潴留,泪囊扩张,可形成泪囊黏液囊肿。

3.心理-社会状况

评估患者的生活、工作情况,以及对疾病的认知程度。因慢性泪囊炎常反复发作,患者常对治疗失去信心,或因病情开始时症状较轻,患者对疾病的及时治疗不太重视。

4.辅助检查

(1)X线泪道造影检查可了解泪囊的大小及阻塞部位。

(2)分泌物培养可确定致病菌和选择有效抗生素。

(三)护理诊断

1.舒适度的改变

舒适度的改变与疾病引起的溢泪,内眦部位的皮肤浸渍、糜烂、粗糙、肥厚有关,与手术创伤有关。

2.潜在并发症

角结膜炎或眼内炎,出血。

3.知识缺乏

缺乏慢性泪囊炎相关专业知识。

4.焦虑与恐惧

焦虑与恐惧与对手术及预后不了解有关。

(四)护理措施

1.用药护理

指导患者正确滴抗生素眼药水的方法,如左氧氟沙星滴眼液,每天4~6次,每次滴眼药前,先用手指挤压泪囊区或行泪道冲洗,以排空泪囊内的分泌物,利于药物吸收。选用生理盐水加抗生素行泪道冲洗,每周1~2次。

2.病情观察

观察眼部分泌物性状及溢泪程度,内眦部的皮肤情况,指导患者及时清洗内眦部的皮肤,不要使用肥皂水,以免增加对皮肤的刺激。如有视功能受损和眼部刺激症状,检查角膜、结膜情况,以及时发现角膜炎、结膜炎和眼内炎的发生。

3.手术患者的护理

做好泪囊鼻腔吻合术和经鼻腔内镜下泪囊鼻腔吻合术的护理。对于行泪囊摘除术者,应向患者及家属说明,手术可以消除病灶,但仍有可能存在溢泪症状。

(1)术前护理:①术前3天滴用抗生素眼药水,并进行泪道冲洗;②术前1天用1%麻黄碱液滴鼻,以收缩鼻黏膜,利于引流及预防感染;③向患者及家属解释手术过程,泪囊鼻腔吻合术是将泪囊和中鼻道黏膜通过一个人造的骨孔吻合起来,使泪液经吻合口流入中鼻道。

(2)术后护理:①术后取半卧位,以利于伤口积血的引流,减少出血量,对于出血较多者,可行面颊部冷敷,注意鼻腔填塞物的正确位置,以达到压迫伤口止血的目的,嘱患者勿牵拉填塞物及用力擤鼻;②术后用1%麻黄碱液滴鼻,以收缩鼻腔黏膜,利于引流;③手术当天不要进过热饮;④术后第3天开始连续进行泪道冲洗,并注意保持泪道通畅。

4.生活护理

(1)治疗期间,向患者提供整洁、安静、舒适的病房环境,保持空气清新,以利于患者充分休息,缓解其紧张情绪。

(2)加强营养,保持口腔及鼻腔的清洁。

5.心理护理

(1)评估患者焦虑及恐惧的程度,告知其慢性泪囊炎的相关专业知识,用通俗易懂的语言解释手术全过程及相关护理知识。

(2)鼓励患者积极配合治疗,指导其树立战胜疾病的信心。

(五)健康指导

1.生活指导

(1)合理安排日常生活,建议患者戒烟戒酒,保证良好的睡眠,保持生活规律。

(2)加强营养,勿进食辛辣刺激性食物。

(3)增强体育锻炼,增强体质,劳逸结合,预防感冒。

(4)注意手卫生,保持眼部皮肤清洁,及时清理分泌物。

2.疾病知识指导

向患者解释本病的特点,及时治疗慢性泪囊炎及其他相关疾病的重要性。

3.延续性护理

(1)嘱患者定期复诊。

(2)出院后按时正确使用1%麻黄碱液滴鼻,确保药液充分进入鼻窦,发挥最大药效,以防粘连。

(3)嘱患者保持鼻腔清洁,1周内勿用力擤鼻,以防逆行感染。

(4)告知患者出院后泪道冲洗的重要性,1周内1～2天1次,1周后每周1次,1个月后每月1次,随诊6个月。如出现眼红、痛、分泌物增多等不适,应及时到医院检查。

三、先天性泪囊炎

先天性泪囊炎是由于鼻泪管下端开口处的胚胎残膜在发育过程中不退缩,或因开口处为上皮碎屑所堵塞,致使鼻泪管不通畅,泪液和细菌潴留在泪囊中,引起继发性感染所致。

(一)临床表现

主要症状为溢泪,结膜囊有少许黏液脓性分泌物,泪囊局部稍隆起,内眦部皮肤有时充血或出现湿疹,压迫泪囊区有黏液或黏液脓性分泌物溢出。

(二)评估要点

1.健康史

评估患儿出生情况:顺产或剖宫产。

2.身体状况

溢泪,结膜囊有少许黏液脓性分泌物,泪囊局部稍隆起,内眦部皮肤充血或出现湿疹,泪囊区有黏液或黏液脓性分泌物溢出。

3.心理-社会状况

评估患儿的生活及家属对该病的认知程度。因先天性泪囊炎患儿一般出生后几天内即有溢泪及眼部分泌物增多的症状,家属对此不了解,会出现紧张与焦虑的情绪。

4.辅助检查

分泌物培养可确定致病菌和选择有效抗生素。

(三)护理诊断

1.舒适度的改变

舒适度的改变与疾病引起的溢泪、眼部分泌物多有关。

2.潜在并发症

角膜炎、结膜炎或眶蜂窝织炎。

3.知识缺乏

缺乏新生儿泪囊炎相关知识。

4.焦虑与恐惧

焦虑与恐惧与对手术及预后不了解有关。

(四)护理措施

1.用药护理

指导正确滴眼药水,可用抗生素滴眼液,每天4次,每次滴眼药前,先用手指挤压泪囊区,以排空泪囊内的分泌物,利于药物吸收。

2.泪囊区按摩

教会家属正确的按摩方法,将示指置于泪总管上,以阻止脓性物通过泪点外流,同时轻轻向下挤压以增加泪囊内的液体动力压,一天挤压4次,每次5～10下。

3.泪道冲洗

对于3个月以上的患儿,选用生理盐水和抗生素行泪道冲洗,每周1～2次。必要时行泪道加压冲洗。

4.眼部皮肤护理

指导家属及时清洗患儿眼部皮肤,不要让分泌物长时间粘在眼部。

5.并发症护理

向家属解释及时治疗先天性泪囊炎的重要性,以防角膜炎、结膜炎和蜂窝织炎的发生。

6.泪道探通护理

一般对于 6 个月以上的患儿,泪道探通后需连续 3 天行泪道冲洗,以检查探通是否成功。对于联合泪道置管者,嘱家属注意观察,防止置管被拔出。全麻患儿按全麻术后护理。

7.生活护理

(1)治疗期间,向患儿提供整洁、安静、舒适的病房环境,保持空气清新,以利于患儿休息,避免出现感冒等全身疾病。

(2)加强营养,尽可能行母乳喂养,保持眼部清洁。

8.心理护理

(1)评估患儿的年龄,根据不同年龄段的心理常见问题进行护理,如 6 个月左右的患儿,可以行爱抚、轻拍、抚摸、搂抱及逗笑等。6 个月至 4 岁患儿,应对患儿关心体贴,避免呵斥、责备患儿,通过与患儿共同参与一些游戏,如讲故事、玩玩具、看图画等建立起良好的、互相信任的护患关系,从而帮助患儿克服对医院的恐惧。

(2)鼓励患儿家属积极配合治疗,共同树立战胜疾病的信心。

(五)健康指导

1.生活指导

(1)合理安排患儿的作息时间,保持生活规律。

(2)加强营养,预防感冒。

(3)注意手卫生,保持眼部皮肤清洁,及时清理分泌物。

2.疾病知识指导

向患儿家属解释本病的特点和及时治疗新生儿泪囊炎的重要性。

3.延续性护理

(1)指导家属正确掌握泪囊区按摩方法及点眼药水的注意事项。

(2)行泪道冲洗及加压泪道冲洗的患儿,嘱家属带患儿定期复诊。

(3)对于行泪道探通及泪道置管的患儿,告知其家属泪道冲洗的重要性,术后连续 3 天行泪道冲洗,之后按医嘱定期复查,如出现眼红、痛、分泌物增多等不适症状,应及时到医院检查。

(刘文织)

第六节　结　膜　疾　病

结膜表面大部分暴露于外界环境中,容易受各种病原微生物的侵袭和物理、化学因素的刺激。正常情况下,结膜组织具有一定的防御能力。当全身或局部的防御能力减弱或致病因素过强时,将使结膜组织发生急性或慢性的炎症,统称为结膜炎。结膜炎是最常见的眼病之一,根据病因可分为细菌性、病毒性、衣原体性、真菌性和变态反应性结膜炎。细菌和病毒感染性结膜炎是最常见的结膜炎。

一、急性细菌性结膜炎

(一)概述

急性细菌性结膜炎是由细菌所致的急性结膜炎症的总称,临床上最常见的是急性卡他性结膜炎和淋球菌性结膜炎,两者均具有传染性及流行性,通常为自限性疾病,病程在2周左右,一般不引起角膜并发症,预后良好。

(二)病因与发病机制

1.急性卡他性结膜炎

以革兰阳性球菌感染为主的急性结膜炎症,俗称"红眼病"。常见致病菌为肺炎双球菌、科-韦(Koch-Weeks)杆菌和葡萄球菌等。本病多于春、秋季流行,通过面巾、面盆、手或患者用过的其他用具接触传染。

2.淋球菌性结膜炎

本病主要由淋球菌感染所致,是一种传染性极强、破坏性很大的超急性化脓性结膜炎。由于接触患有淋病的尿道、阴道分泌物或患眼分泌物而引起感染。成人主要为淋球菌性尿道炎的自身感染,新生儿则在通过患有淋球菌性阴道炎的母体产道时被感染。

(三)护理评估

1.健康史

(1)了解患者有无与本病患者接触史,或有无淋球菌性尿道炎史。或患儿母亲有无淋球菌性阴道炎史。成人淋球菌性结膜炎潜伏期为10小时至3天,新生儿则在出生后2~3天发病。

(2)了解患者眼部周围组织的情况。

2.症状与体征

(1)起病急,潜伏期短,常累及双眼。自觉眼睛刺痒、异物感、灼热感、畏光、流泪。

(2)急性卡他性结膜炎的症状为眼睑肿胀、结膜充血,以睑部及穹隆部结膜最为显著,重者出现眼睑及结膜水肿,结膜表面覆盖一层伪膜,易擦掉。眼分泌物增多,多呈黏液或脓性,常发生晨起睁眼困难,上、下睑睫毛被粘住的情况。Koch-Weeks杆菌或肺炎双球菌所致的急性卡他性结膜炎可发生结膜下出血斑点。

(3)淋球菌性结膜炎病情发展迅速,单眼或双眼先后发病,眼痛流泪、畏光,眼睑及结膜高度水肿、充血,睁眼困难,肿胀的球结膜掩盖角膜周边或突出于睑裂。睑结膜可见小出血点及薄层伪膜。初期分泌物为浆液性或血水样,不久转为黄色脓性,量多而不断溢出,故又称脓漏眼。淋球菌侵犯角膜,严重影响视力,重者耳前淋巴结肿痛,为引起淋巴结病变的仅有的细菌性结膜炎。

细菌培养可见相应的细菌,即肺炎双球菌、Koch-Weeks杆菌、淋球菌等。

3.心理-社会状况评估

急性结膜炎起病急,症状重,结膜充血、水肿明显且有大量分泌物流出,影响外观,患者容易产生焦虑情绪,同时还要实行接触性隔离,患者容易产生孤独情绪。护士应评价患者的心理状态、对疾病的认识程度及理解、接受能力。

4.辅助检查

(1)早期结膜刮片及结膜囊分泌物涂片中有大量多形核白细胞及细菌,提示有细菌性感染,必要时还可作细菌培养及药物敏感试验。

(2)革兰染色,显微镜下可见上皮细胞和中性粒细胞内或外的革兰阴性双球菌,提示有淋球菌性结膜炎。

(四)护理诊断

1.疼痛

疼痛与结膜炎症累及角膜有关。

2.潜在并发症

角膜炎症、溃疡和穿孔、眼内炎、眼睑脓肿、脑膜炎等。

3.知识缺乏

缺乏急性结膜炎的预防知识。

(五)护理措施

(1)向患者解释本病的发病原因、病程进展和疾病预后,解除患者的忧虑,使其树立战胜疾病的信心,配合治疗。

(2)结膜囊冲洗,以清除分泌物,保持清洁。常用的冲洗液有生理盐水、3%硼酸溶液。淋球菌性结膜炎用0.2‰的青霉素溶液冲洗。冲洗时使患者取患侧卧位,以免冲洗液流入健眼。冲洗动作应轻柔,以免损伤角膜。如有假膜形成,应先除去假膜再冲洗。

(3)遵医嘱留取结膜分泌物送检,行细菌培养及药物敏感试验。

(4)药物护理:常用滴眼液有0.25%氯霉素、0.5%新霉素、0.1%利福平,每1～2小时滴眼1次,夜间涂眼药膏。淋球菌感染则局部和全身用药并重,遵医嘱使用阿托品软膏散瞳。

(5)为减轻不适感,建议佩戴太阳镜。炎症较重者,为减轻充血、灼热等不适症状,可行冷敷。禁忌包扎患眼,因包盖患眼,使分泌物排出不畅,不利于结膜囊清洁,反而有利于细菌的生长繁殖,加剧炎症。健眼可用眼罩保护。

(6)严密观察角膜刺激征或角膜溃疡症状。对于淋球菌性结膜炎,还要注意观察患者有无全身并发症的发生。

(7)对传染性结膜炎急性感染期的患者应实行接触性隔离。①注意洗手和个人卫生,勿用手拭眼,勿进入公共场所和游泳池,以免交叉感染。接触患者前后的手要立即彻底冲洗与消毒。②向患者和其家属传授结膜炎预防知识,提倡一人一巾一盆。嘱淋球菌性尿道炎患者注意便后立即洗手。③双眼患病者实行一人一瓶滴眼液。单眼患病者,实行一眼一瓶滴眼液。做眼部检查时,应先查健眼,后查患眼。④接触过眼分泌物和病眼的仪器、用具等都要及时消毒隔离,用过的敷料要烧毁。⑤患有淋球菌性尿道炎的孕妇须在产前治愈。未愈者,婴儿出生后,立即用1%硝酸银液或0.5%四环素或红霉素眼药膏涂眼,以预防新生儿淋球菌性结膜炎。

二、病毒性结膜炎

(一)概述

病毒性结膜炎是一种常见的急性传染性眼病,由多种病毒引起,传染性强,好发于夏、秋季,在世界各地引起过多次大流行,通常有自限性。临床上以流行性角结膜炎、流行性出血性结膜炎最常见。

(二)病因与发病机制

1.流行性角结膜炎

流行性角结膜炎由8型、19型、29型和37型腺病毒引起。

2.流行性出血性结膜炎

流行性出血性结膜炎由 70 型肠道病毒引起。

(三)护理评估

1.健康史

(1)了解患者有无病毒性结膜炎接触史,或其工作、生活环境中有无病毒性结膜炎流行史。

(2)了解患者发病时间,评估其潜伏期。

2.症状与体征

(1)潜伏期长短不一。流行性角结膜炎约 7 天,流行性出血性结膜炎约在 24 小时内发病,多为双眼。

(2)流行性角结膜炎的症状与急性卡他性结膜炎相似,自觉异物感、疼痛、畏光、流泪及水样分泌物。眼睑充血水肿,睑结膜滤泡增生,可有假膜形成。

(3)流行性出血性结膜炎症状较急性卡他性结膜炎重,常见球结膜点状、片状出血,分泌物为水样。耳前淋巴结肿大、压痛。角膜常被侵犯,发生浅层点状角膜炎。

(4)部分患者可有头痛、发热、咽痛等上呼吸道感染症状。

3.心理-社会状况评估

因患者被实行接触性隔离,容易产生焦虑情绪。护士应评价患者的心理状态,对疾病的认识程度和理解、接受能力等。

4.辅助检查

分泌物涂片镜检可见单核细胞增多,并可分离到病毒。

(四)护理诊断

1.疼痛

疼痛与病毒侵犯角膜有关。

2.知识缺乏

缺乏有关结膜炎的防治知识。

(五)护理措施

(1)加强心理疏导,告知患者治疗方法、预后及接触性隔离的必要性,消除其焦虑情绪。

(2)药物护理:抗病毒滴眼液以 0.5％利巴韦林、1％碘苷、3％阿昔洛韦等配制,每小时滴眼 1 次;合并角膜炎、混合感染者,可配合使用抗生素滴眼液;角膜基质浸润者可酌情使用糖皮质激素,如 0.02％氟米龙滴眼液等。

(3)生理盐水冲洗结膜囊,行局部冷敷以减轻充血和疼痛,注意消毒隔离。

(4)做好传染性眼病的消毒隔离和健康教育,防止疾病的传播。

三、沙眼

(一)概述

沙眼是由沙眼衣原体引起的一种慢性传染性结膜角膜炎,因其睑结膜面粗糙不平,形似沙粒,故名沙眼。其并发症常损害视力,甚至导致失明。

(二)病因与发病机制

沙眼是由 A 抗原型沙眼衣原体、B 抗原型沙眼衣原体、C 抗原型沙眼衣原体或 Ba 抗原型沙眼衣原体感染结膜角膜所致的,通过直接接触眼分泌物或污染物传播。

（三）护理评估

1.健康史

（1）沙眼多发生于儿童及青少年,男女老幼皆可罹患。其发病率和严重程度与环境卫生、生活条件及个人卫生有密切关系。在流行地区沙眼常有重复感染现象。

（2）其潜伏期为 5～14 天,常为双眼急性或亚急性发病。急性期过后的 1～2 个月转为慢性期,急性期可不留瘢痕而愈。在慢性期,结膜病变被结缔组织所代替而形成瘢痕。

2.症状与体征

（1）急性期有异物感、刺痒感、畏光、流泪、少量黏性分泌物。体征为眼睑红肿、结膜明显充血、乳头增生。

（2）慢性期症状不明显,仅有眼痒、异物感、干燥和烧灼感。体征为结膜充血减轻,乳头增生和滤泡形成,角膜缘滤泡发生瘢痕化改变,称为赫伯特（Herbet）小凹,若有角膜并发症,可出现不同程度的视力障碍及角膜炎症。可见沙眼的特有体征,即角膜血管翳（角巩膜缘血管扩张并伸入角膜）和睑结膜瘢痕。

（3）晚期并发症:睑内翻、倒睫、上睑下垂、睑球粘连、慢性泪囊炎、结膜角膜干燥症和角膜混浊。

3.心理-社会状况评估

（1）注意评估患者生活或工作的环境卫生、生活居住条件和个人生活习惯。

（2）评估患者的文化层次、对疾病的认识程度、心理特点。

4.辅助检查

结膜刮片行 Giemsa 染色可找到沙眼包涵体;应用荧光抗体染色法或酶联免疫法,可测定沙眼衣原体抗原,这是确诊的依据。

（四）护理诊断

1.疼痛

异物感、刺痛与结膜炎症有关。

2.潜在并发症

倒睫、睑内翻、上睑下垂、睑球粘连、慢性泪囊炎等。

3.知识缺乏

缺乏沙眼预防及治疗知识。

（五）护理措施

（1）遵医嘱按时滴用抗生素滴眼液,每天 4～6 次,晚上涂抗生素眼药膏,教会患者及其家属正确使用滴眼液和涂眼药膏的方法,注意随访观察药物疗效。

（2）急性沙眼或严重的沙眼,可遵医嘱全身治疗可口服阿奇霉素、多西环素、红霉素和螺旋霉素等。

（3）积极治疗并发症,介绍并发症及后遗症的治疗方法。如倒睫可选电解术,睑内翻可行手术矫正,角膜混浊可行角膜移植术,参照外眼手术护理常规和角膜移植护理常规,向患者解释手术目的、方法,使患者缓解紧张心理,积极配合治疗。

（4）健康教育:①向患者宣传沙眼并发症的危害性,做到早发现、早诊断、早治疗,尽量在疾病早期治愈。②沙眼病程长,容易反复,向患者说明坚持长期用药的重要性,一般要用药 6～12 周,重症者需要用药半年以上。③指导患者和其家属做好消毒隔离,预防交叉感染,接触患者分泌物的物品通常选用煮沸和 75％乙醇消毒法消毒。④培养良好的卫生习惯,不与他人共用毛巾、脸盆、手帕,注意揉眼卫生,防止交叉感染。⑤选择卫生条件好的地方理发、游泳、洗澡等。

四、翼状胬肉

(一)概述

翼状胬肉是指睑裂区增殖的球结膜及结膜下组织侵袭到角膜上,呈三角形,尖端指向角膜,形似翼状。翼状胬肉通常累及双眼,多见于鼻侧。

(二)病因与发病机制

其病因尚不十分明确,一般认为与结膜慢性炎症、风沙、粉尘等长期刺激使结膜组织变性、肥厚及增生有关,也可能与长期紫外线照射导致角膜缘干细胞损害有关,故多见于户外工作者,如渔民、农民、勘探工人等。

(三)护理评估

1.健康史

(1)了解患者的发病时间。

(2)评估患者的视力情况。

2.症状与体征

(1)小的翼状胬肉一般无症状,偶有异物感。若侵及瞳孔可影响视力。

(2)初起时,球结膜充血肥厚,结膜下有三角形变性增厚的膜样组织,表面有血管走行。常发生于鼻侧,也可发生于颞侧或鼻侧、颞侧同时存在。

(3)三角形翼状胬肉的尖端为头部,角膜缘处为颈部,球结膜上处为体部。进行性翼状胬肉的头部前端角膜呈灰白色浸润,颈部及体部肥厚充血。静止性翼状胬肉的头部前方角膜透明,颈部及体部较薄且不充血。

3.心理-社会状况评估

(1)注意评估患者的年龄、职业、生活或工作的环境卫生,生活居住条件和个人生活习惯。

(2)评估患者的文化层次、对疾病的认识程度、心理特点。

4.辅助检查

裂隙灯检查以确定损害范围、角膜完整性及厚度变化。

(四)护理诊断

1.自我形象混乱

自我形象混乱与翼状胬肉生长在睑裂,影响美观有关。

2.知识缺乏

缺乏翼状胬肉的防治知识。

(五)护理措施

(1)静止性翼状胬肉不侵入瞳孔区者一般不予手术,以免手术刺激促进其发展,积极防治眼部慢性炎症,避免接触有关致病因素,户外活动时戴防风尘及防紫外线眼镜;避免风尘、阳光的刺激。

(2)进行性翼状胬肉未侵及瞳孔区,不影响视力时,局部可用糖皮质激素滴眼液滴眼或结膜下注射。小而无须治疗者,应做好病情解释工作,并嘱患者定期复查。

(3)手术治疗患者,参照外眼手术护理。术前 3 天滴抗生素滴眼液。介绍手术过程和配合方法,消除患者的紧张心理,使其积极配合手术。

(4)术后嘱患者注意眼部卫生,一般于7～10天后拆除缝线。定期复查,观察患者是否有胬肉复发,复发率可高达20%～30%。

(5)为预防术后复发,可应用X射线照射、丝裂霉素C给药等。

(刘文织)

第七节　屈　光　不　正

临床上将眼的屈光状态分为两类,即屈光正常(正视眼)、屈光不正(非正视眼)。在眼的调节松弛状态下,外界平行光线进入眼内经眼的屈光系统屈折后,不能聚焦在视网膜黄斑中心凹上称为屈光不正。屈光不正包括近视、远视和散光。外界光线经过眼的屈光系统折射在视网膜上,形成清晰的物像称为眼的屈光作用。眼的屈光作用的大小称为屈光力。单位是屈光度,简写为D。

一、近视

(一)概述

近视眼是指在眼的调节松弛状态下,平行光线经过眼的屈光系统屈折后,聚焦在视网膜之前,在视网膜上形成一个弥散环,导致看远处目标模糊不清。近视眼按度数可分为3类:轻度小于-3.00 D,中度为-3.00～-6.00 D,高度大于-6.00 D。

(二)病因与发病机制

1.遗传因素

高度近视可能为常染色体隐性遗传。中低度近视可能为多因子遗传:既服从遗传规律又有环境因素参与,而以环境因素为主。其中高度近视比低度近视与遗传因素的关系更密切。

2.发育因素

婴幼儿时期眼球较小,为生理性远视,随着年龄增长,眼球各屈光成分协调生长,逐步变为正视。若眼轴过度发育,即成为轴性近视。

3.环境因素

青少年学生与近距离工作者中以近视眼较多,主要与长时间近距离阅读、用眼卫生不当有关。此外,营养成分的失调和使用工具不符合学生的人体工程力学要求、大气污染、微量元素的不足等也是形成近视的诱发因素。

(三)护理评估

1.健康史

注意询问患者有无视疲劳、眼外斜视及近视家族史等。了解患者佩戴眼镜史及用眼卫生情况、发现近视的时间及进展程度。

2.症状与体征

(1)视力:近视最突出的症状是远视力减退、近视力正常。

(2)视力疲劳:近视初期常有远视力波动,注视远处物体时喜眯眼,容易产生视疲劳。低度近视者常见,但较远视者轻。

（3）视疲劳外斜视：视疲劳重者可发展为外斜视，是调节与集合平衡失调的结果。为使调节与集合间固有的不平衡能够维持暂时的平衡，故容易产生视疲劳。看近时不用或少用调节，造成平衡紊乱即产生眼位变化。斜视眼为近视度数较高的眼。

（4）眼球前后径变长：多见于高度近视属轴性近视。

（5）眼底高度近视可引起眼底退行性变化和眼球突出，出现豹纹状眼底、近视弧形斑、脉络膜萎缩甚至巩膜后葡萄肿、黄斑出血等变化。周边部视网膜可出现格子样变性和产生视网膜裂孔，增加视网膜脱离的危险。

（6）并发症：如玻璃体异常（液化、混浊、后脱离）、视网膜脱离、青光眼、白内障等，以高度近视者多见。

3.心理-社会状况评估

有部分患者由于佩戴眼镜影响外观而表现为不愿意配合。需要评估患者的学习、生活和工作环境及对近视的认识程度。

4.辅助检查

常用屈光检查方法如下：客观验光法、主觉验光法、睫状肌麻痹验光法。对于高度近视患者有眼底改变者应进行荧光素眼底血管造影或吲哚青绿血管造影。

（四）护理诊断

1.视力下降

视力下降与屈光介质屈光力过强有关。

2.知识缺乏

缺乏近视眼及其并发症的防治知识。

3.潜在并发症

视网膜脱离、术后伤口感染、上皮瓣移位、角膜混浊、高眼压等。

（五）护理措施

1.用眼卫生指导

（1）避免长时间连续用眼，一般持续用眼1小时应休息5～10分钟。

（2）保持良好的学习、工作姿势：不躺在床上、车厢内阅读，不在太阳直射下或光线昏暗处阅读。双眼平视或轻度向下注视荧光屏，眼睛与电脑荧光屏距离在60 cm以上。

（3）高度近视患者避免剧烈运动如打篮球、跳水等，防止视网膜脱落。

（4）饮食以富含蛋白质、维生素的食物为主，如新鲜水果、蔬菜、动物肝脏、鱼等。

（5）定期检查视力，建议半年复查一次，根据屈光检查结果及时调整眼镜度数。

2.配镜矫正护理

向患者及其家长解释近视视力矫正的重要性及可能的并发症，纠正"戴眼镜会加深近视度数"的错误认知。建议在睫状肌麻痹状态下验光，可取得较为准确的矫正度数。

（1）佩戴框架眼镜护理：框架眼镜是最常用和最好的方法，配镜前须先经准确验光确定近视度数，镜片选择以获得最佳视力的最低度数的凹透镜为宜。指导患者和其家属学会眼镜护理：①坚持双手摘戴眼镜，单手摘戴若力度过大会使镜架变形。②戴眼镜的位置正确，将镜片的光学中心对准眼球中心部位，才能发挥眼镜的正确功能。③镜架沾上灰尘时，用流水冲洗，再用眼镜专用布或软纸拭干。④参加剧烈运动时不要戴眼镜，以免眼镜受到碰撞。

（2）佩戴角膜接触镜护理：①根据不同材料的角膜接触镜的不同特点予以护理指导。软镜验配简单佩戴舒适;角膜塑形镜(OK 镜)睡眠时佩戴,起床后取出;硬性透氧性接触镜验配较复杂,必须严格按规范验配,佩戴前须向患者详细交代注意事项,使患者充分了解其重要性,以提高患者的依从性。初次戴镜通常第 1 天戴 5～6 小时,然后每天延长 1～2 小时,1 周左右每天可佩戴 12～16 小时,期间必须定期复查。②养成良好的卫生习惯,取、戴前均应仔细洗手,定期更换镜片。③避免超时佩戴和过夜佩戴。④戴镜后刺激症状强烈,应摘下重新清洗后再戴,如有异物感、灼痛感马上停戴。⑤游泳时不能戴镜片。

3.屈光手术护理

目前屈光手术治疗的方法如下。

(1)角膜屈光手术:分为非激光手术与激光手术。非激光手术包括放射状角膜切开术表层角膜镜片术、角膜基质环植入术。激光手术包括准分子激光角膜切削术、激光角膜原位磨镶术、准分子激光角膜上皮瓣原位磨镶术。

角膜屈光手术前护理:按手术常规做好术前准备。①佩戴隐形眼镜者,手术前眼部检查须在停戴48～72 小时后进行;长期佩戴者须停戴 1～2 周;佩戴硬镜者须停戴 4～6 周。②冲洗结膜囊和泪道,如发现感染灶要先治疗后再行手术。按医嘱滴用抗生素滴眼液。③注意充分休息,以免眼调节痉挛。④全面的眼部检查,包括视力、屈光度、眼前段、眼底、瞳孔直径、眼压、角膜地形图、角膜厚度和眼轴测量等。⑤告诉患者术后短时间内视力可能不稳定,会有逐步适应的过程。

角膜屈光手术后护理:①3 天内避免洗头,洗脸洗头时,不要将水溅入眼内。②1 周内不要揉眼睛,最好避免看书报等,外出佩戴太阳镜,避免碰伤,近期避免剧烈运动和游泳。③进清淡饮食,避免刺激性食物。④遵医嘱用药和复查,如出现眼前黑点、暗影飘动、突然视力下降,应立即门诊复查。

(2)眼内屈光手术:目前已开展的手术治疗方法有白内障摘除及人工晶体植入术、透明晶状体摘除及人工晶体植入术、晶状体眼人工晶体植入术。

(3)巩膜屈光手术如后巩膜加固术、巩膜扩张术等。巩膜屈光手术后注意观察眼球运动障碍、出血、复视、植入物排斥等并发症。

二、远视

(一)概述

远视眼是指在眼的调节松弛状态下,平行光线经眼的屈光系统屈折后,焦点聚在视网膜后面者。远视眼按度数可分为 3 类:轻度＜+3.00 D,中度为+3.00～+5.00 D,高度＞5.00 D。远视按屈光成分分为轴性远视和屈光性远视。

(二)病因与发病机制

1.轴性远视

眼的屈光力正常,眼球前后径较正常眼短,为远视中最常见的原因。初生婴儿有 2～3 D 远视,在生长发育过程中,慢慢减少,约到成年应成为正视或接近正视。如因发育原因,眼轴不能达到正常长度,即成为轴性远视。

2.屈光性远视

眼球前后径正常,由于眼的屈光力较弱所致。其原因:一是屈光间质的屈光指数降低;二是角膜或晶状体弯曲度降低,如扁平角膜;三是晶状体全脱位或无晶状体眼。

(三)护理评估

1.健康史

注意询问患者有无远视家族史,了解患者佩戴眼镜史及用眼卫生情况、发现远视的时间及进展程度。

2.症状与体征

(1)视疲劳:远视最突出的临床症状,表现为视物模糊、头痛、眼球眼眶胀痛、畏光、流泪等。闭目休息后,症状减轻或消失。尤其以长时间近距离工作时明显,这是由于眼调节过度而产生,多见于高度远视和35岁以上患者。

(2)视力障碍:轻度远视青少年,由于其调节力强,远近视力可无影响;远视程度较高,或因年龄增加而调节力减弱者,远视力好,近视力差;高度远视者,远近视力均差,极度使用调节仍不能代偿;远视程度较重的幼儿,常因过度使用调节,伴过度集合,易诱发内斜视。看近处小目标时,内斜加重,称为调节性内斜视。若内斜持续存在,可产生斜视性弱视。

(3)眼底:高度远视眼眼球小,视盘较正常小而色红,边界较模糊,稍隆起,类似视盘炎,但矫正视力正常,视野无改变,长期观察眼底像不变,称为假性视盘炎。

3.心理-社会状况评估

轻度远视眼者不易发现,常在体检时才被发现;部分患者由于佩戴眼镜影响外观而表现为不愿意配合。需评估远视对患者学习、生活和工作环境的影响及患者对远视的认知程度。

4.辅助检查

屈光检查方法:客观验光法、主觉验光法、睫状肌麻痹验光法。

(四)护理诊断

1.知识缺乏

缺乏正确佩戴眼镜的知识。

2.舒适改变

舒适改变与过度调节引起的眼球眼眶胀痛、视疲劳有关。

3.视力下降

视力下降与眼球屈光力弱或眼轴过短有关。

(五)护理措施

(1)向患者及其家属介绍远视眼的防治知识:①轻度远视无症状者不需矫正,如有视疲劳和内斜视,虽然远视度数低也应戴镜;中度远视或中年以上患者应戴镜矫正以提高视力,消除视疲劳和防止内斜视发生。②原则上远视眼的屈光检查应在睫状肌麻痹状态下进行,用凸透镜矫正。每半年进行视力复查,根据屈光检查结果及时调整眼镜度数。12周岁以下者或检查中调节能力强者应采用睫状肌麻痹剂散瞳验光配镜。③保持身心健康,生活有规律,锻炼身体,增强体质,保持合理的饮食习惯,避免偏食。

(2)观察患者视力及屈光度的改变,有无眼位改变。

三、散光

(一)概述

散光是指眼球各屈光面在各径线(子午线)的屈光力不等,平行光线进入眼内不能在视网膜上形成清晰物像的一种屈光不正现象。

(二)病因与发病机制

本病最常见的病因是由于角膜和晶状体各径线的曲率半径大小不一致,通常以水平及垂直两个主径线的曲率半径差别最大。发病还可能与遗传、发育、环境、饮食、角膜瘢痕等因素有关。

根据屈光径线的规则性,可分为规则散光和不规则散光两种类型。

(1)规则散光是指屈光度最大和最小的两条主子午线方向互相垂直,用柱镜片可以矫正,是最常见的散光类型。规则散光可分为顺规散光、逆规散光和斜向散光。根据各子午线的屈光状态,规则散光也可分为五种:单纯远视散光、单纯近视散光、复性远视散光、复性近视散光和混合散光。

(2)不规则散光是指最大和最小屈光力的主子午线互相不垂直,如圆锥角膜及角膜瘢痕等,用柱镜片无法矫正。

(三)护理评估

1.健康史

了解患者发现散光的年龄及佩戴眼镜史。

2.症状与体征

(1)视疲劳:头痛、眼胀、流泪、看近物不能持久,单眼复视,视力不稳定,看书错行等。

(2)视力:散光对视力影响取决于散光的度数和轴向。散光度数越高或斜轴散光对视力影响越大,逆规散光比顺规散光对视力影响大。低度散光者视力影响不大;高度散光者远、近视力均下降。

(3)眯眼:以针孔或裂隙作用来减少散光。散光者看远看近均眯眼,而近视者仅在看远时眯眼。

(4)散光性弱视:幼年时期的高度散光易引起弱视。

(5)代偿头位:利用头位倾斜和斜颈等自我调节,以求得较清晰的视力。

(6)眼底:眼底检查有时可见视盘呈垂直椭圆形,边缘模糊,用检眼镜不能很清晰地看清眼底。

3.心理-社会状况评估

评估患者的情绪和心理状态。评估患者的年龄、性别、学习、生活和工作环境以及对散光的认知程度。

4.辅助检查

屈光检查方法有客观验光法、主觉验光法、睫状肌麻痹验光法。

(四)护理诊断

1.知识缺乏

缺乏散光的相关知识。

2.舒适改变

舒适改变与散光引起的眼酸胀、视疲劳有关。

3.视力下降

视力下降与眼球各屈光面在各子午线的屈光力不等有关。

(五)护理措施

(1)向患者及其家属宣传散光的相关知识,若出现视物模糊、视疲劳,发现散光应及时矫正,防止弱视发生。规则散光可戴柱镜矫正,如不能适应全部矫正可先以较低度数矫正,再逐渐增加度数。不规则散光可试用硬性透氧性角膜接触镜矫正,佩戴时需要一定时间的适应期。手术方法包括准分子激光屈光性角膜手术和散光性角膜切开术。

(2)护理要点:①避免用眼过度导致视疲劳。②高度散光常伴有弱视,在矫正散光的同时进行弱视治疗。③定期检查视力,青少年一般每半年检查一次,及时发现视力及屈光度的改变,及时调整眼镜度数。④保持身心健康,生活有规律,锻炼身体,增强体质,保持合理的饮食习惯,避免偏食。⑤注意眼镜和角膜接触镜的护理和保养。

(刘文织)

第八节 弱 视

一、概述

弱视是指眼部无明显器质性病变,但在视觉发育期间,由于各种原因引起的视觉细胞有效刺激不足,导致单眼或双眼最好矫正视力低于0.8的一种视觉状态。弱视在学龄前儿童及学龄儿童患病率为1.3%~3%,是一种可治疗的视力缺损性常见眼病,越早发现,越早治疗,预后越好。

二、病因与发病机制

按发病机制的不同,弱视一般可分为如下几种。

(一)斜视性弱视

斜视性弱视为消除和克服斜视引起的复视和视觉紊乱,大脑视皮层中枢主动抑制由斜视眼传入的视觉冲动,该眼黄斑功能长期被抑制而形成弱视。

(二)屈光参差性弱视

一眼或两眼有屈光不正,两眼屈光参差较大,使两眼在视网膜上成像大小不等,融合困难,大脑视皮层中枢抑制屈光不正较重的一眼,日久便形成弱视。

(三)屈光性弱视

屈光性弱视多见于双眼高度远视(也可高度近视),在发育期间未能矫正,使所成的像不能清晰聚焦于黄斑中心凹,造成视觉发育的抑制,而形成弱视。

(四)形觉剥夺性弱视

由于先天性或早期获得的各种因素导致视觉刺激降低,如眼屈光间质混浊(如白内障、角膜瘢痕等)、完全性上睑下垂、不恰当的眼罩遮盖眼等,妨碍视网膜获得足够光刺激,而干扰了视觉的正常发育过程,造成弱视。

(五)先天性弱视

先天性弱视包括器质性弱视如新生儿视网膜或视路出血和微小眼球震颤。

三、护理评估

(一)健康史

向家长询问患儿出生时情况,有无眼病,有无不当遮眼史,有无复视和头位偏斜,有无家族史,了解患儿诊治经过。

(二)症状与体征

视力减退,临床上将屈光矫正后视力在 0.6～0.8 者定为轻度弱视,在 0.2～0.5 者定为中度弱视,低于 0.1 者定为重度弱视。但在暗淡光线下,弱视眼的视力改变不大,临床上弱视患儿往往无主诉,常在视觉检查时发现异常。视力测定应在散瞳后检查更准确,常用方法如下。

(1)2 岁以内婴幼儿:①观察法,婴幼儿视力检查比较困难,不伴有斜视的弱视则更不易发现。可用临床观察法衡量婴幼儿的视力。交替遮盖法,即先后交替遮盖患儿的一只眼,观察和比较其反应;或用一件有趣的图片或玩具引逗他,连续移动,根据患儿的单眼注视和追随运动估计其视力。②视动性眼球震颤方法,利用能旋转的黑色条纹的眼震鼓,观察眼动状态。

(2)2～4 岁儿童:用图形视力表或 E 视力表检测。检测时应完全遮盖一眼,有拥挤现象(即对单个字体的识别能力比对同样大小但排列成行的字体的识别能力要强)。

(3)5 岁以上儿童与成人一样,用 E 视力表检测。

(三)心理-社会状况评估

由于弱视患者多为年幼患儿,除应评估患者的年龄、受教育水平、生活方式和环境外,还应评估患儿家属接受教育的水平、对疾病的认识和心理障碍程度、社会支持系统的支持程度等。

四、护理诊断

(一)感知改变

感知改变与弱视致视力下降有关。

(二)潜在并发症

健眼遮盖性弱视。

(三)知识缺乏

缺乏弱视的防治知识。

五、护理措施

(1)向患儿和其家属详细解释弱视的危害性、可逆性、治疗方法及注意事项等,取得他们的信任与合作。随着弱视眼视力的提高,受抑制的黄斑中心凹开始注视但由于双眼视轴不平行(如斜视等),打开双眼后可出现复视,这是治疗有效的现象,应及时向家属解释清楚。只要健眼视力不下降,就应继续用遮盖疗法。矫正斜视和加强双眼视功能训练,复视能自行消失。

(2)治疗方法的指导:①常规遮盖疗法指导,利用遮盖视力较好一眼,即优势眼,消除双眼相互竞争中优势眼对弱视眼的抑制作用,强迫弱视眼注视,同时让大脑使用被抑制眼,提高弱视眼的固视能力和提高视力,这是弱视患儿最有效的治疗方法。遮盖期间鼓励患儿用弱视眼做描画、写字、编织、穿珠子等精细目力的作业。具体遮盖比例遵照医嘱,遮盖健眼必须严格和彻底,应避免偷看,同时警惕发生遮盖性弱视;定期随访,每次复诊都要检查健眼视力及注视性质。同时因遮盖疗法改变了患者的外形,予以心理疏导。②压抑疗法,利用过矫或欠矫镜片或睫状肌麻痹剂抑制健眼看远和/或看近的视力;视觉刺激疗法(光栅疗法);红色滤光胶片疗法等。③后像疗法指导,平时遮盖弱视眼,治疗时盖健眼,用强光炫耀弱视眼(黄斑中心凹 3°～5°用黑影遮盖保护),再于闪烁的灯光下,注视某一视标,此时被保护的黄斑区可见视标,而被炫耀过的旁黄斑区则看不见视标。每天 2～3 次,每次 15～20 分钟。

（3）调节性内斜视经镜片全矫后,应每半年至 1 年检眼 1 次,避免长期戴远视镜片而引起调节麻痹。为巩固疗效、防止弱视复发,所有治愈者均应随访观察,一直到视觉成熟期,随访时间一般为 3 年。

（刘文织）

第九节　斜　　视

一、概述

斜视是指双眼不能同时注视同一目标而发生眼位偏斜,属眼外肌疾病,可分为共同性斜视及非共同性斜视。共同性斜视眼外肌及其神经支配无器质性改变,以眼位偏向一侧、眼球无运动障碍、无复视为主要临床特征;非共同性斜视因眼外肌及其神经支配受损,有眼球运动受限、代偿头位、复视,并伴有眩晕、恶心、步态不稳等全身症状。

二、病情观察与评估

（一）生命体征
监测生命体征,观察患者有无体温、脉搏、呼吸、血压异常。

（二）症状体征
（1）观察患者有无眼球运动受限、代偿头位;有无复视、眩晕、恶心等不适症状。

（2）了解患者斜视的性质及斜视度。

（3）了解患者有无家族史、外伤史、肿瘤病史。

（三）安全评估
（1）评估患者有无因双眼包扎导致跌倒/坠床的危险。

（2）评估患者对疾病的认知程度、心理状态及家庭支持系统。

三、护理措施

（一）术前护理
1.完善检查

协助完善术前常规及专科检查。

2.心理护理

加强与患者的沟通,告知手术目的是纠正眼位、改善外观,使其克服紧张、焦虑情绪,积极配合治疗及护理。协助家属做好儿童心理安抚。

3.访视与评估

了解患者基本信息和手术相关信息,确认术前准备完善情况。

4.患者交接

与手术室工作人员核对患者信息、手术部位标识及患者相关资料,完成交接。

(二)术后护理

1.预防跌倒/坠床

协助双眼包扎的患者完成进食、洗漱、如厕等生活护理。将常用的物品置于随手可取之处,保持周围环境无障碍物,活动及外出时有人全程陪同,避免跌倒/坠床。

2.卧位

因手术牵拉肌肉和麻醉反应可出现恶心呕吐现象,协助患者侧卧或头偏向一侧,利于呕吐物的清除,防止堵塞呼吸道引起窒息。

3.眼球功能训练

弱视患者继续弱视治疗及双眼视功能训练;外斜患者行辐辏功能训练。

四、健康指导

(一)住院期

(1)讲解视力、屈光、眼位及斜视度、眼球运动功能、调节功能(或集合功能)、立体视觉检查的目的、重要性及配合要点。

(2)告知家属眼部加压包扎可能会引起眼部不适,应防止患者自行拆除敷料,勿碰撞、揉搓术眼。

(二)居家期

(1)告知患者及家属根据术后屈光状态和斜视类型验光配镜。

(2)出院后1周门诊复查,如出现异常立即就医。

(刘文织)

第十节　白　内　障

一、概述

白内障是指因年龄、代谢、外伤、药物、辐射、遗传、免疫、中毒等因素导致晶状体透明度降低或颜色改变所致光学质量下降的退行性变,是最常见的致盲性眼病。常分为年龄相关性白内障、先天性白内障、外伤性白内障、代谢性白内障等。白内障的治疗目前以手术治疗为主,手术方式主要采用超声乳化联合人工晶状体植入术、飞秒激光辅助白内障超声乳化联合人工晶体植入术。

二、病情观察与评估

(一)生命体征

监测生命体征,观察患者有无血压异常。

(二)症状体征

(1)观察患者有无视力下降、视物模糊、遮挡、变形、眼痛、眼胀等症状。有无眼部外伤史等。

(2)了解患者晶状体浑浊部位及程度。

(三)安全评估

评估患者有无因年龄、视力障碍导致跌倒/坠床的危险。

三、护理措施

(一)术前护理

1.完善检查

协助完善术前常规及专科检查。

2.散瞳

术前充分散瞳,增大术野,有利于晶体、晶体核的吸出及人工晶体的植入,避免虹膜损伤,保证手术成功。前房型人工晶体植入者禁止散瞳。

3.访视与评估

了解患者基本信息和手术相关信息,确认术前准备完善情况。

4.患者交接

与手术室工作人员核对患者信息、手术部位标识及患者相关资料,完成交接。

(二)术后护理

1.眼部护理

(1)观察患者术眼敷料有无渗血、渗液,保持敷料清洁干燥。

(2)术眼有无疼痛,有无恶心、呕吐等伴随症状。

(3)勿揉搓、碰撞术眼,避免突发震动引起伤口疼痛及晶体移位。

(4)术后如出现明显头痛、眼胀、恶心、呕吐时,应警惕高眼压的发生,报告医师给予相应处理。

(5)术眼佩戴治疗性角膜接触镜者,手术2小时后至睡前遵医嘱滴用抗生素眼液及人工泪液,每2小时1次,至少3次以上;术眼包扎者,术后1天敷料去除后遵医嘱滴眼药。

2.用药护理

(1)散瞳剂:防止术后瞳孔粘连,滴药后会出现视物模糊,应睡前使用,预防跌倒。

(2)激素类:严格遵医嘱用药。

3.预防跌倒/坠床

视力不佳者佩戴老花镜,晚上使用夜灯,将常用的物品置于随手可取之处,保持周围环境无障碍物,指导患者使用厕所、浴室的扶手,避免跌倒/坠床。

四、健康指导

(一)住院期

(1)告知患者视网膜电图、眼科B超、角膜曲率、角膜内皮细胞计数等专科检查的目的,积极配合检查。

(2)告知手术的目的、方法、大致过程及注意事项等,积极配合治疗。

(二)居家期

(1)告知患者术后注意事项,指导用眼卫生,避免脏水入术眼。

(2)未植入人工晶体者3个月后验光配镜。

(3)出院后1周门诊复查,若出现视力突然下降,眼部分泌物增加等应及时就医。

(刘文织)

第十一节 青 光 眼

一、概述

青光眼是病理性高眼压导致视神经损害和视野缺损的一种主要致盲性眼病,具有家族遗传性。高眼压、视盘萎缩及凹陷、视野缺损及视力下降是本病的主要特征。根据前房角形态、病因机制及发病年龄等主要因素,将青光眼分为原发性、继发性及先天性。原发性青光眼又分为开角型和闭角型。

二、病情观察与评估

(一)生命体征
监测生命体征,观察患者有无体温、脉搏、呼吸、血压异常。

(二)症状体征
(1)观察患者有无眼压升高、眼部充血、角膜水肿、瞳孔散大、光反射迟钝或消失等症状。

(2)观察患者有无剧烈头痛、眼胀、虹视、雾视、视力下降、视野变小、恶心、呕吐等症状。

(3)了解患者有无前房浅、房角变窄、虹膜节段萎缩、角膜后沉着物、晶体前囊下浑浊等症状。

(三)安全评估
(1)评估患者有无因双眼视力障碍导致跌倒/坠床的危险。

(2)评估患者对疾病的认知程度、心理状态,有无焦虑、恐惧等表现。

三、护理措施

(一)术前护理
1.完善检查

协助完善术前常规及专科检查。

2.卧位

卧床休息,抬高床头 15°～30°。

3.疼痛护理

采用数字分级法(numerical rating scale,NRS)进行疼痛评估,分析疼痛的原因,安慰患者,遵医嘱予以降眼压对症处理,观察疼痛缓解情况及眼压的动态变化。

4.用药护理

(1)磺胺类降眼压药物:观察患者有无口唇、四肢麻木等低钾表现,遵医嘱同时补钾。该类药物易引起泌尿道结石,应少量多次饮水、服用小苏打等碱化尿液,磺胺过敏者禁用。

(2)缩瞳剂眼药、β受体阻滞剂眼药:滴药后压迫内眦部 2～3 分钟,防止药物经泪道进入鼻腔由鼻黏膜吸收引起心率减慢、哮喘及呼吸困难等全身毒副反应。有心功能不全、心动过缓、房室传导阻滞、哮喘、慢性阻塞性肺部疾病的患者慎用。

(3)20％甘露醇:快速静脉滴注完毕后平卧 1～2 小时,防止引起直立性低血压及脑疝等,观察神志、呼吸及脉搏的变化。长期输入者,监测电解质的变化。

5.心理护理

加强与患者沟通,做好心理疏导,消除其焦虑、恐惧心理,以免不良情绪导致青光眼急性发作,增强战胜疾病的信心,积极配合治疗。

6.访视与评估

了解患者基本信息和手术相关信息,确认术前准备完善情况。

7.患者交接

与手术室工作人员核对患者信息、手术部位标识及患者相关资料,完成交接。

(二)术后护理

1.卧位

卧床休息,抬高床头 15°～30°,减轻颜面水肿,利于房水引流。

2.眼部护理

(1)观察术眼敷料有无松脱、渗血渗液、脓性分泌物;有无头痛、眼痛、恶心呕吐、角膜水肿或角膜刺激症状。

(2)结膜缝线会有术眼异物感,勿揉搓术眼。

(3)观察眼压、视功能的变化。

(4)浅前房患者半卧位休息,加压包扎术眼,促进伤口愈合、前房形成。

3.用药护理

术眼应用散瞳剂防止虹膜粘连,非手术眼禁用散瞳剂。

4.预防青光眼发作

(1)进食清淡、软、易消化饮食,保持大便通畅;戒烟酒,不宜食用浓茶、咖啡及辛辣刺激性食品;不宜暴饮,应少量多次饮水,一次饮水不超过 300 mL。

(2)劳逸结合,保持精神愉快,避免情绪波动;不宜在黑暗环境中久留,衣着宽松,不宜长时间低头弯腰,睡觉时需垫枕,以免影响房水循环导致眼压升高。

(3)原发性青光眼术前禁用散瞳剂。

四、健康指导

(一)住院期

(1)告知患者裂隙灯、房角镜、眼底、眼压、视野、OCT、视觉诱发电位、角膜内皮细胞计数等检查的目的、重要性,积极配合检查。

(2)强调预防青光眼发作的措施及重要性。

(3)有青光眼家族史者,告知其直系亲属定期门诊检查,做到早发现、早诊断、早治疗。

(二)居家期

(1)告知患者坚持局部滴药,教会正确滴眼药方法。

(2)出院后 1 周门诊复查。如发生眼胀、红肿、分泌物增多或突然视物不清,应立即就医。青光眼术后需终身随访。

(刘文织)

第十二节 玻璃体积血

一、概述

玻璃体积血是各种原因造成视网膜、葡萄膜血管或新生血管破裂,血液流出并聚积于玻璃体腔。大量玻璃体积血时,不仅造成视力障碍,还可引起视网膜脱离、青光眼、白内障等并发症。

二、病情观察与评估

(一)生命体征
监测生命体征,观察患者有无血压异常。

(二)症状体征
(1)观察患者视力、眼压情况,眼前有无漂浮物、闪光感等症状。

(2)了解患者有无外伤史、手术史、视网膜血管病变史、高血压、糖尿病、血液病史等。

(三)安全评估
(1)评估患者有无因视力障碍导致跌倒/坠床的危险。

(2)评估患者对疾病的认知程度、心理状态及家庭支持系统。

三、护理措施

(一)术前护理
1.完善检查

协助完善术前常规及专科检查。

2.卧位

半卧位休息,减少活动。

3.用药护理

(1)滴用散瞳剂麻痹睫状肌,保证眼球休息,利于检查,防止术后瞳孔粘连。

(2)滴药后压迫泪囊 2～3 分钟,以减少药物经泪道进入鼻腔由鼻黏膜吸收引起全身毒副反应。

(3)若出现呼吸加速、神经兴奋症状、全身皮肤潮红等应高度警惕药物中毒,立即停药、吸氧,协助医师处理。

(4)糖尿病、高血压患者坚持治疗,监测血糖、血压变化,观察患者有无并发症。

4.心理护理

加强与患者沟通,了解患者对治疗的预期效果,给予正确的引导。讲解成功案例,增强战胜疾病的信心,积极配合治疗。

5.访视与评估

了解患者基本信息和手术相关信息,确认术前准备完善情况。

6.患者交接

与手术室工作人员核对患者信息、手术部位标识及患者相关资料,完成交接。

(二)术后护理

1.卧位

合并视网膜脱离行玻璃体腔注气/硅油填充者取裂孔处于最高位休息,根据气体吸收及视网膜复位的情况变换体位。

2.眼部护理

(1)勿碰撞揉搓术眼、用力咳嗽、打喷嚏、用力排便,3个月内勿过度用眼、避免剧烈活动,防止再出血及视网膜再脱离。

(2)观察眼压、眼内气体吸收、视网膜复位等情况,若有异常,协助医师处理。

3.预防跌倒/坠床

根据患者视力障碍程度及自理能力,协助患者完成生活护理,落实住院患者跌倒/坠床干预措施,如使用床栏、保持地面干燥、穿防滑鞋、将用物置于易取放处,保持病房和通道畅通等。

四、健康指导

(一)住院期

(1)告知患者眼底、三面镜、眼压、眼底血管造影、OCT、视网膜电图、视觉诱发电位、眼科 B 超等检查的目的、重要性,积极配合检查。

(2)强调正确体位的重要性,提高患者特殊体位依从性。

(二)居家期

(1)球内注气未吸收者2个月内禁止乘坐飞机或至海拔1 200米以上的地方。硅油填充者3~6个月后取出。

(2)出院后1周门诊复查。如出现视物变形、遮挡感、眼前闪光感等,立即就医。

(刘文织)

第十三节　视网膜脱离

一、概述

视网膜脱离是指视网膜神经上皮与色素上皮之间的潜在间隙发生分离,根据发病原因可分为孔源性视网膜脱离、牵拉性视网膜脱离和渗出性视网膜脱离。高度近视、糖尿病性视网膜病变、高血压性视网膜病变、外伤等是发病的主要因素。早发现、早诊断、早治疗可有效减少视网膜脱离对视功能的损害。

二、病情观察与评估

(一)生命体征

监测生命体征,观察患者有无体温、脉搏、呼吸、血压异常。

(二)症状体征

(1)观察患者视力、眼压、眼底情况,有无视物变形、眼前黑影、遮挡感、闪光感等症状。

(2)了解患者有无高度近视、眼部外伤史、糖尿病、高血压、玻璃体积血等病史。

(三)安全评估

(1)评估患者有无因视力障碍导致跌倒/坠床的危险。

(2)评估患者对疾病的认知程度、心理状态,有无焦虑、抑郁等表现。

三、护理措施

(一)术前护理

1.完善检查

协助完善术前常规及专科检查。

2.体位与活动

(1)协助患者取视网膜裂孔处于最低位休息,减少视网膜下积液,促进视网膜回帖。如上方裂孔采取低枕卧位、下方裂孔采取高枕卧位。

(2)减少用眼,避免剧烈活动、突然转头、瞬目、咳嗽、打喷嚏、俯卧、埋头等动作,减少玻璃体对视网膜的牵拉,防止视网膜脱离范围扩大。

3.用药护理

(1)遵医嘱散瞳,麻痹睫状肌,保证眼球休息,利于检查,防止术后瞳孔粘连。

(2)滴药后压迫泪囊区2～3分钟,防止药物经泪道进入鼻腔由鼻黏膜吸收出现口干、视物模糊、皮肤潮红、心悸等毒副反应,若症状加重,立即停药,吸氧,协助医师进行处理。

4.预防跌倒/坠床

根据患者视力障碍程度及自理能力,协助其完成进食、洗漱、如厕等生活护理。将常用的物品置于随手可得之处,保持周围环境无障碍物,晚上使用夜灯,指导患者使用厕所、浴室、通道的扶手,活动及外出时有人全程陪同,避免跌倒/坠床。

5.糖尿病患者监测血糖变化,控制血糖在正常范围。

观察患者有无糖尿病足等并发症。

6.心理护理

加强与患者沟通,了解患者对治疗的期望值,给予正确的引导。讲解成功案例,增强战胜疾病的信心,积极配合治疗。

7.访视与评估

了解患者基本信息和手术相关信息,确认术前准备完善情况。

8.患者交接

与手术室工作人员核对患者信息、手术部位标识及患者相关资料,完成交接。

(二)术后护理

1.体位与休息

协助患者正确卧位,眼内注气或硅油填充患者术后取裂孔处于最高位休息,利用气体向上的浮力及硅油表面张力促进视网膜复位。可采取坐卧交替或按摩颈肩背部等方法以缓解手术后被动体位带来的身体不适。

2.眼部护理

(1)勿过度用眼,减少眼球转动,避免揉搓碰撞术眼、剧烈活动、咳嗽、打喷嚏、头部震动。

(2)观察患者眼压、眼内气体吸收、视网膜复位等情况,若有异常,协助医师处理。

3.饮食护理

(1)饮食清淡、软、易消化、富含维生素及蛋白质,保持大便通畅,避免过度咀嚼、用力排便引起视网膜再脱。

(2)巩膜外垫压术或巩膜环扎术的患者,手术牵拉眼肌可引起恶心、呕吐等不适,应少量多餐进食。

4.疼痛护理

巩膜外垫压术或环扎术患者,因手术范围大、牵拉眼肌,术后疼痛明显,采用 NRS 进行疼痛评分,分析疼痛原因,指导患者采取听音乐、默念数字等分散注意力的方法缓解疼痛。NRS≥4 分时,遵医嘱用药,观察疼痛缓解情况。

四、健康指导

(一)住院期

(1)告知患者裂隙灯、眼底、三面镜、眼压、眼底血管造影及 OCT、视网膜电图、视觉诱发电位、眼科 B 超等检查的目的、重要性及配合要点。

(2)告知患者视网膜脱离的治疗原则是尽早封闭裂孔,促进视网膜复位。

(二)居家期

(1)告知患者选择适当交通工具避免剧烈颠簸,3 个月内避免剧烈活动。

(2)球内注气或硅油填充者低头位休息,根据气体吸收及视网膜复位情况,确定更换体位时间。

(3)球内注气者 2 个月内禁止乘坐飞机或到海拔 1 200 米以上的地方;硅油填充者 3～6 个月后取出硅油。

(4)出院后 1 周门诊复查。如出现视力下降、眼前黑影遮挡、闪光感等立即就医。糖尿病性视网膜脱离患者需终身随访。

(刘文织)

第十四节　视网膜动脉阻塞

一、概述

视网膜动脉阻塞是指视网膜中央动脉或其分支阻塞。当动脉阻塞后,该血管供应的视网膜营养中断,引起视网膜功能障碍,是眼科急危症之一,若处理不及时,最终将导致失明。

二、病情观察与评估

(一)生命体征

监测生命体征,密切观察患者血压情况。

(二)症状体征

(1)观察患者视力、瞳孔对光反射、眼底等情况。

(2)了解患者视力下降时间、程度,有无一过性视力丧失。

(3)了解患者有无糖尿病、高血压、心脏病、动脉粥样硬化等病史。

(三)安全评估

(1)评估患者有无因视力下降导致跌倒/坠床的危险。

(2)评估患者及家属心理状况,对疾病的认知程度,对视力恢复的期望值。

三、护理措施

(一)紧急处理

1.给氧治疗

视网膜缺血超过90分钟光感受器将发生不可逆转的死亡,应争分夺秒积极抢救,给予95%氧气及5%二氧化碳的混合气体吸入,增加脉络膜毛细血管的氧含量,改善视网膜的缺氧状态,必要时行高压氧治疗。

2.药物治疗

立即给予硝酸甘油0.5 mg舌下含化或吸入亚硝酸异戊酯等扩血管治疗。

(二)用药护理

(1)口服降眼压药物,观察患者眼压变化,必要时行前房穿刺等降眼压治疗。

(2)遵医嘱使用视神经营养药物等。

(三)眼部护理

反复按摩放松眼球,使视网膜动脉被动扩张,将血管内的栓子冲到周边的分支血管中,解除阻塞,减少视功能的损伤。

(四)预防跌倒/坠床

视力不佳者佩戴老花镜,晚上使用夜灯,将常用的物品置于随手可取之处,保持周围环境无障碍物,指导患者使用厕所、浴室的扶手,避免跌倒/坠床。

(五)心理护理

加强与患者沟通,关心患者,了解患者心理状况,消除其悲观、恐惧心理,增强战胜疾病的信心,积极配合治疗。

四、健康指导

(一)住院期

(1)讲解疾病的病因、诱因、治疗方法及预后。

(2)告知患者视网膜动脉阻塞发病与糖尿病、高血压、动脉粥样硬化等疾病密切相关,积极治疗糖尿病、高血压、动脉粥样硬化等原发病,定期行眼底检查观察视网膜血管情况。

(二)居家期

(1)告知心脏病、高血压者应随身携带速效救心丸、硝酸甘油等扩血管急救药品。突发视力改变时立即服药并就医。

(2)保持良好生活习惯,避免情绪波动过大,避免用冷水洗头等。

(3)定期门诊复查,如有病情变化及时就诊。

(**刘文织**)

第十五节　视网膜静脉阻塞

一、概述

视网膜静脉阻塞是指视网膜中央静脉或分支静脉阻塞,以分支静脉阻塞最为常见,是常见的眼底血管病。主要与高血压、动脉粥样硬化、血液高黏度和血流动力学异常有密切关系。其特征为静脉扩张迂曲、视网膜出血、渗出、水肿等。常导致玻璃体积血、牵拉性视网膜脱离、新生血管性青光眼等并发症。本病比视网膜中央动脉阻塞多见。

二、病情观察与评估

(一)生命体征
监测生命体征,密切观察患者血压情况。

(二)症状体征
(1)观察患者视力情况,有无视网膜水肿、渗出、出血等症状。

(2)了解患者有无高血压、动脉粥样硬化等病史;有无血液黏稠度及血流动力学改变等。

(三)安全评估
评估患者有无因视力障碍导致跌倒/坠床的危险。

三、护理措施

(一)用药护理
遵医嘱行溶栓抗凝治疗,观察患者皮肤黏膜有无出血点、有无瘀斑等症状,定期检查凝血酶原时间及纤维蛋白原。

(二)眼部护理
(1)观察患者视力恢复情况,有无玻璃体积血、牵拉性视网膜脱离、新生血管性青光眼等并发症。

(2)有新生血管或大面积毛细血管无灌注区者行全视网膜光凝治疗。

四、健康指导

(一)住院期
(1)告知患者眼底荧光造影、视网膜电图、视野等检查的目的及配合要点。

(2)告知患者积极治疗原发病,监测血糖、血压及血脂情况,饮食清淡、易消化、低脂肪、低胆固醇。

(3)合理安排日常生活,戒烟酒,保持良好的睡眠习惯。

(二)居家期
(1)积极治疗原发病,出院后每半年或 1 年行体格及眼底检查。

(2)出院后 1 周门诊复查,若出现视力突然下降、部分视野缺损等情况应及时就医。

(刘文织)

第十六节　视网膜母细胞瘤

一、概述

视网膜母细胞瘤是由原始神经外胚层组织未成熟的视网膜细胞形成的原发性眼内恶性肿瘤。确切病因不明。多发生在 3 岁以下婴幼儿,可单眼、双眼先后或同时发病,具有家族遗传倾向。根据肿瘤的发展过程,临床上将视网膜母细胞瘤分为眼内期、青光眼期、眼外期、转移期。因本病易发生颅内及远处转移,危及患儿生命,因此应早发现、早诊断、早治疗。

二、病情观察与评估

(一)生命体征

监测生命体征,观察患儿体温、脉搏、呼吸有无异常。

(二)症状体征

(1)了解患儿发病年龄、有无家族史。

(2)了解患儿视网膜母细胞瘤的分期:眼内期、青光眼期、眼外期及转移期。

(三)安全评估

(1)评估患儿有无因年龄、视力障碍导致跌倒/坠床的危险。

(2)评估家属对疾病的认知程度、心理状态,如焦虑、悲观等。

三、护理措施

(一)术前护理

1.完善检查

协助完善术前常规及专科检查。

2.心理护理

向患儿家属讲解疾病的治疗方法和预后,关心患儿、安慰家属,减轻其焦虑、悲观情绪,协助家属做好患儿的心理安抚,积极配合治疗。

3.访视与评估

了解患儿基本信息和手术相关信息,确认术前准备完善情况。

4.患者交接

与手术室工作人员核对患儿信息、手术部位标识及患儿相关资料,完成交接。

(二)术后护理

1.卧位

协助患儿平卧位休息,头偏向健眼一侧,及时清除口鼻分泌物,保持呼吸道通畅,防止窒息。4～6 小时后半卧位休息,减轻局部水肿。

2.观察生命体征

低流量吸氧、心电监护,监测并记录患儿生命体征、氧饱和度、尿量等。

3.眼部护理

(1)观察眼部加压包扎松紧度、是否压迫耳郭及鼻孔；观察敷料有无渗血、渗液，如有异常，协助医师处理。

(2)安抚患儿，减少哭闹，勿抓挠术眼，防止敷料脱落；术眼敷料去除后，勿揉搓、碰撞术眼，避免脏水进术眼。

4.预防跌倒/坠床

落实预防跌倒/坠床干预措施，如上床栏、保持地面干燥、防滑、协助患儿床旁活动，保障患儿安全。

四、健康指导

(一)住院期

(1)告知家属 X 线、CT、MRI、眼科 B 超等检查的目的及配合要点。

(2)告知家属该病的手术方式为眼球摘除或眶内容物剜除术，以控制肿瘤生长及转移，挽救患儿生命。

(二)居家期

(1)告知需行放疗、化疗的患儿家属，及时到相关科室继续治疗。

(2)出院后 1 周门诊复查，病情变化及时就医。

(刘文织)

第十七节　眼眶骨骨折

一、概述

眼眶骨骨折是指组成眼眶的骨壁连续性中断。眶骨骨折一般分为眶底骨折、眶顶骨折、眶上缘骨折和眶内、外侧壁骨折等。眶骨骨折是常见的颅颌面损伤类型之一，可单独发生，或与其他颌面骨骨折同时发生。其主要临床表现：面部畸形、眶周淤血肿胀、眼球内陷、眶下区麻木、复视、眼球运动障碍等。

二、病情观察与评估

(一)生命体征

监测生命体征，观察患者有无体温、脉搏、呼吸、血压异常。

(二)症状体征

(1)观察患者眼部有无出血、有无鼻出血、有无眩晕、呕吐及脑脊液鼻漏等。

(2)观察患者视力，有无复视、斜视，有无眼球内陷、运动受限，有无上睑下垂等。

(三)安全评估

(1)评估患者有无因视力障碍导致跌倒/坠床的危险。

(2)评估患者及家属对眶骨骨折的认知程度，对术后面型及视力恢复的期望值；有无心理问题,如焦虑、烦躁等表现。

三、护理措施

(一)术前护理

1.完善检查

协助完善术前常规及专科检查。

2.用药护理

给予抗生素预防感染,受伤后 24 小时内注射破伤风抗毒素或破伤风人免疫球蛋白。

3.心理护理

眼眶骨折患者担心术后预后不良,容貌及视力恢复不佳,易产生焦虑、烦躁等心理状况,加强沟通,帮助患者克服紧张、焦虑情绪,积极配合治疗及护理。

4.访视与评估

了解患者基本信息和手术相关信息,确认术前准备完善情况。

5.患者交接

与手术室工作人员核对患者信息、手术部位标识及患者相关资料,完成交接。

(二)术后护理

1.生命体征护理

密切观察患者意识、体温、脉搏、呼吸的情况,记录出入量。

2.眼部护理

(1)观察敷料有无渗血渗液、松脱、移位,以防出血、伤口水肿;有无术眼疼痛、恶心呕吐;观察鼻腔分泌物的性状等。

(2)术后 24 小时内用冰袋间断冷敷术眼周围以减轻组织充血、水肿、疼痛,冷敷时应避免冻伤。

(3)敷料打开后,观察有无眼睑肿胀、畏光、流泪、结膜充血水肿、有无分泌物;观察视力、眼位、眼球运动、眶压、眼压的变化,若有异常及时报告医师处理。

3.体位与活动

卧床休息,减少头部活动,避免低头弯腰、大声谈笑及用力咳嗽、打喷嚏,勿用力擤鼻、碰撞、揉搓术眼等,以防眶内出血及置入物移位等。

4.用药护理

术后 24 小时内快速滴注 20%甘露醇 250 mL 以降眶压及眼压,输注完毕需平卧 1～2 小时,防止直立性低血压及脑疝等发生,注意观察神志、呼吸及脉搏的变化。

5.疼痛护理

采用 NRS 进行疼痛评分,分析疼痛的原因,指导患者采取听音乐、默念数字等分散注意力的方法缓解疼痛。NRS≥4 分时,遵医嘱用药,观察疼痛缓解情况。

6.饮食

进食清淡、软、易消化、富含维生素及蛋白质的饮食,避免过度咀嚼,保持大便通畅。

7.眼肌康复训练

术后 2 天起指导患者进行眼球运动训练:眼球上下左右转动,早晚各 1 次,每次活动 100～200 次,使眼部肌肉不断收缩舒张,改善局部血液循环,防止粘连,使嵌顿变形的肌肉恢复功能,利于复视消失。

四、健康指导

(一)住院期

讲解视力、眼压、眶压、裂隙灯、眼底、眼位、眼球运动、同视机、复视、眼眶 CT、MRI 检查的目的、重要性及配合要点。

(二)居家期

(1)强调坚持眼肌康复训练的重要性,同时需克服疼痛、头晕等不适;若出现明显的上下睑皮下出血或睁眼困难时,暂停训练并立即就医。

(2)出院后 1 周门诊复查,如出现眼睑充血、水肿、眼痛、复视等异常情况应立即就医。

(刘文织)

第十八节　机械性眼外伤

一、概述

机械性眼外伤是指机械性外力作用于眼球及附属器,造成其结构及功能障碍,是单眼盲的首要原因。根据损伤的性质分为钝器伤、锐器伤和异物伤。

二、病情观察与评估

(一)生命体征

监测生命体征,观察患者有无体温、脉搏、呼吸、血压异常。

(二)症状体征

(1)观察患者眼部有无伤口、伤口部位及大小,伤口的污染程度。

(2)观察患者眼部有无疼痛、疼痛性质及程度。

(3)了解患者致伤的时间、环境、原因、致伤物的性质;伤后处理情况,有无昏迷、全身有无大出血等合并伤。

(4)了解有无眼内容物嵌顿、脱出;有无眼内异物存留、有无眶骨骨折、泪小管断裂、神经损伤;有无前房出血、脉络膜出血、玻璃体积血、视网膜出血等情况。

(三)安全评估

(1)评估患者有无因双眼视力障碍导致跌倒/坠床的危险。

(2)评估患者及家属对眼外伤的认知程度、对疾病预后的期望值,有无焦虑、恐惧等。

三、护理措施

(一)眼部护理

1.眼睑挫伤

眼睑水肿皮下淤血者,48 小时内予以冷敷止血,48 小时后热敷促进淤血吸收。

2.泪小管断裂

尽早行泪小管吻合术。

3.结膜挫伤

滴抗生素眼药,预防感染。

4.角膜挫伤

滴用促上皮生长类眼液,利于角膜上皮愈合;角膜上皮缺损者涂抗生素眼膏后包扎。

5.视网膜震荡伤与挫伤

早期应用大剂量糖皮质激素减轻视网膜水肿。

6.前房积血

半卧位休息,减少活动,必要时双眼遮盖制动;给予止血、降眼压等处理;如前房积血多、5天后不吸收或经药物治疗眼压在5~7天内不能控制者,行前房穿刺冲洗术。

7.玻璃体积血

卧床休息,减少活动;给予止血、活血化瘀、促进积血吸收等治疗;3个月后积血不吸收或合并视网膜脱离者,行玻璃体切割及视网膜复位术。

8.眼球穿通伤

(1)术前护理:①给予抗生素及破伤风抗毒素治疗。需清创缝合术者,完善术前准备,禁止结膜囊冲洗。②访视与评估:了解患者基本信息和手术相关信息,确认术前准备完善情况。③患者交接:与手术室工作人员核对患者信息、手术部位标识及患者相关资料,完成交接。

(2)术后护理:①观察患者术眼敷料有无渗血、渗液,有无松脱等情况。②遵医嘱使用抗生素,严格执行无菌操作,防止眼内感染的发生。③进食清淡、易消化,营养丰富的饮食;前房积血者饮食宜温凉。

(二)心理护理

加强与患者及家属沟通,讲解机械性眼外伤的相关知识及预后,消除其焦虑、悲观、恐惧心理,增强战胜疾病的信心。

(三)用药护理

使用糖皮质激素的患者注意补钾补钙,同时使用胃黏膜保护剂,监测血糖、血压、眼压、体重的变化,长期用药者不可自行减量或停药。

四、健康指导

(一)住院期

(1)讲解视力、裂隙灯、眼底、眼压、眼科B超、CT、MRI等检查的目的及配合要点。

(2)告知患者勿剧烈活动,勿揉搓碰撞患眼,勿用力挤眼、咳嗽、打喷嚏、用力排便,减少眼球转动,勿低头等,以减少眼部出血,防止眼内容物脱出;眼睑皮下气肿者禁止擤鼻。

(二)居家期

(1)坚持局部用药,教会患者及家属正确滴眼药的方法。

(2)告知眼球摘除未安置眼胎者,2周后水肿消失即行二期眼胎植入;晶体摘除未安置晶体者,3~6月后植入人工晶体;泪小管吻合者3月后拆除内眦部缝线。

(3)出院后1周门诊复查,如有病情变化及时就诊。

(刘文织)

第十九节　眼部酸碱化学伤

一、概述

眼部酸碱化学伤是由化学物质的溶液、粉尘或气体接触眼部所致,包括酸烧伤和碱烧伤。病情的轻重及预后与化学物质的性质、浓度、剂量、接触时间和范围、急救措施是否及时、恰当等因素密切相关。临床上以碱烧伤最常见。因碱能溶解脂肪和蛋白质,与组织接触后快速渗透至深层和内眼,使细胞分解坏死。因此,碱烧伤的后果更严重。

二、病情观察与评估

(一)生命体征

监测生命体征,观察患者有无体温、脉搏、呼吸、血压异常。

(二)症状体征

(1)观察患者眼痛、畏光、流泪情况,视力下降程度,有无眼睑痉挛等。

(2)了解患者眼内化学物质的性质,与眼部的接触时间、接触范围,周围环境,是否已进行就地冲洗等。

(3)了解有无全身烧伤等情况。

(三)安全评估

(1)评估患者有无因视力下降导致跌倒/坠床的危险。

(2)评估患者及家属对眼部酸碱化学伤的认知程度,对疾病预后的期望值等。

三、护理措施

(一)眼部护理

(1)立即以0.9%氯化钠注射液反复、彻底冲洗患眼。冲洗时充分暴露结膜囊及穹隆部,检查结膜囊内是否有残留异物,彻底清除固体粉末,注意动作轻柔,避免给眼球施压,减少对患眼的进一步损害。

(2)密切观察患者视力、眼压、房水等变化,结膜、角膜上皮的修复情况等。

(二)疼痛护理

采用数字分级法(NRS)进行疼痛评分,分析疼痛的原因,指导患者采取听音乐、默念数字等分散注意力的方法缓解疼痛。NRS≥4分时,遵医嘱用药,观察疼痛缓解情况。

(三)用药护理

遵医嘱局部或全身应用抗生素、缓冲药物、胶原酶抑制剂、糖皮质激素等,使用1%阿托品散瞳,滴用自体血清或细胞生长因子促进愈合,讲解药物作用。

1.缓冲药物

碱性烧伤使用维生素C注射液,酸性烧伤使用碳酸氢钠注射液,以中和毒素。

2.胶原酶抑制剂

如依地酸二钠局部滴眼,以防角膜溃疡穿孔。

3.散瞳剂

防止虹膜后粘连,预防继发青光眼。

4.成纤维生长因子或纤维连接蛋白

促进组织修复与再生。

5.糖皮质激素

具有抗炎、免疫抑制作用,减少角膜新生血管。

6.免疫抑制剂

可减少睑球粘连、角膜新生血管、角膜溃疡等并发症。

7.自体血清

结膜下注射或局部滴眼可以稀释毒素,防止碱性物质向深部渗透,增加局部营养,促进修复。

(四)预防并发症

1.睑球粘连

用玻璃棒分离结膜囊,涂以抗生素眼膏。

2.暴露性角膜炎

眼睑闭合不全者,局部涂以抗生素眼膏或佩戴治疗性角膜接触镜。

3.角膜溃疡穿孔

检查治疗时动作轻柔,滴眼液时勿给眼球施压、勿直接滴入角膜表面;指导患者勿用手揉搓、碰撞患眼,勿咳嗽、打喷嚏,避免排便用力,必要时用眼罩保护。如突然出现热泪流出、眼痛减轻等角膜穿孔症状,立即平卧,避免低头,限制活动,协助医师处理。

(五)心理护理

眼化学烧伤大多病程迁延较长,加强与患者及家属沟通,讲解眼部酸碱化学伤的治疗方法及预后等知识,消除其焦虑、恐惧心理,增强战胜疾病的信心。

四、健康指导

(一)住院期

(1)讲解视力、裂隙灯、角膜荧光染色等专科检查的目的及重要性。

(2)告知患者进食清淡、易消化、营养丰富饮食,利于伤口的愈合。

(二)居家期

(1)坚持局部用药,教会患者及家属正确滴眼药的方法。

(2)宣传防护知识,工作中严格执行安全操作规程。

(3)化学物质进入眼内后,立即就地取材,用大量清水彻底冲洗患眼,冲洗时转动眼球,翻转眼睑,充分暴露穹隆部,冲洗时间大于 30 分钟,以减轻化学物质对眼部的损伤。

(4)出院后 1 周门诊复查,如有病情变化及时就诊。

(刘文织)

第十章 重症医学科护理

第一节 脑血管疾病

脑血管疾病是由各种病因使脑血管发生血液循环障碍而导致脑功能缺损的一组疾病的总称,是常见病和多发病,死亡率、致残率均高,是目前人类疾病三大死亡原因之一。

一、短暂性脑缺血发作患者的护理

短暂性脑缺血发作(transient ischemic attack,TIA),是局灶性脑缺血导致突发短暂性可逆性神经功能障碍。症状通常在几分钟内达到高峰,发作持续5～30分钟后可完全恢复,但反复发作。传统的 TIA 定义时限为24小时内恢复。TIA 是公认的缺血性卒中最重要的独立危险因素。近期频繁发作的 TIA 是脑梗死的特级警报,应予高度重视。

(一)护理评估

1.病因及发病机制

TIA 病因尚不完全清楚。基础病因是动脉粥样硬化,这种反复发作主要是供应脑部的大动脉痉挛、缺血,小动脉发生微栓塞所致;也可能由于血流动力学的改变、血液成分的异常等引起局部脑缺血症状。治疗上以祛除病因、减少和预防复发、保护脑功能为主,对由明确的颈部血管动脉硬化斑块引起明显狭窄或闭塞者可选用手术治疗。

2.健康史

了解发病的诱因、症状及持续时间。一般 TIA 多发于50～70岁中老年人,男性较多。突然起病,迅速出现局限性神经功能缺失的症状与体征,数分钟达到高峰,持续数分钟或十余分钟缓解,不遗留后遗症;可反复发作,每次发作症状相似。

3.身体评估

(1)了解分型与临床表现:临床上常将 TIA 分为颈内动脉系统和椎-基底动脉系统两大类。①颈内动脉系统 TIA:持续时间短,发作频率低,较易发生脑梗死。常见症状有对侧单肢无力或轻度偏瘫,感觉异常或减退、病变侧单眼一过性黑是颈内动脉分支眼动脉缺血的特征性症状,优势半球受累可出现失语症。②椎-基底动脉系统 TIA:持续时间长,发作频率高,进展至脑梗死机会少。常见症状有阵发性眩晕、平衡障碍,一般不伴耳鸣。其特征性症状为跌倒发作和短暂性全面性遗忘症。还可出现复视、眼震、构音障碍、共济失调、吞咽困难等。

跌倒发作是指患者转头或仰头时下肢突然失去张力而跌倒,发作时无意识丧失。短暂性全面性遗忘症是指发作性短时间记忆丧失,持续数分至数十分钟。

(2)了解既往史和用药情况:既往是否有原发性高血压、心脏病、高脂血症和糖尿病病史,并且了解用药情况,血压血糖控制情况。

(3)了解患者的饮食习惯和家族史:了解患者是否长期摄入高胆固醇饮食,是否偏食、嗜食,是否吸烟、饮酒,了解其长辈及家属有无脑血管病的患病情况。

4.实验室及其他检查

数字减影血管造影(DSA)可见颈内动脉粥样硬化斑块、狭窄等;彩色经颅多普勒(TCI)脑血流检查可显示血管狭窄、动脉粥样硬化斑块。

5.心理-社会评估

突然发病引起患者的恐惧、焦虑。

(二)护理诊断

1.知识缺乏

缺乏本病防治知识。

2.有受伤的危险

与突发眩晕、平衡失调及一过性失明等有关。

3.潜在并发症

脑卒中。

(三)护理目标

能够对疾病的病因和诱发因素有一定的了解,积极治疗相关疾病,患者的焦虑有所减轻。

(四)护理措施

1.祛除危险因素

帮助患者寻找和祛除自身的危险因素,积极治疗原发病,让患者了解肥胖、吸烟、酗酒、饮食结构不合理与本病的关系,改变不良生活方式,养成良好的生活习惯,防止发生高血压和动脉粥样硬化,从而预防 TIA 的发生。

2.饮食护理

让患者了解高盐、低钙、高肉类、高动物脂肪饮食以及吸烟、酗酒等与本病的关系;指导患者进食低脂、低胆固醇、低盐、低糖、充足蛋白质和丰富维生素饮食,戒除烟酒,忌刺激性及辛辣食物,避免暴饮暴食。

3.用药护理

TIA 治疗目的是消除病因、减少及预防复发、保护脑功能,对短时间内反复发作者,应采取有效治疗,防止脑梗死发生。病因明确者应针对病因进行治疗。目前对短暂性脑缺血发作的治疗性和预防性用药主要是抗血小板聚集药和抗凝药物两大类。抗血小板聚集药可减少微栓子及TIA复发。常见药物有阿司匹林和噻氯匹定;而抗凝治疗适用于发作次数多,症状较重,持续时间长,且每次发作症状逐渐加重,又无明显禁忌证的患者,常见药物有肝素和华法林。还可给予钙通道阻滞剂、脑保护治疗和中医中药。抗凝治疗首选肝素。

按医嘱服药,在用抗凝药治疗时,应密切观察有无出血倾向。抗血小板聚集药如阿司匹林宜饭后服,以防胃肠道刺激,并注意观察有无上消化道出血征象。详细告知药物的作用机制、不良反应及用药注意事项,并注意观察药物的疗效情况。

4.健康指导

(1)疾病知识指导:详细告知患者本病的病因、常见症状、预防及治疗知识。帮助患者消除恐惧心理,同时强调本病的危害性。

(2)适当运动:坚持适当的体育锻炼和运动,注意劳逸结合。鼓励患者坚持慢跑、快走、打太极拳、练气功等,促进心血管功能,改善脑血液循环。对频繁发作的患者应尽量减少独处时间,避免发生意外。

(3)用药指导:嘱患者按医嘱服药,不要随意更改药物及停药;告知患者药物的作用、不良反应及用药注意事项。如发现 TIA 反复发作,症状加重,应及时就医。

(4)保持心情愉快,情绪稳定,避免精神紧张和过度疲劳。

5.心理护理

帮助患者了解本病治疗和预后的关系,消除患者的紧张、恐惧心理,保持乐观心态,积极配合治疗,并自觉改变不良生活方式,建立良好生活习惯。

(五)护理评价

患者对疾病相关知识有了一定的认识,知道如何服用药物和自我监测病情,学会积极地配合治疗,患者的焦虑减轻或消失,有效地预防了并发症的发生。

二、脑梗死患者的护理

脑梗死或称缺血性卒中,是脑血液供应障碍引起缺血缺氧,导致局限性脑组织缺血性坏死或脑软化,约占全部脑卒中的 70%,临床最常见的类型为脑血栓形成和脑栓塞。

脑血栓形成是脑血管疾病中最常见的一种,是脑动脉主干或皮质支动脉粥样硬化导致血管增厚、管腔狭窄闭塞和血栓形成,造成脑局部血流减少或供血中断,脑组织缺血缺氧导致软化坏死,出现相应的神经系统症状体征。

脑栓塞是由于各种栓子(血流中异常的固体、液体、气体)沿血液循环进入脑动脉,造成血流中断而引起相应供血区的脑功能障碍。

(一)护理评估

1.病因及发病机制

(1)脑血栓形成:在脑血管壁病变的基础上,动脉内膜损害破裂或形成溃疡。当血流缓慢、血压下降时,胆固醇易于沉积在内膜下层,引起血管壁脂肪透明变性、纤维增生、动脉变硬、血小板及纤维素沉着,血栓形成。血栓逐渐扩大,使动脉管腔狭窄,最终完全闭塞。缺血区的脑组织出现不同程度、不同范围的梗死。常见部位见图 10-1。

脑血栓形成的病因:①血管病变,最常见的为脑动脉粥样硬化,常伴高血压,与动脉粥样硬化互为因果,糖尿病和高脂血症也可加速动脉粥样硬化的进程。其次为脑动脉炎(如结缔组织病和细菌、病毒、螺旋体感染等)。②血液成分的改变如真性红细胞增多症、血小板增多症、血栓栓塞性血小板减少性紫癜、弥散性血管内凝血等疾病均使血栓形成易于发生。③血液速度的改变,血压改变是影响局部血流量的重要因素。

(2)脑栓塞:①心源性原因为脑栓塞最常见的原因。有一半以上为风湿性心脏病二尖瓣狭窄合并心房颤动,另外心肌梗死或心肌病时心内膜病变形成的附壁血栓脱落形成的栓子,以及心脏手术、心脏导管等也可发生脑栓塞。②非心源性原因常见的是主动脉弓及其发出的大血管的动脉粥样硬化斑块和附着物脱落引起栓塞。③其他如败血症的脓栓、长骨骨折的脂肪栓子等。

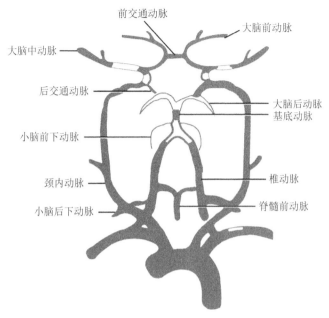

图 10-1　脑各动脉分支示意图
白色区域是颅内动脉粥样硬化好发部位

2.健康史

(1)年龄:好发于中老年人,多见于 60 岁以上患有动脉粥样硬化者,多伴有高血压、冠心病或糖尿病。脑栓塞起病年龄不一,因多数与风湿性心脏病有关,所以发病年龄以中青年居多,冠心病引起者多为中老年。

(2)发病情况:脑血栓形成常在安静休息时发病,或睡眠中发生,于次晨起床时发现不能说话,一侧肢体瘫痪。最初可有头痛、头昏、肢体麻木、无力等,约有 1/4 的患者曾有 TIA 史。病情通常在 1～2 天达到高峰。脑栓塞的主要特征是起病急骤,在数秒或很短的时间内症状达高峰,常见的症状为局限性抽搐、偏盲、偏瘫、偏身感觉障碍、失语等,如有意识障碍症状较轻且很快恢复。严重者可突然昏迷、全身抽搐,因脑水肿或颅内出血发生脑疝而死亡。

(3)了解既往史和用药情况:询问患者的身体状况,了解既往有无脑动脉硬化、原发性高血压及糖尿病病史。询问患者是否进行过治疗,目前用药情况怎样。

(4)了解生活方式和饮食习惯:有无不良生活方式及饮食习惯,有无烟酒等嗜好。

3.身体评估

(1)观察神志、瞳孔和生命体征情况:患者意识清楚或有轻度意识障碍,生命体征一般无明显改变。

(2)评估有无神经功能受损:神经系统体征视脑血管闭塞的部位及梗死的范围而定,常见为各种类型的偏瘫、失语。

脑卒中的临床类型:①完全型,神经功能缺失症状体征较严重、较完全,进展较迅速,常于6 小时内病情达高峰。②进展型,神经功能缺失症状较轻,但呈渐进性加重,在 48 小时内仍不断进展,直至出现较严重的神经功能缺损。③可逆性缺血性神经功能缺失,神经功能缺失症状较轻,但持续存在,可在 3 周内恢复。

4.实验室及其他检查

脑血栓形成患者应常规进行 CT 检查,发病 24 小时后梗死区出现低密度梗死灶;MRI 可清晰显示梗死区;脑血管造影可发现血管狭窄及闭塞部位。

5.心理-社会评估

是否因偏瘫、失语等影响工作、生活而出现焦虑、自卑、依赖、悲观失望等心理反应。有无患者长期住院而加重家庭经济负担,或由于长期照顾患者而致家属身心疲惫。

(二)护理诊断

1.躯体移动障碍

躯体移动障碍与偏瘫或平衡能力降低有关。

2.语言沟通障碍

语言沟通障碍与语言中枢功能受损有关。

3.有废用综合征的危险

有废用综合征的危险与意识障碍、偏瘫、长期卧床有关。

4.吞咽障碍

吞咽障碍与意识障碍或延髓麻痹有关。

5.焦虑

焦虑与偏瘫、失语有关。

6.有皮肤完整性受损的危险

有皮肤完整性受损的危险与长期卧床有关。

7.潜在并发症

肺内感染、脑疝。

(三)护理目标

患者能掌握各种运动锻炼及语言康复训练方法,躯体活动能力和语言表达能力逐步增强;防止肌肉萎缩、关节畸形;不发生误吸、受伤、压疮等;情绪稳定。

(四)护理措施

1.一般护理

(1)体位:患者宜采取平卧位,以便较多血液供给脑部,禁用冰袋等冷敷头部以免血管收缩、血流减少而加重病情。

(2)饮食护理:给予低盐低脂饮食,如有吞咽困难、饮水呛咳时,可给予糊状流食或半流食,从健侧小口慢慢喂食,必要时给予鼻饲流质饮食,并按鼻饲要求做好相关护理。苹果、香蕉等高纤维素食物可以减少便秘。肥肉、蛋类、动物内脏等含胆固醇高的食物要少吃或不吃。

(3)生活护理:指导和协助卧床患者完成日常生活(如穿衣、洗漱、沐浴、大小便等),及时更换衣服、床单,定时翻身、叩背,以免发生压疮。恢复期尽量要求患者独立完成生活自理活动,如鼓励患者用健侧手进食、洗漱等。指导患者保持口腔清洁,保持大小便通畅和会阴部清洁。

(4)安全护理:对有意识障碍和躁动不安的患者,床周应加护栏,以防坠床;对步行困难、步态不稳等运动障碍的患者,地面应保持干燥平整,以防跌倒;走道和卫生间等患者活动场所均应设置扶手。

2.病情观察

密切观察病情变化,如患者再次出现偏瘫或原有症状加重等,应考虑是否为梗死灶扩大及合并颅内出血,立即报告医师。

(1)注意监测患者的意识状态、瞳孔及生命体征的变化。

(2)注意有无呼吸障碍、发绀及气管分泌物增加等现象。必要时协助医师行气管内插管及使用呼吸器来辅助患者呼吸。及时吸痰保持呼吸道通畅。

(3)做好出入量记录,限制液体的摄入量,以预防脑水肿加剧。

3.用药护理

急性卒中是神经内科的急症。治疗以挽救生命、降低病残、预防复发为目的,除应及时进行病因治疗外,临床超早期治疗非常重要,可选用尿激酶、链激酶等药物溶栓治疗,其目的是溶解血栓,迅速恢复梗死区血流灌注,挽救尚未完全死亡脑细胞,力争超早期恢复脑血流。尽快使用溶栓药是治疗成功的关键。根据病情适当采用脑保护治疗、抗凝治疗,必要时外科手术治疗。因血管扩张剂可加重脑水肿或使病灶区的血流量降低,故一般不主张使用。

护理人员应了解各类药物的作用、不良反应及注意事项。如静脉滴注扩血管药物时,滴速宜慢,并随时观察血压的变化,根据血压情况调整滴速;甘露醇用量不当、持续时间过长易出现肾损害、水电解质紊乱,应注意尿常规及肾功检查;用溶栓、抗凝药物时,严格注意药物剂量,监测出凝血时间、凝血酶原时间,发现皮疹、皮下瘀斑、牙龈出血等立即报告医师处理。

4.康复护理

康复治疗应早期进行,主要目的是促进神经功能的恢复,包括患肢运动和语言功能等的训练和康复治疗,应从起病到恢复期,贯穿于医疗和护理各个环节和全过程。

(1)在病情稳定,心功能良好,无出血倾向时及早进行。一般是在发病1周后即开始。

(2)教会患者及家属保持关节功能位置,教会患者及家属锻炼和翻身技巧,训练患者平衡和协调能力,在训练时保持环境安静,使患者注意力集中。

(3)鼓励患者做力所能及的活动,锻炼患者日常生活活动能力,训练时不可操之过急,要循序渐进,被动与主动运动、床上与床下运动相结合,语言训练与肢体锻炼相结合。

5.心理护理

脑血栓形成的患者因偏瘫、失语、生活不能自理,常常产生自卑、消极的不良情绪,甚至变得性情急躁,好发脾气,这样会使血压升高,病情加重。护理人员应主动关心体贴患者,同时嘱家属给予患者物质和精神上的支持,树立患者战胜疾病的信心。增强患者自我照顾的能力。

(五)健康指导

1.疾病知识指导

向患者和家属介绍脑血栓形成的基本知识,说明积极治疗原发病、祛除诱因、养成良好的生活习惯,是干预危险因素、防止脑血栓形成的重要环节。使患者及家属了解超早期治疗的重要性和必要性,发病后立即就诊。

2.康复护理

教会家属及患者康复训练的基本方法,积极进行被动和主动锻炼,鼓励患者做力所能及的事情,不要过度依赖别人。

3.饮食指导

平时生活起居要有规律,克服不良嗜好。饮食宜低盐、低脂、低胆固醇、高维生素,忌烟酒,忌暴饮暴食或过分饥饿。

4.适当锻炼

根据病情,适当参加体育活动,以促进血液循环。

5.注意安全

老年人晨间睡醒时不要急于起床,最好安静 10 分钟后缓慢起床,以防直立性低血压致脑血栓形成;外出时要防摔倒,注意保暖,防止感冒。

(六)护理评价

患者能按要求进行适当的肢体和语言功能康复训练,肢体活动及言语功能逐渐恢复,具有一定的生活自理能力;无肌肉萎缩、关节畸形;未发生各种并发症;情绪稳定,积极配合治疗及护理。

三、脑出血患者的护理

脑出血是指原发性非外伤性脑实质内的出血,好发于 50～70 岁中老年人。占全部脑卒中的 10％～30％,出血多在基底节、内囊和丘脑附近,脑水肿、颅内压增高和脑疝形成是导致患者死亡的主要原因。脑出血病死率高、致残率高。

(一)护理评估

1.病因及发病机制

(1)病因:高血压合并小动脉硬化是脑出血最常见的病因,脑出血的其他病因还有血液病、脑淀粉样血管病、动脉瘤、动静脉畸形、烟雾病、脑动脉炎、夹层动脉瘤、原发性或转移性肿瘤、抗凝及溶栓治疗不良反应等。

(2)发病机制:①长期高血压导致脑内小动脉或深穿支动脉壁纤维素样坏死或脂质透明变性、小动脉瘤或微夹层动脉瘤形成,当情绪激动、活动用力时,使血压进一步升高,病变血管易于破裂而发生脑出血;②高血压引起脑小动脉痉挛,造成其远端脑组织缺氧、坏死而出血;③脑动脉壁薄弱,肌层和外膜结缔组织较少,缺乏外弹力层,易破裂出血;④大脑中动脉与其所发出的深穿支——豆纹动脉呈直角,后者是由动脉主干直接发出一个小分支,故豆纹动脉所受的压力高,且此处也是微动脉瘤多发部位,受高压血流冲击最大,是脑出血最好发部位(图 10-2)。

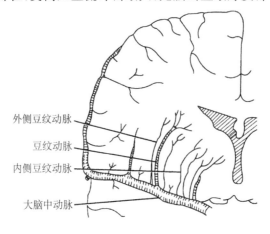

图 10-2　内囊附近出血

2.健康史

（1）了解发病时间与发病情况：是否正在活动或者情绪激动、劳累、用力排便时骤然起病。临床症状常在数分钟至数小时达到高峰。

（2）询问患者有无明显的头痛、头晕等前驱症状。大多数脑出血患者病前无预兆。

（3）了解有无头痛、恶心、呕吐等伴随症状。

（4）了解患者的既往史和用药情况：询问患者的身体状况，了解既往有无原发性高血压、动脉粥样硬化、高脂血症病史。询问患者是否进行过治疗，目前用药情况怎样。

（5）了解生活方式和饮食习惯：①询问患者工作与生活情况，是否长期处于紧张忙碌状态，是否缺乏适宜的体育锻炼和休息时间。②询问患者是否长期摄取高盐、高胆固醇饮食。③询问患者是否有嗜烟、酗酒等不良习惯以及家族卒中病史。

3.身体评估

（1）观察神志是否清楚，有无意识障碍及其类型。

（2）观察瞳孔大小及对光反射是否正常。

（3）观察生命体征的情况。脑出血患者呼吸深沉带有鼾声，重则呈潮式呼吸或不规则呼吸，脉搏缓慢有力，血压升高。

（4）观察有无三偏征。脑出血患者常出现偏瘫、偏身感觉障碍和偏盲。

（5）了解有无失语及失语类型。脑出血累及优势半球时常出现失语症。

（6）有无眼球运动及视力障碍。

（7）检查有无肢体瘫痪和瘫痪类型。

4.实验室及其他检查

CT 检查是临床确诊脑出血的首选检查，可显示边界清楚的均匀高密度血肿，可早期发现脑出血的部位、范围和出血量，以及是否破入脑室。MRI 检查可发现 CT 不能确定的出血。

5.心理-社会评估

脑出血患者急性期后常因留有后遗症，肢体功能和语言功能恢复慢，而易产生烦躁、抑郁情绪，从而影响治疗、护理及患者的生活质量。

（二）护理诊断

1.意识障碍

意识障碍与脑出血、脑水肿有关。

2.语言沟通障碍

语言沟通障碍与语言中枢功能受损有关。

3.有皮肤完整性受损的危险

皮肤完整性受损与长期卧床有关。

4.躯体移动障碍

躯体移动障碍与意识障碍、肢体运动障碍有关。

5.自理能力缺陷

自理能力缺陷与肢体运动功能障碍有关。

6.潜在并发症

脑疝、消化道出血、坠积性肺炎、泌尿系统感染。

(三)护理目标

(1)患者意识障碍无加重或神志逐渐清醒。

(2)能说出逐步进行功能锻炼的方法,能使用合适的器具增加活动量。

(3)生活自理能力逐渐增强,能满足基本生活需求。

(4)能说出训练语言功能的方法,语言功能好转或恢复。

(5)能说出引起患者受伤的危险因素,未发生外伤。

(6)生命体征稳定,不发生脑疝、消化道出血、感染及压疮等并发症。

(四)护理措施

1.一般护理

(1)休息:急性期应绝对卧床休息,发病 24～48 小时内避免搬动,同时抬高床头 15°～30°,以促进脑部静脉回流,减轻脑水肿;取侧卧位,防止呕吐物反流引起误吸;头置冰袋或冰帽,以减少脑细胞耗氧量;保持环境安静,保持情绪稳定,避免各种刺激,避免咳嗽和用力排便,进行各项护理操作均需动作轻柔,以免加重出血。

(2)饮食护理:给予高蛋白、高维生素、高热量饮食,并且限制钠盐摄入。有意识障碍、消化道出血的患者禁食 24～48 小时,发病 3 天后,如不能进食者,鼻饲流质,以保证营养供给。恢复期患者应给予清淡、低盐、低脂、适量蛋白质、高维生素食物,戒烟酒。

(3)二便护理:便秘者可用缓泻剂,排便时避免屏气用力,以免颅内压增高。尿潴留者,应及时导尿,给予膀胱冲洗防止泌尿系统感染。

(4)生活护理:同脑血栓形成患者护理。

2.病情观察

(1)脑疝的观察:脑疝是脑出血的主要死亡原因之一,因此应严密观察神志、瞳孔和生命体征的变化。如发现烦躁不安、频繁呕吐、意识障碍进行性加重、两侧瞳孔大小不等、血压进行性升高、脉搏加快、呼吸不规则等脑疝前驱症状时,应立即与医师联系,迅速采取措施降低颅内压。

(2)上消化道出血的观察:急性期还应注意观察患者有无呕血、便血,及时发现有无发生消化道出血。每次鼻饲前要抽吸胃液,若胃液呈咖啡色或患者大便呈黑色,应立即协助医师处理。

(3)迅速出现的持续高热:常由于脑出血累及下丘脑体温调节中枢所致,应给予物理降温,头部置冰袋或冰帽,并予以氧气吸入,提高脑组织对缺氧的耐受性。

(4)随时给患者吸痰、翻身拍背,做好口腔护理,清除呼吸道分泌物,以防误吸。

3.用药护理

遵医嘱快速给予脱水剂等药物。甘露醇应在 15～30 分钟内滴完,注意防止药液外渗,注意尿量与电解质的变化,尤其应注意有无低血钾发生。

4.康复护理

急性期患者绝对卧床休息,每 2 小时翻身 1 次,以免局部皮肤长时间受压,翻身后保持肢体于功能位置。神经系统症状稳定 48～72 小时后,患者即应开始早期康复训练,包括肢体功能康复训练、语言功能康复训练等。

5.心理护理

应鼓励患者增强生活的信心,消除不良心理反应。在康复护理时向患者及家属说明早期锻炼的重要性,告知患者病情稳定后即尽早锻炼,越早疗效越好。告诉患者只要坚持功能锻炼,许多症状体征可在 1～3 年逐渐改善,以免因心理压力而影响脑功能的恢复。

(五)健康指导

(1)避免诱发因素:告知患者避免情绪激动和不良刺激,勿用力大便。生活规律,保证充足睡眠,适当锻炼,劳逸结合。

(2)饮食指导:饮食以清淡为主,多吃蔬菜和水果,戒烟、忌酒。

(3)积极治疗原发病:如高血压、糖尿病、心脏病等;按医嘱服药,将血压控制在适当水平,以防脑出血再发。

(4)坚持康复训练:教会家属有关护理知识和改善后遗症的方法,尽量使患者做到日常生活自理,康复训练时注意克服急于求成的心理,做到循序渐进,持之以恒。

(5)向患者及家属介绍脑出血的先兆症状,如出现严重头痛、眩晕、肢体麻木、活动不灵、口齿不清时,应及时就诊,教会家属再次发生脑出血时现场急救处理措施。

(6)教会患者家属测量血压的方法,每天定时监测血压,发现血压异常波动及时就诊。

(六)护理评价

患者意识障碍减轻或神志渐清醒;未发生或控制减轻脑和上消化道出血,无感染、压疮发生;积极配合和坚持肢体功能康复训练和语言康复训练,肢体功能和语言功能逐步增强。

四、蛛网膜下腔出血患者的护理

蛛网膜下腔出血通常为脑底部动脉瘤或脑动静脉畸形破裂,血液直接流入蛛网膜下腔所致。临床表现为急骤起病的剧烈头痛、呕吐、意识障碍、脑膜刺激征、血性脑脊液等。蛛网膜下腔出血约占急性脑卒中的10%,占出血性卒中的20%。

(一)护理评估

1.病因及发病机制

最常见的病因是粟粒样动脉瘤,约占75%,可能与遗传和先天性发育缺陷有关,其次有动静脉畸形,约占10%。多见于青年人,当情绪变化、血压突然升高、酗酒或重体力劳动时,畸形血管团破裂出血。脑动脉炎也可造成血管壁病变导致血管破裂出血,肿瘤可直接侵蚀血管而造成出血。

2.健康史

(1)询问患者起病的形式:是否在用力或情绪激动等情况时急性起病。

(2)了解既往病史和用药情况:了解是否有动脉硬化、高血压、动静脉畸形等病史。询问患者过去和现在的用药情况,是否进行过抗凝治疗。

(3)了解有无明显诱因和前驱症状:询问患者起病前数天内是否有头痛、恶心、呕吐等前驱症状。

(4)了解起病有无伴随症状:多见的有短暂意识障碍、项背部或下肢疼痛、畏光等伴随症状。

3.身体评估

(1)观察神志、瞳孔及生命体征的情况:询问患者病情,了解患者有无神志障碍。少数患者神志清醒,半数以上患者有不同程度的意识障碍,轻者出现神志模糊,重者昏迷逐渐加深。监测生命体征的变化。

(2)评估有无神经功能受损:多数患者来求诊时都有头痛、恶心、呕吐,常有颈项强直等脑膜刺激征。评估患者有无肢体功能障碍和失语,有无眼睑下垂等一侧动眼神经麻痹的表现。

4.实验室及其他检查

脑脊液检查压力增高,外观呈均匀一致血性,CT 检查是确诊蛛网膜下腔出血的首选诊断方法,可见蛛网膜下腔高密度出血灶,并可显示出血部位、出血量、血液分布、脑室大小和有无再出血。

5.心理-社会评估

发病后神志清楚时可能存在焦虑、紧张、恐惧、绝望的心理。

(二)护理诊断

1.疼痛

疼痛与颅内压增高、血液刺激脑膜或继发性脑血管痉挛有关。

2.恐惧

恐惧与剧烈疼痛、担心再次出血有关。

3.潜在并发症

再出血、脑疝。

(三)护理目标

(1)患者的头痛减轻或消失。

(2)患者未发生严重并发症。

(3)患者的基本生活需要得到满足。

(四)护理措施

与脑出血护理相似,主要是防止再出血。

(1)一般护理:应绝对卧床休息 4～6 周,抬高床头 15°～30°,避免搬动和过早离床活动,保持环境安静,严格限制探视,避免各种刺激。

(2)饮食护理:多食蔬菜、水果,保持大便通畅,避免过度用力排便;避免辛辣刺激性强的食物,戒烟酒。

(3)保持乐观情绪,避免精神刺激和情绪激动。防止咳嗽和打喷嚏,对剧烈头痛和躁动不安者,可应用止痛剂、镇静剂。

(4)密切观察病情,初次发病第 2 周最易发生再出血。如患者再次出现剧烈头痛、呕吐、昏迷、脑膜刺激征等情况,及时报告医师并处理。

(五)护理评价

患者头痛逐渐得到缓解。患者情绪稳定,未发生严重并发症。

(席金梦)

第二节　急性呼吸窘迫综合征

急性呼吸窘迫综合征(acute respiratory distress syndrome,ARDS)是指严重感染、创伤、休克等非心源性疾病过程中,肺毛细血管内皮细胞和肺泡上皮细胞损伤造成弥漫性肺间质及肺泡水肿,导致的急性低氧性呼吸功能不全或衰竭,属于急性肺损伤(acute lung injury,ALI)的严重阶段。以肺容积减少、肺顺应性降低、严重的通气/血流比例失调为病理生理特征。临床上表现为进行性低氧血症和呼吸窘迫,肺部影像学表现为非均一性的渗出性病变。本病起病急、进展快、死亡率高。

ALI 和 ARDS 是同一疾病过程中的 2 个不同阶段,ALI 代表早期和病情相对较轻的阶段,而 ARDS 代表后期病情较为严重的阶段。发生 ARDS 时患者必然经历过 ALI,但并非所有的 ALI 都要发展为 ARDS。引起 ALI 和 ARDS 的原因和危险因素很多,根据肺部直接和间接损伤对危险因素进行分类,可分为肺内因素和肺外因素。肺内因素是指致病因素对肺的直接损伤,包括:①化学性因素,如吸入毒气、烟尘、胃内容物及氧中毒等。②物理性因素,如肺挫伤、放射性损伤等。③生物性因素,如重症肺炎。肺外因素是指致病因素通过神经体液因素间接引起肺损伤,包括严重休克、感染中毒症、严重非胸部创伤、大面积烧伤、大量输血、急性胰腺炎、药物或麻醉品中毒等。ALI 和 ARDS 的发生机制非常复杂,目前尚不完全清楚。多数学者认为,ALI 和 ARDS 是由多种炎性细胞、细胞因子和炎性介质共同参与引起的广泛肺毛细血管急性炎症性损伤过程。

一、临床特点

ARDS 的临床表现可以有很大差别,取决于潜在疾病和受累器官的数目和类型。

(一)症状体征

(1)发病迅速:ARDS 多发病迅速,通常在发病因素攻击(如严重创伤、休克、败血症、误吸)后 12~48 小时发病,偶尔有长达 5 天者。

(2)呼吸窘迫:是 ARDS 最常见的症状,主要表现为气急和呼吸频率增快,呼吸频率大多在 25~50 次/分。其严重程度与基础呼吸频率和肺损伤的严重程度有关。

(3)咳嗽、咳痰、烦躁和神志变化:ARDS 可有不同程度的咳嗽、咳痰,可咳出典型的血水样痰,可出现烦躁、神志恍惚。

(4)发绀:是未经治疗 ARDS 的常见体征。

(5)ARDS 患者也常出现呼吸类型的改变,主要为呼吸浅快或潮气量的变化。病变越严重,这一改变越明显,甚至伴有吸气时鼻翼翕动及三凹征。在早期自主呼吸能力强时,常表现为深快呼吸,当呼吸肌疲劳后,则表现为浅快呼吸。

(6)早期可无异常体征,或仅有少许湿啰音;后期多有水泡音,亦可出现管状呼吸音。

(二)影像学表现

1.X 线胸片

早期病变以间质性为主,胸部 X 线片常无明显异常或仅见血管纹理增多,边缘模糊,双肺散在分布的小斑片状阴影。随着病情进展,上述的斑片状阴影进一步扩展,融合成大片状或两肺均匀一致增加的毛玻璃样改变,伴有支气管充气征,心脏边缘不清或消失,称为"白肺"。

2.胸部 CT

与 X 线胸片相比,胸部 CT 尤其是高分辨 CT 可更为清晰地显示出肺部病变分布、范围和形态,为早期诊断提供帮助。由于肺毛细血管膜通透性一致性增高,引起血管内液体渗出,两肺斑片状阴影呈现重力依赖性现象,还可出现变换体位后的重力依赖性变化。在 CT 上表现为病变分布不均匀:①非重力依赖区(仰卧时主要在前胸部)正常或接近正常。②前部和中间区域呈毛玻璃样阴影。③重力依赖区呈现实变影。这些提示肺实质的实变出现在受重力影响最明显的区域。无肺泡毛细血管膜损伤时,两肺斑片状阴影均匀分布,既不出现重力依赖现象,也无变换体位后的重力依赖性变化。这一特点有助于与感染性疾病鉴别。

(三)实验室检查

1.动脉血气分析

$PaO_2 < 8.0$ kPa(60 mmHg),有进行性下降趋势,在早期 $PaCO_2$ 多不升高,甚至可因过度通气而低于正常;早期多为单纯呼吸性碱中毒,随病情进展可合并代谢性酸中毒,晚期可出现呼吸性酸中毒。氧合指数较动脉氧分压更能反映吸氧时呼吸功能的障碍,而且与肺内分流量有良好的相关性,计算简便。氧合指数参照范围为 $53.2 \sim 66.5$ kPa(400~500 mmHg),在 ALI 时 $\leqslant 40.0$ kPa(300 mmHg),ARDS 时 $\leqslant 26.7$ kPa(200 mmHg)。

2.血流动力学监测

通过漂浮导管,可同时测定并计算肺动脉压(PAP)、肺动脉楔压(PAWP)等,不仅对诊断、鉴别诊断有价值,而且对机械通气治疗亦为重要的监测指标。肺动脉楔压一般 < 1.6 kPa(12 mmHg),若 > 2.4 kPa(18 mmHg),则支持左侧心力衰竭的诊断。

3.肺功能检查

ARDS 发生后呼吸力学发生明显改变,包括肺顺应性降低和气道阻力增高,肺无效腔/潮气量是不断增加的,肺无效腔/潮气量增加是早期 ARDS 的一种特征。

二、诊断及鉴别诊断

中华医学会呼吸病学分会制定的诊断标准如下。

(1)有 ALI 和/或 ARDS 的高危因素。

(2)急性起病、呼吸频数和/或呼吸窘迫。

(3)低氧血症:ALI 时氧合指数 $\leqslant 40.0$ kPa(300 mmHg);ARDS 时氧合指数 $\leqslant 26.7$ kPa(200 mmHg)。

(4)胸部 X 线检查显示两肺浸润阴影。

(5)肺动脉楔压 $\leqslant 2.4$ kPa(18 mmHg)或临床上能除外心源性肺水肿。

符合以上 5 项条件者,可以诊断 ALI 或 ARDS。必须指出,ARDS 的诊断标准并不具有特异性,诊断时必须排除大片肺不张、自发性气胸、重症肺炎、急性肺栓塞和心源性肺水肿(表 10-1)。

表 10-1　ARDS 与心源性肺水肿的鉴别

类别	ARDS	心源性肺水肿
特点	高渗透性	高静水压
病史	创伤、感染等	心脏疾病
双肺浸润阴影	+	+
重力依赖性分布现象	+	+
发热	+	可能
白细胞增多	+	可能
胸腔积液	—	+
吸纯氧后分流	较高	可较高
肺动脉楔压	正常	高
肺泡液体蛋白	高	低

三、急诊处理

ARDS 是呼吸系统的急症,必须在严密监护下进行合理治疗。治疗目标是改善肺的氧合功能,纠正缺氧,维护脏器功能和防治并发症。治疗措施如下。

(一)氧疗

应采取一切有效措施尽快提高 PaO_2,纠正缺氧。可给高浓度吸氧,使 $PaO_2 \geqslant 8.0$ kPa (60 mmHg)或 $SaO_2 \geqslant 90\%$。轻症患者可使用面罩给氧,但多数患者需采用机械通气。

(二)去除病因

病因治疗在 ARDS 的防治中占有重要地位,主要是针对涉及的基础疾病。感染是 ALI 和 ARDS 常见原因也是首位高危因素,而 ALI 和 ARDS 又易并发感染。如果 ARDS 的基础疾病是脓毒症,除了清除感染灶外,还应选择敏感抗生素,同时收集痰液或血液标本分离培养病原菌和进行药敏试验,指导下一步抗生素的选择。一旦建立人工气道并进行机械通气,即应给予广谱抗生素,以预防呼吸道感染。

(三)机械通气

机械通气是最重要的支持手段。如果没有机械通气,许多 ARDS 患者会因呼吸衰竭在数小时至数天内死亡。机械通气的指征目前尚无统一标准,多数学者认为一旦诊断为 ARDS,就应进行机械通气。在 ALI 阶段可试用无创正压通气,使用无创机械通气治疗时应严密监测患者的生命体征及治疗反应。神志不清、休克、气道自洁能力障碍的 ALI 和 ARDS 患者不宜应用无创机械通气。如无创机械通气治疗无效或病情继续加重,应尽快建立人工气道,行有创机械通气。

为了防止肺泡萎陷,保持肺泡开放,改善氧合功能,避免机械通气所致的肺损伤,目前常采用肺保护性通气策略,主要措施包括以下 2 个方面。

1.呼气末正压

适当加用呼气末正压可使呼气末肺泡内压增大,肺泡保持开放状态,从而达到防止肺泡萎陷,减轻肺泡水肿,改善氧合功能和提高肺顺应性的目的。应用呼气末正压应首先保证有效循环血容量足够,以免因胸内正压增加而降低心排血量,而减少实际的组织氧运输;呼气末正压先从低水平 $0.29 \sim 0.49$ kPa($3 \sim 5$ cmH_2O)开始,逐渐增加,直到 $PaO_2 > 8.0$ kPa(60 mmHg)、$SaO_2 > 90\%$ 时的呼气末正压水平,一般呼气末正压水平为 $0.49 \sim 1.76$ kPa($5 \sim 18$ cmH_2O)。

2.小潮气量通气和允许性高碳酸血症

ARDS 患者采用小潮气量(6~8 mL/kg)通气,使吸气平台压控制在 $2.94 \sim 34.3$ kPa($30 \sim 35$ cmH_2O)以下,可有效防止因肺泡过度充气而引起的肺损伤。为保证小潮气量通气的进行,可允许一定程度的 CO_2 潴留[$PaCO_2$ 一般不宜高于 $10.7 \sim 13.3$ kPa(80~100 mmHg)]和呼吸性酸中毒(pH7.25~7.30)。

(四)控制液体入量

在维持血压稳定的前提下,适当限制液体入量,配合利尿剂,使出入量保持轻度负平衡(每天 500 mL 左右),使肺脏处于相对"干燥"状态,有利于肺水肿的消除。液体管理的目标是在最低 (0.7 kPa 或 5 mmHg)的肺动脉楔压下维持足够的心排血量及氧运输量。在早期可给予高渗晶体液,一般不推荐使用胶体液。存在低蛋白血症的 ARDS 患者,可通过补充清蛋白等胶体溶液和应用利尿剂,有助于实现液体负平衡,并改善氧合。若限液后血压偏低,可使用多巴胺和多巴酚丁胺等血管活性药物。

（五）加强营养支持

营养支持的目的在于不但纠正现有的患者的营养不良，还应预防患者营养不良的恶化。营养支持可经胃肠道或胃肠外途径实施。如有可能应尽早经胃肠补充部分营养，不但可以减少补液量，而且可获得经胃肠营养的有益效果。

（六）加强护理、防治并发症

有条件时应在 ICU 中动态监测患者的呼吸、心律、血压、尿量及动脉血气分析等，及时纠正酸碱失衡和电解质紊乱。注意预防呼吸机相关性肺炎的发生，尽量缩短病程和机械通气时间，加强物理治疗，包括体位、翻身、拍背、排痰和气道湿化等。积极防治应激性溃疡和多器官功能障碍综合征。

（七）其他治疗

糖皮质激素、肺泡表面活性物质替代治疗、吸入一氧化氮在 ALI 和 ARDS 的治疗中可能有一定价值，但疗效尚不肯定。不推荐常规应用糖皮质激素预防和治疗 ARDS。糖皮质激素既不能预防 ARDS 的发生，对早期 ARDS 也没有治疗作用。ARDS 发病＞14 天应用糖皮质激素会明显增加病死率。感染性休克并发 ARDS 的患者，如合并肾上腺皮质功能不全，可考虑应用替代剂量的糖皮质激素。肺表面活性物质，有助于改善氧合，但是还不能将其作为 ARDS 的常规治疗手段。

四、急救护理

在救治 ARDS 过程中，急救护理是抢救成功的重要环节。护士应做到及早发现病情，迅速协助医师采取有力的抢救措施。密切观察患者生命体征，做好各项记录，准确完成各种治疗，备齐抢救器械和药品，防止机械通气和气管切开的并发症。

（一）护理目标

（1）及早发现 ARDS 的迹象，及早有效地协助抢救。维持生命体征稳定，挽救患者生命。

（2）做好人工气道的管理，维持患者最佳气体交换，改善低氧血症，减少机械通气并发症。

（3）采取俯卧位通气护理，缓解肺部压迫，改善心脏的灌注。

（4）积极预防感染等各种并发症，提高救治成功率。

（5）加强基础护理，增加患者舒适感。

（6）减轻患者心理不适，使其合作、平静。

（二）护理措施

（1）及早发现病情变化：ARDS 通常在疾病或严重损伤的最初 24～48 小时后发生。首先出现呼吸困难，通常呼吸浅快。吸气时可存在肋间隙和胸骨上窝凹陷。皮肤可出现发绀和斑纹，吸氧不能使之改善。

护士发现上述情况要高度警惕，及时报告医师，进行动脉血气和胸部 X 线等相关检查。一旦诊断考虑 ARDS，立即积极治疗。若没有机械通气的相应措施，应尽早转至有条件的医院。患者转运过程中应有专职医师和护士陪同，并准备必要的抢救设备，氧气必不可少。若有指征行机械通气治疗，可以先行气管插管后转运。

（2）迅速连接监测仪，密切监护心率、心律、血压等生命体征，尤其是呼吸的频率、节律、深度及血氧饱和度等。观察患者意识、发绀情况、末梢温度等。注意有无呕血、黑粪等消化道出血的表现。

（3）氧疗和机械通气的护理治疗：ARDS 最紧迫问题在于纠正顽固性低氧，改善呼吸困难，为治疗基础疾病赢得时间。需要对患者实施氧疗甚至机械通气。

严密监测患者呼吸情况及缺氧症状。若单纯面罩吸氧不能维持满意的血氧饱和度，应予辅助通气。首先可尝试采用经面罩持续气道正压吸氧等无创通气，但大多需要机械通气吸入氧气。遵医嘱给予高浓度氧气吸入或使用呼气末正压呼吸（positive end expiratory pressure，PEEP）并根据动脉血气分析值的变化调节氧浓度。

使用 PEEP 时应严密观察，防止患者出现气压伤。PEEP 是在呼气终末时给予气道以一恒定正压使之不能回复到大气压的水平。可以增加肺泡内压和功能残气量改善氧合，防止呼气使肺泡萎陷，增加气体分布和交换，减少肺内分流，从而提高 PaO_2。由于 PEEP 使胸腔内压升高，静脉回流受阻，致心搏减少，血压下降，严重时可引起循环衰竭，另外正压过高，肺泡过度膨胀、破裂有导致气胸的危险。所以在监护过程中，注意 PEEP 观察有无心率增快、突然胸痛、呼吸困难加重等相关症状，发现异常立即调节 PEEP 压力并报告医师处理。

帮助患者采取有利于呼吸的体位，如端坐位或高枕卧位。

人工气道的管理有以下几方面：①妥善固定气管插管，观察气道是否通畅，定时对比听诊双肺呼吸音。经口插管者要固定好牙垫，防止阻塞气道。每班检查并记录导管刻度，观察有无脱出或误入一侧主支气管。套管固定松紧适宜，以能放入一指为准。②气囊充气适量。充气过少易产生漏气，充气过多可压迫气管黏膜导致气管食管瘘，可以采用最小漏气技术，用来减少并发症发生。方法：用 10 mL 注射器将气体缓慢注入，直至在喉及气管部位听不到漏气声，每次向外抽出气体 0.25~0.5 mL，至吸气压力到达峰值时出现少量漏气为止，再注入 0.25~0.5 mL 气体，此时气囊容积为最小封闭容积，气囊压力为最小封闭压力，记录注气量。观察呼吸机上气道峰压是否下降及患者能否发音说话，长期机械通气患者要观察气囊有无破损、漏气现象。③保持气道通畅。严格无菌操作，按需适时吸痰。过多反复抽吸会刺激黏膜，使分泌物增加。先吸气道再吸口、鼻腔，吸痰前给予充分气道湿化、翻身叩背、吸纯氧 3 分钟，吸痰管最大外径不超过气管导管内径的 1/2，迅速插吸痰管至气管插管，感到阻力后撤回吸痰管 1~2 cm，打开负压边后退边旋转吸痰管，吸痰时间不应超过 15 秒。吸痰后密切观察痰液的颜色、性状、量及患者心率、心律、血压和血氧饱和度的变化，一旦出现心律失常和呼吸窘迫，立即停止吸痰，给予吸氧。④用加温湿化器对吸入气体进行湿化，根据病情需要加入盐酸氨溴索、异丙托溴铵等，每天 3 次雾化吸入。湿化满意标准为痰液稀薄、无泡沫、不附壁能顺利吸出。⑤呼吸机使用过程中注意电源插头要牢固，不要与其他仪器共用一个插座；机器外部要保持清洁，上端不可放置液体；开机使用期间定时倒掉管道及集水瓶内的积水，集水瓶安装要牢固；定时检查管道是否漏气、有无打折、压缩机工作是否正常。

（4）维持有效循环，维持出入液量轻度负平衡。循环支持治疗的目的是恢复和提供充分的全身灌注，保证组织的灌流和氧供，促进受损组织的恢复。在能保持酸碱平衡和肾功能前提下达到最低水平的血管内容量。①护士应迅速帮助完成该治疗目标。选择大血管，建立 2 个以上的静脉通道，正确补液，改善循环血容量不足。②严格记录出入量、每小时尿量。出入量管理的目标是在保证血容量、血压稳定前提下，24 小时出量大于入量 500~1 000 mL，利于肺内水肿液的消退。充分补充血容量后，护士遵医嘱给予利尿剂，消除肺水肿。观察患者对治疗的反应。

（5）俯卧位通气护理：由仰卧位改变为俯卧位，可使 75% ARDS 患者的氧合改善。可能与血流重新分布,改善背侧肺泡的通气,使部分萎陷肺泡再膨胀达到"开放肺"的效果有关。随着通气/血流比例的改善进而改善了氧合。但存在血流动力学不稳定、颅内压增高、脊柱外伤、急性出血、骨科手术、近期腹部手术、妊娠等为禁忌实施俯卧位。①患者发病 24～36 小时后取俯卧位,翻身前给予纯氧吸入 3 分钟。预留足够的管路长度,注意防止气管插管过度牵拉致脱出。②为减少特殊体位给患者带来的不适,用软枕垫高头部 15°～30°,嘱患者双手放在枕上,并在髋、膝、踝部放软枕,每 1～2 小时更换 1 次软枕的位置,每 4 小时更换 1 次体位,同时考虑患者的耐受程度。③注意血压变化,因俯卧位时支撑物放置不当,可使腹压增加,下腔静脉回流受阻而引起低血压,必要时在翻身前提高吸氧浓度。④注意安全、防坠床。

(6)预防感染的护理:①注意严格无菌操作,每天更换气管插管切口敷料,保持局部清洁干燥,预防或消除继发感染。②加强口腔及皮肤护理,以防护理不当而加重呼吸道感染及发生压疮。③密切观察体温变化,注意呼吸道分泌物的情况。

(7)心理护理,减轻恐惧,增加心理舒适度:①评估患者的焦虑程度,指导患者学会自我调整心理状态,调控不良情绪。主动向患者介绍环境,解释治疗原则,解释机械通气、监测及呼吸机的报警系统,尽量消除患者的紧张感。②耐心向患者解释病情,对患者提出的问题要给予明确、有效和积极的信息,消除心理紧张和顾虑。③护理患者时保持冷静和耐心,表现出自信和镇静。④如果患者由于呼吸困难或人工通气不能讲话,可提供纸笔或以手势与患者交流。⑤加强巡视,了解患者的需要,帮助患者解决问题。⑥帮助并指导患者及家属应用松弛疗法、按摩等。

(8)营养护理:ARDS 患者处于高代谢状态,应及时补充热量和高蛋白、高脂肪营养物质。能量的摄取既应满足代谢的需要,又应避免糖类的摄取过多,蛋白摄取量一般为每天 1.2～1.5 g/kg。

尽早采用肠内营养,协助患者取半卧位,充盈气囊,证实胃管在胃内后,用加温器和输液泵匀速泵入营养液。若有肠鸣音消失或胃潴留,暂停鼻饲,给予胃肠减压。一般留置 5～7 天后拔除,更换到对侧鼻孔,以减少鼻窦炎的发生。

(三)健康指导

在疾病的不同阶段,根据患者的文化程度做好有关知识的宣传和教育,让患者了解病情的变化过程。

(1)提供舒适安静的环境以利于患者休息,指导患者正确卧位休息,讲解由仰卧位改变为俯卧位的意义,尽可能减少特殊体位给患者带来的不适。

(2)向患者解释咳嗽、咳痰的重要性,指导患者掌握有效咳痰的方法,鼓励并协助患者咳嗽、排痰。

(3)指导患者自己观察病情变化,如有不适及时通知医护人员。

(4)嘱患者严格按医嘱用药,按时服药,不要随意增减药物剂量及种类。服药过程中,需密切观察患者用药后反应,以指导用药剂量。

(5)出院指导指导患者出院后仍以休息为主,活动量要循序渐进,注意劳逸结合。此外,患者病后生活方式的改变需要家人的积极配合和支持,应指导患者家属给患者创造一个良好的身心休养环境。出院后 1 个月内来院复查 1～2 次,出现情况随时来院复查。

(刘婷婷)

第三节 呼 吸 衰 竭

一、概述

呼吸衰竭是指各种原因引起的肺通气和/或换气功能严重障碍,以至在静息状态下亦不能维持足够的气体交换,导致缺氧伴(或不伴)二氧化碳潴留,进而引起一系列病理生理改变和代谢紊乱的临床综合征。主要表现为呼吸困难、发绀、精神、神经症状等。常以动脉血气分析作为呼吸衰竭的诊断标准:在水平面、静息状态、呼吸空气条件下,动脉血氧分压(PaO_2)<8.0 kPa(60 mmHg),伴或不伴 CO_2 分压($PaCO_2$)>6.6 kPa(50 mmHg),并排除心内解剖分流和原发于心排血量降低等致低氧因素,可诊断为呼吸衰竭。

(一)病因

参与呼吸运动过程的任何一个环节发生病变,都可导致呼吸衰竭。临床上常见的病因有以下几种。

1.呼吸道阻塞性病变

气管-支气管的炎症、痉挛、肿瘤、异物、纤维化瘢痕,如 COPD、重症哮喘等引起呼吸道阻塞和肺通气不足。

2.肺组织病变

各种累及肺泡和/或肺间质的病变,如肺炎、肺气肿、严重肺结核、弥漫性肺纤维化、肺水肿、肺不张、硅肺等均可导致肺容量减少、有效弥散面积减少、肺顺应性降低、通气/血流比值失调。

3.肺血管疾病

肺栓塞、肺血管炎、肺毛细血管瘤、多发性微血栓形成等可引起肺换气障碍,通气/血流比值失调,或部分静脉血未经氧合直接进入肺静脉。

4.胸廓与胸膜疾病

胸外伤引起的连枷胸、严重的自发性或外伤性气胸等均可影响胸廓活动和肺脏扩张,造成通气障碍。严重的脊柱畸形、大量胸腔积液或伴有胸膜增厚、粘连,亦可引起通气减少。

5.神经-肌肉疾病

脑血管疾病、颅脑外伤、脑炎以及安眠药中毒,可直接或间接抑制呼吸中枢。脊髓高位损伤、脊髓灰质炎、多发性神经炎、重症肌无力、有机磷中毒、破伤风以及严重的钾代谢紊乱,均可累及呼吸肌,使呼吸肌动力下降而引起通气不足。

(二)分类

1.按发病的缓急分类

(1)急性呼吸衰竭:多指原来呼吸功能正常,由于某些突发因素,如创伤、休克、溺水、电击、急性呼吸道阻塞、药物中毒、颅脑病变等,造成肺通气和/或换气功能迅速出现严重障碍,短时间内引起呼吸衰竭。

(2)慢性呼吸衰竭:指在一些慢性疾病,包括呼吸和神经肌肉系统疾病的基础上,呼吸功能障碍逐渐加重而发生的呼吸衰竭。最常见的原因为 COPD。

2.按动脉血气分析分类

(1)Ⅰ型呼吸衰竭:缺氧性呼吸衰竭,血气分析特点为 $PaO_2 < 8.0$ kPa(60 mmHg),$PaCO_2$ 降低或正常。主要见于弥散功能障碍、通气/血流比值失调、动-静脉分流等肺换气障碍性疾病,如急性肺栓塞、间质性肺疾病等。

(2)Ⅱ型呼吸衰竭:高碳酸性呼吸衰竭,血气分析特点为 $PaO_2 < 8.0$ kPa(60 mmHg),同时 $PaCO_2 > 6.6$ kPa(50 mmHg)。因肺泡有效通气不足所致。单纯通气不足引起的缺氧和高碳酸血症的程度是平行的,若伴有换气功能障碍,则缺氧更严重,如 COPD。

(三)发病机制和病理生理

1.缺氧(低氧血症)和二氧化碳潴留(高碳酸血症)的发生机制

(1)肺通气不足:各种原因造成呼吸道管腔狭窄,通气障碍,使肺泡通气量减少,肺泡氧分压下降,二氧化碳排出障碍,最终导致缺氧和二氧化碳潴留。

(2)弥散障碍:指氧气、二氧化碳等气体通过肺泡膜进行气体交换的物理弥散过程发生障碍。由于氧气和二氧化碳通透肺泡膜的能力相差很大,氧的弥散力仅为二氧化碳的 1/20,故在弥散障碍时,通常表现为低氧血症。

(3)通气/血流比失调:正常成年人静息状态下,肺泡通气量为每分钟 4 L,肺血流量为每分钟 5 L,通气/血流比为 0.8。病理情况下,通气/血流比失调有 2 种形式:①部分肺泡通气不足,如肺泡萎陷、肺炎、肺不张等引起病变部位的肺泡通气不足,通气/血流比减小,静脉血不能充分氧合,形成动-静脉样分流。②部分肺泡血流不足,肺血管病变如肺栓塞引起栓塞部位血流减少,通气正常,通气/血流比增大,吸入的气体不能与血流进行有效交换,形成无效腔效应。通气/血流比失调的结果主要是缺氧而无二氧化碳潴留。

(4)氧耗量增加:加重缺氧的原因之一。发热、战栗、呼吸困难和抽搐均增加氧耗量,正常人可借助增加通气量以防止缺氧。而原有通气功能障碍的患者,在氧耗量增加的情况下会出现严重的低氧血症。

2.缺氧对人体的影响

(1)对中枢神经系统的影响:脑组织对缺氧最为敏感。缺氧对中枢神经影响的程度与缺氧的程度和发生速度有关。轻度缺氧仅有注意力不集中、智力减退、定向障碍等;随着缺氧的加重可出现烦躁不安、神志恍惚、谵妄、昏迷。由于大脑皮质神经元对缺氧的敏感性最高,因此临床上缺氧的最早期表现是精神症状。

严重缺氧可使血管的通透性增加,引起脑组织充血、水肿和颅内压增高,压迫脑血管,可进一步加重缺血、缺氧,形成恶性循环。

(2)对循环系统的影响:缺氧可反射性加快心率,使血压升高、冠状动脉血流增加以维持心肌活动所必需的氧。心肌对缺氧十分敏感,早期轻度缺氧即可在心电图上表现出来,急性严重缺氧可导致心室颤动或心搏骤停。长期慢性缺氧可引起心肌纤维化、心肌硬化。缺氧、肺动脉高压以及心肌受损等多种病理变化最终导致肺源性心脏病。

(3)对呼吸系统的影响:呼吸的变化受到低氧血症和高碳酸血症所引起的反射活动及原发病的影响。轻度缺氧可刺激颈动脉窦和主动脉体化学感受器,反射性兴奋呼吸中枢,使呼吸加深加快。随着缺氧的逐渐加重,这种反射迟钝,呼吸抑制。

(4)对酸碱平衡和电解质的影响:严重缺氧可抑制细胞能量代谢的中间过程,导致能量产生减少,乳酸和无机磷大量积蓄,引起代谢性酸中毒。而能量的不足使体内离子转运泵受到损害,钾离子由细胞内转移到血液和组织间,钠和氢离子进入细胞内,导致细胞内酸中毒和高钾血症。代谢性酸中毒产生的固定酸与缓冲系统中碳酸氢盐起作用,产生碳酸,使组织的二氧化碳分压增高。

(5)对消化、血液系统的影响:缺氧可直接或间接损害肝细胞,使丙氨酸氨基转移酶升高。慢性缺氧可引起继发红细胞增多,增加了血黏度,严重时加重肺循环阻力和右心负荷。

3.二氧化碳潴留对人体的影响

(1)对中枢神经系统的影响:轻度二氧化碳潴留,可间接兴奋皮质,引起失眠、精神兴奋、烦躁不安等症状,随着二氧化碳潴留的加重,皮质下层受到抑制,表现为嗜睡、昏睡甚至昏迷,称为二氧化碳麻醉。二氧化碳还可扩张脑血管,使脑血流量增加,严重时造成脑水肿。

(2)对循环系统的影响:二氧化碳潴留可引起心率加快,心排血量增加,肌肉及腹腔血管收缩,冠状动脉、脑血管及皮肤浅表血管扩张,早期表现为血压升高。二氧化碳潴留的加重可直接抑制心血管中枢,引起血压下降、心律失常等严重后果。

(3)对呼吸的影响:二氧化碳是强有力的呼吸中枢兴奋剂,$PaCO_2$急骤升高,呼吸加深加快,通气量增加;长时间的二氧化碳潴留则会对呼吸中枢产生抑制,此时的呼吸运动主要靠缺氧对外周化学感受器的刺激作用得以维持。

(4)对酸碱平衡的影响:二氧化碳潴留可直接导致呼吸性酸中毒。血液 pH 取决于HCO_3^-/H_2CO_3比值,前者靠肾脏的调节(1~3 天),而H_2CO_3的调节主要靠呼吸(仅需数小时)。急性呼吸衰竭时二氧化碳潴留可使 pH 迅速下降;而慢性呼吸衰竭时,因二氧化碳潴留发展缓慢,肾减少HCO_3^-排出,不致使 pH 明显降低。

(5)对肾脏的影响:轻度二氧化碳潴留可使肾血管扩张,肾血流量增加而使尿量增加。二氧化碳潴留严重时,由于 pH 降低,使肾血管痉挛,血流量减少,尿量亦减少。

二、急性呼吸衰竭

(一)病因

1.呼吸系统疾病

严重呼吸系统感染、急性呼吸道阻塞病变、重度或持续性哮喘、各种原因引起的急性肺水肿、肺血管疾病、胸廓外伤或手术损伤、自发性气胸和急剧增加的胸腔积液等,导致肺通气和换气障碍。

2.神经系统疾病

急性颅内感染、颅脑外伤、脑血管病变等直接或间接抑制呼吸中枢。

3.神经-肌肉传导系统病变

脊髓灰质炎、重症肌无力、有机磷中毒及颈椎外伤等可损伤神经-肌肉传导系统,引起通气不足。

(二)临床表现

急性呼吸衰竭的临床表现主要是低氧血症所致的呼吸困难和多器官功能障碍。

1.呼吸困难

其是呼吸衰竭最早出现的症状。表现为呼吸节律、频率和幅度的改变。

2.发绀

发绀是缺氧的典型表现。当动脉血氧饱和度低于90%时,可在口唇、甲床等末梢部位出现紫蓝色称为发绀。血红蛋白增高和休克时易出现发绀,严重贫血者即使缺氧也无明显发绀。发绀还受皮肤色素及心功能的影响。

3.精神神经症状

急性缺氧可出现精神错乱、狂躁、抽搐、昏迷等症状。

4.循环系统表现

多数患者有心动过速;严重低氧血症、酸中毒可引起心肌损害,亦可引起周围循环衰竭、血压下降、心律失常、心搏骤停。

5.消化和泌尿系统表现

严重缺氧损害肝、肾细胞,引起转氨酶、尿素氮升高;个别病例可出现蛋白尿和管型尿。因胃肠道黏膜屏障功能损伤,导致胃肠道黏膜充血、水肿、糜烂或应激性溃疡,引起上消化道出血。

(三)诊断

根据急性发病的病因及低氧血症的临床表现,急性呼吸衰竭的诊断不难做出,结合动脉血气分析可确诊。

(四)治疗

急性呼吸衰竭时,机体往往来不及代偿,故需紧急救治。

1.改善与维持通气

保证呼吸道通畅是最基本最重要的治疗措施。立即进行口对口人工呼吸,必要时建立人工呼吸道(气管插管或气管切开)。用手压式气囊做加压人工呼吸,将更利于发挥气体弥散的作用,延长氧分压在安全水平的时间,为进一步抢救赢得机会。

若患者有支气管痉挛,应立即由静脉给予支气管扩张药。

2.高浓度给氧

及时给予高浓度氧或纯氧,尽快缓解机体缺氧状况,保护重要器官是抢救成功的关键。但必须注意吸氧浓度和时间,以免造成氧中毒。一般吸入纯氧<5小时。

3.其他抢救措施

见本节慢性呼吸衰竭。

三、慢性呼吸衰竭

慢性呼吸衰竭是由慢性胸肺疾病引起呼吸功能障碍逐渐加重而发生的呼吸衰竭。由于机体的代偿适应,尚能从事较轻体力工作和日常活动者称代偿性慢性呼吸衰竭;当并发呼吸道感染、呼吸道痉挛等原因致呼吸功能急剧恶化,代偿丧失,出现严重缺氧和二氧化碳潴留及代谢紊乱者称失代偿性慢性呼吸衰竭。以Ⅱ型呼吸衰竭最常见。

(一)病因

以慢性阻塞性肺疾病(COPD)最常见,其次为重症哮喘发作、弥漫性肺纤维化、严重肺结核、尘肺、广泛胸膜粘连、胸廓畸形等。呼吸道感染常是导致失代偿性慢性呼吸衰竭的直接诱因。

(二)临床表现

除原发病的相应症状外,主要是由缺氧和二氧化碳潴留引起的多器官功能紊乱。慢性呼吸衰竭的临床表现与急性呼吸衰竭大致相似,但在以下几方面有所不同。

1.呼吸困难

COPD 所致的呼吸衰竭,病情较轻时表现为呼吸费力伴呼气延长,严重时呈浅快呼吸。若并发二氧化碳潴留,$PaCO_2$ 明显升高或升高过快,可出现二氧化碳麻醉,患者由深而慢的呼吸转为浅快呼吸或潮式呼吸。

2.精神神经症状

慢性呼吸衰竭伴二氧化碳潴留时,随着 $PaCO_2$ 的升高,可表现为先兴奋后抑制。抑制之前的兴奋症状有烦躁、躁动、夜间失眠而白天嗜睡(睡眠倒错)等,抑制症状有神志淡漠、注意力不集中、定向力障碍、昏睡甚至昏迷,亦可出现腱反射减弱或消失、锥体束征阳性等,称为肺性脑病。

3.循环系统表现

二氧化碳潴留使外周体表静脉充盈、皮肤充血、温暖多汗、血压升高、心排血量增多而致脉搏洪大,多数患者有心率加快,因脑血管扩张产生搏动性头痛。

(三)诊断

根据患者有慢性肺疾病或其他导致呼吸功能障碍的疾病史,新近有呼吸道感染,有缺氧、二氧化碳潴留的临床表现,结合动脉血气分析可做出诊断。

(四)治疗

治疗原则是畅通呼吸道、纠正缺氧、增加通气量、纠正酸碱失衡及电解质紊乱和去除诱因。

1.保证呼吸道通畅

呼吸道通畅是纠正呼吸衰竭的首要措施。应鼓励患者咳嗽,对无力咳嗽、咳痰或意识障碍的患者要加强翻身拍背和体位引流,昏迷患者可采用多孔导管通过口腔、鼻腔、咽喉部,将分泌物或胃内反流物吸出。痰液黏稠不易咳出者,可采用雾化吸入稀释痰液;对呼吸道痉挛者可给予支气管解痉药,必要时建立人工呼吸道,并采用机械通气辅助呼吸。

2.氧疗

常用鼻塞或鼻导管吸氧,Ⅱ型呼吸衰竭应给予低流量(每分钟 1~2 L)低浓度(25%~33%)持续吸氧。因Ⅱ型呼吸衰竭时,呼吸中枢对高二氧化碳的反应性差,呼吸的维持主要靠缺氧的刺激,若给予高浓度吸氧,可消除缺氧对呼吸的驱动作用,而使通气量迅速降低,二氧化碳分压更加升高,患者很快进入昏迷。Ⅰ型呼吸衰竭时吸氧浓度可较高(35%~45%),宜用面罩吸氧。应防止高浓度(>60%)长时间(>24 小时)吸氧引起氧中毒。

3.增加通气量

减少二氧化碳潴留,二氧化碳潴留主要是由于肺泡通气不足引起的,只有增加肺泡通气量才能有效地排出二氧化碳。目前临床上常通过应用呼吸兴奋药和机械通气来改善肺泡通气功能。

(1)合理应用呼吸兴奋药可刺激呼吸中枢或周围化学感受器,增加呼吸频率和潮气量,使通气改善,还可改善神志,提高咳嗽反射,有利于排痰。常用尼可刹米 1.875~3.75 g 加入 5% 葡萄糖液 500 mL 中静脉滴注,但应注意供氧,以弥补其氧耗增多的弊端。氨茶碱、地高辛可增强膈肌收缩而增加通气量,可配合应用。必要时还可选用纳洛酮以促醒。

(2)机械通气的目的在于提供维持患者代谢所需要的肺泡通气;提供高浓度的氧气以纠正低氧血症,改善组织缺氧;代替过度疲劳的呼吸肌完成呼吸作用,减轻心肺负担,缓解呼吸困难症状。对于神志尚清,能配合的呼吸衰竭患者,可采用无创性机械通气,如做鼻或口鼻面罩呼吸机机械通气;对于病情危重神志不清或呼吸道有大量分泌物者,应建立人工呼吸道,如气管插管气管切开安装多功能呼吸机机械通气。机械通气为正压送气,操作时各项参数(潮气量、呼吸频率、吸呼比、氧浓度等)应适中,以免出现并发症。

4.抗感染

慢性呼吸衰竭急性加重的常见诱因是感染,一些非感染因素诱发的呼吸衰竭也容易继发感染。因此,抗感染治疗是慢性呼吸衰竭治疗的重要环节之一,应注意根据病原学检查及药物敏感试验合理应用抗生素。

5.纠正酸碱平衡失调

慢性呼吸衰竭常有二氧化碳潴留,导致呼吸性酸中毒。呼吸性酸中毒的发生多为慢性过程,机体常常以增加碱储备来代偿。因此,在纠正呼吸性酸中毒的同时,要注意纠正潜在的代谢性碱中毒,可给予盐酸精氨酸和补充钾盐。

6.营养支持

呼吸衰竭患者由于呼吸功能增加、发热等因素,导致能量消耗上升,机体处于负代谢,长时间会降低免疫功能,感染不易控制,呼吸肌易疲劳。故可给予患者高蛋白、高脂肪和低糖,以及多种维生素和微量元素的饮食,必要时静脉滴注脂肪乳。

7.病因治疗

病因治疗是治疗呼吸衰竭的根本所在。在解决呼吸衰竭本身造成的危害的前提下,应针对不同病因采取适当的治疗措施。

(五)转诊

1.转诊指征

呼吸衰竭一旦确诊,应立即转上一级医院诊治。

2.转诊注意事项

转诊前需给予吸氧、吸痰、强心、应用呼吸兴奋药等。

(六)健康指导

缓解期鼓励患者进行耐寒锻炼和呼吸功能锻炼,以增强体质及抗病能力;注意保暖,避免受凉及呼吸道感染,若出现感染症状,应及时治疗;注意休息,掌握合理的家庭氧疗;加强营养,增加抵抗力,减少呼吸道感染的机会。

四、护理评估

(一)致病因素

引起呼吸衰竭的病因很多,凡参与肺通气和换气的任何一个环节的严重病变都可导致呼吸衰竭。

(1)呼吸系统疾病:常见于COPD、重症哮喘、肺炎、严重肺结核、弥散性肺纤维化、肺水肿、严重气胸、大量胸腔积液、硅沉着病、胸廓畸形等。

(2)神经肌肉病变:如脑血管疾病、颅脑外伤、脑炎、镇静催眠药中毒、多发性神经炎、脊髓颈段或高位胸段损伤、重症肌无力等。

上述病因可引起肺泡通气量不足、氧弥散障碍、通气/血流比例失调,导致缺氧或合并二氧化碳潴留而发生呼吸衰竭。

(二)身体状况

呼吸衰竭除原发疾病症状、体征外,主要为缺氧、二氧化碳潴留所致的呼吸困难和多脏器功能障碍。

1.呼吸困难

呼吸困难是最早、最突出的表现。主要为呼吸频率增快,病情严重时辅助呼吸肌活动增加,出现"三凹征"。若并发二氧化碳潴留,$PaCO_2$升高过快或明显升高时,患者可由呼吸过快转为浅慢呼吸或潮式呼吸。

2.发绀

发绀是缺氧的典型表现,可见口唇、指甲和舌发绀。严重贫血患者由于红细胞和血红蛋白减少,还原型血红蛋白的含量降低可不出现发绀。

3.精神神经症状

精神神经症状主要是缺氧和二氧化碳潴留的表现。早期轻度缺氧可表现为注意力分散,定向力减退;缺氧程度加重,出现烦躁不安、神志恍惚、嗜睡、昏迷。轻度二氧化碳潴留,表现为兴奋症状,即失眠、躁动、夜间失眠而白天嗜睡;重度二氧化碳潴留可抑制中枢神经系统导致肺性脑病,表现为神志淡漠、间歇抽搐、肌肉震颤、昏睡,甚至昏迷等二氧化碳麻醉现象。

4.循环系统表现

二氧化碳潴留使外周体表静脉充盈、皮肤充血、温暖多汗、血压升高、心排血量增多而致脉搏洪大;多数患者有心率加快;因脑血管扩张产生搏动性头痛。

5.其他

可表现为上消化道出血、谷丙转氨酶升高、蛋白尿、血尿、氮质血症等。

(三)心理-社会状况

患者常因躯体不适、气管插管或气管切开、各种监测及治疗仪器的使用等感到焦虑或恐惧。

(四)实验室及其他检查

1.动脉血气分析

$PaO_2 < 8.0$ kPa(60 mmHg),伴或不伴 $PaCO_2 > 6.7$ kPa(50 mmHg),为最重要的指标,可作为呼吸衰竭的诊断依据。

2.血 pH 及电解质测定

呼吸性酸中毒合并代谢性酸中毒时,血 pH 明显降低常伴有高钾血症。呼吸性酸中毒合并代谢性碱中毒时,常有低钾和低氯血症。

3.影像学检查

胸部 X 线片、肺 CT 和放射性核素肺通气/灌注扫描等,可协助分析呼吸衰竭的原因。

五、护理诊断

(一)气体交换受损

气体交换受损与通气不足、通气/血流失调和弥散障碍有关。

(二)清理呼吸道无效

清理呼吸道无效与分泌物增加、意识障碍、人工气道、呼吸肌功能障碍有关。

(三)焦虑

焦虑与呼吸困难、气管插管、病情严重、失去个人控制及对预后的不确定有关。

(四)营养失调

低于机体需要量与食欲缺乏、呼吸困难、人工气道及机体消耗增加有关。

(五)有受伤的危险

有受伤的危险与意识障碍、气管插管及机械呼吸有关。

(六)潜在并发症

感染、窒息等。

(七)缺乏呼吸

缺乏呼吸衰竭的防治知识。

六、治疗及护理措施

(一)治疗要点

慢性呼吸衰竭治疗的基本原则是治疗原发病、保持气道通畅、纠正缺氧和改善通气,维持心、脑、肾等重要脏器的功能,预防和治疗并发症。

1.保持呼吸道通畅

保持呼吸道通畅是呼吸衰竭最基本、最重要的治疗措施。主要措施:清除呼吸道的分泌物及异物;积极使用支气管扩张药物缓解支气管痉挛;对昏迷患者采取仰卧位,头后仰,托起下颌,并将口打开;必要时采用气管切开或气管插管等方法建立人工气道。

2.合理氧疗

吸氧是治疗呼吸衰竭必需的措施。

3.机械通气

根据患者病情选用无创机械通气或有创机械通气。临床上常用的呼吸机分压力控制型及容量控制型,是一种用机械装置产生通气,以代替、控制或辅助自主呼吸,达到增加通气量,改善通气功能的目的。

4.控制感染

慢性呼吸衰竭急性加重的常见诱因是呼吸道感染,因此应选用敏感有效的抗生素控制感染。

5.呼吸兴奋药的应用

必要时给予呼吸兴奋药如都可喜等兴奋呼吸中枢,增加通气量。

6.纠正酸碱平衡失调

以机械通气的方法能较为迅速地纠正呼吸性酸中毒,补充盐酸精氨酸和氯化钾可同时纠正潜在的碱中毒。

(二)护理措施

1.病情观察

重症患者需持续心电监护,密切观察患者的意识状态、呼吸频率、呼吸节律和深度、血压、心率和心律。观察排痰是否通畅、有无发绀、球结膜水肿、肺部异常呼吸音及啰音;监测动脉血气分析、电解质检查结果、机械通气情况等;若患者出现神志淡漠、烦躁、抽搐时,提示有肺性脑病的发生,应及时通知医师进行处理。

2.生活护理

(1)休息与体位:急性发作时,安排患者在重症监护病室,绝对卧床休息;协助和指导患者取半卧位或坐位,指导、教会病情稳定的患者缩唇呼吸。

(2)合理饮食:给予高热量、高蛋白、富含维生素、低糖类、易消化、少刺激性的食物;昏迷患者常规给予鼻饲或肠外营养。

3.氧疗的护理

(1)氧疗的意义和原则:氧疗能提高动脉血氧分压,纠正缺氧,减轻组织损伤,恢复脏器功能。临床上根据患者病情和血气分析结果采取不同的给氧方法和给氧浓度。原则是在畅通气道的前提下,Ⅰ型呼吸衰竭的患者可短时间内间歇给予高浓度(>35%)或高流量(每分钟 4~6 L/min)吸氧;Ⅱ型呼吸衰竭的患者应给予低浓度(<35%)、低流量(每分钟 1~2 L)鼻导管持续吸氧,使 PaO_2 控制在 8.0 kPa(60 mmHg)或 SaO_2 在 90% 以上,以防因缺氧完全纠正,使外周化学感受器失去低氧血症的刺激而导致呼吸抑制,加重缺氧和 CO_2 潴留。

(2)吸氧方法:有鼻导管、鼻塞、面罩、气管内和呼吸机给氧。临床常用、简便的方法是鼻导管、鼻塞法吸氧,其优点为简单、方便,不影响患者进食、咳嗽。缺点为氧浓度不恒定,易受患者呼吸影响,高流量对局部黏膜有刺激,氧流量不能>7 L/min。吸氧过程中应注意保持吸入氧气的湿化,输送氧气的面罩、导管、气管应定期更换消毒,防止交叉感染。

(3)氧疗疗效的观察:若吸氧后呼吸困难缓解、发绀减轻、心率减慢、尿量增多、皮肤转暖、神志清醒,提示氧疗有效;若呼吸过缓或意识障碍加深,提示二氧化碳潴留加重。应根据动脉血气分析结果和患者的临床表现,及时调整吸氧流量或浓度。若发绀消失、神志清楚、精神好转、PaO_2>8.0 kPa(60 mmHg)、$PaCO_2$<6.7 kPa(50 mmHg),可间断吸氧几天后,停止氧疗。

4.药物治疗的护理

用药过程中密切观察药物的疗效和不良反应。使用呼吸兴奋药必须保持呼吸道通畅,脑缺氧、脑水肿未纠正而出现频繁抽搐者慎用;静脉滴注时速度不宜过快,如出现恶心、呕吐、烦躁、面色潮红、皮肤瘙痒等现象,需要减慢滴速。对烦躁不安、夜间失眠患者,禁用对呼吸有抑制作用的药物,如吗啡等,慎用镇静药,以防止引起呼吸抑制。

5.心理护理

呼吸衰竭的患者常对病情和预后有顾虑、心情忧郁、对治疗丧失信心,应多了解和关心患者的心理状况,特别是对建立人工气道和使用机械通气的患者,应经常巡视,让患者说出或写出引起或加剧焦虑的因素,针对性解决。

6.健康指导

(1)疾病知识指导:向患者及家属讲解疾病的发病机制、发展和转归。告诉患者及家属慢性呼吸衰竭患者度过危重期后,关键是预防和及时处理呼吸道感染等诱因,以减少急性发作,尽可能延缓肺功能恶化的进程。

(2)生活指导:从饮食、呼吸功能锻炼、运动、避免呼吸道感染、家庭氧疗等方面进行指导。

(3)病情监测指导:指导患者及家属学会识别病情变化,如出现咳嗽加剧、痰液增多、色变黄、呼吸困难、神志改变等,应及早就医。

(刘婷婷)

第四节 心力衰竭

心力衰竭是由于心脏收缩机能和/或舒张功能障碍,不能将静脉回心血量充分排出心脏,造成静脉系统淤血及动脉系统血液灌注不足,而出现的综合征。

一、病因

(一)基本病因

1.心肌损伤

任何大面积(大于心室面积的40%)的心肌损伤都会导致心脏收缩和/或舒张功能的障碍。

2.心脏负荷过重

压力负荷(后负荷)过重,心脏排血阻力增大,心排血量降低,心室收缩期负荷过度,引起心室肥厚性心力衰竭;容量负荷(前负荷)过重,心脏舒张期容量增大,心排血量减低,引起心室扩张性心力衰竭。

3.机械障碍

腱索或乳头肌断裂,心室间隔穿孔,心脏瓣膜严重狭窄或关闭不全等引起的心脏机械功能衰退,导致心力衰竭。

4.心脏负荷不足

如缩窄性心包炎,大量心包积液,限制性心肌病等,使静脉血液回心受限,因而心室心房充盈不足,腔静脉及门脉系统淤血,心排血量减低。

5.血液循环容量过多

如静脉过多过快输液,尤其在无尿少尿时超量输液,急性或慢性肾炎引起高度水钠潴留,高度水肿等均引起血液循环容量急剧膨胀而致心力衰竭。

(二)诱发因素

1.感染

感染可增加基础代谢,增加机体耗氧,增加心脏排血量而诱发心力衰竭,尤其呼吸道感染较多见。

2.体力过劳

正常心脏在体力活动时,随身体代谢增高心脏排血量也随之增加。而有器质性心脏病患者体力活动时,心率增快,心肌耗氧量增加,心排血量减少,冠状动脉血液灌注不足,导致心肌缺血,心慌气急,诱发心力衰竭。

3.情绪激动

情绪激动促使儿茶酚胺释放,心率增快,心肌耗氧增加,动脉与静脉血管痉挛,增加心脏前后负荷而诱发心力衰竭。

4.妊娠与分娩

风湿性心脏病或先天性心脏病患者,心功能低下,在妊娠32~34周,分娩期及产褥期最初3天内心脏负荷最重,易诱发心力衰竭。

5.动脉栓塞

心脏病患者长期卧床,静脉系统长期处于淤血状态,容易形成血栓,一旦血栓脱落导致肺栓塞,加重肺循环阻力诱发心力衰竭。

6.水、钠摄入量过多

心功能减退时,肾脏排水排钠机能减弱,如果水、钠摄入量过多可引起水钠潴留,血容量扩增。

7.心律失常

心动过速可使心脏无效收缩次数增加而加重心脏负荷;心脏舒张期缩短使心室充盈受限进

而降低心排血量,同时心脏氧渗透期缩短不利于心肌代谢。

8.冠脉痉挛

冠状动脉粥样硬化,易发生冠脉痉挛,引起心肌缺血导致心脏收缩或舒张功能障碍。

9.药物反应

因用药或停药不当导致的心力衰竭或心力衰竭恶化不在少数。慢性心力衰竭不该停用强心剂而停用,服用过量洋地黄、利尿剂或抗心律失常药,都可导致心力衰竭恶化。

二、病理生理

(一)心脏的代偿机制

正常心脏有比较充足的储备能力,以适应一般生活需要所增加的心脏负担。当心脏功能减退,心排血量降低不足以供应机体需要时,机体将同时通过神经、体液等机制进行调整,力争恢复心排血量。

(1)反射性交感神经兴奋,迷走神经抑制,代偿性心率加快及心肌收缩力加强,以维持心排血量。由于交感神经兴奋,周围血管及小动脉收缩可使血压维持正常而不随心排血量降低而下降;小静脉收缩可使静脉回心血量增加,从而使心搏血量增加。

(2)心肌肥厚:长期的负荷加重,使心肌肥厚和心室扩张,维持心排血量。然而,扩大和肥厚的心脏虽然完成较多的工作,但它耗氧量也随之增加,可是心肌内毛细血管数量并没有相应的增加,所以,扩大肥厚的心肌细胞相对的供血不足。

(3)心率增快:心率加快在一定范围内使心排血量增加,但如果心率太快则心脏舒张期显著缩短,使心室充盈不足,导致心排血量降低及静脉淤血加重。

(二)心脏的失代偿机制

当心脏储备力耗损至不能适应机体代谢的需要时,心功能便由代偿转为失代偿阶段,即心力衰竭。

心力衰竭时,心排血量相对或绝对的降低,一方面供给各器官的血流不足,引起各器官组织的功能改变,血液重新分配,首先为保证心、脑、肾血液供应,皮肤、内脏、肌肉的供血相应有较大的减少。肾血流量减少时,可使肾小球滤过率降低和肾素分泌增加,进而促使肾上腺皮质的醛固酮分泌增加,引起水、钠潴留,血容量增加,静脉和毛细血管充血和压力增加。另一方面,心脏收缩力减弱,不能完全排出静脉回流的血液,心室收缩末期残留血量增多,心室舒张末期压力升高,遂使静脉回流受阻,引起静脉淤血和静脉压力升高,从而引起外周毛细血管的漏出增加,水分渗入组织间隙引起各脏器淤血水肿;肝脏淤血时对醛固酮的灭活减少;抗利尿激素分泌增加,肾排水量进一步减少,水、钠潴留进一步加重,这也是水肿发生和加重的原因。

根据心脏代偿功能发挥的情况及失代偿的程度,可将心力衰竭分为三度或心功能Ⅳ级。①Ⅰ级:有心脏病的客观证据,而无呼吸困难,心悸,水肿等症状(心功能代偿期)。②Ⅱ级:日常劳动并无异常感觉,但稍重劳动即有心悸,气急等症状(心力衰竭Ⅰ度)。③Ⅲ级:普通劳动亦有症状,但休息时消失(心力衰竭Ⅱ度)。④Ⅳ级:休息时也有明显症状,甚至卧床仍有症状(心力衰竭Ⅲ度)。

三、临床表现

心力衰竭在早期可仅有一侧衰竭,临床上以左心衰竭为多见,但左心衰竭后,右心也相继发生功能损害,最后导致全心衰竭。临床表现的轻重,常依病情发展的快慢和患者的耐受能力的不同而不同。

(一)左心衰竭

1.呼吸困难

轻症患者自觉呼吸困难,重者同时有呼吸困难和短促的征象。早期仅发生于劳动或运动时,休息后很快消失。这是由于劳动促使回心血量增加,肺淤血加重的缘故。随着病情加重,轻度劳动即感到呼吸困难,严重者休息时亦感呼吸困难,以致被迫采取半卧位或坐位,为端坐呼吸。

2.阵发性呼吸困难

阵发性呼吸困难多发生于夜间,故又称为阵发性夜间性呼吸困难。患者常在熟睡中惊醒,出现严重呼吸困难及窒息感,被迫坐起,咳嗽频繁,咯粉红色泡沫样痰液。轻者数分钟,重者经 1～2 小时逐渐停止。阵发性呼吸困难的发生原因,可能为:①睡眠时平卧位,回心血量增加,超过左心负荷的限度,加重了肺淤血。②睡眠时,膈肌上升,肺活量减少。③夜间迷走神经兴奋性增高,使冠状动脉和支气管收缩,影响了心肌的血液供应,发生支气管痉挛,降低心肌收缩性能和肺通气量,肺淤血加重。④熟睡时中枢神经敏感度降低,因此,肺淤血必须达到一定程度后方能使患者因气喘惊醒。

3.急性肺水肿

急性肺水肿是左心衰竭的重症表现,是阵发性呼吸困难的进一步发展。常突然发生,呈端坐呼吸,表情焦虑不安,频频咳嗽,咯大量泡沫状或血性泡沫性痰液,严重时可有大量泡沫样液体由鼻涌出,面色苍白,口唇青紫,皮肤湿冷,两肺布满湿啰音及哮鸣音,血压可下降,甚至休克。

4.咳嗽和咯血

咳嗽和咯血为肺泡和支气管黏膜淤血所致,多与呼吸困难并存,咯白色泡沫样黏痰或血性痰。

5.其他症状

可有疲乏无力、失眠、心悸、发绀等。严重患者脑缺氧缺血时可出现陈-施氏呼吸、嗜睡、眩晕、意识丧失、抽搐等。

6.体征

除原有心脏病体征外,可有舒张期奔马律、交替脉、肺动脉瓣区第 2 心音亢进。轻症肺底部可听到散在湿啰音,重症则湿啰音满布全肺。有时可伴哮鸣音。

7.X 线及其他检查

X 线检查,可见左心扩大及肺淤血,肺纹理增粗。急性肺水肿时可见由肺门伸向肺野呈蝶形的云雾状阴影。心电图检查可出现心率快及左心室肥厚图形。臂舌循环时间延长(正常 10～15 秒),臂肺时间正常(4～8 秒)。

(二)右心衰竭

1.水肿

皮下水肿是右心衰竭的典型症状。在水肿出现前,由于体内已有钠、水潴留,体液潴留达 5 kg 以上才出现水肿,故多只有体重增加。水肿多先见于下肢,卧床患者则在腰、背及骶部等低重部位明显,呈凹陷性水肿。重症则波及全身。水肿多于傍晚发生或加重,休息一夜后消失或减轻,伴有夜间尿量增加。这是由于夜间休息时,回心血量比白天活动时增多,心脏能将静脉回流血量排出,心室收缩末期残留血量减少,静脉和毛细血管压力有所减轻,因而水肿减轻或消退。

少数患者可出现胸腔积液和腹水。胸腔积液可同时见于左、右两侧胸腔,但以右侧较多,其

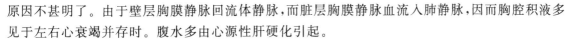

原因不甚明了。由于壁层胸膜静脉回流体静脉,而脏层胸膜静脉血流入肺静脉,因而胸腔积液多见于左右心衰竭并存时。腹水多由心源性肝硬化引起。

2.颈静脉怒张和内脏淤血

坐位或半卧位时可见颈静脉怒张,其出现常较皮下水肿或肝大出现为早,同时可见舌下、手臂等浅表静脉异常充盈。肝大并压痛可先于皮下水肿出现。长期肝淤血,缺氧,可引起肝细胞变性、坏死,并发展为心源性肝硬化,肝功能检查异常或出现黄疸。若有三尖瓣关闭不全并存,肝脏触诊呈扩张性搏动。胃肠道淤血常引起消化不良,食欲减退,腹胀,恶心和呕吐等症状。肾淤血致尿量减少,尿中可有少量蛋白和细胞。

3.发绀

右心衰竭患者多有不同程度发绀,首先见于指端、口唇和耳郭,较单纯左心功能不全者显著,其原因除血红蛋白在肺部氧合不全外,与血流缓慢,组织自身毛细血管中吸取较多的氧而使还原血红蛋白增加有关。严重贫血者则不出现发绀。

4.神经系统症状

患者可有神经过敏,失眠,嗜睡等症状。重者可发生精神错乱,可能是脑出血、缺氧或电解质紊乱等原因引起。

5.心脏及其他检查

主要为原有心脏病体征,由于右心衰竭常继发于左心衰竭的基础上,因而左、右心均可扩大。右心扩大引起了三尖瓣关闭不全时,在三尖瓣音区可听到收缩期吹风样杂音。静脉压增高。臂肺循环时间延长,因而臂舌循环时间也延长。

(三)全心衰竭

左、右心功能不全的临床表现同时存在,但患者或以左心衰竭的表现为主或以右心衰竭的表现为主,左心衰竭肺充血的临床表现可因右心衰竭的发生而减轻。

四、护理

(一)护理要点

(1)减轻心脏负担,预防心力衰竭的发生。

(2)合理使用强心,利尿,扩血管药物,改善心功能。

(3)密切观察病情变化,及时救治急性心力衰竭。

(4)健康教育。

(二)减轻心脏负担,预防心力衰竭

休息可减少全身肌肉活动,减少氧的消耗,也可减少静脉回心血量及减慢心率,从而减轻心脏负担。根据患者病情适当安排其生活和劳动,可以尽量减轻心脏负荷。对于轻度心力衰竭患者,可仅限制其体力活动,并规定充分的午睡时间或较正常人多一些的夜间睡眠时间。较重的心力衰竭患者均应卧床休息,并尽可能使卧床休息患者的体位舒适。当心力衰竭表现有明显改善时,应尽快允许和鼓励患者逐渐恢复体力活动,恢复体力活动的速度和程度视患者心力衰竭的严重程度和发作时间的长短及患者对治疗的反应等而定。如果心脏功能已完全恢复正常或接近正常,则每天可作轻度的体力活动。

饮食应少食多餐,给予低热量、多维生素、易消化食物,避免过饱,加重心脏负担。目前由于利尿剂应用方便。对钠盐限制不必过于严格,一般轻度心力衰竭患者每天摄入食盐 5 g 左右(正常人每天摄入食盐 10 g 左右),中度心力衰竭患者给予低盐饮食(含钠 2~4 g),重度心力衰竭患者给予无钠饮食。如果经一般限盐、利尿,病情未能很好控制者,则应进一步严格限盐,摄入量不超过 1 g。饮水量一般不加限制,仅在并发稀释性低钠血症者,限制每天入水量 500 mL 左右。

(三)合理使用强心药物并观察毒性反应

洋地黄类强心苷是目前治疗心力衰竭的主要药物,能直接加强心肌收缩力,增加心排血量,从而使心脏收缩末期残余血量减少,舒张末期压力下降,有利于缓解各器官的淤血,增加尿量,减慢心率。常用的给药方法:负荷量加维持量,在短期内,1~3 天给予一定的负荷量,以后每天用维持量,适用于急性心力衰竭,较重的心力衰竭或需尽快控制病情的患者;单用维持量,近年来证实,洋地黄类药物治疗剂量的大小与其增强心肌收缩力作用呈线性关系,故对较轻的心力衰竭和易发生中毒的患者可用较小的剂量,而不采用惯用的洋地黄负荷量法,尤其对慢性心力衰竭更适用。

洋地黄用量的个体差异大,且治疗剂量与中毒剂量较接近,故用药期间需要密切观察洋地黄的毒性反应。洋地黄毒性反应如下。①消化道反应:食欲缺乏、恶心、呕吐、腹泻等。②神经系统反应:头痛、眩晕,视觉改变(黄视或绿视)。③心脏反应:可发生各种心律失常,常见的心律失常类型为室性期前收缩,尤其是呈二联、三联或呈多源性者。其他有房性心动过速伴有房室传导阻滞,交界性心动过速,各种不同程度的房室传导阻滞,室性心动过速,心房纤维颤动等。④血清洋地黄含量:放射性核素免疫法测定血清地高辛含量<2.0 ng/mL 或洋地黄毒苷<20 μg/mL 为安全剂量。中毒者多数大于以上浓度。

使用洋地黄类药物时注意事项:①服药前要先了解病史,如询问已用洋地黄情况,利尿剂的使用情况及电解质浓度如何,如果存在低钾,低镁易诱发洋地黄中毒。②心力衰竭反复发作,严重缺氧,心脏明显扩大的患者对洋地黄药物耐受性差,宜小剂量使用。③询问有无合并使用增加或降低洋地黄敏感性的药物,如普萘洛尔、利血平、利尿剂、抗甲状腺药物、维拉帕米、胺碘酮、肾上腺素等可增加洋地黄敏感性;而考来烯胺,抗酸药物,降胆固醇药及巴比妥类药则可降低洋地黄敏感性。④了解肝脏肾脏功能,地高辛主要自肾脏排泄,肾功能不全的,宜减少用量;洋地,黄毒苷经肝脏代谢胆管排泄,部分转化为地高辛。⑤密切观察洋地黄毒性反应。⑥静脉给药时应用 5%~20%的 GS 溶液稀释,混匀后缓慢静推,一般不少于 15 分钟,用药时注意听诊心率及节律的变化。

(四)观察应用利尿剂后的反应

慢性心力衰竭患者,首选噻嗪类药,采用间歇用药,即每周固定服药 2~3 天,停用 4~5 天。若无效可加服氨苯蝶啶或螺内酯。如果以上 2 种药物联用效果仍不理想可以呋塞米代替噻嗪类药物。急性心力衰竭或肺水肿者,首选呋塞米或依他尼酸钠或汞撒利等快速利尿剂。在应用利尿剂 1 小时后,静脉缓慢注射氨茶碱 0.25 g,可增加利尿效果。应用利尿剂后要密切观察尿量,每天测体重,准确记录 24 小时液体出入量,大量利尿者应测血压,脉搏和抽血查电解质,观察有无利尿过度引起的脱水,低血容量和电解质紊乱的表现,尤其是应用排钾利尿剂后有无乏力、恶心、呕吐、腹胀等低钾表现。对于利尿反应差者,应找出利尿不佳的原因,如了解肾脏功能情况,是否存在低血压、低血钾、低血镁或稀释性低钠血症,及用药是否合理等。

(五)合理使用扩血管药物并观察用药反应

血管扩张剂可以扩张周围小动脉,减轻心脏排血时的阻力,而减轻心脏后负荷;又可以扩张周围静脉,减少回心血量,减轻心脏前负荷,进而改善心功能。常用的扩张静脉为主的药物有硝酸甘油、硝酸酯类及吗啡类药物;扩张动脉为主的药物有平胺唑啉、肼苯达嗪、硝苯地平;兼有扩张动脉和静脉的药物有硝普钠、哌唑嗪及卡托普利等。在开始使用血管扩张剂时，要密切观察病情和用药前后血压，心率的变化，慎防血管扩张过度，心脏充盈不足，血压下降，心率加快等不良反应。用血管扩张药注意，应从小剂量开始，用药前后对比心率，血压变化情况或床边监测血流动力学。根据具体情况，每5～10分钟测量1次，若用药后血压较用药前降低 1.33～2.66 kPa，应谨慎调整药物浓度或停用。

(六)急性肺水肿的救治及护理

急性肺水肿为急性左心功能不全或急性左心衰竭的主要表现。多因突发严重的左心室排血不足或左心房排血受阻引起肺静脉及肺毛细血管压力急剧升高所致。当肺毛细血管压升高超过血浆胶体渗透压时，液体即从毛细血管漏到肺间质、肺泡甚至气道内，引起肺水肿。典型发作表现为突然严重气急，每分钟呼吸可达30～40次，端坐呼吸，阵阵咳嗽，面色苍白，大汗，常咯出泡沫样痰，严重可从口腔和鼻腔内涌出大量粉红色泡沫液体。发作时心率、脉搏增快，血压在起始时可升高，以后降至正常或低于正常。两肺内可闻及广泛的水泡音和哮鸣音。心尖部可听到奔马律。

1.治疗原则

(1)减少肺循环血量和静脉回心血量。

(2)增加心搏量，包括增强心肌收缩力和降低周围血管阻力。

(3)减少血容量。

(4)减少肺泡内液体漏出，保证气体交换。

2.护理措施

(1)使患者取坐位或半卧位，两腿下垂，减少下肢静脉回流，减少回心血量。

(2)立即皮下注射吗啡 10 mg 或哌替啶 50～100 mg，使患者安静及减轻呼吸困难。但对昏迷、严重休克、有呼吸道疾病或痰液极多者忌用，年老，体衰，瘦小者应减量。

(3)改善通气-换气功能，轻度肺水肿早期高流量氧气吸入，开始是 2～3 L/min，以后逐渐增至 4～6 L/min，氧气湿化瓶内加 75 ％乙醇或选用有机硅消泡沫剂，以降低肺泡内泡沫的表面张力，使泡沫破裂，改善通气功能。肺水肿明显出现即应作气管插管进行加压辅助呼吸，改善通气与氧的弥散，减少肺内分流，提高血氧分压。肺水肿基本控制后，可采用呼吸机间歇正压呼吸，如果动脉血氧分压<9.31 kPa时，可改为持续正压呼吸。

(4)速给毛花苷 C 0.4 mg 或毒毛花苷 K 0.25 mg，加入葡萄糖溶液中缓慢静推。

(5)快速利尿，如呋塞米 20～40 mg 或依他尼酸钠 25 mg 静脉注射。

(6)静脉注射氨茶碱 0.25 g 用 50％葡萄糖液 20～40 mL 稀释后缓慢注入，减轻支气管痉挛，增加心肌收缩力和促进尿液排出。

(7)氢化可的松 100～200 mg 或地塞米松 10 mg 溶于葡萄糖中静脉注射。

(七)健康教育

随着人们生活水平的不断提高，人们对生活质量的要求也越来越高。心力衰竭的转归及治愈程度将直接影响患者的生活质量，预防心力衰竭发生以保证患者的生活质量就显得更为重要。首先要避免诱发因素，如气候转换时要预防感冒，及时添加衣服；以乐观的态度对待生活，情绪平稳，不要大起大落过于激动；体力劳动不要过重；适当掌握有关的医学知识以便自我保健等。其次，对已明确心功能Ⅱ级、Ⅲ级的患者要按一般治疗标准，合理正确按医嘱服用强心、利尿、扩血管药物，注意休息和营养，并定期门诊随访。

(刘婷婷)

第五节　心源性休克

心源性休克是指由于严重的心脏泵功能衰竭或心功能不全导致心排血量减少,各重要器官和周围组织灌注不足而发生的一系列代谢和功能障碍综合征。

一、临床表现

多数心源性休克患者,在出现休克之前有相应心脏病史和原发病的各种表现,如急性肌梗死患者可表现严重心肌缺血症状,心电图可能提示急性冠状动脉供血不足,尤其是广泛前壁心肌梗死;急性心肌炎者则可有相应感染史,并有发热、心悸、气短及全身症状,心电图可有严重心律失常;心脏手术后所致的心源性休克,多发生于手术 1 周内。

心源性休克目前国内外比较一致的诊断标准如下。

(1)收缩压低于 12.0 kPa(90 mmHg)或原有基础血压降低 4.0 kPa(30 mmHg),非原发性高血压患者一般收缩压小于 10.7 kPa(80 mmHg)。

(2)循环血量减少的征象:①尿量减少,每小时常少于 20 mL。②神志障碍、意识模糊、嗜睡、昏迷等。③周围血管收缩,伴四肢厥冷、冷汗,皮肤湿凉、脉搏细弱快速、颜面苍白或发绀等末梢循环衰竭征象。

(3)纠正引起低血压和低心排血量的心外因素(低血容量、心律失常、低氧血症、酸中毒等)后,休克依然存在。

二、诊断

(1)有急性心肌梗死、急性心肌炎、原发或继发性心肌病、严重的恶性心律失常、具有心肌毒性的药物中毒、急性心脏压塞以及心脏手术等病史。

(2)早期患者烦躁不安、面色苍白、诉口干、出汗,但神志尚清;后逐渐表情淡漠、意识模糊、神志不清直至昏迷。

(3)体检心率逐渐增快,常＞120 次/分。收缩压＜10.6 kPa(80 mmHg),脉压＜2.7 kPa(20 mmHg),后逐渐降低,严重时血压测不出。脉搏细弱,四肢厥冷,肢端发绀,皮肤出现花斑样改变。心音低纯,严重者呈单音律。尿量＜17 mL/h,甚至无尿。休克晚期出现广泛性皮肤、黏膜及内脏出血,即弥漫性血管内凝血的表现,以及多器官衰竭。

(4)血流动力学监测提示心脏指数降低、左心室舒张末压升高等相应的血流动力学异常。

三、检查

(1)血气分析。

(2)弥漫性血管内凝血的有关检查。血小板计数及功能检测,出凝血时间,凝血酶原时间,凝血因子Ⅰ,各种凝血因子和纤维蛋白降解产物(FDP)。

(3)必要时做微循环灌注情况检查。

(4)血流动力学监测。

(5)胸部 X 线片,心电图,必要时做动态心电图检查,条件允许时行床旁超声心动图检查。

四、治疗

(一)一般治疗

(1)绝对卧床休息,有效止痛,由急性心肌梗死所致者吗啡 3~5 mg 或哌替啶 50 mg,静脉注射或皮下注射,同时予安定、苯巴比妥。

(2)建立有效的静脉通道,必要时行深静脉插管。留置导尿管监测尿量。持续心电图、血压、血氧饱和度监测。

(3)氧疗:持续吸氧,氧流量一般为 4~6 L/min,必要时气管插管或气管切开,人工呼吸机辅助呼吸。

(二)补充血容量

首选右旋糖酐-40 250~500 mL 静脉滴注或 0.9%氯化钠液、平衡液 500 mL 静脉滴注,最好在血流动力学监护下补液,前 20 分钟内快速补液 100 mL,如中心静脉压上升不超过 0.2 kPa (1.5 mmHg),可继续补液直至休克改善或输液总量达 500~750 mL。无血流动力学监护条件者可参照以下指标进行判断:患者主诉口渴,外周静脉充盈不良,尿量<30 mL/h,尿比重>1.02,中心静脉压<0.8 kPa(6 mmHg),则表明血容量不足。

(三)血管活性药物的应用

首选多巴胺或与间羟胺(阿拉明)联用,从 2~5 μg/(kg·min)开始渐增剂量,在此基础上根据血流动力学资料选择血管扩张剂:①肺充血而心排血量正常,肺毛细血管嵌顿压>2.4 kPa (18 mmHg),而心脏指数>2.2 L/(min·m²)时,宜选用静脉扩张剂,如硝酸甘油 15~30 μg/min 静脉滴注或泵入,并可适当利尿。②心排血量低且周围灌注不足,但无肺充血,即心脏指数<2.2 L/(min·m²),肺毛细血管嵌顿压<2.4 kPa(18 mmHg)而肢端湿冷时,宜选用动脉扩张剂,如酚妥拉明 100~300 μg/min 静脉滴注或泵入,必要时增至 1 000~2 000 μg/min。③心排血量低且有肺充血及外周血管痉挛,即心脏指数<2.2 L/(min·m²),肺毛细血管嵌顿压<2.4 kPa(18 mmHg)而肢端湿冷时,宜选用硝普钠,10 μg/min 开始,每 5 分钟增加 5~10 μg/min,常用量为 40~160 μg/min,也有高达 430 μg/min 才有效。

(四)正性肌力药物的应用

1.洋地黄制剂

一般在急性心肌梗死的 24 小时内,尤其是 6 小时内应尽量避免使用洋地黄制剂,在经上述处理休克无改善时可酌情使用毛花苷 C 0.2~0.4 mg,静脉注射。

2.拟交感胺类药物

对心排血量低,肺毛细血管嵌顿压不高,体循环阻力正常或低下,合并低血压时选用多巴胺,用量同前;而心排血量低,肺毛细血管嵌顿压高,体循环血管阻力和动脉压在正常范围者,宜选用多巴酚丁胺5~10 μg/(kg·min),亦可选用多培沙明 0.25~1.0 μg/(kg·min)。

3.双异吡啶类药物

常用氨力农 0.5~2 mg/kg,稀释后静脉注射或静脉滴注或米力农 2~8 mg,静脉滴注。

(五)其他治疗

1.纠正酸中毒

常用 5%碳酸氢钠或摩尔乳酸钠,根据血气分析结果计算补碱量。

2.激素应用

早期(休克 4～6 小时内)可尽早使用糖皮质激素,如地塞米松 10～20 mg 或氢化可的松 100～200 mg,必要时每 4～6 小时重复 1 次,共用 1～3 天,病情改善后迅速停药。

3.纳洛酮

首剂 0.4～0.8 mg,静脉注射,必要时在 2～4 小时后重复 0.4 mg,继以 1.2 mg 置于 500 mL 液体内静脉滴注。

4.机械性辅助循环

经上述处理后休克无法纠正者,可考虑主动脉内气囊反搏、体外反搏、左心室辅助泵等机械性辅助循环。

5.原发疾病治疗

如急性心肌梗死患者应尽早进行再灌注治疗,溶栓失败或有禁忌证者应在主动脉内气囊反搏支持下进行急诊冠状动脉成形术;急性心脏压塞者应立即心包穿刺减压;乳头肌断裂或室间隔穿孔者应尽早进行外科修补等。

6.心肌保护

1,6-二磷酸果糖 5～10 g/d 或磷酸肌酸(护心通)2～4 g/d,酌情使用血管紧张素转换酶抑制剂等。

(六)防治并发症

1.呼吸衰竭

持续氧疗,必要时呼气末正压给氧,适当应用呼吸兴奋剂,如尼可刹米(可拉明)0.375 g 或洛贝林(山梗菜碱)3～6 mg 静脉注射;保持呼吸道通畅,定期吸痰,加强抗感染等。

2.急性肾衰竭

注意纠正水、电解质紊乱及酸碱失衡,及时补充血容量,酌情使用利尿剂如呋塞米 20～40 mg 静脉注射。必要时可进行血液透析、血液滤过或腹膜透析。

3.保护脑功能

酌情使用脱水剂及糖皮质激素,合理使用兴奋剂及镇静剂,适当补充促进脑细胞代谢药,如脑活素、胞磷胆碱、三磷酸腺苷等。

4.防治弥散性血管内凝血

休克早期应积极应用右旋糖酐-40、阿司匹林(乙酰水杨酸)、双嘧达莫(潘生丁)等抗血小板及改善微循环药物,有 DIC 早期指征时应尽早使用肝素抗凝,首剂 3 000～6 000 U 静脉注射,后续以 500～1 000 U/h 静脉滴注,监测凝血时间调整用量,后期适当补充消耗的凝血因子,对有栓塞表现者可酌情使用溶栓药如小剂量尿激酶(25 万～50 万 U)或链激酶。

五、护理

(一)急救护理

(1)护理人员熟练掌握常用仪器、抢救器材及药品。

(2)各抢救用物定点放置、定人保管、定量供应、定时核对,定期消毒,使其保持完好备用状态。

(3)患者一旦发生晕厥,应立即就地抢救并通知医师。

(4)应及时给予吸氧,建立静脉通道。

（5）按医嘱准、稳、快地使用各类药物。

（6）若患者出现心脏骤停，立即进行心、肺、脑复苏。

（二）护理要点

1.给氧用面罩或鼻导管给氧

面罩要严密，鼻导管吸氧时，导管插入要适宜，调节氧流量 4～6 L/min，每天更换鼻导管一次，以保持导管通畅。如发生急性肺水肿时，立即给患者端坐位，两腿下垂，以减少静脉回流，同时加用 30％乙醇吸氧，降低肺泡表面张力，特别是患者咯大量粉红色泡沫样痰时，应及时用吸引器吸引，保持呼吸道通畅，以免发生窒息。

2.建立静脉输液通道

迅速建立静脉通道。护士应建立静脉通道 1～2 条。在输液时，输液速度应控制，应当根据心率、血压等情况，随时调整输液速度，特别是当液体内有血管活性药物时，更应注意输液通畅，避免管道滑脱、输液外渗。

3.尿量观察

单位时间内尿量的观察，对休克病情变化及治疗是十分敏感和有意义的指标。如果患者 6 小时无尿或每小时 20～30 mL，说明肾小球滤过量不足，如无肾实质变说明血容量不足。相反，每小时尿量大于 30 mL，表示微循环功能良好，肾血灌注好，是休克缓解的可靠指标。如果血压回升，而尿量仍很少，考虑发生急性肾功衰竭，应及时处理。

4.血压、脉搏、末梢循环的观察

血压变化直接标志着休克的病情变化及预后，因此，在发病几小时内应严密观察血压，15～30 分钟 1 次，待病情稳定后 1～2 小时观察 1 次。若收缩压下降到 10.7 kPa（80 mmHg）以下，脉压小于 2.7 kPa（20 mmHg）或患者原有高血压，血压的数值较原血压下降 2.7～4.0 kPa（20～30 mmHg），要立即通知医师迅速给予处理。

脉搏的快慢取决于心率，其节律是否整齐，也与心搏节律有关，脉搏强弱与心肌收缩力及排血量有关。所以休克时脉搏在某种程度上反映心功能，同时，临床上脉搏的变化，往往早于血压变化。

心源性休克由于心排血量减少，末梢循环灌注量减少，血流留滞，末梢发生发绀，尤其以口唇、黏膜及甲床最明显，四肢也因血运障碍而冰冷，皮肤潮湿。这时，即使血压不低，也应按休克处理。当休克逐步好转时，末梢循环得到改善，发绀减轻，四肢转温。所以末梢的变化也是休克病情变化的一个标志。

5.心电监护的护理患者入院后

立即建立心电监护，通过心电监护可及时发现致命的室速或室颤。当患者入院后一般监测 24～48 小时，有条件可直到休克缓解或心律失常纠正。常用标准 II 导进行监测，必要时描记心电记录。在监测过程中，要严密观察心律、心率的变化，对于频发室早（每分钟 5 个以上）、多源性室早，室早呈二联律、三联律，室性心动过速，R-on-T、R-on-P（室早落在前一个 P 波或 T 波上）立即报告医师，积极配合抢救，准备各种抗心律失常药，随时做好除颤和起搏的准备，分秒必争，以挽救患者的生命。

此外，还必须做好患者的保温工作，防止呼吸道并发症和预防压疮等方面的基础护理工作。

（刘婷婷）

第六节　低血糖危象

低血糖危象又称低血糖症,是血葡萄糖(简称血糖)浓度低于正常的临床综合征。成人血糖低于 2.8 mmol/L 可认为血糖过低,但是否出现症状,个体差异较大。当血糖降低,引起交感神经过度兴奋和中枢神经异常的症状和体征时,就称为低血糖危象。

一、病因与发病机制

(一)病因

引起低血糖的病因有很多,根据低血糖发作的特点可分为空腹低血糖、餐后低血糖、药物引起的低血糖 3 类。

1.空腹低血糖

(1)内分泌性:胰岛素或胰岛素样物质过多。

(2)肝源性:肝炎,肝硬化,肝淤血,先天性糖原代谢酶缺乏。

(3)营养障碍:尿毒症,严重营养不良。

2.餐后低血糖

(1)胃切除术后饮食性反应性低血糖。

(2)功能性餐后低血糖:多在餐后 2~4 小时发作,特点是低血糖症状不经治疗可恢复。

(3)晚期或迟发性餐后低血糖:为糖尿病早期表现之一,进食后引起迟发性低血糖。

3.药物因素

(1)胰岛素:糖尿病患者因胰岛素应用不当而致低血糖是临床最常见的原因。

(2)口服降糖药:对初用降糖药的老年患者,若用量不当容易发生低血糖。

(3)其他药物:如乙醇、水杨酸、磺胺类、β受体阻滞剂等。

(二)发病机制

人体内维持血糖正常有赖于消化道、肝肾及内分泌腺体等多器官功能的协调一致。人体通过神经体液调节机制来维持血糖的稳定,当血糖下降时,体内胰岛素分泌减少,而胰岛素的反调节激素如肾上腺素、胰高血糖素、皮质醇分泌增加。使肝糖原产生增加,糖利用减少,以保持血糖稳定。其主要生理意义在于保证对脑细胞的供能。当血糖降到≤2.8 mmol/L 时,一方面引起交感神经兴奋,大量儿茶酚胺释放,另一方面由于能量供应不足使大脑皮质功能抑制,皮质下功能异常,即表现为中枢神经低糖和交感神经兴奋两组症状。

二、护理评估

(一)临床表现

1.神经性低血糖症状

神经性低血糖症状即脑功能障碍症状,受累部位可从大脑皮质开始,表现为精神不集中、头晕、迟钝、视物不清、步态不稳;也可有幻觉、躁动、行为怪异等精神失常表现;波及表层下中枢、中脑、延髓等时,表现为神志不清、幼稚动作、舞蹈样动作,甚至阵挛性、张力性痉挛,锥体束征阳性,乃至昏迷、血压下降。这些症状随着血糖逐渐下降而出现。

2.交感神经过度兴奋症状

因释放大量肾上腺素,临床表现为出汗、颤抖、心悸、饥饿、焦虑、紧张、软弱无力、面色苍白、流涎、肢凉震颤、血压轻度升高等。这些症状的严重性与低血糖的程度、持续时间以及血糖下降速度有关。

(二)病情判断

可依据 Whipple 三联征确定低血糖:①低血糖症状。②发作时检测血糖低于 2.8 mmol/L。③供糖后低血糖症状迅速缓解。

三、急救护理

(一)急救护理要点

(1)立即采血、测血糖。

(2)如患者尚清醒,有吞咽动作时,马上喂糖水。

(3)如患者已昏迷,立即建立静脉通道,遵医嘱升高血糖。①注射 50% 葡萄糖注射液,大多数患者经过立即注射 50% 葡萄糖注射液 50～100 mL 后能迅速清醒。未清醒者可反复注射直到清醒。因口服降糖药物引起的低血糖症,血液中较高的药物浓度仍在继续起作用,患者易再度陷于昏迷,故应继续静脉滴注 5%～10% 的葡萄糖注射液。并应根据病情观察数小时至数天。②应用升糖激素:经上述处理患者神志仍不清醒或血糖未达到目标,必要时可选用以下方法。氢化可的松静脉推注或加入葡萄糖中静脉滴注,一天总量控制在 200～400 mg。胰升糖素 0.5～1 mg皮下、肌内或静脉注射。

(二)一般护理要点

(1)严密观察病情:①密切监测血糖,观察生命体征及神志变化,持续多功能心电监护。②观察治疗前后的病情变化,评估治疗效果。③记录 24 小时出入量。

(2)采取适当的体位:采取头高脚低位,头部抬高 15°～30°角,并偏向一侧。

(3)保持呼吸道通畅,持续氧气吸入,氧流量为 2～4 L/min。

(4)注意保暖。

(5)昏迷患者按昏迷常规护理,加强安全防范。

(三)健康教育

(1)教会糖尿病患者自我监测血糖、尿糖。

(2)按时应用降糖药,按时进食,一旦发生心慌、冷汗、饥饿感等低血糖现象时,应及时处理,如自服糖水或进食含糖食物,缓解病情。

(3)定期门诊随访,有异常及时就医。

(4)饮食指导:平日饮食应少食多餐,低糖、高纤维素、高蛋白饮食,必要时咨询营养师。

(刘婷婷)

第七节　高血压危象

在高血压过程中,由于某种诱因使周围小动脉发生暂时性强烈痉挛,使血压进一步地急剧增高,引起一系列神经-血管加压性危象、某些器官性危象及体液性反应,这种临床综合征称为高血压危象。

一、病因

本病可发生于缓进型或急进型高血压、各种肾性高血压、嗜铬细胞瘤、妊娠高血压综合征、卟啉病等,也可见于主动脉夹层动脉瘤和脑出血,在用单胺氧化酶抑制剂治疗的高血压患者,进食过含酪胺的食物或应用拟交感药物后,均可导致血压的急剧升高。精神创伤、情绪激动、过度疲劳、寒冷刺激、气候因素、月经期和更年期内分泌改变等为常见诱因。在上述诱因的作用下,原有高血压患者的周围小动脉突然发生强烈痉挛,周围阻力骤增,血压急剧升高而导致本病的发生。心、脑、肾动脉有明显硬化的患者,在危象发生时易发生急性心肌梗死、脑出血和肾衰竭。

二、发病机制

高血压危象的发生机制,多数学者认为是由于高血压患者在诱发因素的作用下,血液循环中肾素、血管紧张素、去甲基肾上腺素和精氨酸升压素等收缩血管活性物质突然急骤的升高,引起肾脏出入球小动脉收缩或扩张,这种情况若持续性存在,除了血压急剧增高外还可导致压力性多尿,继而发生循环血容量减少,又反射性引起血管紧张素Ⅱ、去甲肾上腺素和精氨酸升压素生成和释放增加,使循环血中血管活性物质和血管毒性物质达到危险水平,从而加重肾小动脉收缩。

三、病情评估

(一)主要症状

1.神经系统症状

剧烈头痛、多汗、视力模糊、耳鸣、眩晕或头晕、手足震颤、抽搐、昏迷等。

2.消化道症状

恶心、呕吐、腹痛等。

3.心脏受损症状

胸闷、心悸、呼吸困难等。

4.肾脏受损症状

尿频、少尿、无尿、排尿困难或血尿。

(二)主要体征

(1)突发性血压急剧升高,收缩压 >26.7 kPa(200 mmHg),舒张压 $\geqslant 16.0$ kPa(120 mmHg),以收缩压升高为主。

(2)心率加快(>110 次/分)心电图可表现为左心室肥厚或缺血性改变。

(3)眼底视网膜渗出、出血和视盘水肿。

(三)主要实验室检查

危象发生时,血中游离肾上腺素或去甲肾上腺素增高、肌酐和尿素氮增高、血糖增高,尿中可出现蛋白和红细胞,酚红排泄试验、内生肌酐清除率均可低于正常。

(四)详细评估

(1)有无突然性血压急剧升高。在原高血压的基础上,动脉血压急剧上升,收缩压高达 26.7 kPa(200 mmHg),舒张压 16.0 kPa(120 mmHg)以上。

（2）有无存在诱发危象的因素。包括情绪激动、寒冷刺激、精神打击、过度劳累、内分泌功能失调等。

（3）血压、脉搏、呼吸、瞳孔、意识,注意有无脑疝的前驱症状。

（4）患者对疾病、治疗方法以及饮食和限盐的了解。

（5）观察尿量及外周血管灌注情况,评估出入量是否平衡。

（6）用药效果及不良反应。

（7）有无并发症发生。

四、急救护理

(一)急救干预

（1）立即给患者半卧位,吸氧,保持安静。

（2）尽快降血压,一般收缩压<21.3 kPa(160 mmHg),舒张压<13.3 kPa(100 mmHg),平均动脉压<16.0 kPa(120 mmHg),不必急于将血压完全降至正常;一般采用硝酸甘油、压宁定(利喜定)静脉给药。

（3）有抽搐、躁动不安者使用安定等镇静药。

（4）如有脑水肿发生可适当使用脱水药和利尿剂,常用药物有20%甘露醇和呋塞米。

(二)基础护理

（1）保持环境安静,绝对卧床休息。

（2）给氧,昏迷患者应保持呼吸道通畅,及时清除呼吸道分泌物。

（3）建立静脉通路,保证降压药的及时输入。

（4）做好心理护理,消除紧张状态,避免情绪激动,酌情使用有效镇静药。

（5）限制钠盐摄入,每天小于6 g,多食新鲜蔬菜和水果,保证足够的钾、钙、镁摄入;禁食刺激性食物如酒、烟等,昏迷患者给予鼻饲。

（6）保持大便通畅,排便时避免过度用力。

（7）严密观察血压,严格按规定的测压方法定时测量血压并做好记录,最好进行24小时动态血压监测,并进行心电监护,观察心率、心律变化,发现异常及时处理。

（8）观察头痛、烦躁、呕吐、视力模糊等症状经治疗后有无好转,精神状态有无由兴奋转为安静。高血压脑病随着血压的下降,神志可以恢复,抽搐可以停止,所以应迅速降压、制止抽搐以减轻脑水肿,按医嘱适当使用脱水剂。

（9）记录24小时出入量,昏迷患者给予留置导尿,维持水、电解质和酸碱平衡。

(三)预见性观察

1.心力衰竭

心力衰竭主要为急性左心衰竭,应注意观察患者的心率、心律变化,做心电监护,及时观察有否心悸、呼吸困难、粉红色泡沫样痰等情况出现。

2.脑出血

脑出血表现为嗜睡、昏迷、肢体偏瘫、面瘫,伴有或不伴有感觉障碍,应加以观察,出现情况及时处理。

3.肾衰竭

肾衰竭观察尿量,定期复查肾功能,使用呋塞米时尤其应注意。

（刘婷婷）

第八节　超高热危象

体温超过 41 ℃称为高热。超高热危象是指高热同时伴有抽搐、昏迷、休克、出血等,多有体温调节中枢功能障碍。超高热可使肌肉细胞快速代谢,引起肌肉僵硬、代谢性酸中毒及心脑血管系统等的损害,严重者可导致患者死亡。

一、病因

(一)感染性发热
任何病原体(各种病毒、细菌、真菌、寄生虫、支原体、螺旋体、立克次体等)引起的全身各系统器官的感染。

(二)非感染性发热
凡是病原体以外的各种物质引起的发热均属于非感染性发热。常见病因如下。

1.体温调节中枢功能异常

体温调节中枢受到损害,使体温调定点上移,造成发热。常见于中暑、安眠药中毒、脑外伤、脑出血等。

2.变态反应与过敏性疾病

变态反应时形成抗原抗体复合物,激活白细胞释放内源性致热源而引起发热,如血清病、输液反应、药物热及某些恶性肿瘤等。

3.内分泌与代谢疾病

如甲亢、硬皮病等。

二、临床表现

(一)体温升高
患者体温达到或超过 41 ℃,出现呼吸急促、烦躁、抽搐、休克、昏迷等症状。

(二)发热的特点
许多发热疾病具有特殊热型,根据不同热型,可提示某些疾病的诊断,如稽留热常见于伤寒、大叶性肺炎;弛张热常见于败血症、严重化脓性感染等。

(三)伴随症状
发热可伴有皮疹、寒战、淋巴结或肝脾肿大等表现。

三、实验室及其他检查

有针对性地进行血常规、尿常规、便常规、脑脊液等常规检查,病原体显微镜检查,细菌学检查,血清学检查,红细胞沉降率、免疫学检查、X 线、超声、CT 检查等。

四、治疗要点

(一)治疗原则

迅速降温,有效防治并发症,加强支持治疗,对因治疗。

(二)治疗措施

1.降温

迅速而有效地将体温降至 38.5 ℃是治疗超高热危象的关键。

(1)物理降温的常用方法:①冰水擦浴。对高热、烦躁、四肢末梢灼热者可用。②温水擦浴。对寒战、四肢末梢厥冷的患者,用 32～35 ℃温水擦浴,以免寒冷刺激而加重血管收缩。③乙醇擦浴。30％～50％乙醇擦拭。④冰敷。用冰帽、冰袋置于前额及腋窝、腹股沟、腘窝等处。

物理降温的注意事项:①擦浴方法是自上而下,由耳后、颈部开始,直至患者皮肤微红,体温降至38.5 ℃左右。②不宜在短时间内将体温降得过低,以防引起虚脱。③伴皮肤感染或有出血倾向者,不宜皮肤擦浴。④降温效果不佳者可适当配合药物降温等措施。

(2)药物降温的常用药物:①复方氨基比林 2 mL 或柴胡注射液 2 mL 肌内注射。②阿司匹林、对乙酰氨基酚,地塞米松等。③对高热伴惊厥的患者,可用人工冬眠药物(哌替啶 100 mg、异丙嗪 50 mg、氯丙嗪50 mg)全量或半量静脉滴注。

药物降温的注意事项:降温药物可以减少产热和利于散热,故用药时要防止患者虚脱。及时补充水分,冬眠药物可引起血压下降,使用前应补足血容量、纠正休克,注意血压的变化。

2.病因治疗

(1)对于各种细菌感染性疾病,除对症处理外,应早期使用广谱抗生素,如有病原体培养结果及药敏试验,可针对感染细菌应用敏感的抗生素。

(2)非感染性发热,一般病情复杂,应根据患者的原发病进行有针对性的处理。

五、护理措施

(一)一般护理

保持室温在 22～25 ℃,迅速采取有效的物理降温方式,高热惊厥的患者,置于保护床内,防止坠床或碰伤,备舌钳或牙垫防止舌咬伤。建立静脉通路,保持呼吸道通畅。

(二)严密观察病情

注意观察患者生命体征、神志、末梢循环和出入量的变化,特别应注意体温的变化及伴随的症状,每4 小时测一次体温,降至 39 ℃以下后,每目测体温 4 次,直至体温恢复正常。观察降温治疗的效果。避免降温速度过快,防止患者出现虚脱现象。

(三)加强基础护理

(1)患者卧床休息,保持室内空气新鲜,避免着凉。

(2)降温过程中出汗较多的患者,要及时更换衣裤被褥。保持皮肤清洁舒适。卧床的患者,要定时翻身,防止压疮。

(3)给予高热量、半流质饮食,鼓励患者多进食、多饮水、每天液体入量达 3 000 mL;保持大便通畅。

(4)加强口腔和呼吸道护理,防止感染及黏膜溃破;协助患者排痰;咳嗽无力或昏迷无咳嗽反射者,可气管切开,保持呼吸道通畅。

(刘婷婷)

第九节　甲状腺功能亢进危象

甲状腺功能亢进危象简称甲亢危象,是甲状腺毒症急性加重的一个临床综合征。甲亢危象是甲状腺功能亢进症患者在急性感染、精神创伤、高热、妊娠、甲状腺手术或放射碘治疗等诱因刺激下,病情突然恶化而发生的最严重并发症。主要表现为高热、大汗、心动过速、呕吐、腹泻、烦躁不安、谵妄甚至昏迷。甲亢危象病情凶险,必须及时抢救,否则患者常因高热、心力衰竭、肺水肿及水、电解质紊乱而导致死亡。

一、病因与诱因

(一)病因

本病病因尚未完全阐明,目前认为可能与交感神经兴奋,垂体-肾上腺皮质轴应激反应减弱,大量 T_3、T_4 释放入血有关。

(二)诱因

1.严重感染

严重感染是临床上最常见的危象诱因,约占全部诱因的 40％,其中以呼吸道感染最为常见,其次为胃肠道、胆道及泌尿道,少数为败血症、腹膜炎、皮肤感染等,原虫、真菌、立克次体等全身性感染亦可诱发。危象发生一般与感染的严重程度成正比,且多发生于感染的高峰阶段。

2.各种应激

过度紧张、高温环境、过度疲劳、情绪激动等应激可导致甲状腺素突然大量释放。

3.精神创伤

甲亢患者受精神刺激时,交感神经-肾上腺兴奋性增强,机体对儿茶酚胺敏感性增加,很容易诱发危象的发生。

4.药物治疗不当

突然停用抗甲状腺药物,致使甲状腺素大量释放;口服过量甲状腺药物,使甲亢症状迅速加重。

5.严重躯体疾病

如心力衰竭、低血糖、脑卒中、急腹症等。

6.其他

手术前准备不充分、^{131}I 治疗以及过度挤压甲状腺,使大量甲状腺素释入血。

二、发病机制

甲状腺危象确切的发病机制未完全阐明,目前认为是由多种因素综合作用所导致的,其中血液中甲状腺素含量的急骤增多,是甲状腺危象发病的基本条件和中心环节。甲状腺手术、放射性碘治疗后,大量甲状腺激素释放至循环血液中,使患者血中的甲状腺素升高,而感染、手术等应激因素使血中甲状腺素结合蛋白浓度减少,游离甲状腺激素增加,而各系统的脏器及周围组织对过多的甲状腺激素适应能力减低,同时应激因素导致血液中儿茶酚胺增加,在游离甲状腺激素增加的基础上,机体对儿茶酚胺的敏感性增强,最终导致机体丧失对甲状腺激素反应的调节能力,从而出现甲亢危象的各症状和体征。

三、临床表现

患者除原有甲亢症状加重外,典型表现为高热、大汗淋漓、心动过速、频繁呕吐、腹泻、谵妄,甚至昏迷。

(一)高热

体温骤然升高可达 39 ℃以上,甚至达 41 ℃,一般降温措施无效,患者面色潮红、大汗淋漓、呼吸急促,继而汗闭、皮肤黏膜干燥、苍白、明显脱水甚至休克。

(二)神经精神改变

患者可因脱水、电解质紊乱、缺氧等导致脑细胞代谢障碍而出现精神神经症状,表现焦虑、极度烦躁不安、谵妄、表情淡漠、嗜睡甚至昏迷。

(三)心血管系统

心动过速出现较早,心率可达 140～240 次/分,心率的增快与体温的升高的程度不成比例,心率越快,病情越严重。可出现其他各种心律失常,如期前收缩、房颤等。心脏搏动增强、心音亢进,可闻及收缩期杂音,血压升高,以收缩压升高明显,脉压增大,可有相应的周围血管体征。一般来说,伴有甲亢性心脏病患者,容易发生甲状腺危象,当发生危象以后,促使心脏功能进一步恶化,较易发生心力衰竭、肺水肿。

(四)消化系统

患者可出现厌食、恶心、频繁呕吐、腹痛、腹泻、体重锐减,严重者可致水、电解质紊乱;肝功能损害明显者,可有肝大、黄疸,少数患者可发生腹水、肝昏迷。

(五)水、电解质紊乱

频繁呕吐、腹泻、大量出汗、进食减少等常导致水、电解质紊乱,表现为脱水、低钠、低钾、低钙血症等。

部分患者的临床症状和体征很不典型,无明显高代谢综合征及甲状腺肿大和眼征,而主要表现为表情淡漠、嗜睡、木僵、反射减弱、低热、乏力、心率减慢、血压下降、进行性衰竭等,最后陷入昏迷,临床上称为"淡漠型"甲亢,多见于老年甲亢患者,容易被漏诊或误诊而延误救治,易发生危象,应予以重视。

四、辅助检查

(一)血清甲状腺激素测定

血清甲状腺激素(T_4)、三碘甲状腺原氨酸(T_3)可明显增高,也可在一般甲亢范围,少数患者由于 TBG 浓度下降使 TT_3、TT_4 下降,而甲亢危象患者血清中游离甲状腺激素水平(FT_3、FT_4)明显增高,可直接反映甲状腺功能状态,其敏感性明显高于总 T_3(TT_3)和总血清甲状腺激素 T_4(TT_4)。

(二)血常规

血中白细胞、血清转氨酶及胆红素可升高。

五、护理诊断

(一)体温过高
体温过高与血中甲状腺激素明显增高引起产热增多有关。

(二)有体液不足的危险
体液不足与高热、频繁呕吐、腹泻、大量出汗引起脱水有关。

(三)焦虑
焦虑与交感神经兴奋性增高、担心预后等有关。

(四)知识缺乏
缺乏疾病的预防观察的知识。

(五)潜在并发症
水、电解质紊乱,心力衰竭。

六、护理措施

(一)紧急救护

1.迅速降低血液中甲状腺激素水平

(1)抑制甲状腺激素的合成:首选丙硫氧嘧啶(PTU),可以抑制甲状腺内 T_3、T_4 的合成。同时抑制外周组织中 T_4 向 T_3 转化。首剂 600 mg,口服或由胃管灌入,以后每次丙硫氧嘧啶 200 mg,每天 3 次,口服待危象消除后改用常规剂量。也可用其他抗甲状腺药。

(2)减少甲状腺激素释放:复方碘溶液可以抑制已经合成的甲状腺激素的释放,能够迅速降低循环血液中甲状腺激素水平。服用抗甲状腺药 1～2 小时后,用碘/碘化钾,首剂 30～60 滴,以后 5～10 滴,每 8 小时 1 次,口服或由胃管灌入,或碘化钠 0.5～1.0 g 加入 5% 葡萄糖盐水 500 mL 中,缓慢静脉滴注 12～24 小时,视病情好转后逐渐减量,危象消除即可停用,一般使用 3～7 天停药。

(3)降低周围组织对甲状腺激素的反应:应用肾上腺素能阻滞药普萘洛尔可抑制甲状腺激素对交感神经的作用,并阻止 T_4 转化为 T_3。若无心功能不全,40～80 mg,每 6～8 小时口服 1 次。或 2～3 mg 加于 5% 葡萄糖盐水 250 mL 中缓慢静脉滴注。同时密切注意心率、血压变化。一旦危象解除改用常规剂量。

(4)拮抗应激:可用糖皮质激素提高机体应激能力,降低周围组织对甲状腺激素的反应性。一般氢化可的松 100 mg 或地塞米松 20～30 mg 加入 5% 葡萄糖盐水 500 mL 中静脉滴注,每 6～8 小时一次。危象解除后可停用或改用泼尼松小剂量口服,维持数天。

(5)降低和清除血液中甲状腺激素:上述治疗效果不满意时,可进行血液透析、腹膜透析或血浆置换等措施,能够迅速降低血浆甲状腺激素浓度。

2.迅速降温

尽快采取降温措施,多用物理降温,如冰袋、乙醇擦浴、冷生理盐水保留灌肠、输入低温液体等或物理降温加入工冬眠,使体温控制在 34～36 ℃,持续数天或更长,直至患者情况稳定为止。在应用人工冬眠时,注意体温的变化并以测肛温为准。

（二）护理要点

1.严密观察病情变化

持续进行心电监护,监测患者生命体征、神志、瞳孔等变化,及时发现有无危及生命的心律失常,发现异常情况及时通知医师,配合抢救。

2.活动与休息

绝对卧床休息,保持环境安静,避免一切不良刺激,协助做好生活护理。

3.对症护理

保持气道通畅,缺氧者给予氧气吸入。烦躁不安者遵医嘱给予地西泮 10 mg 肌内注射或静脉注射或 10% 水合氯醛 10～15 mL 灌肠。

4.饮食护理

能进食者给予高热量、高蛋白、高纤维素、忌碘饮食,鼓励患者多饮水,每天饮水量不少于 2 000 mL;昏迷患者给予鼻饲;极度消瘦、进食困难或厌食者,遵医嘱予以静脉补充营养。忌用咖啡、浓茶等兴奋性饮料。

5.用药护理

心功能不全、支气管哮喘、房室传导阻滞的患者慎用或禁用普萘洛尔;使用碘剂治疗者,应注意观察是否有碘过敏症状。

6.并发症观察护理

监测血清电解质,监护各重要器官功能,积极抗感染治疗,纠正水、电解质紊乱和防治各种并发症。

7.心理护理

以熟练的技术配合医师抢救,安慰患者及家属,稳定情绪,运用积极、镇静的态度给予心理支持。

（三）健康教育

(1)疾病知识指导:向患者及家人介绍甲亢及并发症防治知识,尤其是引起甲状腺危象的常见诱因,如感染、严重精神刺激、创伤、突然停抗甲状腺药等,指导如何预防及避免。合理安排工作与休息,避免过度紧张、劳累。学会自我调节,保持情绪稳定,增强应对能力。

(2)用药指导:指导教育患者严格按医嘱服药,强调抗甲状腺药物长期服用的重要性,不可随意减量、停药;指导患者避免摄入含碘多的饮食及药物;教会患者及家属观察病情,一旦出现发热、呕吐、大汗等表现,立即就医。

(3)上衣宜宽松,严禁用手挤压甲状腺以免甲状腺受压后甲状腺素分泌增多,加重病情。

(4)甲亢患者手术者,必须完善各项检查,做好充分的术前准备,防止手术诱发危象发生。

（刘婷婷）

第十节　糖尿病酮症酸中毒

糖尿病酮症酸中毒(diabetic ketoa-cidosis,DKA)为最常见的糖尿病急症,是由于体内胰岛素缺乏引起的以高血糖、高血酮和代谢性酸中毒为主要表现的临床综合征。当代谢紊乱发展至脂肪分解加速、血清酮体积聚超过正常水平时称为酮血症，尿酮体排出增多称为酮尿，临床上统称为酮症。当酮酸积聚而发生代谢性酸中毒时称为酮症酸中毒，常见于 1 型糖尿病患者或 β 细胞功能较差的 2 型糖尿病患者伴应激时。

一、病因

DKA 发生在有糖尿病基础，在某些诱因作用下发病。DKA 多见于年轻人，1 型糖尿病易发，2 型糖尿病可在某些应激情况下发生。发病过程大致可分为代偿性酮症酸中毒与失代偿性酮症酸中毒 2 个阶段。诱发 DKA 的原因如下。

(一)急性感染
以呼吸、泌尿、胃肠道和皮肤的感染最为常见。伴有呕吐的感染更易诱发急性感染。

(二)胰岛素和药物治疗中断
胰岛素和药物治疗中断是诱发 DKA 的重要因素，特别是胰岛素治疗中断。有时也可因体内产生胰岛素抗体致使胰岛素的作用降低而诱发。

(三)应激状态
糖尿病患者出现精神创伤、紧张或过度劳累、外伤、手术、麻醉、分娩、脑血管意外、急性心肌梗死等。

(四)饮食失调或胃肠疾病
严重呕吐、腹泻、厌食、高热等导致严重失水，过量进食含糖或脂肪多的食物，酗酒，或每天糖类摄入过少(<100 g)时。

(五)不明病因
发生 DKA 时往往有几种诱因同时存在，但部分患者可能找不到明显诱因。

二、发病机制

主要病理基础为胰岛素相对或绝对不足、拮抗胰岛素的激素(胰高血糖素、皮质醇、儿茶酚胺类、生长激素)增加以及严重失水等，因此产生糖代谢紊乱，血糖不能正常利用，导致血糖增高、脂肪分解增加、血酮增高和继发性酸中毒与水、电解质平衡失调等一系列改变。本病发病机制中各种胰岛素拮抗激素相对或绝对增多起重要作用。

(一)脂肪分解增加、血酮增高与代谢性酸中毒的出现
DAK 患者脂肪分解的主要原因有：①胰岛素的严重缺乏，不能抑制脂肪分解。②糖利用障碍，机体代偿性脂肪动员增加。③生长激素、胰高血糖素和糖皮质激素的作用增强，促进脂肪的分解。此时因脂肪动员和分解加速，大量脂肪酸在肝经 β 氧化生成乙酰辅酶 A。正常状态下的乙酰辅酶 A 主要与草酰乙酸结合后进入三羧酸循环。DAK 时，由于草酰乙酸的不足，使大量堆积的乙酰辅酶 A 不能进入三羧酸循环，加上脂肪合成受抑制，使之缩合为乙酰乙酸，再转化为β-羟丁酸、丙酮，三者总称为酮体。与此同时，胰岛素的拮抗激素作用增强，也成为加速脂肪分解和酮体生成的另一个主要方面。在糖、脂肪代谢紊乱的同时，蛋白质的分解过程加强，出现负氮平衡，血中生酮氨基酸增加，生糖氨基酸减少，这在促进酮血症的发展中也起了重要作用。当肝内产生的酮体量超过了周围组织的氧化能力时，便引起高酮血症。

病情进一步恶化将引起：①组织分解加速。②毛细血管扩张和通透性增加，影响循环的正常灌注。③抑制组织的氧利用。④先出现代偿性通气增强，继而 pH 下降，当 pH<7.2 时，刺激呼

吸中枢引起深快呼吸（Kussmaul 呼吸），pH<7.0 时，可导致呼吸中枢麻痹，呼吸减慢。

(二)胰岛素严重缺乏、拮抗激素增高及严重脱水

当胰岛素严重缺乏和拮抗激素增高情况下，糖利用障碍，糖原分解和异生作用加强，血糖显著增高，可超过 19.25 mmol/L，继而引起细胞外高渗状态，使细胞内水分外移，引起稀释性低钠。一般来说，血糖每升高 5.6 mmol/L，血浆渗量增加 5.5 mmol/L，血钠下降 2.7 mmol/L。此时，增高的血糖由肾小球滤过时，可比正常的滤过率[5.8~11 mmol/(L·min)]高出 5~10 倍，大大超过了近端肾小管回吸收糖[16.7~27.8 mmol/(L·min)]的能力，多余的糖由肾排出，带走大量水分和电解质，这种渗透性利尿作用必然使有效血容量下降，机体处于脱水状态。此外，由此而引起的机体蛋白质、脂肪过度分解产物（如尿素氮、酮体、硫酸、磷酸）从肺、肾排出，同时厌食、呕吐等症状，都可加重脱水的进程。在脱水状态下的机体，胰岛素利用下降与反调节激素效应增强的趋势又必将进一步发展。这种恶性循环若不能有效控制，必然引起内环境的严重紊乱。

(三)电解质失衡

因渗透性利尿作用，从肾排出大量水分的同时也丢失 K^+、Na^+ 和 Cl^- 等离子。血钠在初期可由于细胞内液外移和排出增多而引起稀释性低钠，但若失水超过失钠程度，血钠也可增高。血钾降低多不明显，有时由于 DKA 时组织分解增加使大量细胞内 K^+ 外移而使测定的血钾不低，但总体上仍以低钾多见。

三、临床表现

绝大多数 DKA 见于 1 型糖尿病患者，有使用胰岛素治疗史，且有明显诱因，小儿则多以 DKA 为首先症状出现。一般起病急骤，但也有逐渐起病者。早期患者常感软弱、乏力、肌肉酸痛，是为 DKA 的前驱表现，同时糖尿病本身症状也加重，常因大量尿糖及酮尿使尿量明显增加，体内水分丢失，多饮、多尿更为突出，此时食欲缺乏、恶心、呕吐、腹痛等消化道症状及胸痛也很常见。老年有冠心病者可并发心绞痛，甚而心肌梗死及心律失常或心力衰竭等。由于 DKA 时心肌收缩力减低，每搏量减少，加以周围血管扩张，血压常下降，导致周围循环衰竭。

(一)严重脱水

皮肤黏膜干燥、弹性差，舌干而红，口唇樱桃红色，眼球下陷，心率增快，心音减弱，血压下降；并可出现休克及中枢神经系统功能障碍，如头痛、神志淡漠、恍惚，甚至昏迷。少数患者尚可在脱水时出现上腹部剧痛、腹肌紧张并压痛，酷似急性胰腺炎或外科急腹症，胰淀粉酶亦可升高，但非胰腺炎所致，系与严重脱水和糖代谢紊乱有关，一般在治疗 2~3 天后可降至正常。

(二)酸中毒

可见深而快的 Kussmaul 呼吸，呼出气体呈酮味（烂苹果味），但患者常无呼吸困难感觉，少数患者可并发呼吸窘迫综合征。酸中毒可导致心肌收缩力下降，诱发心力衰竭。当 pH<7.2 时中枢神经系统受抑制则出现倦怠、嗜睡、头痛、全身痛、意识模糊和昏迷。

(三)电解质失衡

早期低血钾常因病情发展而进一步加重，可出现胃肠胀气、腱反射消失和四肢麻痹，甚至有麻痹性肠梗阻的表现。当同时合并肾功能损害，或因酸中毒致使细胞内大量钾进入细胞外液时，血钾也可增高。

(四)其他

肾衰竭时少尿或无尿，尿检出现蛋白、管型；部分患者可有发热，病情严重者体温下降，甚至

降至 35 ℃ 以下,这可能与酸血症时血管扩张和循环衰竭有关;尚有少数患者可因 6-磷酸葡萄糖脱氢酶缺乏而产生溶血性贫血或黄疸。

四、实验室检查

(一)尿糖、尿酮检查

尿糖、尿酮强阳性,但当有严重肾功能损害时由于肾小球滤过率减少而导致肾糖阈增高时,尿糖和尿酮亦可减少或消失。

(二)血糖、血酮检查

血糖明显增高,多高达 $16.7 \sim 33.3$ mmol/L,有时可达 55.5 mmol/L 以上;血酮体增高,正常为低于0.6 mmol/L,>1.0 mmol/L 为高血酮,>3.0 mmol/L 提示酸中毒。

(三)血气分析

代偿期 pH 可在正常范围,HCO_3^- 降低;失代偿期 pH<7.35,HCO_3^- 进一步下降,BE 负值增大。

(四)电解质测定

血钾正常或偏低,尿量减少后可偏高,血钠、血氯多偏低,血磷低。

(五)其他

肾衰竭时,尿素氮、肌酐增高,尿常规可见蛋白、管型,白细胞计数多增加。

五、诊断及鉴别诊断

DKA 的诊断基于如下条件:①尿糖强阳性。②尿酮体阳性,但在肾功能严重损伤或尿中以 β-羟丁酸为主时尿酮可减少甚至消失。③血糖升高,多为 $16.7 \sim 33.3$ mmol/L,若超过 33.3 mmol/L,要注意有无高血糖高渗状态。④血 pH 常小于 7.35,HCO_3^- <10 mmol/L。在早期代偿阶段血 pH 可正常,但 BE 负值增大。关键在于对临床病因不明的脱水、酸中毒、休克、意识改变进而昏迷的患者应考虑到 DKA 的可能。若尿糖、尿酮体阳性,血糖明显增高,无论有无糖尿病史,都可结合临床特征而确立诊断。

DKA 可有昏迷,但在确立是否为 DKA 所致时,除需与高血糖高渗状态、低血糖昏迷和乳酸性酸中毒进行鉴别外,还应注意脑血管意外的出现,应详查神经系统体征,特别要急查头颅 CT,以资鉴别,必须注意二者同时存在的可能性。

六、急诊处理

治疗原则为尽快纠正代谢紊乱,去除诱因,防止各种并发症。补液和胰岛素治疗是纠正代谢紊乱的关键。

(一)补液

输入液体的量及速度应根据患者脱水程度、年龄及心脏功能状态而定。一般每天总需量按患者原体重的 10% 估算。首剂生理盐水 $1\,000 \sim 2\,000$ mL,$1 \sim 2$ 小时静脉滴注完毕,以后每 $6 \sim 8$ 小时输 $1\,000$ mL 左右。补液后尿量应在每小时 100 mL 以上,如仍尿少,表示补液不足或心、肾功能不佳,应加强监护,酌情调整。昏迷者在苏醒后,要鼓励口服液体,逐渐减少输液,较为安全。

(二)胰岛素治疗

常规以小剂量胰岛素为宜,这种用法简单易行,不必等血糖结果;无迟发低血糖和低血钾反应,经济、有效。实施时可分 2 个阶段进行。

1.第一阶段

患者诊断确定后(或血糖>16.7 mmol/L),开始先静脉滴注生理盐水,并在其中加入短效胰岛素,每小时给予每千克体重 0.1 U 胰岛素,使血清胰岛素浓度恒定达到 100~200 μU/mL,每 1~2 小时复查血糖,如血糖下降<30%,可将胰岛素加量;对有休克和/或严重酸中毒和/或昏迷的重症患者,应酌情静脉注射首次负荷剂量 10~20 U 胰岛素;如下降超过 30%,则按原剂量继续静脉滴注,直至血糖下降为≤13.9 mmol/L后,转第 2 阶段治疗;当血糖 8.33 mmol/L 及以下时,应减量使用胰岛素。

2.第二阶段

当患者血糖下降至 13.9 mmol/L 及以下时,将生理盐水改为 5%葡萄糖(或糖盐水),胰岛素的用量则按葡萄糖与胰岛素之比为(3~4):1(即每 3~4 g 糖给胰岛素 1 U)继续点滴,使血糖维持在11.1 mmol/L左右,酮体阴性时,可过渡到平日治疗剂量,但在停止静脉滴注胰岛素前 1 小时酌情皮下注射胰岛素 1 次,以防血糖的回升。

(三)补钾

DKA 者从尿中丢失钾,加上呕吐与摄入减少,必须补充。但测定的血钾可因细胞内钾转移至细胞外而在正常范围内,因此,除非患者有肾功能障碍或无尿,一般在开始治疗即进行补钾。补钾应根据血钾和尿量:治疗前血钾低于正常,立即开始补钾,前 2~4 小时通过静脉输液每小时补钾为 13~20 mmol/L(相当于氯化钾 1.0~1.5 g);血钾正常、尿量>40 mL/h,也立即开始补钾;血钾正常、尿量<30 mL/h,暂缓补钾,待尿量增加后再开始补钾;血钾高于正常,暂缓补钾。使用时应随时进行血钾测定和心电图监护。如能口服,用肠溶性氯化钾 1~2 g,3 次/天。用碳酸氢钠时,鉴于它有促使钾离子进入细胞内的作用,故在滴入 5%碳酸氢钠 150~200 mL 时,应加氯化钾 1 g。

(四)纠正酸中毒

患者酸中毒是因酮体过多所致,而非 HCO_3^- 缺乏,一般情况下不必用碳酸氢钠治疗,大多可在输注胰岛素及补液后得到纠正。反之,易引起低血钾、脑水肿、反常性脑脊液 pH 下降和因抑制氧合血红蛋白解离而导致组织缺氧。只有 pH<7.1 或 CO_2CP 4.5~6.7 mmol/L 甚至更低、HCO_3^-<5 mmol/L 时给予碳酸氢钠 50 mmol/L。

(五)消除诱因,积极治疗并发症

并发症是关系到患者预后的重要方面,也是酮症酸中毒病情加重的诱因,如心力衰竭、心律失常、严重感染等,都须积极治疗。此外,对患者应用鼻导管供氧,严密监测神志、血糖、尿糖、尿量、血压、心电图、血气、血浆渗量、尿素氮、电解质及出入量等,以便及时发现病情变化,及时予以处理。

七、急救护理

(一)急救护理要点

(1)补液:是抢救 DKA 首要的、极其关键的措施。补液可以迅速纠正失水以改善循环血容量与肾功能。通常使用 0.9%氯化钠注射液。一般补液应遵循以下原则:①若血压正常或偏低,血钠小于 150 mmol/L，静脉输入 0.9％氯化钠注射液。发生休克者，还应间断输入血浆或全血。②若血压正常，血钠高于或等于 150 mmol/L 或伴有高渗状态，可开始就用低渗液体。③血糖降至 13.9 mmol/L 以下，改用 5％葡萄糖注射液。补充的量及速度须视失水程度而定。一般按患者体重(kg)的 10％估计输液。补液按先快后慢的原则进行。前 4 个小时补充总量的 1/4～1/3，前 8～12 小时补充总量的 2/3，其余的量在 24～48 小时内补足。补液途径以静脉为主，辅以胃肠内补液。

(2)应用胰岛素：静脉滴注或静脉推注小剂量胰岛素治疗，此法简单易行，安全有效，较少发生低血钾、脑水肿及后期低血糖等严重不良反应。每小时胰岛素用量 0.1 U/kg(可用 50 U RI 加入 500 mL 0.9％氯化钠注射液中以 1 mL/min 的速度持续静脉滴注)。

(3)保持呼吸道通畅，吸氧，提供保护性措施。

(二)一般护理要点

(1)严密观察生命体征和神志变化，低血钾患者应做心电图监测，为病情判断和观察治疗反应提供客观依据。

(2)及时采血、留尿，送检尿糖、尿酮、血糖、血酮、电解质及血气等。

(3)准确记录 24 小时出入量。

(4)补液时密切监测肺水肿发生情况。

(5)遵医嘱用药，纠正电解质及酸碱失衡：轻症患者经补液及胰岛素治疗后，酸中毒可逐渐得到纠正，不必补碱。重症酸中毒，二氧化碳结合力＜8.92 mmol/L，pH＜7.1，应根据血液 pH 和二氧化碳结合力变化，给予适量碳酸氢钠溶液静脉输入。酸中毒时细胞内缺钾，治疗前血钾水平不能真实反映体内缺钾程度，治疗后 4～6 小时血钾常明显下降，故在静脉输入胰岛素及补液同时应补钾，最好在心电监护下，结合尿量和血钾水平，调整补钾量和速度。在使用胰岛素 4 小时后，只要有尿排出(＞30 mL/h)，则应当补钾。

(6)对症护理：针对休克、严重感染、心力衰竭、心律失常、肾衰竭、脑水肿等进行处理，加强护理，注意口腔、皮肤的护理，预防压疮和继发性感染。昏迷患者应加强生活护理。

(刘婷婷)

第十一章 手术室护理

第一节 常见手术体位的摆放

一、手术体位概述

(一)手术体位的概念

1.定义

手术体位是指术中患者的体位状态,由患者的姿势、体位垫的应用及手术床的操作三部分组成。标准手术体位是由手术医师、麻醉医师、手术室护士共同确认和执行,根据生理学和解剖学知识,选择正确的体位设备和用品,充分显露手术视野,确保患者安全与舒适。标准手术体位包括仰卧位、侧卧位、俯卧位,其他手术体位都在标准体位基础上演变而来。

2.体位设备

(1)手术床是一种在手术室或操作室内使用的、带有相关附属配件、可根据手术需要调节患者体位,以适应各种手术操作的床。

(2)手术床配件包括各种固定设备、支撑设备及安全带等,如托手板、腿架、各式固定挡板、肩托、头托及上下肢约束带等。

3.辅助用品

体位垫是用于保护压力点的一系列不同尺寸、外形的衬垫,如头枕、膝枕、肩垫、胸垫、足跟垫等。

(二)手术体位常见并发症

1.手术体位造成的皮肤损伤

手术中最常见的皮肤损伤是压疮。体位摆放不当是引起压疮等压迫性皮肤损伤的主要原因之一。由于麻醉药物作用和肌肉松弛造成动脉血压低于外界压力(体重),血液循环遭受强大干扰,以致造成严重的组织损伤。压疮的发生机制如下。

(1)压力:局部组织受到持续的垂直压力,当压力超过局部毛细血管压时血流阻断,引起组织缺氧。浅表组织的血液供应不足,持续时间过长时,就会引发组织破坏和压力性溃疡。

271

（2）压强：是作用力与受力面积的比值，作用力相同，受力面积越小，压强越大。如果毛细血管的内部压强小于体表压强就会阻断毛细血管内的血液流畅运行。

（3）剪切力：两层相邻组织间的滑行，产生进行性相对移位而产生的力。这种力会对组织造成损伤，是压疮的原因之一。

（4）内因：患者的年龄、体重、营养状况、感染及代谢性疾病。

2.手术体位造成的周围神经损伤

（1）因手术体位造成的周围神经损伤常发生于臂丛神经、尺神经、腓神经等。①臂丛神经：当肩关节外展时，臂丛神经的牵拉负荷也越大，长时间保持 90°的外展状态，是导致臂丛神经损伤的直接原因。②尺神经：俯卧位时，当肘关节处于过度屈曲时，尺神经容易受到牵拉负荷，同时由于尺神经内侧的骨性突起，也容易受到压迫，因此，摆放手臂时需依照远端关节低于近端关节的原则，即手比肘低，肘比肩低。③腓神经：在摆放膀胱截石位时，托腿架位置不当容易压迫腘窝或者腓骨小头导致腓总神经受损。

（2）手术体位造成的周围神经损伤的 5 个主要原因为牵拉、压迫、缺血、机体代谢功能紊乱以及外科手术损伤。

3.手术体位造成的组织器官损伤

（1）生殖器官压伤：摆放体位时，女性的乳房、男性外生殖器容易因受到挤压导致器官损伤。

（2）颈椎损伤：由于在全麻下颈部肌肉张力丧失，搬运患者时过度扭动头部，可导致颈椎脱位及颈椎损伤。

（3）组织挤压伤：多见于骨突出部位，如髋部、骶髂部、足跟等，因长时间受挤压而致皮肤及皮下组织损伤。在年老体弱、手术时间长、约束带过紧、手术床垫过硬时更易发生。

（4）眼部损伤：俯卧位头圈、头托位置不当或大小不合适均可导致眼球受压或擦伤角膜，严重者可造成失明。

（5）腰背痛：多发生于椎管内麻醉术后，由于腰背部肌肉松弛，腰椎生理前凸暂时消失，引起棘间肌和韧带长时间受牵拉所致。

（6）血管受压：约束带过度压迫以及过紧可造成血液循环障碍。

（7）急性肺水肿、顽固性低血压：心肺功能低下的患者，术中过度抬高或快速放平双下肢时，可造成急性肺水肿和顽固性低血压。

4.骨筋膜室综合征

骨筋膜室综合征是因动脉受压，继而血供进行性减少而导致的一种病理状态。临床表现为肿胀、运动受限、血管损伤和严重疼痛、感觉丧失。

5.仰卧位低血压综合征

仰卧位低血压综合征是由于妊娠晚期孕妇在仰卧位时，增大的子宫压迫下腔静脉及腹主动脉，下腔静脉受压后导致全身静脉血回流不畅，回心血量减少，心排血量也随之减少，而出现头晕、恶心、呕吐、胸闷、面色苍白、出冷汗、心跳加快及不同程度血压下降，当改变卧姿（左侧卧位）时，患者腹腔大血管受压减轻，回心血量增加，上述症状即减轻或消失的一组综合症状。

6.甲状腺手术体位综合征

在颈部极度后仰的情况下，使椎间孔周围韧带变形、内凸而压迫颈神经根及椎动脉，而引起的一系列临床症状，表现为术中不适、烦躁不安，甚至呼吸困难，术后头痛、头晕、恶心、呕吐等症状。

(三)手术体位安置原则

在减少对患者生理功能影响的前提下,充分显露手术视野,保护患者隐私。

1.总则

(1)保持人体正常的生理弯曲及生理轴线,维持各肢体、关节的生理功能体位,防止过度牵拉、扭曲及血管神经损伤。

(2)保持呼吸道通畅、循环稳定。

(3)注意分散压力,防止局部长时间受压,保护患者皮肤完整性。

(4)正确约束患者,松紧度适宜(以能容纳一指为宜),维持体位稳定,防止术中移位、坠床。

2.建议

(1)根据手术类型、手术需求、产品更新的情况,选择适宜的体位设备和用品。

(2)选择手术床时注意手术床承载的人体重量参数,床垫宜具有防压疮功能。

(3)体位用品材料宜耐用、防潮、阻燃、透气性好,便于清洁、消毒。

(4)定期对体位设备和用品进行检查、维修、保养、清洁和消毒,使其保持在正常功能状态。

(5)根据患者和手术准备合适的手术体位设备和用品。

(6)在安置体位时,应当做好保暖,确保手术体位安置正确,各类管路安全,防止坠床。

(7)安置体位时,避免患者身体任何部位直接接触手术床金属部分,以免发生电灼伤。

(8)术中应尽量避免手术设备、器械和手术人员对患者造成的外部压力。压疮高风险的患者,对非手术部位,在不影响手术的情况下,至少应当每隔2小时调整受压部位一次。

(9)对于高凝状态的患者,遵医嘱使用防血栓设备(如弹力袜、弹力绷带或间歇充气设备等)。

二、仰卧位摆放规范

仰卧位是最基本也是最广泛应用于临床的手术体位,是将患者头部放于枕上,两臂置于身体两侧或自然伸开,两腿自然伸直的一种体位。根据手术部位及手术方式的不同摆放各种特殊的仰卧位,包括头(颈)仰卧位、头高脚低仰卧位、头低脚高仰卧位、人字分腿仰卧位等。特殊仰卧位都是在标准仰卧位的基础上演变而来。

(一)适用手术

头颈部、颜面部、胸腹部、四肢等手术。

(二)用物准备

头枕、上下肢约束带。根据评估情况另备肩垫、膝枕、足跟垫等。

(三)摆放方法

(1)头部置头枕并处于中立位置,头枕高度适宜。头和颈椎处于水平中立位置。

(2)上肢掌心朝向身体两侧,肘部微屈用布单固定。远端关节略高于近端关节,有利于上肢肌肉韧带放松和静脉回流。肩关节外展不超过90°,以免损伤臂丛神经。

(3)膝下宜垫膝枕,足下宜垫足跟垫。

(4)距离膝关节上或下5 cm处用约束带固定,松紧适宜,以能容下一指为宜,防腓总神经损伤。

(四)注意事项

(1)根据需要在骨突处(枕后、肩胛、骶尾、肘部、足跟等)垫保护垫,以防局部组织受压。

(2)上肢固定不宜过紧,预防骨筋膜室综合征。

(3)防止颈部过度扭曲,牵拉臂丛神经引起损伤。

(4)妊娠晚期孕妇在仰卧位时需适当左侧卧,以预防仰卧位低血压综合征的发生。

(五)特殊仰卧位

1.头(颈)后仰卧位

(1)适合手术:口腔、颈前入路等手术。

(2)用物准备:肩垫、颈垫、头枕。

(3)摆放方法:肩下置肩垫,按需抬高肩部。颈下置颈垫,使头后仰,保持头颈中立位,充分显露手术部位。

(4)注意事项:防止颈部过伸,引起甲状腺手术体位综合征;注意保护眼睛;有颈椎病的患者,应在患者能承受的限度之内摆放体位。

2.头高脚低仰卧位

(1)适用手术:上腹部手术。

(2)用物准备:另加脚挡。

(3)摆放方法:根据手术部位调节手术床至适宜的倾斜角度,保持手术部位处于高位。

(4)注意事项:妥善固定患者,防止坠床;手术床头高脚低不宜超过 30°,防止下肢深静脉血栓的形成。

3.头低脚高仰卧位

(1)适用手术:下腹部手术。

(2)用物准备:另加肩挡。

(3)摆放方法:肩部可用肩挡固定,防止躯体下滑。根据手术部位调节手术床至适宜的倾斜角度。一般头低脚高(15°～30°),头板调高约 15°;左倾或右倾(15°～20°)。

(4)注意事项:评估患者术前视力和心脏功能情况;手术床头低脚高一般不超过 30°,防止眼部水肿、眼压过高以及影响呼吸循环功能。

4.人字分腿仰卧位

(1)适用手术:如开腹 Dixon 手术;腹腔镜下结直肠手术、胃、肝脏、脾、胰等器官手术。

(2)用物准备:另加床档或脚档。

(3)摆放方法:麻醉前让患者移至合适位置,使骶尾部超出手术床背板与腿板折叠处合适位置。调节腿板,使双下肢分开。根据手术部位调节手术床至头低脚高或头高脚低位。

(4)注意事项:评估双侧髋关节功能状态,是否实施过髋关节手术。防止腿板折叠处夹伤患者。两腿分开不宜超过 60°,以站立一人为宜,避免会阴部组织过度牵拉。

三、侧卧位规范摆放

侧卧位是将患者向一侧自然侧卧,头部侧向健侧方向,双下肢自然屈曲,前后分开放置。双臂自然向前伸展,患者脊柱处于水平线上,保持生理弯曲的一种手术体位。再在此基础上,根据手术部位及手术方式的不同,摆放各种特殊侧卧位。

(一)适用手术

颞部、肺、食管、侧胸壁、髋关节等部位的手术。

(二)用物准备

头枕、胸垫、固定挡板、下肢支撑垫、托手板及可调节托手架、上下肢约束带。

(三)摆放方法

取健侧卧位,头下置头枕,高度平下侧肩高,使颈椎处于水平位置。腋下距肩峰 10 cm 处垫胸垫。术侧上肢屈曲呈抱球状置于可调节托手架上,远端关节稍低于近端关节;下侧上肢外展于托手板上,远端关节高于近端关节,共同维持胸廓自然舒展。肩关节外展或上举不超过 90°;两肩连线与手术台呈 90°。腹侧用固定挡板支持耻骨联合,背侧用挡板固定骶尾部或肩胛区,共同维持患者 90°侧卧位。双下肢约 45°自然屈曲,前后分开放置,保持两腿呈跑步时姿态屈曲位。两腿间用支撑垫承托上侧下肢。小腿及双上肢用约束带固定。

(四)注意事项

(1)注意对患者心肺功能保护。

(2)注意保护骨突部(肩部、健侧胸部、髋部、膝外侧及踝部等),根据病情及手术时间建议使用抗压软垫及防压疮敷料,预防手术压疮。

(3)标准侧卧位安置后,评估患者脊椎是否在一条水平线上,脊椎生理弯曲是否变形,下侧肢体及腋窝处是否悬空。颅脑手术侧卧位时肩部肌肉牵拉是否过紧。肩带部位应用软垫保护,防止压疮。

(4)防止健侧眼睛、耳郭及男性患者外生殖器受压。避免固定挡板压迫腹股沟,导致下肢缺血或深静脉血栓的形成。

(5)下肢固定带需避开膝外侧,距膝关节上方或下方 5 cm 处,防止损伤腓总神经。

(6)术中调节手术床时需密切观察,防止体位移位,导致重要器官受压。

(7)髋部手术侧卧位,评估患者胸部及下侧髋部固定的稳定性,避免手术中体位移动,影响术后两侧肢体长度对比。

(8)体位安置完毕及拆除挡板时妥善固定患者,防止坠床。

(9)安置肾脏、输尿管等腰部手术侧卧位时,手术部位对准手术床背板与腿板折叠处,腰下置腰垫,调节手术床呈"∧"形,使患者凹陷的腰区逐渐变平,腰部肌肉拉伸,肾区显露充分。双下肢屈曲约 45°错开放置,下侧在前,上侧在后,两腿间垫一大软枕,约束带固定肢体。缝合切口前及时将腰桥复位。

(10)安置 45°侧卧位时,患者仰卧,手术部位下沿手术床纵轴平行垫胸垫,使术侧胸部垫高约 45°;健侧手臂外展置于托手板上,术侧手臂用棉垫保护后屈肘呈功能位固定于麻醉头架上;患侧下肢用大软枕支撑,健侧大腿上端用挡板固定。注意患侧上肢必须包好,避免肢体直接接触麻醉头架,导致电烧伤;手指外露以观察血运;保持前臂稍微抬高,避免肘关节过度屈曲或上举,防止损伤桡、尺神经。

四、俯卧位摆放规范

俯卧位是患者俯卧于床面、面部朝下、背部朝上、保证胸腹部最大范围不受压、双下肢自然屈曲的手术体位。

(一)适用手术

头颈部、背部、脊柱后路、盆腔后路、四肢背侧等部位的手术。

(二)用物准备

根据手术部位、种类以及患者情况准备不同类型和形状的体位用具。如俯卧位支架或弓形体位架或俯卧位体位垫、外科头托、头架、托手架、腿架、会阴保护垫、约束带、各种贴膜等。

（三）摆放方法

（1）根据手术方式和患者体型，选择适宜的体位支撑用物，并置于手术床上相应位置。

（2）麻醉成功，各项准备工作完成后，由医护人员共同配合，采用轴线翻身法将患者安置于俯卧位支撑用物上，妥善约束，避免坠床。

（3）检查头面部，根据患者脸型调整头部支撑物的宽度，将头部置于头托上，保持颈椎呈中立位，维持人体正常的生理弯曲；选择前额、两颊及下颌作为支撑点，避免压迫眼部眶上神经、眶上动脉、眼球、颧骨、鼻及口唇等。

（4）将前胸、肋骨两侧、髂前上棘、耻骨联合作为支撑点，胸腹部悬空，避免受压，避开腋窝。保护男性患者会阴部以及女性患者乳房部。

（5）将双腿置于腿架或软枕上，保持功能位，避免双膝部悬空，给予体位垫保护，双下肢略分开，足踝部垫软枕，踝关节自然弯曲，足尖自然下垂，约束带置于膝关节上 5 cm。

（6）将双上肢沿关节生理旋转方向，自然向前放于头部两侧或置于托手架上，高度适中，避免指端下垂，用约束带固定。肘关节处垫放压疮体位垫，避免尺神经损伤；或根据手术需要双上肢自然紧靠身体两侧，掌心向内，用布巾包裹固定。

（四）注意事项

（1）轴线翻身时需要至少 4 名医护人员配合完成，步调一致。麻醉医师位于患者头部，负责保护头颈部及气管导管；一名手术医师位于患者转运床一侧，负责翻转患者；另一名手术医师位于患者手术床一侧，负责接住被翻转患者；巡回护士位于患者足部，负责翻转患者双下肢。

（2）眼部保护时应确保双眼眼睑闭合，避免角膜损伤，受压部位避开眼眶、眼球。

（3）患者头部摆放合适后，应处于中立位，避免颈部过伸或过屈；下颌部支撑应避开口唇部，并防止舌外伸后造成舌损伤，头面部支撑应避开两侧颧骨。

（4）摆放双上肢时，应遵循远端关节低于近端关节的原则；约束腿部时应避开腘窝部。

（5）妥善固定各类管道，粘贴心电监护极片的位置应避开俯卧时的受压部位。

（6）摆放体位后，应逐一检查各受压部位及各重要器官，尽量分散各部位承受的压力，并妥善固定。

（7）术中应定时检查患者眼睛、面部等受压部位情况，检查气管插管的位置，各管道是否通畅。

（8）若术中唤醒或体位发生变化时，应检查体位有无改变，支撑物有无移动，并按上述要求重新检查患者体位保护及受压情况。

（9）肛门、直肠手术时，双腿分别置于左右腿板上，腿下垫体位垫，双腿分开，中间以可站一人为宜，角度<90°。

（10）枕部入路手术、后颅凹手术可选用专用头架固定头部，各关节固定牢靠，避免松动。

五、截石位摆放规范

截石位是患者仰卧，双腿放置于腿架上，将臀部移至手术床边，最大限度地暴露会阴，多用于肛肠手术、妇科手术。

（一）适用手术

会阴部及腹会阴联合手术。

（二）用物准备

体位垫,约束带,截石位腿架,托手板等。

（三）摆放方法

(1)患者取仰卧位,在近髋关节平面放置截石位腿架。

(2)如果手臂需外展,同时仰卧。用约束带固定下肢。

(3)放下手术床腿板,必要时,臀部下方垫体位垫,以减轻局部压迫,同时臀部也得到相应抬高,便于手术操作。双下肢外展<90°,大腿前屈的角度应根据手术需要而改变。

(4)当需要头低脚高位时,可加用肩托,以防止患者向头端滑动。

（四）注意事项

(1)腿架托住小腿及膝部,必要时腘窝处垫体位垫,防止损伤腘窝血管、神经及腓肠肌。

(2)手术中防止重力压迫膝部。

(3)手术结束复位时,双下肢应单独、慢慢放下,并通知麻醉师,防止因回心血量减少,引起低血压。

（陈凡凡）

第二节　围术期的护理

一、手术前护理

（一）评估和观察要点

(1)评估患者的病情、配合情况、自理能力、心理状况。

(2)评估患者生命体征、饮食、睡眠、排便、原发病治疗用药情况、既往病史等。

(3)了解女性患者是否在月经期。

(4)了解患者对疾病和手术的认知程度。

（二）操作要点

(1)向患者及家属说明术前检查的目的及注意事项,协助完成各项辅助检查。

(2)帮助患者了解手术、麻醉相关知识:可利用图片资料、宣传手册、录音、录像或小讲课等多种形式介绍有关知识,手术方式,麻醉方式等。

(3)向患者说明手术的重要性,术前、术中、术后可能出现的情况及配合方法。

(4)做好术前常规准备,如个人卫生、手术区域的皮肤准备、呼吸道准备、胃肠道准备、体位训练等。

(5)根据手术需要,配合医师对手术部位进行标记。

(6)做好身份识别标志,以利于病房护士与手术室护士进行核对。

（三）指导要点

1.呼吸功能训练

根据手术方式,指导患者进行呼吸训练,教会患者有效咳痰,告知患者戒烟的重要性和必要性。

2.体位训练

教会患者自行调整卧位和床上翻身的方法,以适应术后体位的变化;根据手术要求训练患者特殊体位,以适应术中和术后特殊体位的要求。

3.肢体功能训练

针对手术部位和方式,指导患者进行功能训练。

4.床上排泄

根据病情,指导患者练习在床上使用便器排便。

5.饮食指导

根据患者病情,指导患者饮食。

6.做好解释工作

与患者及家属建立良好的护患关系,做好病情和手术治疗计划的解释工作。

(四)注意事项

(1)指导患者及家属阅读手术须知。

(2)对教育效果需进行评价:患者能否正确复述术前准备相关配合要点,能否正确进行功能训练;护士应注意观察患者情绪变化,评估患者有无焦虑状态,焦虑是否减轻或消除。

二、手术中护理

(一)评估和观察要点

(1)根据不同的手术需要,选择合适的手术间进行手术,并评估手术间环境和各种仪器设备的情况。

(2)评估患者的病情、意识状态、自理能力、全身情况、配合程度、术前准备情况、物品带入情况等。

(3)术中注意评估患者的体位摆放情况、皮肤受压情况。

(4)评估手术需要的物品并将其合理放置。

(5)评估手术间的消毒隔离方法。

(二)操作要点

(1)护士常规检查手术室环境,保证所有电源、仪器、接线板、吸引器等都处于正常工作状态,仪器设备按规范化布局放置到位。

(2)运用2种及以上的方法进行患者手术信息核对,同时对患者意识和全身状况以及患者带入物品进行评估并记录;通过交谈缓解患者的紧张情绪。

(3)根据不同手术,评估并准备适合患者的手术辅助设备、器械和敷料,按规范化布局进行各类仪器的摆放。

(4)连接各仪器,使其处于功能状态。建立静脉通路,在实施正确体位的同时,确保静脉通路、尿管等各类引流管的通畅以及电刀负极板的安全放置。

(5)手术医师、麻醉医师、手术室护士三方核对确认患者身份。

(6)手术体位的安置由手术医师、麻醉医师、手术室护士共同完成,注意做好患者隐私的保护。

(7)手术过程中要给予患者必要的保温措施。

(8)限制手术室内人员数量。

(9)巡回护士应密切观察患者的反应,及时发现患者的不适,配合麻醉医师和手术医师做好各种并发症及紧急情况的抢救工作。

(10)巡回护士与洗手护士按照物品清点制度要求,在手术开始前、关闭体腔前、关闭体腔后、术毕共同查对手术器械、敷料、缝针等物品数目无误并准确记录,术中如有添加及时记录。

(11)患者出手术室前需再次评估,保证各种引流管正确连接、固定牢固、引流通畅,伤口有无渗血、包扎是否妥当、受压皮肤是否完好。

(三)指导要点

指导患者熟悉手术间的环境,了解手术过程。

(四)注意事项

(1)术中用药、输血的核查:由麻醉医师或手术医师根据需要下达医嘱并做好相应记录,由手术室护士与麻醉医师共同核查。

(2)体位安置要安全合理,防止坠床或损伤;保护患者受压皮肤,预防压疮的发生,做好交班并记录。

三、手术后护理

(一)评估和观察要点

(1)了解麻醉方式、手术方式及术中情况。

(2)观察意识状态、生命体征及病情变化,观察伤口敷料有无渗出、引流管的类型、位置、是否通畅,观察引流液的颜色、性质、量,皮肤受压情况等。

(3)观察有无疼痛、发热、恶心呕吐、腹胀、呃逆以及尿潴留等常见的术后反应,并遵医嘱给予处理。

(二)操作要点

(1)根据患者手术和麻醉方式,采取适当的卧位。

(2)观察有无舌后坠、痰液堵塞气道等情况。

(3)连接各种治疗性管路,妥善固定,保持通畅。

(4)根据需要给予床挡保护和保护性约束。

(5)观察并记录病情变化,与 ICU 或病房护士做好交接。

(三)指导要点

(1)根据病情指导患者适量活动,合理膳食。

(2)告知患者严格按医嘱服用药物,如有疑问及时与医师取得联系。

(3)指导患者及家属保护伤口、造(瘘)口及各引流管的方法。

(四)注意事项

(1)从生理、心理、社会等方面为患者提供整体护理服务,征求患者对手术室护理质量的效果评价。

(2)定期到病房访视者,体察和理解患者,从每个具体环节来减轻患者的疼痛,做好心理护理。

(马梦妮)

第十二章　静脉药物配置中心护理

第一节　静脉药物配置中心的岗位职责

一、静脉药物配置中心组长职责

(一)工作职责

在科室主任和护理部的领导下,负责对静脉药物中心工作人员的管理,及时完成输液配置任务,保证临床使用。

(二)具体职能

(1)在科主任的领导下进行工作,并严格按照国家卫生部、总后卫生部、省卫生厅、药监局、省物价及校院药事管理法规制度来进行日常工作,制订本部门的工作规程、规章制度和相关规定,检查所属部门的工作情况;合理安排岗位人员,保证工作顺利进行。

(2)监督和检查药师的药品准备,审方、核对、排药、包装发药等工作,如有问题及时指正或解决。

(3)配置中心的净化必须达标,定期检查操作环境、卫生处理等情况,定期做菌落数检查,必须符合净化级别的要求(局部100级)。

(4)检查护士操作的准确性。

(5)依据质量标准检查药师工作质量、护士输液配置质量和环境安全质量,保证用药安全,严禁差错发生。

(6)做好配置中心与临床各病区的协调工作。

(7)协调好药剂人员和护理人员的工作关系。

(8)定期组织所属人员业务学习,包括药品理化性质、配伍禁忌、药剂及相关知识等。提高审方能力和操作水平,增强无菌概念,提高操作技能并有考核措施。

(9)做好本中心药品消耗报表,协助二级库房做好月季度盘点工作,做到账物相符。

(10)下班前检查水、电、气及防范措施,负责做好安全工作。

二、审方药师职责

(一)工作职责

审方人员负责审核医师处方,并安排排药。

(二)具体职能

(1)审方人员核对医嘱姓名、病区、规格、药名、剂量、数量。

(2)认真严肃地审核处方用药的安全性、合理性,核查药物相互作用、配伍禁忌、相容性、稳定性和用法用量等。凡有不合理用药或医嘱(处方)不符合处方管理制度规定等,应及时与医师沟通做相应修改,必要时要报告登记。

(3)按照病区提取医嘱、保存药品。

(4)及时接受医嘱,以病区为单位,确认输液用药配伍合理后,根据定批次规则,对每位患者按用药时间顺序(先长期,后临时)进行归类排序(定批次),打印标签,将标签按批次放入不同颜色的塑料筐内,以方便加药配置操作,确保患者安全,有效,合理用药。

(5)审方人员每天要负责日报药品的清点,做到账物相符。

(6)执行电话首接负责制,落实解决临床提出的问题。

(7)特殊静脉用药的标签上做醒目标记,如避光药物(蓝印章),化疗药物(红印章)。

三、排药人员岗位职责

(一)工作职责

负责对当天长期临时处方标签进行排药。

(二)具体职能

(1)根据静脉用药标签依次准备药品。

(2)有2名人员配合对当天长期、临时医嘱进行排药。

(3)将排好并核对过的药物篮按病区,冲配次序,加药种类分别放置。

(4)制订拆药计划及时补充药品,为第二天排药做好准备工作。

(5)保持排药间卫生环境整洁无渍。

四、核对人员岗位职责

(一)核入工作职责

负责核对排好的所有药品,按照病区核对药品名称、规格、剂量、数量。

(二)核出工作职责

负责对配置完毕的静脉输液进行核对,签名确认,按病区放置。

(三)具体职能

(1)配置完毕的药液进行仔细核对。

(2)按输液用药标签内容逐项核对所用输液用药和加入的粉针或水针,空西林瓶与安瓿瓶的药物名称、规格、用量以及特殊药的用量,并检查成品的完好性,准确无误后签名。

(3)核对人员检查是否有执行时间,排药、核对、加药者的签名。

(4)严格把关,一旦发现加药有误或有疑问,立即停配进行处理,确保万无一失。

(5)通知外送人员及时送往各病区。

五、配置人员岗位职责

(一)工作职责

负责所有静脉用药冲配工作。严格遵守无菌标准操作规程和核对制度,杜绝错误。

(二)具体职能

(1)工作人员具备严格的无菌操作概念,认真负责,具有慎独精神。

(2)按规定时间提前10分钟上岗。

(3)进入配置室按规定洗手,戴好口罩和帽子,穿隔离衣。

(4)严格按照配置操作程序和要求进行配置,严格执行"三查七对"。

(5)在操作过程中严禁随意离开,确保配置质量。

(6)配置完毕的药液及时交予核对人员核对。

(7)随时保持配置室、工作台清洁和整齐。

(8)在指定的标签上签字。

六、二级库库管人员职责

(一)工作职责

根据用药情况制订领药计划,负责管理好中心内药品的领发管理。

(二)具体职能

(1)在本中心组长的领导下,严格遵守执行科室的各项规章制度。

(2)管理人员依据药库管理制度,按基数管理法的要求,定期制定用药进货计划,既要保证临床用药,又要防止库存积压造成浪费。

(3)严格把好质量关,在药品入库验收时必须核对药品的药品名、规格、数量、批号、效期、合格单、外观质量等,发现问题及时与药库联系。

(4)药品入库应堆放有序,摆放在规定位置。注意储存在通风、干燥、避光及20℃阴凉处,相对湿度保持在45%~70%,每天记录库房温湿度,及时发现问题,并积极采取应对措施。

(5)负责药品的出库、入库及养护工作。

(6)建立调剂药品记录本,严禁外借药品。

(7)经常与临床科室联系,发现药品暂缺时尽快与其他部门联系调剂,通知药库及时进药,做好药品管理、供应工作。

(8)定期组织盘点工作,做到账物相符。

七、护工岗位职责

(一)工作职责

负责将配置好的输液药在指定时间内运送到各病区;负责配置中心的环境清洁工作;协助中心技术人员的非技术工作。

(二)具体职能

(1)协助药师或护士将包装好的输液药按病区装上运送车。

(2)严格遵守运送约定时间,将配置好的静脉输液送至各病区,并要病区护士在送达记录本上签字。

（3）每天要清洗配置中心的场地,冲洗、消毒调配塑料筐,下班前必须倾倒各区域的垃圾,做到垃圾不过夜。

（4）负责到库房、设备科申领物品。

（5）各种车辆的清洁保养。

（6）按要求负责废品、垃圾的清理工作。

八、排查班岗职责

（一）工作职责
每周一负责贵重药品的盘点、药品效期的检查、冰箱药品检查及冰箱除冰整理工作。

（二）具体职能
（1）贵重药品盘点并记录,如有不同,及时查找原因上报上级。

（2）药架上拆过包装的百特液体移到小推车上并签字。已拆液体应注明拆包日期。

（3）查看药架上所有药品的有效期,批号不同的应分类整理放置。

（4）按照"出陈贮新"的原则,检查药品摆放顺序,严禁混放,整理百特液体有序放置。

（5）高危药品需有明显标识。

（6）及时更新药品标签,根据近期药品使用情况及时增减药盒。

（7）整理排药间所有药品（包括装散药的大药箱）,西林瓶和安瓿分类放置,外观相似的药品分开放置。

（8）打扫药盒、药筐及药架的卫生。

（9）冰箱药品摆放有序,胰岛素应有开瓶日期,定期除霜。

（焦 文）

第二节 静脉药物配置中心的规章制度

一、静脉用药调配中心工作制度

（1）负责护理单元静脉药物的配置,督促合理用药,完成调配药品、保管药品和药品消耗统计盘点等工作。

（2）审核处方时,注意药物的相互作用及配伍禁忌,如有疑问及时与病区联系,准确无误后方可调配。拒绝调配有配伍禁忌、滥用药品、超剂量的处方。

（3）调配时应思想集中,认真仔细,避免发错药物。

（4）配置时应严格执行查对制度和无菌操作原则。

（5）核对成品时,按处方要求逐项对照核查。

（6）严格执行药品管理制度。

（7）严格执行国家物价政策,药品调价时及时制表报盈亏。

（8）遵守劳动纪律,坚守岗位,不脱岗,不串岗。

（9）保持室内清洁卫生,安静有序,做好安全保卫工作。

(10)建立差错事故登记本,发生重大差错事故时必须及时逐级报告。

(11)工作人员每年进行一次体检,并建立健康档案。

二、静脉用药调配中心安全管理制度

(1)组长、安全员定期依据一级质量监控对所属区域及其各类设备进行安全检查,发现问题及时处理。

(2)各班工作人员应认真履行本班的工作职责,遵守操作规范,严格执行查对制度,防止差错及交叉感染的发生。

(3)药品安全管理:①按药品、液体储存条件规范放置,并按药品效期管理制度执行,保证无积压、无变质、无混放。②特殊贵重药品专柜放置、专人保管、及时上锁,钥匙随身携带。③药品定期清点并记录,做到账物相符。

(4)配置安全:①对产生有害气体的操作应在生物安全柜中进行。②对细胞毒性药物应按操作规程配置,配置和使用时应采取防护措施。③做好个人防护,防止锐器伤的发生。

(5)正确选择与药物特性相符的运送工具,与科室清点交接成品数量并双方签字。

(6)对电气设备应在使用前检查有无漏电情况,确认正常后方可使用。

(7)定期检查消防设施,发现问题及时汇报、修理,库房内不准吸烟,严禁把火种带入库房。组织所属人员学习消防知识,使之掌握消防设备的使用方法。

(8)对水、电开关除清场时检查外,应有专人再次负责检查。所有工作结束离开工作场所时,应检查确认门窗是否关严、锁好。如发生意外情况,应立即向院有关部门及科室领导汇报。

(9)经常了解所属人员的思想情况,发现问题及时解决并及时向上级领导报告。

三、静脉用药调配中心质量控制制度

(1)定期对所有人员进行质量安全教育,提高全员质量意识。

(2)对各类人员的操作技能和专业基础知识定期进行培训,提高知识、技能水平。

(3)实行三级质量监控(组长→质控组长→工作人员)。

(4)依据科室各环节的工作标准对配置、核对、排药、复核、审方的工作质量进行检查。

(5)加强薄弱环节的质量监控,达到审方准确,合理分批次配液,降低排药出错率,提高核对正确率,配置操作规范。

(6)严格落实医院感染管理相关制度并定期检查。

四、静脉用药调配中心药品管理制度

(一)药品保管制度

(1)药品入库时,应按凭证核对药品名、规格、数量、批准文号、效期和质量,发现问题及时与有关部门联系解决。对货单不符、质量异常、标识不清的药品,有权拒收。对不合格药品的确认、报损、销毁等应有完善的制度和记录。

(2)药品堆码与散热或供暖设施的间距不应<30 cm,距墙壁≥20 cm,距房顶和地面≥10 cm。

(3)库管人员应按药品的自然属性或按用药系统,将库房分区或排号进行科学储存,并做好库房温、湿度的监测与记录。

(4)药品定期清点,并及时与总账核对,发现问题及时报告。

(5)药品按效期远近依次存放,做到近效先发,远效后发,以防药品过期失效。

(6)排药区严禁非本室工作人员随意入内,钥匙专人保管。

(7)做到防火、防潮、注意关锁门窗,保证药品安全。

(二)药品供应保障制度

(1)本中心实行无假日工作制,保证护理单元静脉药物的配置。

(2)加强药品供应部门之间的联系,及时反映临床需求。本中心若无临床急用的药品,需从其他调剂室调剂入库。

(3)在各调剂部门均无药的情况下,需提前1~2天通知科室。

(4)临床如有临时更改医嘱,需在药物入仓前电话协商并妥善处理。

(5)定期征求医护人员对成品输液药物质量的意见和建议,以便改进工作质量。

(三)药品效期管理制度

(1)库房药品批号控制在2个以内,在效期近的药品上做明显标记。

(2)库房库存药品储存2周用量,不积压多余药品。

(3)药品距效期半年以上做安全标识;距效期6个月以内做黄色醒目标识,并标于药架上;距效期3个月以内做红色醒目标识,并将药品名称、规格、失效日期登记于"近效期药品一览表"上,积极与库房联系退货,防止药品过期失效。

(4)设立药品养护记录本,每月对库存药品进行1次养护。

五、静脉用药调配中心交接班制度

(1)每天集体交接班一次,由护士长主持,由各班当班人员负责报告,填写交班表并签名。

(2)每天交班前应提前做好准备,检查本班工作有无遗漏,对需要交代的事宜要认真逐项交清,并为下一班工作.做好充分准备。

(3)每天审方药师应认真交接药品动态信息,大剂量、配伍禁忌、不合理处方和退药处方,做好登记并与科室沟通。排药师交接药品异常状况及药品暂缺情况;核对药师交接所排药品是否与标签一致及配置成品的准确性,发现问题处理情况;护士应交接配置间的温度、湿度、压差及设备运转情况,并报告在配置过程中发现配伍禁忌或存在调配差错的情况;整班护士交接无菌物品、消毒液浓度是否合格以及外间仪器运行情况;交班者应交代清楚未完成的工作,如有疑问当面问清,否则事后发现问题均由接班者负责。

(4)工作轮换时,交换双方均要对室内固定物品、特殊注意事项、操作规范等交接清楚,事后发现问题由接班者负责。

(5)交接水、电、门、窗的安全情况。

六、静脉用药调配中心感染管理制度

(1)严格执行医院感染管理的相关制度。

(2)工作人员严格执行卫生制度,配置人员按标准规范更衣,不得带饰物,不得化妆。

(3)配置间符合净化要求(局部百级,控制区、二更万级,一更十万级),配置结束后彻底清场并做好清场记录。

(4)无菌容器、器械、敷料要定期消毒,消毒液需定期更换,参见医院感染管理科《消毒灭菌制度》执行。

（5）药品与无菌用品严格按流程入仓并按区域规范放置。

（6）保持良好工作环境：①室内外卫生划分卫生包干区，责任到人。②卫生工作除日常清洁外，每周对室内、外卫生彻底清洁处理 2 次，并大消毒 1 次。③净化区域按医院感染管理相关规定进行，其专用清洁用具不得在非净化区域内使用。在此区域不得存放与工作无关的物品。④需用紫外线灯消毒的场所，应在工作前消毒 30 分钟，并做好记录。

（7）洁净服严格分类放置，每天清洗。

（8）做好医院感染微生物学监控。

（9）医疗废弃物按照相关制度执行。

七、静脉用药调配中心配置间的工作制度

（1）配置时，思想应集中，工作认真负责，避免出现差错。

（2）配置中心所有人员均应经过培训、考核，合格后方能上岗。

（3）操作人员应身体健康，对患有消化系统或呼吸系统等疾病的，应立即通知部门主管进行人员调整。

（4）操作前必须开启紫外线灯和净化设施，待消毒 30 分钟后再行操作。

（5）对排好的药品先仔细核对，无误后方可加药，一旦发现错误应及时与药师联系，更改后再配置。

（6）遵守各项操作规程，进入配置间必须清洗双手，穿洁净服、戴口罩等，严格按照无菌操作原则配置。

（7）操作完毕，必须立即对工作环境、所用容器及用具等进行清洗消毒。按清场要求进行，不得遗留药物、药液、空瓶及安瓿等。

（8）认真填写各项记录，并签字。

（9）保持室内清洁、整齐、干燥，定期进行空气培养，对净化设备定期检查，必要时更换。

（10）下班前关闭水、电和门窗，并检查无误，确保安全。

八、静脉用药调配中心清场制度

（1）各工作岗位操作结束后，相关操作岗位（间）不得存放药品、液体、消毒用品、医疗废弃物、标签、半成品、成品，上述物品应按规定返回专用库（柜）。

（2）因特殊情况不易转移的半成品及相应设备应有工作状态标识，其周围环境必须清场到位。

（3）小型器具送至器具间进行清洗后放入器具存放处，专用工具经清洁处理后定位存放。

（4）清场工作与卫生工作应相互结合、同时进行。

（5）清场工作中同时做好安全工作，对水、电、气、门窗以及各种设施进行检查。

（6）认真做好各操作岗位清场记录，并有清场人与复核人签字，将清场记录存入批配置记录中。

九、静脉配置中心洁具管理制度

（1）洁具室为存放和处理各种清洁用具专用场所，其余工作场所均不得存放洁具。

（2）各种洁具均不得使用易脱落纤维材料，并要求具有良好吸水去污性能。

（3）使用洁具室对各种工作室进行清场卫生工作后带回本室，并及时进行清洁、消毒处理。

（4）装盛废弃物的塑料袋应在工作完毕后及时清理出洁净区，塑料袋不得重复使用。

（5）洁具室每次工作结束后应进行清洁处理，专用清洁用具不得在非净化区域内使用。

十、静脉配置中心个人卫生及体检制度

（1）静脉药物配置中心人员必须养成良好的卫生习惯。做到"三个不""两个经常"，不洗手不配置、不留指甲、不留胡须及长发；经常洗澡，经常换衣、袜。

（2）静脉药物配置中心人员配置前必须戴好消毒口罩，穿戴隔离衣、帽、鞋，必要时戴上手套，不得带饰物，不得化妆。

（3）在工作区内工作人员不得吸烟、用餐，不得大声喧哗、打闹，保持工作区内肃静。

（4）配置中，操作人员如确有必要去卫生间，要脱去工作服，并换鞋。

（5）静脉药物配置中心人员每年进行一次体检，并建立健康档案。患有传染病、皮肤病、外伤感染和药物过敏者不得从事直接接触药品的工作。

十一、静脉配置中心废弃物处理管理制度

（1）中心废弃物由院务部人员负责统筹管理。

（2）工勤人员负责与医院废弃物处理单位进行交接，交接记录登记清楚并签名。

（3）各班次工作人员均须按管理要求执行，生活垃圾、医疗垃圾按规定分类放置、分类处理。中心废弃物集中处理流程如下：①普通医疗废物→装入双层黄色垃圾袋内按规定时间整理好垃圾袋，并注明科室名称、垃圾种类→院务部工作人员交接、登记、集中运送，密封交接→并送至医疗废物暂存地。②损伤性医疗垃圾→装入双层黄色垃圾袋按规定时间整理好垃圾袋，并注明科室名称、垃圾种类→不易穿透的容器内，针头装入利器盒内→与院务部工作人员交接、登记、收集→医疗废物暂存地。

十二、人员培训和考核

(一)药师培训

（1）定期进行全体工作人员培训学习，由每个药师自己查阅资料，轮流讲课，全组参与。

（2）定期由专业人员进行药品知识培训。

（3）参加药剂科组织的专科学习。

（4）年终参加医院组织的考试，对于不合格者依据我院聘用人员管理办法执行。

(二)护理培训

（1）参加护理部组织的护理继续教育培训学习。

（2）组织全体护理人员学习无菌操作规范、静脉配置中心标准操作规范（SOP），组长定期检查记录的笔记。

（3）护士长负责由感控组长组织全体工作人员共同学习医院感染相关知识。

（4）参与科室组织的药学知识学习。

（5）每月无菌技术操作考核一次。

（6）年终参加医院组织的考试。对于不合格者依据我院聘用人员管理办法执行。

十三、差错、事故登记报告制度

(1)发生差错、事故后,有关责任者应及时进行差错和事故登记。

(2)药品事故发生的报告内容包括以下几个方面:①事故发现及发生的时间、地点、有关人员姓名。②事故情况、特征的概述。③事故原因分析。④事故的责任分析及责任者。

(3)药品使用差错的报告内容包括以下几个方面:①差错发现及发生的时间、有关人员姓名。②差错情况、特征的概述。③事故与差错的责任分析及责任者。

(4)发现差错、事故后,所在部门立即采取有效措施予以弥补和纠正,并立即上报科主任。科室在当天报告医教部医务科,并在1周内写出药品使用事故书面报告,送医教部医务科,并按有关规定对责任人进行处理。

(5)差错、事故发生后,所有相关人员不得弄虚作假、隐瞒、掩盖事实,如有发现,要追查当事人的责任,并按有关规定严肃处理。

(6)发生内差应进行内差登记,定期分析。

(7)考勤制度:①全体人员必须严格遵守上下班工作时间,不得迟到早退。②上班时间必须在岗在位,不得脱岗,不允许工作时间做与工作无关的事情,如串科、聊天等。③严格考勤,考勤由组长负责。④严格请销假制度。除紧急情况外,需事先请假,无故不请假者按旷工处理。⑤在工作允许的情况下,由组长按规定安排人员轮换调休。⑥按照医院、科室的规定,严格请假审批权限,正常换休1天以下由组长安排,3天以上或离开本地,需写出书面请假报告,经组长同意后报科室领导审批。

(焦　文)

第三节　静脉药物配置中心的工作流程

一、配药信息传递

配药信息传递流程图(图12-1)如下。

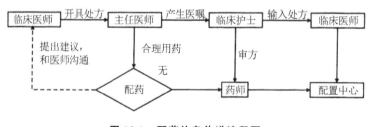

图 12-1　配药信息传递流程图

(1)临床医师根据病情制定用药处方。

(2)上级医师审查后确认。

(3)临床护士根据处方输入电脑系统,每个输入人使用自己的用户名以便确认。

（4）另一临床护士核对输入内容后发出，并输入确认个人信息。

（5）电脑系统将自动根据处方分类。静脉滴注的药物处方将输送到输液配置中心，并自动生成标签；非静脉滴注的药物处方将输送到中心药房。

二、配药工作流程

（1）配置中心药师通过电脑网络接受临床配置要求，药师有权拒绝口头的配药要求，药师应检查该配药信息是否经临床医师复核。药师应审核用药是否合理以及有无配伍禁忌，如有，则应立即与临床医师沟通并提出用药建议。

（2）排药药师或护士在核对处方无误后，根据标签挑选药品放入塑料篮内（一位患者配一个篮子），并将标签贴在输液袋上。

（3）外间准备：根据静脉输液通知单生成静脉输液用药配置单（一式一份），再将次日晨所需配制的药根据静脉配置单准备药品，核对，用75%乙醇消毒药品包装表面放入塑料篮内，放于准备间的工作桌，于次日晨配置前送入（出）传递窗。

（4）洁净室配置：将药品与标签核对，准确无误后才开始配置，参照相关配置制度要求进行配置，取输液用药，用安尔碘消毒加药口，打开安瓿，用无菌针筒吸取一定量注射用水溶解粉针剂后，再抽出溶液，通过已灭菌加药口注入输液袋内，混匀，再次核对空安瓿后，贴标签签名并将输液袋和空安瓿或西林瓶等放入篮中，送入（出）传递窗。

（5）核对：由药师对空安瓿、西林瓶与输液标签核对，并在标签由核对人签名后待查。

（6）分装：将核对无误的输液成品按病区分别放置于有病区标识的整理箱内，记录数量。

（7）外送：将整理箱置于专用送药车上，由配置中心服务人员送至各病区交病区药疗护士，并由药疗护士在送药记录本上签收。

（8）药疗护士应仔细核对输液袋上的标签与病区输液治疗单是否一致，如有误，则应与负责医师联系。

（9）配药工作流程图（图12-2）如下。

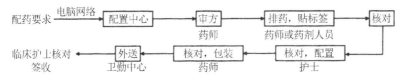

图12-2　配药工作流程图

三、退药工作流程

针对患者发生病情变化或死亡，在静配产生费用的情况下，静配中心采取便捷退费。

（1）未配置已计费的药品退药工作流程图（图12-3）如下。

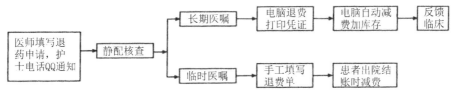

图12-3　未配置已计费的药品退药工作流程图

(2)已配置药品:首先进行本中心内部调换,不能调换时上报医教部。

四、人员消毒更衣程序及规程

(一)进入控制区

配置中心工作人员首先在更衣室内换上工作衣和工作鞋,戴上发帽后方可进入控制区。发帽必须盖住所有头发。来访者和维修人员进入控制区前,需得到同意。

(二)进入洁净区

进入洁净区的任何人都应遵从相关的更衣程序进入相关区域。来访者或维修人员进入前都必须得到配置中心负责人的同意。用于维修的工具在带入前用乙醇消毒。

(三)进入洁净区规程

1.一更

首先在更衣室内换上工作衣和工作鞋;去除手及手腕上的所有饰物;按六步洗手法进行手卫生消毒。

2.二更

穿好经灭菌的洁净拖鞋;穿上连体无尘/无菌服,保证衣服不要接触到地板上,头帽必须整齐,无毛发、裸露皮肤的暴露。戴上一次性口罩;选择一次性手套并戴上,并用乙醇消毒手套。在配药过程中应经常用乙醇消毒并保持手套湿润,以减少微粒的产生。

(四)出洁净区规程

1.临时外出

脱下洁净鞋,脱下连体服,并挂在挂钩上,出洁净区;将一次性手套,发帽和口罩丢入更衣室外的垃圾箱内。重新进入洁净区必须按照相关的更衣程序进入洁净区域。

2.工作结束

将脱下的连体服放入更衣室内指定的运送箱里送去清洗;将一次性手套,发帽和口罩丢入更衣室外的垃圾箱内;洁净鞋应每天在指定的水槽内清洗,消毒。

五、全静脉营养液配置规程

(一)人员要求

(1)进入配置室的工作人员须经授权。

(2)在配置间的任何时间内必须穿着配置中心专用服装,且要每天清洗。用于洁净区的服装与普通工作服应分开放在有指定标志的位置。

(3)洁净室内应减少人员走动。

(4)洁净室内不使用化妆品,不戴首饰和戒指,严禁吃食物、糖果、口香糖等。

(5)患有呼吸道、消化道疾病的人员禁止入内,操作人员定期检查。

(二)药物配置

(1)首先将不含磷酸盐的电解质和微量元素加入复方氨基酸中,充分混匀,以避免局部浓度过高。

(2)将磷酸盐(格列福斯)胰岛素加入葡萄糖溶液中,并充分振荡混匀。注意格列福斯和葡萄糖酸钙不能加在同一瓶液体内。

(3)关闭 PV 三升袋的所有输液管夹,然后分别将输液管连接到葡萄糖溶液和氨基酸溶液中,倒转这2种输液容器,悬挂在水平层流工作台的挂杆上,打开这2根输液管夹,待葡萄糖溶液和氨基酸溶液全部流入到三升袋后,关闭输液管夹。

(4)翻转三升袋,使这2种溶液充分混匀。

(5)将水溶性维生素溶解到脂溶性维生素中,充分混匀后加入脂肪乳中,混匀。

(6)连接第3根输液管到含有维生素的脂肪乳溶液中,打开输液管。

(7)轻轻摇动三升袋使内容物充分溶解后,将三升袋口朝上竖起,打开其中一路输液管夹,将袋子中多余的空气排出后关闭输液管夹。

(8)用密封夹关闭三升袋口,拆开输液管,用备用的塑料帽关闭三升袋口。

(9)挤压三升袋,观察是否有液体渗出,如有则需丢弃,重新配置。

六、肿瘤药物配置规程

(一)人员防护

在配置中心的任何时间内必须穿着配置中心专用服装,且要定期清洗。使用保护性材料,无粉、灭菌乳胶手套(厚度>0.22 mm±0.03 mm),>60分钟,破损、刺破应更换手套,脱去手套后都必须洗手,制服应为非透过性、防静电、无絮状物材料制成,制服的袖口应卷入手套。肿瘤药物等会产生有害粉尘的操作必须在A-B3型生物安全柜中进行。清理废弃物时要戴手套,若手套有孔,则需更换手套,更换前后要用洗涤剂彻底将手洗干净,丢弃的手套需同其他废弃物一起处理。配置肿瘤化疗药物时,应严格按照规程进行配药。工作人员定期安排休息及健康体检。

(二)药物配置

(1)配置安瓿时,用乙醇纱布消毒及折断安瓿,抽吸药液。将针头斜面向下放入安瓿内的液面下,针筒中的液体不能超过针筒长度的3/4,防止针栓从针筒中意外滑落,手不得握住活塞只能持握塞柄。排气时必须针头垂直向上。

(2)配置西林瓶时注入等量空气,倒转药瓶及注射器抽取药液。

(3)吸取结晶、粉剂或油剂时,用无菌生理盐水或注射用水将其溶化后吸取,油剂配置时选用斜面较粗的针头。由于玻璃瓶中气压会升高,向玻璃瓶中注入少量气压,即可抽取药物,避免当针头抽出时,瓶中压力过高使药液溢出。

(三)操作防护

(1)在使用开放式操作工作台时,要尽量减少浮尘的产生,特定药物的操作要在垂直层流工作台中进行,对于一些操作,如摇匀、混合也应在工作台中进行,在打开容器前,至少要在工作台中放置5分钟使浮质沉降。

(2)在运送毒性药物和沾有毒性药物的容器时,需小心,避免打破。可以在运送过程中放在另一个打不破且关着的容器中,以减少污染。

(3)毒性药物溢出和有可能已暴露时,应立即报告主管,并采取相应紧急措施。

(4)所有细胞毒药物的配置、核对、打包均在配置间执行,由专用传出窗口传递。

(四)废物处理

(1)配药过程中产生的废弃物必须同一般废弃物分开处理。

(2)应小心使用注射器及针头,使用过的注射器、针头应放入防穿孔密闭容器中。

(3)所有细胞毒废弃物的容器必须标识,以表示细胞毒废弃物的存在。

(4)在处理废弃物时要戴手套,若手套有孔,则需更换手套,更换前后要用洗涤剂将手彻底洗干净,丢弃的手套需同其他废弃物一起处理。

(5)所有废弃物统一由医院集中处理。

(五)意外事故的紧急处理

所有的配置工作应尽量减少潜在意外事故的发生。当配置中心有意外事故发生时,首先应考虑到的是工作人员是否受伤害及被污染的危险。首先让接受过培训的工作人员提供帮助,在受到伤害的可见部位给予药物帮助,或进行一些适当的处理。

1.有毒药物意外溢出的处理

(1)当有毒药物溢出时,应设想空气是否被污染,人员在进行处理前,应等待足够的时间(一般 30 分钟),让有毒粉尘充分沉降。

(2)对于液体药物的溢出,要采取适当的方法清除。

(3)应立即离开房间,避免吸入有毒粉尘。关上门,门上贴上"不得入内"和"毒物污染"的标记。

(4)将所穿衣物和认为被污染的物品放入带标签的收集袋中。

(5)清洗手和暴露的皮肤,穿上干净的衣服。通知主管。离开被污染区域至少 30 分钟,组织人员清洗,并填写处理报告。

2.有毒药物意外摄入的处理

一旦发生意外吸入或沾染有毒药物时,应及时报告。受污染人员应得到相应的休息和治疗。应立即调查原因,防止事故再次发生。

七、处方接收和审核程序

(1)打开电脑,接收病区处方,仔细阅读 2 次,确认信息是否完全,确认信息内容:处方信息是否完整;剂量、用法、给药途径是否准确、合理(根据药品使用说明书或药典);配伍是否合理(根据药物相容性稳定性数据库)。如有问题,立即电话联系病区处方医师和办公班护士,药师不得擅自修改医嘱。

(2)打印标签(静脉输液配置单),根据要求仔细与摆药单、审方细单核对。特殊规格剂量的药品用红线划出。

(3)经审核确认后签名放行该处方。

(4)将标签按病区、批次分类集中好后交给摆药人员。

八、排药和准备程序

(1)从审方药剂师处接收静脉输液用药配置标签,仔细阅读配置标签。

(2)将配置标签按病区、加药类别、冲配次序加以分类。

(3)取经过乙醇擦拭的篮子,放在台面上。不同批次的冲配药品用不同颜色的篮子存放,同一批次采用相同颜色的篮子。如患者第一袋输液为抗生素,载体量在 500 mL 以下(不含500 mL),应将第二袋输液列为同一批次;如患者抗生素给药为每天 2 次,则冲配第二袋输液用药的时间放置在下午,抗生素的载体量应尽量建议使用 100 mL 或 50 mL。

(4)根据摆药指令,准确地将所需的药品放入在药篮内。去除输液袋的外包装,但不可除去输液袋上的蓝帽子。在静脉输液用药配置标签上签名并放入塑料筐内。

(5)摆完药品后,传入核对区核对药师再次核对配置标签及篮内的药品,确认无误签字。

(6)在将排好的药品送入洁净间之前,应用乙醇喷洒所有药品包装。

九、无菌配置程序

(1)从核对者处接收已核好的静脉输液药品。

(2)核对标签内容与篮子内的药品是否相符。

(3)将药品放置在层流工作台的中央区域用安尔碘消毒输液袋的加药口。

(4)撕开一次性注射器的外包装,旋转针头连接注射器,确保针尖斜面与注射器刻度处于同一方向,将注射器垂直放立在层流工作台的内侧。

(5)从安瓿中抽吸药液,加入输液袋中。①用75%乙醇消毒安瓿瓶颈,对着层流台侧壁打开安瓿,不要对着高效过滤器打开,否则有可能药液会溅到过滤器上,将打开后的安瓿放在注射器的同一区域,距离5 cm。②取注射器,针尖斜面朝上,靠在安瓿瓶颈口,拉动针栓,抽吸药液,将药液通过加药口注入输液袋中,摇匀。整个过程应注意保持"开放窗口"。注意:如只抽吸部分药液,则必须有标识注明。

(6)溶解西林瓶中的药物,加入输液袋中。①用安尔碘消毒西林瓶口,放在注射器的同一区域,距离5 cm。②取注射器抽吸适量相容的溶解注射液,针尖斜面朝上,挤压西林瓶口的胶塞,再将针筒竖直,穿刺胶塞,注入溶解液,振荡直至完全溶解。③抽吸药液将药液通过加药口注入输液袋中,摇匀。整个过程应注意保持"开放窗口"。

(7)将配置好的输液、空西林瓶、安瓿瓶放入篮子内(注意避免扎破输液),在输液标签上签字确认。

(8)通过传递窗将输液传出,交给核对药剂师核对。

十、放行配置好的输液成品

(1)从配置者处接收完成配置的静脉输液药品。

(2)检查输液成品的外观(有无沉淀、变色、异物等)。

(3)用力挤压输液,观察有无渗漏,尤其是加药口位置。

(4)仔细核对加药篮内的安瓿和西林瓶与标签上标识的药品名、剂量、数量是否一致;根据原始处方检查标签和溶液。

(5)确保静脉输液用药配置单包括计算是正确的。

(6)如果核对无误,在配置单上签字并放行。

(7)按规定处理空的容器、针筒等。

(8)将剩余使用的胰岛素放回排药区的冰箱中,尽可能缩短放置于室温下的时间。

十一、配药记录及标签管理

(1)对于每个处方,电脑将打印出静脉输液用药配置单(一张标签,一张审方细单),标签贴于输液袋上,审方细单填写记录,签名并留档。如果患者24小时内输一袋以上的液体,即使不是同时输注,所有的标签必须一次打印出来。

(2)药师核对无误后,签名,将静脉输液用药配置单(标签和审方细单)传给排药药师。

(3)用乙醇清洁消毒输液袋后,外围人员将静脉输液用药配置单(标签)贴在输液袋上。

(4)配置人员可以在静脉输液用药配置单(标签)一联上做记录。

(5)核查完成后,输液袋和静脉输液用药配置单传给核对药师,在完成最后检查后,在静脉输注用药液配置单(标签)的核对标签签字。

(6)留档:静脉输液用药配置审方细单保留 1 年。

(焦　文)

第四节　常见静脉配置药物的相互作用

一、抗生素类

(一)青霉素类

1.青霉素钾

(1)青霉素钾与丙磺舒合用可减少青霉素钾的排泄,增加青霉素钾的血清浓度水平。

(2)阿司匹林、吲哚美辛、保泰松可减少青霉素钾在肾小管的排泄,增加青霉素钾的血清浓度水平。

(3)青霉素钾与氨基糖苷类药合用可使氨基糖苷类药的化学性失活,降低氨基糖苷类药的药效。

(4)青霉素钾可降低避孕药的疗效,其可能的机制为减少避孕药的肠肝循环。

(5)青霉素钾可降低机体对伤寒活疫苗的免疫应答。

(6)青霉素钾与四环素、红霉素、氯霉素等抑菌剂合用可使本品抗菌作用降低,其可能的机制为相互拮抗作用。

2.青霉素钠

除了与青霉素钾一样的配伍禁忌外,青霉素钠还可能有下述配伍禁忌。

(1)青霉素钠与考来烯胺(消胆胺)合用时,可降低青霉素钠的吸收。其可能的机制是青霉素被考来烯胺(消胆胺)结合。

(2)青霉素钠与考来替泊(降胆宁)合用时,青霉素钠的血浆水平降低 $78\%\sim79\%$,血浆浓度-时间曲线下面积减少 $75\%\sim85\%$ 。

(3)青霉素钠与甲氨蝶呤合用时,由于相互竞争肾小管分泌,可使甲氨蝶呤的肾脏清除率降低,增加甲氨蝶呤的毒性。

3.阿莫西林

(1)丙磺舒可延缓阿莫西林经肾排泄的时间,延长其血清半衰期,因而使本品的血药浓度升高。

(2)阿莫西林与氨基糖苷类药合用时,在亚抑菌浓度时可增强阿莫西林对粪链球菌的体外杀菌作用。

(3)阿莫西林与 β-内酰胺酶抑制剂如克拉维酸合用时,抗菌作用明显增强。克拉维酸不仅可以不同程度地增强产 β-内酰胺酶菌株对阿莫西林的敏感性,还可以增强阿莫西林对某些非敏感菌株的作用,这些菌株包括拟杆菌、军团菌、诺卡菌和假鼻疽杆菌。

(4)阿莫西林与避孕药合用时,可干扰避孕药的肠肝循环,从而降低其药效。

(5)别嘌呤类尿酸合成抑制剂可增加阿莫西林发生皮肤不良反应的危险性。

(6)阿莫西林与甲氨蝶呤合用时,可使甲氨蝶呤肾清除率降低,从而增加甲氨蝶呤的毒性。

(7)阿莫西林与氨基糖苷类药合用时,在大多数情况下可降低氨基糖苷类药效;但阿莫西林在亚抑菌浓度时可增强对粪肠球菌的体外杀菌作用。

(8)阿莫西林与丙磺舒合用时,丙磺舒对克拉维酸的血药浓度无影响,但能提高阿莫西林的血浓度。

(9)阿莫西林与别嘌呤类尿酸合成抑制剂同用,可增加本药发生皮肤不良反应的危险性。

(10)阿莫西林与伤寒活疫苗同用可降低伤寒活疫苗的免疫效应,其可能的机制是本药对伤寒沙门菌有抗菌活性。

4.阿莫西林/克拉维酸钾

(1)阿莫西林/克拉维酸钾与氨基糖苷类药合用时,可降低氨基糖苷类药效。

(2)阿莫西林/克拉维酸钾与丙磺舒合用时,丙磺舒对克拉维酸的血药浓度无影响,但能提高阿莫西林的血药浓度。

(3)别嘌呤类尿酸合成抑制剂可增加本品发生皮肤不良反应的危险性。

(4)阿莫西林/克拉维酸钾与避孕药合用时,可干扰避孕药的肠肝循环,从而降低避孕药药效。

(5)阿莫西林/克拉维酸钾与伤寒活疫苗合用时,可降低伤寒疫苗产生的免疫反应。其可能的机制是本品对伤寒沙门菌的抗菌活性。

(6)阿莫西林/克拉维酸钾与甲氨蝶呤合用时,可使甲氨蝶呤的肾清除率降低,从而增加其发生毒性的危险性。

5.氨苄西林

(1)卡那霉素可加强氨苄西林对大肠埃希菌、变形杆菌和肠杆菌属的体外抗菌作用。

(2)庆大霉素可加强氨苄西林对 B 组链球菌的体外杀菌作用。

(3)氨苄西林对产 β-内酰胺酶的淋球菌的最低抑菌浓度为 64 μg/mL,克拉维酸与之联合应用可使它的最低抑菌浓度降至 4 μg/mL。

(4)丙磺舒可使氨苄西林的肾清除率变缓,因而使本品的血药浓度升高。

(5)氨苄西林与氯霉素联合应用后,在体外对流感杆菌的抗菌作用影响不一。氯霉素在高浓度(5～10 μg/mL)时对本品无拮抗现象,在低浓度(1～2 μg/mL)时可使氨苄西林的杀菌作用减弱,但对氯霉素的抗菌作用无影响。

(6)林可霉素可抑制氨苄西林在体外对金黄色葡萄球菌的抗菌作用。

(7)别嘌醇可使氨苄西林的皮疹反应率增加,尤其多见于高尿酸血症。

(8)氨苄西林能减少雌激素的肠肝循环,因而可降低口服避孕药的效果。

(9)维生素可使氨苄西林失活或降效。

(10)氯喹可减少氨苄西林吸收量达 19%～29%。

(11)卡那霉素可加强本药对大肠埃希菌、变形杆菌和肠杆菌属的体外抗菌作用。

(12)庆大霉素可加强本药对 B 组链球菌的体外杀菌作用。

(13)丙磺舒可使氨苄西林在肾中清除速率变缓,使本药的血药浓度升高。

(14)本药可减弱伤寒活疫苗的免疫效应,其可能的机制是对伤寒沙门菌有抗菌活性。

6.哌拉西林

(1)哌拉西林与氨基糖苷类药(阿米卡星、庆大霉素或妥布霉素)联用对铜绿假单胞菌、沙雷菌、克雷伯菌、吲哚阳性变形杆菌、普鲁威登菌、其他肠杆菌细菌和葡萄球菌的敏感菌株有协同杀菌作用。

(2)哌拉西林与非甾体抗炎药,如阿司匹林、二氟尼柳及其他水杨酸制剂合用时,可发生血小板功能的累加抑制作用,增加出血的危险性。

(3)哌拉西林与肝素、香豆素、茚满二酮等抗凝血药合用时,有可能增加凝血机制障碍和出血的危险。

(4)哌拉西林与丙磺舒合用时,丙磺舒可减少哌拉西林在肾小管的排泄,因而使哌拉西林的血药浓度增高。有报道,肌内注射前 1 小时口服丙磺舒可使哌拉西林的血药浓度增加 30%,半衰期延长 30%。

(5)哌拉西林与头孢西丁联用则出现拮抗作用,能减弱本品对铜绿假单胞菌、沙雷菌、变形杆菌和肠肝菌的抗菌作用。

(二)头孢菌素类

1.头孢氨苄

(1)与丙磺舒同用可使头孢氨苄的肾排泄过程延迟,升高其血药浓度。但也有报道认为丙磺舒可增加本药在胆汁中的排泄。

(2)与氨基糖苷类药同用可增加肾毒性。

(3)与伤寒活疫苗同用可能会降低伤寒活疫苗的免疫效应。其可能的机制是本药对伤寒沙门杆菌具有抗菌活性。

2.头孢唑啉钠

头孢唑啉钠不可配伍的药物:巴比妥类,钙制剂,红霉素,卡那霉素,土霉素,四环素,多粘菌素 B 和多粘菌素 E。

3.头孢拉定

(1)奈替米星与头孢拉定联用时,奈替米星的生物利用度提高,连续长期联用将导致其在体内蓄积。

(2)不可与各种抗生素、肾上腺素、利多卡因或钙制剂配伍。

(3)注射用头孢拉定不可与复方氯化钠溶液配伍。

4.头孢呋辛钠

(1)本品与下列药物有配伍禁忌:硫酸阿米卡星、庆大霉素、卡那霉素、妥布霉素、新霉素、盐酸金霉素、盐酸四环素、盐酸土霉素、粘菌素甲磺酸钠、硫酸多粘菌素 B、葡萄糖酸红霉素、乳糖酸红霉素、林可霉素、磺胺异噁唑、氨茶碱、可溶性巴比妥类、氯化钙、葡萄糖酸钙、盐酸苯海拉明和其他抗组胺药、利多卡因、去甲肾上腺素、间羟胺、哌甲酯、琥珀胆碱等。本品亦可能与下列发生配伍禁忌:青霉素、甲氧西林、琥珀酸氢化可的松、苯妥英钠、丙氯拉嗪、B 族维生素和维生素 C、水解蛋白。

(2)本品不能用碳酸氢钠溶液溶解。

(3)本品不可与其他抗菌药物在同一注射容器中给药。

(4)本品与强利尿剂合用时可引起肾毒性。

5.头孢曲松

本品配伍禁忌较多,宜单独给药。

(1)头孢曲松与氨基糖苷类抗生素(如庆大霉素和妥布霉素)联合应用时对肠杆菌科细菌和假单胞菌的某些敏感菌株有协同抗菌作用。头孢曲松与氨基糖苷类或其他头孢菌素药合用会增

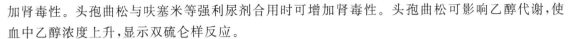

加肾毒性。头孢曲松与呋塞米等强利尿剂合用时可增加肾毒性。头孢曲松可影响乙醇代谢,使血中乙醇浓度上升,显示双硫仑样反应。

(2)头孢曲松与氨基糖苷类抗生素可相互灭活,当前述药物同时给予时,应在不同部位给药,两类药物不能混入同一容器内。

(3)头孢曲松不能与其他抗生素相混给药。

(4)呋塞米、依他尼酸、布美他尼等强利尿剂和卡莫司汀、链佐星等抗肿瘤药及糖肽类和氨基糖苷类抗生素等与头孢曲松合用时有增加肾毒性的可能。

(5)头孢曲松中含有碳酸钠,因此与含钙溶液如复方氯化钠注射液有配伍禁忌。

(6)头孢曲松与氨基糖苷类药合用有协同抗菌作用,但合用时可能增加肾损害。

(7)头孢曲松与呋塞米等强利尿剂合用可增加肾损害。

6.头孢哌酮钠

(1)头孢哌酮钠与氨基糖苷类药(如庆大霉素和妥布霉素)联用时对肠杆菌和铜绿假单胞菌的某些敏感菌株有协同抗菌作用,须注意肾毒性。

(2)头孢哌酮钠与氨基糖苷类或其他头孢菌素类药同用可增加肾毒性。

(3)头孢哌酮钠与肝素、华法林同用可抑制血小板功能,减少凝血因子的合成,使出血的危险性增加。

(4)头孢哌酮钠与伤寒活疫苗合用,可降低伤寒活疫苗的免疫效应。

(5)头孢哌酮钠与呋塞米等强利尿剂同用可增加肾毒性。

(6)头孢哌酮钠与抗凝药如肝素、香豆素类或茚满二酮衍生物及溶栓剂同用时可干扰维生素 K 代谢,导致低凝血酶原血症。

(7)本药与非甾体抗炎药,特别是阿司匹林、二氟尼柳或其他水杨酸制剂、血小板聚集抑制剂、磺吡酮等同用时对血小板有累加抑制作用,从而增加出血的危险性。

7.头孢哌酮-舒巴坦

头孢哌酮-舒巴坦与氨基糖苷类抗生素合用时对肠杆菌和铜绿假单胞菌有协同作用,也加重肾功能损害,两者应分别给药。本品可增强抗凝血药物如肝素、香豆素类等及影响血小板聚集药物如阿司匹林、二氟尼柳等的作用。本品可使硫酸铜法测定尿糖出现假阳性反应。详见如下。

(1)头孢哌酮-舒巴坦与氨基糖苷类抗生素(庆大霉素和妥布霉素)联合应用时对肠杆菌科细菌和铜绿假单胞菌的某些敏感菌株有协同作用。

(2)头孢哌酮-舒巴坦会造成低凝血酶原血症、血小板减少症,与下列药物同时应用时,可引起出血:抗凝药肝素、香豆素或茚满二酮衍生物、溶栓药、非甾体抗炎药(尤其阿司匹林、二氟尼柳或其他水杨酸制剂)及磺吡酮等。

(3)头孢哌酮-舒巴坦化学结构中含有甲硫四氮唑侧链,故应用本品期间,饮酒或静脉注射含乙醇药物,将抑制乙醇去氢酶的活性,使血中乙醇积聚,出现嗜睡、幻觉等双硫仑样反应。因此在用药期间和停药后 5 天内,患者不能饮酒、口服或静脉输入含乙醇的药物。

(4)头孢哌酮-舒巴坦与氨基糖苷类抗生素联合用药时不可同瓶滴注,因可能相互影响抗菌活性。

(5)头孢哌酮-舒巴坦与下列药物注射剂有配伍禁忌:阿卡米星、庆大霉素、卡那霉素 B、多西环素、甲氯芬酯、阿马林(缓脉灵)、苯海拉明、门冬酸钾镁(安太乐)、普鲁卡因胺、氨茶碱、丙氯拉嗪、细胞色素 C、喷他佐辛(镇痛新)、抑肽酶等。

8.头孢他啶

(1)头孢他啶不可与碳酸氢钠溶液配伍。

(2)头孢他啶不可与氨基糖苷类抗生素配伍。

(3)头孢他啶与氨基糖苷类药联用对铜绿假单胞菌和部分大肠埃希菌有协同抗菌作用,大多呈相加作用。但两者合用也可增加肾损害,肾功能不全者在合用时,应注意减量。

(4)头孢他啶与头孢磺啶、美洛西林或哌拉西林联用对铜绿假单胞菌和大肠埃希菌有协同或累加作用。

(5)头孢他啶与呋塞米等强利尿剂合用可致肾损害。

(6)头孢他啶与氯霉素有相互拮抗作用。

9.头孢吡肟

(1)头孢吡肟不宜与甲硝唑、万古霉素、庆大霉素、妥布霉素、奈替米星连用。严重感染时可与阿米卡星联用。

(2)头孢吡肟与氨基糖苷类药合用时,有协同抗菌作用;但合用时可能致肾损害,肾功能不全者在合用时应注意减量。

(3)头孢吡肟与呋塞米等强利尿剂合用时,可致肾损害。

10.头孢匹胺钠

(1)头孢匹胺钠与氨基糖苷类药(如庆大霉素、妥布霉素等)合用时对肠杆菌和铜绿假单胞菌的某些敏感菌株有协同抗菌作用,但两者合用时也可增加肾毒性。

(2)头孢匹胺钠与其他头孢菌素药同用可增加肾毒性。

(3)头孢匹胺钠与呋塞米等强利尿剂同用可增强肾毒性。

(三)碳青霉烯类

1.美罗培南

(1)丙磺舒和美罗培南联用可降低美罗培南的血浆清除率,延长美罗培南的半衰期。

(2)美罗培南与伤寒活疫苗同用可能会干扰伤寒活疫苗的免疫效应,其可能的机制是美罗培南对伤寒沙门菌有抗菌活性。

2.亚胺培南

(1)亚胺培南与氨基糖苷类药合用对铜绿假单胞菌有协同抗菌作用。

(2)亚胺培南与丙磺舒合用,可增加亚胺培南的血药浓度-时间曲线下面积(AUC),并使亚胺培南的半衰期延长。有报道,两者合用时亚胺培南的半衰期可延长约 6%,AUC 可增加约13%,血浆清除率可下降约 13%。

(3)亚胺培南与环孢素同用可增加神经毒性作用。

(4)亚胺培南与茶碱同用可发生茶碱中毒(恶心、呕吐、心悸、癫痫发作等)。其可能的机制是合用增加了中枢神经毒性作用。

(5)亚胺培南与更昔洛韦合用可引起癫痫发作。

(6)亚胺培南与伤寒活疫苗同用可减弱伤寒活疫苗的免疫效应。其可能的作用机制是亚胺培南对伤寒沙门菌有抗菌活性。

3.亚胺培南-西拉司丁钠

(1)升压药或维生素 C 与亚胺培南-西拉司丁钠联用均可引起化学反应而致效价降低或失效。

（2）碱性药物如碳酸氢钠与亚胺培南-西拉司丁钠联用可使混合液的 pH＞8，而导致亚胺培南-西拉司丁钠失去活性。

（3）含醇类药物可加速 β-内酰胺环水解，故需分开应用，其他如辅酶 A、细胞色素 C、缩宫素等与亚胺培南-西拉司丁钠应分开使用。

（四）氨基糖苷类

1.阿米卡星

（1）不可配伍药物：两性霉素 B、氨苄西林、头孢唑林钠、肝素、红霉素、新霉素、呋喃妥因、苯妥英钠、华法林、含维生素 C 的复合维生素 B。条件性不宜配伍的药物有：羧苄西林、盐酸四环素类、氨茶碱、地塞米松。

（2）环丙沙星与阿米卡星连用会产生变色沉淀。

（3）阿米卡星与羧苄西林联用时对铜绿假单胞菌引起的感染有协同作用，宜分别注射。

（4）阿米卡星合用过氧化氢溶液可能导致过敏性休克。

（5）本品与两性霉素 B、氨苄西林、头孢噻吩、肝素、新生霉素、苯妥英钠、磺胺嘧啶钠、硫喷妥钠、华法林及头孢匹林等有配伍禁忌，不可配伍合用。

2.硫酸庆大霉素

（1）小儿（3 个月以上）联用头孢氨苄可引起急性肾衰竭。

（2）庆大霉素与阿尼利定混合肌内注射可能导致过敏性休克。

（3）庆大霉素与青霉素 G 联用可能对粪肠球菌及其变种（如屎肠球菌、坚韧肠球菌）有协同抗菌作用。

（4）庆大霉素与羧苄西林足量联用对铜绿假单胞菌的某些敏感菌株有协同抗菌作用。

（5）庆大霉素与碳酸氢钠、氨茶碱等碱性药物联用，可增强抗菌性，但同时也可能增强毒性反应。

（6）庆大霉素与呋塞米、依他尼酸等强利尿剂联用可增加肾毒性。

（7）庆大霉素与头孢菌素类联用可增加肾毒性。

（8）庆大霉素与右旋糖酐同用可增加肾毒性。

（9）庆大霉素与红霉素等其他有耳毒性的药物联用可增加耳毒性。

3.硫酸奈替米星

（1）硫酸奈替米星与苯唑西林或氯唑西林联用对金黄色葡萄球菌有协同抗菌作用。

（2）硫酸奈替米星与阿洛西林或羧苄西林联用对多数粪链球菌（肠球菌）有协同抗菌作用。

（3）硫酸奈替米星与碱性药（如碳酸氢钠、氨茶碱等）联用，可增强抗菌活性，但同时也相应增加药物毒性。

（4）硫酸奈替米星与右旋糖酐合用可增加肾毒性。

（5）硫酸奈替米星与强利尿剂（如呋塞米、依他尼酸等）联用可增加肾毒性。

（6）硫酸奈替米星与头孢菌素类合用可增加肾毒性。

（7）硫酸奈替米星与其他有耳毒性的药物（如红霉素等）联用可增加耳毒性。

4.依替米星

（1）依替米星与中枢麻醉药、肌松药（如氯琥珀胆碱、筒箭毒碱、氯唑沙宗等）及其他具有肌松作用的药物（如地西泮、奎尼丁等）联用或输入含枸橼酸钠的血液时，较易发生神经肌肉阻滞反应。

(2)依替米星与其他具有潜在耳、肾毒性的药物(如多粘菌素、其他氨基糖苷类抗生素、依他尼酸及呋塞米等)联用,可增加肾毒性和耳毒性。

(五)多肽类

1.盐酸去甲万古霉素

(1)盐酸去甲万古霉素与氨基糖苷类药联用时,对肠球菌有协同抗菌作用。

(2)盐酸去甲万古霉素与氨基糖苷类药合用或先后使用,可增加耳毒性及肾毒性,可能发生听力减退,停药后仍可能继续进展至耳聋。此反应可呈可逆性或永久性。

(3)盐酸去甲万古霉素与两性霉素 B、杆菌肽、卷曲霉素、巴龙霉素及多粘菌素类等药物合用或先后应用,可增加耳毒性或肾毒性。

(4)盐酸去甲万古霉素与阿司匹林及其他水杨酸合用或先后使用,可增加耳毒性或肾毒性。

(5)盐酸去甲万古霉素与依他尼酸、呋塞米等利尿剂合用或先后使用,可增加耳毒性或肾毒性。

(6)盐酸去甲万古霉素与环孢素合用或先后应用,可增加肾毒性。

(7)盐酸去甲万古霉素与抗组胺药、布克力嗪、赛克力嗪、吩噻嗪类、噻吨类、曲美苄胺等合用时,可能掩盖耳鸣、头昏、眩晕等耳毒性症状。

(8)盐酸去甲万古霉素与考来烯胺同用时,因阴离子交换树脂能与其结合,可使药效灭活。

(9)盐酸去甲万古霉素与麻醉剂同用时可增加与输液有关的变态反应的发生率。

2.盐酸万古霉素

(1)盐酸万古霉素与第三代头孢菌素联用,对金黄色葡萄球菌和肠球菌有协同抗菌作用。其他参见盐酸去甲万古霉素。

(2)氨基糖苷类抗生素与万古霉素连用,增加两种药的肾毒性。

(3)已经应用钙通道阻滞剂扩张血管的患者,快速静脉输注万古霉素更容易产生降血压作用。

(4)肝素禁与万古霉素混合应用。

(5)硫酸镁可加重万古霉素的肌肉神经阻滞作用,静脉或腹腔给药时反应尤为严重。

(6)氯霉素、甾体激素、甲氧苯青霉素与万古霉素配伍可产生沉淀,含有万古霉素的输液不得加入其他药物。

(7)盐酸万古霉素不可与下列药物配伍:氨茶碱、苯巴比妥钠、青霉素、氯霉素、地塞米松、肝素、苯妥英钠、呋喃妥因、碳酸氢钠、华法林等。

(六)其他抗生素

1.克林霉素

(1)红霉素与克林霉素有拮抗作用,不可联合应用。

(2)不可配伍药物:氨苄西林、苯妥英钠、巴比妥盐类、氨茶碱、葡萄糖酸钙、硫酸镁。

2.林可霉素

林可霉素与氯霉素、红霉素、克林霉素有拮抗作用,因这些药在靶位上均置换本药或阻抑本药与细菌糖体 50S 亚基的结合。

3.磷霉素

(1)磷霉素的分子结构与磷酸烯醇丙酮酸盐相似,能竞争同一转移酶,使细菌细胞壁的合成受到抑制而导致细菌死亡。磷霉素这一作用可以被葡萄糖和磷酸盐制剂所抑制,因而使用磷霉素期间不能有大量葡萄糖、磷酸盐存在。磷霉素与一些金属盐可产生不溶性沉淀,故不可与钙、镁等盐相配伍。

(2)磷霉素钠针剂在 pH 4～11 时稳定,静脉滴注时不宜与酸性较强的药物同时应用。pH 在 2 以下时磷霉素钠针剂不稳定,所以不宜与酸性药物同时服用,也不宜饭前服用。

(3)不可配伍药物:氨苄西林、红霉素、庆大霉素、利福平、卡那霉素。

(4)磷霉素与氨基糖苷类药合用呈协同抗菌作用,并可减少或延迟细菌耐药性的产生。

(5)磷霉素与内酰胺类药联用对金黄色葡萄球菌、铜绿假单胞菌具有协同抗菌作用,并可减少或延迟细菌耐药性的产生。

(6)磷霉素与钙盐或抗酸剂同用可降低磷霉素的吸收。

(7)磷霉素与甲氧氯普胺同用可以降低磷霉素的血清浓度。

4.红霉素

(1)红霉素与环孢素 A 合用可促进环孢素的吸收并干扰其代谢,临床表现为腹痛、高血压及肝功能障碍。

(2)红霉素与黄嘌呤类(二羟丙茶碱除外)同用可使氨茶碱的肝清除减少,导致血清氨茶碱浓度升高和毒性反应增加。这一现象在同用 6 天后较易发生,氨茶碱清除率的减少幅度与红霉素血清峰值成正比。

(3)红霉素与洛伐他汀合用时可抑制洛伐他汀代谢而增加其血药浓度,可能引起横纹肌溶解。

(4)红霉素与咪达唑仑、三唑仑合用时可降低其清除率而增强其作用。

(5)红霉素与阿芬太尼合用可抑制其代谢,延长其作用时间。

(6)大剂量红霉素与耳毒性药物合用,可能增加耳毒性,肾功能减退者尤易发生。

(7)红霉素与阿司咪唑、特非那定等抗组胺药合用可增加心脏毒性,引起心律失常。

(8)红霉素与酒石酸麦角胺合用可致急性麦角中毒(如末梢血管痉挛)。

(9)红霉素与氯霉素和林可霉素类合用,有拮抗作用。

(10)红霉素与内酰胺药联用可使两者抗菌活性降低。

5.阿奇霉素

(1)阿奇霉素与麦角胺或双氢麦角碱合用可引起急性麦角毒性(严重的末梢血管痉挛和感觉迟钝)。

(2)阿奇霉素与三唑仑合用,可通过减少三唑仑的降解,从而使其药效增强。

(3)阿奇霉素与卡马西平合用,阿奇霉素可竞争性地抑制卡马西平的代谢,卡马西平又能通过肝脏微粒体氧化酶降低大环内酯类药效。

(4)阿奇霉素与环孢素合用可促进环孢素的吸收并干扰其代谢。

(5)阿奇霉素与茶碱合用可使血内茶碱的清除率降低,半衰期延长。

(6)阿奇霉素与阿司咪唑等 H_1 受体阻滞剂合用可引起心律失常。

(7)阿奇霉素与华法林等抗凝血药合用可延长凝血时间。

二、化学合成抗生素

(一)喹诺酮类

喹诺酮类药物分为四代,目前临床应用较多的为第三代,常用药物有诺氟沙星、氧氟沙星、环丙沙星、氟罗沙星等。此类药物对多种革兰阴性菌有杀菌作用,广泛用于泌尿生殖系统疾病、胃肠疾病及呼吸道、皮肤组织的革兰阴性细菌感染的治疗。临床使用喹诺酮类药物时不仅要注意胃肠道及中枢神经系统的不良反应,而且要注意药物之间的相互作用。下列药物不宜与喹诺酮类药物合用。

1.含铝、钙、铁等多价阳离子制剂(如氢氧化铝、乳酸钙等)

由于阳离子与喹诺酮类药物的4-酮氧基-3羟基发生络合反应,因此减少喹诺酮类药物的吸收,药-时曲线下面积可减少98%,生物利用度降低,所以两药应避免同时使用,若需要联合用时,可先服用喹诺酮类药物,2小时后再服用阳离子制剂。

2.维生素C

喹诺酮类药物在中性或弱碱性环境中杀菌力最强,且不易产生抗药性;在偏酸性时抗菌作用最弱,因此不宜与酸性药物合用。

3.利福平及伊曲康唑

部分结核患者因多种原因可能容易并发真菌感染,因此需要同时进行抗结核和抗真菌感染治疗。利福平是肝药酶诱导剂,能增加肝药酶的活性,拮抗喹诺酮药物的活性,因此两药不宜合用。

4.双脱氧肌酐

双脱氧肌酐与喹诺酮类药物同时服用可增加胃内pH,从而降低喹诺酮类药物在消化道的吸收率。

5.铁剂

铁剂的螯合作用和对消化道吸收能力的影响可降低喹诺酮类药物的生物利用度。

6.胃肠道用药

碳酸钙、碳酸氢钠(小苏打)、硫酸镁等药物,若与喹诺酮类药物同时服用,可明显降低喹诺酮类药物的吸收。

7.万古霉素

万古霉素对喹诺酮类药物有拮抗作用,同时使用可降低喹诺酮类药物的疗效。

8.嘌呤化合物

嘌呤化合物如咖啡因、茶碱类药物,喹诺酮类药物与此类药物联合应用时,可降低其消除率,易增加咖啡因和茶碱类药物的不良反应,引起中枢神经系统过度兴奋。

9.抗酸剂

抗酸剂如西咪替丁、雷尼替丁、法莫替丁及奥美拉唑等抗酸剂,对喹诺酮类也有不利影响,特别是对环丙沙星,合用既影响其吸收又使其在肾小管中的溶解度下降,易析出结晶损伤肾脏。

10.其他药物

喹诺酮类药物与口服抗凝血药物如华法林同时使用有增加出血的危险性。依诺沙星与布洛芬合用有引起惊厥的危险。司巴沙星与胺碘酮、阿司咪唑、卡普地尔、奎尼丁、舒托必利、特非那定等联用有增加心律失常的危险性。

(二)环丙沙星

(1)去羟肌苷可减少环丙沙星吸收。与阿洛西林、西咪替丁等合用可升高环丙沙星的血药浓度。

(2)口服环丙沙星的同时,服用铁制剂、硫糖铝、抗酸剂(H_2受体阻断剂除外)和含有镁、铝或钙的缓冲剂(如抗反流剂),可减少环丙沙星的吸收。患者应在服用这些制剂前1～2小时或至少4小时后服用环丙沙星。

（3）同时使用环丙沙星和茶碱,可使茶碱类药的肝脏清除率明显降低,清除的半衰期延长,血药浓度升高,出现茶碱中毒的有关症状（如恶心、呕吐、震颤、不安、激动、抽搐、心悸等）,这些不良反应可导致少数患者出现生命危险或死亡。假如不能避免同时使用,应监测茶碱类的血药浓度并调整剂量。

（4）环丙沙星能干扰咖啡因代谢过程,可能降低咖啡因的清除率,并延长其血清半衰期。

（5）环丙沙星能使同时使用环孢素的患者血清肌酐水平一过性升高,应经常监测其血清肌酐浓度（每周 2 次）。

（6）环丙沙星能增加口服抗凝血药华法林及其衍生物的效果。因此与这些药物同时使用时,应密切检测凝血酶原时间或行其他适当的凝血酶试验。丙磺舒可抑制肾小管排泄环丙沙星,使其血清水平升高。若同时合用这 2 种药物则应加以考虑。

（7）丙磺舒可减少本药自肾小管的分泌,使其血药浓度及毒性均增加。

（8）本药可使环孢素血药浓度升高,同用时须监测环孢素的血药浓度并调整剂量。

（9）尿碱化剂可降低本药在尿中的溶解度,导致尿结晶和肾毒性。

(三)氧氟沙星

（1）与尿碱化剂合用时,可减少氧氟沙星在尿中的溶解度,导致结晶尿和肾毒性。

（2）与丙磺舒合用,可使氧氟沙星自肾小管分泌减少约 50%,合用时可因氧氟沙星血药浓度增高而产生毒性。

（3）与二脱氧胸苷、钙剂、铁剂、锌剂、含铝或镁的制酸药合用,因螯合作用可减少氧氟沙星的吸收,降低其生物利用度和效力。

（4）本药与非甾体抗炎药合用,可抑制 γ-氨基丁酸,造成中枢神经系统刺激,增加发生抽搐的危险性。如与芬布芬等苯酮酸类化合物及丙酸非甾体抗消炎药合用时偶有痉挛的报道。

（5）与普鲁卡因胺合用时,因氧氟沙星可抑制普鲁卡因胺在肾小管的分泌,从而增加普鲁卡因胺的血药浓度。

（6）与利鲁唑合用时,因氧氟沙星可减少利鲁唑的清除率,使发生利鲁唑毒性反应的危险性增加。

（7）本药与华法林合用,出血的危险性增加。

（8）与呋喃妥因合用,可拮抗氧氟沙星对泌尿道感染的作用。

（9）与利舍平和氯霉素合用,可使氧氟沙星的作用降低。

（10）本药与咖啡因合用,可减少后者的清除率,使其半衰期延长,并可能产生中枢神经系统毒性。

(四)左氧氟沙星

左氧氟沙星与含镁或铝的抗酸剂、硫酸铝、金属阳离子（如铁）、含锌的多种维生素制剂等药物同时使用时,将干扰胃肠道对左氧氟沙星的吸收,使该药在各系统内的浓度明显降低。因此,服用上述药物的时间应该在使用左氧氟沙星前或后至少 2 小时。本药避免与茶碱同时使用,如需同时应用,应监测茶碱的血药浓度,以调整剂量。本药与华法林或其衍生物同时应用时,应监测凝血酶原时间或行其他凝血试验。本药与非甾体抗炎药同时应用,有引发抽搐的可能。本药与口服降血糖药同时使用时可能引起血糖失调,包括高血糖及低血糖,因此用药过程中应注意监测血糖浓度,一旦发生低血糖时应立即停用本品。

（五）氟罗沙星

（1）西咪替丁可使本药的药-时曲线下面积增加,不良反应发生率增高。

（2）含铝或镁的抗酸性药物或硫糖铝可降低本药的吸收率,但该相互作用的程度较其他喹诺酮类的药物小。

（六）甲硝唑

（1）本药与氟尿嘧啶合用时,有可能降低药效并增加其毒性。本品可抑制乙醛脱氢酶而加强乙醇的作用,导致双硫仑样反应,引起高乙醛血症并导致昏迷。

（2）抗胆碱药与本药联用治疗胃十二指肠溃疡,可提高疗效。

（3）与西咪替丁等减弱肝微粒体酶活性的药物同用可减缓药物的清除率,延长本药的半衰期。

（4）本药与氯喹交替使用,可治疗阿米巴肝脓肿,但联用时可出现急性肌张力障碍。

（5）与苯妥英钠、苯巴比妥等肝微粒体酶诱导剂同用,可加快本药的排泄的速度,使血药浓度下降;但可使苯妥英钠的排泄减慢,血药浓度升高。

（6）与糖皮质激素同用,可加快本药从体内排泄的速度,使血药浓度下降31％,联用时需加大本药剂量。

（7）氢氧化铝、考来烯胺可略降低本药的胃肠吸收率,使生物利用度降低14.5％。

（七）替硝唑

（1）与西咪替丁等减弱肝微粒体酶活性的药物同用,可减弱药物的清除率,延长本药的半衰期。

（2）与苯妥英钠、苯巴比妥等肝微粒体酶诱导剂同用,可加快本药排泄的速度,使血药浓度下降;而苯妥英钠的排泄减慢,药物浓度升高。

（3）本药能加强华法林和其他口服抗凝药的作用,引起凝血酶原时间延长。

（八）利巴韦林

（1）利巴韦林与林可霉素联合静脉滴注致过敏性休克。

（2）利巴韦林与干扰素 α-2b 联用比两药单用能更好地降低丙型肝炎病毒RNA的浓度;而两药联用的安全性与两药单用的安全性相近。

（3）利巴韦林与齐多夫定合用时可抑制后者转变成活性型的磷酸齐多夫定,从而降低后者药效。如果必须使用本药,可用其他抗反转录病毒制剂代替齐多夫定。

（九）阿昔洛韦

（1）静脉给药时与肾毒性药物合用可加重肾毒性,特别是肾功能不全者更易发生。

（2）阿昔洛韦与三氟腺苷合用有明显的协同作用。

（3）与膦甲酸钠联用时,能增强本药对疱疹病毒感染的抑制作用。

（4）阿昔洛韦与阿糖腺苷合用时有协同作用,并使耐药性受到抑制。

（5）阿昔洛韦与免疫增强剂(如聚肌苷酸-聚胞苷酸、左旋咪唑)联用治疗病毒性角膜炎时有协同作用。

（6）阿昔洛韦与糖皮质激素联用治疗急性视网膜坏死综合征及带状疱疹时有协同作用。

（7）阿昔洛韦与齐多夫定联用时可引起肾毒性,表现为深度昏迷和疲劳。

（8）静脉给药时与干扰素或甲氨蝶呤(鞘内)合用,可能引起精神异常,应慎用。

（9）合用丙磺舒可使本药排泄减慢,半衰期延长,从而导致体内药物蓄积。

(十)更昔洛韦

(1)与去羟肌苷同用或先后使用可使后者的药-时曲线下面积显著增加(增加 72%～111%),而口服本药 2 小时前服去羟肌苷可使本药的药-时曲线下面积减少 21%,两者经肾清除率不变。国外资料报道,本药可使去羟肌苷的毒性增强(表现为精神障碍、痢疾、胰腺炎)。

(2)与肾毒性药物(如两性霉素 B、环孢素)同用时,可加重肾功能损害,使本药经肾排出量减少而引起毒性反应。

(3)与丙磺舒或抑制肾小管分泌的药物合用时,可使本药的肾清除率减少约 22%,其药-时曲线下面积增加约 53%,因而易产生毒性反应。

(4)影响造血系统的药物、骨髓抑制剂等与本药同用时,骨髓抑制剂作用增强。

(5)更昔洛韦与齐多夫定同用时可增强对造血系统的毒性。

(6)更昔洛韦与亚胺培南-西司他汀钠同用时可发生全身抽搐。国外资料报道,有少数患者可出现癫痫大发作。

(7)更昔洛韦与霉酚酸酯同用时,在肾功能损害的患者中两者的血药浓度有所升高。

(十一)利福平

(1)利福平与卡那霉素、链霉素、紫霉素联用对结核杆菌有协同抗菌作用。

(2)利福平与异烟肼合用,对结核杆菌有协同抗菌作用,但肝毒性也加强,尤其是原有肝功能损害者和异烟肼快乙酰化患者。

(3)与肾上腺皮质激素(糖皮质激素、盐皮质激素)、抗凝血药(香豆素类或茚满二酮衍生物)、口服降血糖药(如瑞格列奈)、促皮质素、氨苯砜、洋地黄苷类、钙通道阻滞剂、咪唑类药、丙吡胺、奎尼丁等合用时,由于本药有刺激肝微粒体酶活性的作用,可使上述药物的药效减低,因此除地高辛和氨苯砜外,在用本药前和疗程中上述药物需调整剂量。与抗凝血药合用时还应每天或定期测定凝血酶原时间,据以调整剂量。

(4)可诱导肝微粒体酶,增加抗肿瘤药达卡巴嗪、环磷酰胺的代谢,促使烷化代谢物的形成,使白细胞计数减低,因此需调整剂量。

(5)丙磺舒可与本药竞争被肝细胞的摄入,使本药的血药浓度增高并产生毒性反应。但该作用不稳定,故通常不宜加用丙磺舒以增高本药的血药浓度。

(6)利福平可诱导安泼那韦、阿托喹酮、吗啡、利鲁唑、舍曲林、西罗莫司、三唑仑的代谢,使其失效。

(7)利福平可提高卡马西平浓度水平和增加毒性(共济失调、眼震、复视、头痛、呕吐、呼吸暂停、昏迷)。

(8)利福平与乙胺丁醇合用有增加视力损害的可能。

(9)利福平与乙硫异烟胺合用可加重不良反应。

(10)利福平可增加左旋醋美沙朵的心脏毒性。

(11)利福平可增加甲氧苄啶、地西泮、茶碱、特比萘芬等药物的清除率。

(12)利福平可增加美沙酮、美西律在肝脏中的代谢率,引起美沙酮的撤药症状和美西律的血药浓度减低,故合用时后两者需调整剂量。

(13)利福平可刺激雌激素的代谢或减少其肠肝循环,降低口服避孕药的作用,导致月经不规则,月经期间出血和计划外妊娠。患者服用本药时,应改用其他避孕方法。

(14)利福平可增加苯妥英钠、左甲状腺素、环孢素 A、黄嘌呤类在肝脏中的代谢,故合用时应根据血药浓度调整用量。

(15)利福平可降低 β 受体阻滞剂(阿普洛尔、美托洛尔、普萘洛尔等)的血药浓度,使后者的临床疗效降低。

(16)抗组胺药不宜与本药合用,以避免降低疗效。

(十二)异烟肼

(1)异烟肼可加强某些抗癫痫药、降压药、抗胆碱药、三环抗抑郁药等的作用,合用时需注意。

(2)异烟肼与苯妥英钠合用时,可抑制后者在肝脏中的代谢,而导致苯妥英钠的血药浓度增高,故两者先后应用或合用时,苯妥英钠的剂量应适当调整。

(3)异烟肼与阿芬太尼合用时,可延长后者的作用。

(4)异烟肼与抗凝血药(香豆素类或茚满双酮衍生物)同用时,由于抑制了抗凝药的酶代谢,使抗凝作用增强。

(5)异烟肼与利福平合用时,对结核杆菌有协同抗菌作用,但能增加肝毒性,尤其是已有肝功能损害者或为异烟肼快乙酰化患者,因此在疗程的头 3 个月应密切随访有无毒性征象出现。

(6)肼屈嗪类可使本药的血药浓度升高、疗效增强,但不良反应明显增多。另外,肼屈嗪与本药的化学结构相似,均可致体内维生素 B_6 减少而易诱发周围神经炎。

(7)异烟肼可抑制细胞色素 P450 介导的苯二氮䓬类药物的代谢,增加该类药物(如地西泮)的毒性。

(8)与哌替啶合用,可发生低血压和中枢神经系统抑制。其可能的作用机制是本药抑制了单胺氧化酶的活性。

(9)与左旋多巴合用,可使帕金森的症状恶化,其可能的机制是本药直接抑制了外周和中枢的多巴脱羧酶的作用。

(10)本药可促使七氟烷的代谢,使血液中的无机氟化物的浓度增加。

(11)异烟肼与安氟烷合用,可增加肾毒性。

(12)异烟肼与丙戊酸合用,可能同时增加两者的毒性,其可能的机制是改变了药物的代谢。

(13)本药可改变茶碱的代谢率,使其血药浓度升高,毒性反应(恶心、呕吐、心悸、癫痫发作)增加。

(14)本药可降低卡马西平的代谢率,使其血药浓度和毒性升高。

(15)本药可引起糖代谢紊乱,使降血糖药(如氯磺丙脲、胰岛素等)的效应降低,联用时需调整降糖药的剂量。

(16)氨基水杨酸能降低本药的乙酰化,使本药的血药浓度水平增高。

(17)异烟肼与对乙酰氨基酚合用,发生肝毒性的危险增加。

(18)异烟肼与麻黄碱、肾上腺素联用可使不良反应增多,中枢兴奋症状加重,可发生严重失眠、高血压危象等。

(19)异烟肼对乙硫异烟胺或其他抗结核药(如环丝氨酸)合用,可加重后者的不良反应(包括周围神经炎、肝毒性、中枢神经系统毒性等)。与其他肝毒性药合用时可增加本药的肝毒性,因此宜尽量避免。

(20)本药可增加长春新碱的神经毒性。

(21)与肾上腺皮质激素(尤其泼尼松龙)合用时,本药在肝内代谢及排泄率增加,血药浓度减低而影响疗效,快乙酰化患者更为显著。

（22）普萘洛尔可使本药的清除率下降。

（23）本药可使咪唑类药物（如酮康唑、咪康唑）的血药浓度降低。

（24）本药为维生素 B_6 的拮抗剂，可增加维生素 B_6 经肾的排出量，因此合用时，严重维生素 B_6 缺乏者或本药用量过大时，维生素 B_6 的需要量要增加。

（25）乳酸钙可使本药的血药浓度降低。

（26）异烟肼与双硫仑联用可出现共济失调、行为异常及昏睡等不良反应。

（27）阿司匹林具有强乙酰化的作用，可使本药部分乙酰化，减少本药的吸收和排泄率，导致血药浓度下降，疗效降低。

(十三)氟康唑

（1）与西咪替丁等合用可降低氟康唑的作用。本药可升高特非那定、阿司咪唑等药的血药浓度。

（2）华法林与氟康唑同用时可增强其抗凝作用，致凝血酶原时间延长。使用本药时应监测凝血酶原时间并谨慎使用。

（3）甲苯磺丁脲、氯磺丁脲和格列吡嗪与氟康唑同用时，此类降血糖药的血药浓度升高，可发生低血糖症，因此需监测血糖，并减少磺胺类降糖药的剂量。

（4）高剂量氟康唑与环孢素合用时，可使环孢素的血药浓度升高，致毒性反应发生的危险性增加，因此必须在监测环孢素血药浓度并调整剂量的情况下方可谨慎应用。

（5）氢氯噻嗪可使氟康唑的血药浓度升高，可能与氢氯噻嗪使氟康唑肾清除率减少有关。

（6）氟康唑与茶碱合用时，茶碱的血药浓度可增高 13%，可导致毒性反应发生，需监测茶碱的血药浓度。

（7）氟康唑可使苯妥英钠的血药浓度增高，两药联用时应减少剂量。

（8）本药与肝毒性药物合用时，可使肝毒性的发生率增高，故需严密观察。

（9）异烟肼或利福平，两药中任一药物与氟康唑同用时，均可降低氟康唑的浓度，并可导致治疗失败或感染复发，故应谨慎使用上述药物。

三、呼吸系统用药——氨茶碱

（1）氨茶碱与其他茶碱类药物合用时，不良反应增多。

（2）与依诺沙星合用，可使氨茶碱代谢作用明显降低，出现茶碱过量的危险。

（3）克林霉素、红霉素、林可霉素、四环素等可降低氨茶碱在肝脏的清除率，使血药浓度升高，甚至出现毒性反应。

（4）西咪替丁可降低氨茶碱在肝脏的清除率，使其血药浓度升高，甚至出现浓度反应。

（5）别嘌醇可使氨茶碱的血药浓度升高，并发生恶心、呕吐、心悸等不良反应。

（6）普罗帕酮对氨茶碱体内代谢有竞争性抑制作用，可使氨茶碱的血药浓度升高，甚至可引起中毒，必要时应适当调整氨茶碱用量。

（7）妥卡尼对氨茶碱的代谢有轻度抑制作用，使其清除率降低，半衰期延长。

（8）咖啡因可延长氨茶碱的半衰期。

（9）大蒜素可使氨茶碱代谢减慢，半衰期延长，联用时氨茶碱应减量。

（10）氨茶碱与氟烷合用，易导致心律失常。

（11）氨茶碱与麻黄碱有协同作用，但不良反应发生率也明显增加。

（12）氨茶碱可提高心肌对洋地黄类药物的敏感性，合用时洋地黄毒性增强。

（13）稀盐酸可减少氨茶碱在小肠的吸收率。

（14）活性炭可吸附肠道内氨茶碱及代谢产物，降低氨茶碱的血药浓度。

（15）泼尼松可降低氨茶碱的生物利用度。

（16）苯妥英钠可使氨茶碱代谢加速，血药浓度降低，氨茶碱的用量应酌情增加。

（17）异丙肾上腺素可降低氨茶碱的血药浓度。

（18）利福平、异烟肼可降低氨茶碱的血药浓度。

（19）呋塞米可降低氨茶碱的血药浓度。

（20）硫酸镁可拮抗氨茶碱所致的室性心律失常。

（21）与普萘洛尔合用时，氨茶碱的支气管扩张作用可受到抑制。

（22）氨茶碱与氯胺酮合用，可降低肌体的惊厥阈，促发惊厥。

（23）氨茶碱与锂盐合用时可加快肾脏对锂的排出速度，使后者疗效减低。

（24）氨茶碱可使青霉素灭活失效。

（25）氨茶碱可竞争性拮抗大黄素的抑菌作用，两药不宜合用。

四、消化系统用药

（一）法莫替丁

（1）丙磺舒可降低本药的清除率，提高本药的血药浓度。

（2）本药可提高头孢布烯的生物利用度，使其血药浓度升高。

（3）本药与咪达唑仑合用时，可能会因为升高胃内 pH 而导致咪达唑仑的脂溶度提高，从而增加后者的胃肠道吸收率。

（4）本药可降低茶碱的代谢和清除率，增加茶碱的毒性（如恶心、呕吐、心悸、癫痫发作等）。

（5）本药与抗酸药（氢氧化镁、氢氧化铝等）合用，可减少本药的吸收。

（6）在服用本药之后立即服用地红霉素，可使后者的吸收率略有增加。

（7）本药可减少头孢泊污的吸收率，降低头孢泊污的药效。

（8）本药可减少环孢素的吸收率，降低环孢素的血药浓度。

（9）本药可减少地拉夫定的吸收，降低地拉夫定的药效。

（10）本药与妥拉唑林合用时有拮抗作用，可降低妥拉唑林的药效。

（11）本药与伊曲康唑、酮康唑等药物合用时，可降低后者的药效。其机制为本药使胃酸分泌减少，从而导致后者的胃肠道吸收率下降。

（12）本药可逆转硝苯地平的正性肌力作用，其机制可能为法莫替丁降低了心排血量和每搏输出量。

（二）西咪替丁

（1）本药为肝药酶抑制剂，通过其咪唑环与细胞色素 P450 结合而降低药酶活性，同时也可减少肝血流量。故本药与普萘洛尔合用时，可使后者血药浓度升高，休息时心率减慢；与苯妥英钠或其他乙内酰脲类合用时，可使后者血药浓度升高，可能导致苯妥英钠中毒，必须合用时，应在服药 5 天后测定苯妥英钠的血药浓度以便调整剂量。

（2）本药与环孢素合用时，可使后者的血药浓度增加。

（3）本药与吗氯贝胺合用时，可使后者的血药浓度增加。

(4)本药与茶碱合用时,可使后者去甲基代谢清除率降低 20％～30％,血药浓度升高。

(5)本药与美沙酮合用时,可增加后者的血药浓度,有导致过量的危险。

(6)本药与他克林合用时,可增加后者的血药浓度,有导致过量的危险。

(7)本药与卡马西平合用时,可增加后者的血药浓度,有导致过量的危险。

(8)本药可使维拉帕米(异搏定)的绝对生物利用度升高。由于维拉帕米可发生严重的不良反应,虽少见,但仍应引起注意。

(9)本药与香豆素类抗凝药合用时,可使后者自体内的排出率下降,凝血酶原时间进一步延长,从而导致出血倾向。两者合用时应密切注意病情变化,并调整抗凝药用量。

(10)本药与利多卡因(胃肠道外用药)合用时,可增加后者的血药浓度,从而增加其发生神经系统及心脏不良反应的危险。两者合用时需调整利多卡因的剂量,并加强临床监护。

(11)本药与苯二氮䓬类药物(如地西泮、硝西泮、氟硝西泮、氯氮䓬、咪达唑仑、三唑仑等)合用时,可抑制后者的肝内代谢率,升高其血药浓度,加重其镇静及其他中枢神经抑制症状,并可发展为呼吸及循环衰竭。但是其中劳拉西泮、奥沙西泮与替马西泮似乎不受影响。

(12)同时服用地高辛和奎尼丁的患者不宜再并用本药,因为本药可抑制奎尼丁的代谢,而后者可将地高辛从其结合部位置换出来,结果使奎尼丁和地高辛的血药浓度均升高。

(13)与抗酸药(如氢氧化铝、氧化镁)合用时,可缓解十二指肠溃疡所致的疼痛,但西咪替丁的吸收率可能减少,故一般不提倡两者合用。如必须合用,两者应至少间隔 2 小时服用。

(14)与甲氧氯普胺合用时,本药的血药浓度可降低。两者如需合用,应适当增加本药剂量。

(15)由于硫糖铝需经胃酸水解后才能发挥作用,而本药抑制胃酸分泌,故两者合用时,硫糖铝的疗效可能降低。

(16)与卡托普利合用时有可能引起精神病症状。

(17)由于本药有与氨基糖苷类药物相似的神经肌肉阻断作用,因此与氨基糖苷类抗生素合用时可能导致呼吸抑制或呼吸停止。

(18)本药应避免与中枢抗胆碱药同时使用,以防加重中枢神经毒性反应。

(19)与卡莫司汀合用时,可增加其骨髓毒性。

(三)奥美拉唑

(1)奥美拉唑可提高胰酶的生物利用度,增强其疗效;两者联用对胰腺囊性纤维化引起的顽固性脂肪泻及小肠广泛切除后功能性腹泻有较好疗效。

(2)对幽门螺杆菌敏感的药物(如阿莫西林等)与奥美拉唑联用有协同作用,可提高疗效。

(3)奥美拉唑与钙通道阻滞剂联用时,两药体内清除均有所减慢,但无临床意义。

(4)奥美拉唑可抑制泼尼松转化为其活性形式,降低其药效。

(四)甲氧氯普胺

(1)本药可使奎尼丁的血清浓度升高 20％。

(2)本药与中枢抑制药合用时,两者的镇静作用均增高。

(3)本药与阿扑吗啡合用时,后者的中枢性与周围性效应均可被抑制。

(4)抗胆碱药(如阿托品、溴丙胺太林等)可减弱本药增强胃肠运动功能的效应,两药合用时应给予注意。

(5)苯海索、苯海拉明可治疗本药所致的锥体外系运动亢进。

(6)本药与能够导致锥体外系反应的药物如吩噻嗪类药等合用时,锥体外系发生的反应率与严重性均有所增加。

(7)本药可增加直立性低血压及低血压的危险性,故与抗高血压药物合用时应与重视。

(8)单胺氧化酶抑制剂、三环类抗抑郁药、拟交感胺类药物均不宜与本药联用。

(9)耳毒性药物(如氨基糖苷类抗生素等)禁忌与本药联用。

(五)谷氨酸钾

(1)本药在治疗肝性脑病时与精氨酸同时应用可加强疗效,有利于血氨的降低及症状的改善。

(2)肾上腺皮质激素(尤其是具有较明显盐皮质激素作用者)、肾上腺盐皮质激素和促肾上腺皮质激素因能促进尿钾排泄,与本药合用时可降低本药补钾疗效。

(3)本药与库存血(库存 10 天以下含钾 30 mmol/L,库存 10 天以上含钾 65 mmol/L),含钾药物和保钾利尿剂合用时,发生高钾血症的机会增多,尤其是有肾功能损害者。

(4)血管紧张素转换酶抑制剂和环孢素 A 能抑制醛固酮分泌,使尿钾排泄量减少,故与本药合用时易发生高钾血症。

(5)肝素能抑制醛固酮的合成,使尿钾排泄减少,故与本药合用时易发生高钾血症。

(六)谷胱甘肽

(1)本药不宜与磺胺类、四环素类药物合用。

(2)谷胱甘肽可减轻丝裂霉素的毒副反应。

(七)精氨酸

(1)本药与谷氨酸钠、谷氨酸钾合用,可增加疗效。

(2)精氨酸可使细胞内的钾转移至细胞外,而螺内酯可减少肾脏的钾排泄量,两者联用时可引起高钾血症,特别是合并严重肝脏疾病的患者,可能会出现严重并可能致命的高钾血症。根据此作用的机制推测,这一相互作用也可能会见于其他保钾利尿剂(如氨苯蝶啶)。

(3)由于雌激素可诱导生长激素升高,故使用雌激素补充治疗或含雌激素的口服避孕药的患者应用精氨酸进行垂体功能测定时,可出现生长激素水平假性升高,从而干扰对垂体功能的判断。

五、循环系统用药

(一)多巴胺

(1)本药与其他正性肌力药、血管扩张药、利尿剂及心脏活性药合用,可产生比单用本药更有益的血流动力学反应。

(2)本药与单胺氧化酶抑制剂同用,可增强和延长本药的效应。

(3)本药与胍乙啶同用,可加强本药的升压效应,减弱胍乙啶的降压作用,可能导致高血压及心律失常。

(4)本药与三环类抗抑郁药合用,可增强多巴胺的心血管作用,引起心律失常、心动过速、高血压。

(5)本药与利尿剂同用可增强利尿效果。

(6)本药与全麻药(尤其是环丙烷或卤代碳氢化物)合用时,由于后者可使心肌对多巴胺异常敏感,可致室性心律失常。

(7)本药与苯妥英钠同时静脉注射可产生低血压与心动过缓,如用本药时需用苯妥英钠抗惊厥治疗,则需考虑两药交替使用。

(8)大剂量多巴胺与α受体阻滞剂同用,后者扩血管效应可被多巴胺的外周血管收缩作用拮抗。

(9)本药与β受体阻滞剂同用,可拮抗多巴胺对心脏 β_1 受体作用。

(10)本药与硝酸酯类药同用,可减弱硝酸酯的抗心绞痛作用及多巴胺的升压效应。

(二)多巴酚丁胺

(1)本药与地高辛合用治疗心力衰竭有协同作用,但两药合用后易引起心律失常,故合用时应酌情减量。

(2)本药与依诺昔酮合用,具有协同扩血管作用。

(3)本药与硝普钠合用,可致心排血量微增,肺楔压略降。

(4)本药与三氯乙烯合用可避免有潜在性心功能不全者在麻醉过程中发生心力衰竭。

(5)本药与全麻药(尤其是环丙烷或氟烷)同用,可导致室性心律失常发生的可能性增加。

(6)β受体阻滞剂可拮抗本药对 β_1 受体的作用,导致 α 受体作用占优势,外周血管的总阻力增大。

(三)单硝酸异山梨酯

(1)西地那非可增强硝酸盐类的降血压效应,严禁西地那非与本药合用。

(2)与降压药或扩张血管药同用时可使体位性降压作用增强。

(3)本药可加剧三环类抗抑郁药的致低血压和抗胆碱作用。

(4)本药与乙酰胆碱、组胺合用时,疗效可减弱。

(5)拟交感胺类药(如去氧肾上腺素、去甲肾上腺素、肾上腺素或麻黄碱)可降低本药的抗心绞痛效应。

(四)硝酸异山梨酯

本药可使双氢麦角碱的血药浓度升高,降压作用加强。其他参见单硝酸异山梨酯。

(五)硝酸甘油

(1)与降压药或扩血管药同用可使本药的致体位性降压作用增强。

(2)本药可加剧三环类抗抑郁药的致低血压和抗胆碱效应。

(3)本药与普萘洛尔合用有协同作用,并可抵消各自缺点。但后者可致冠脉血流量减少,应注意有一定危险。

(4)本药可使双氢麦角碱的血药浓度升高,降压作用加强。

(5)西地那非可增强硝酸盐类的降压效应,严禁西地那非与本药合用。

(6)本药可延长泮库溴铵的作用时间,两者一般不合用,必须合用时,应仔细调整泮库溴铵的剂量,并密切监测有无呼吸抑制或呼吸暂停。

(7)本药可降低肝素的抗凝作用,合用时肝素的剂量应相应增加。

(8)乙酰半胱氨酸可使本药扩张动脉效应增强,导致严重的低血压。

(9)本药与乙酰胆碱、组胺合用时,疗效可减弱。

(10)拟交感胺类药(如去甲肾上腺素、肾上腺素、去氧肾上腺素或麻黄碱)可降低本药的抗心绞痛效应。

(11)本药可增加肝脏血流量,故可使阿替普酶的消除率加快,血药浓度降低。两药合用可能引起冠状动脉再灌注减少,心肌梗死的可能性加大。

(12)本药与吲哚美辛合用可抑制前列腺素介导的血管扩张,降低冠脉血流量。

(六)二磷酸果糖

(1)本药与洋地黄有协同作用,两者合用可加强利尿作用,减慢心率。

(2)本药与抗酸剂考来替泊合用,会降低机体对磷的吸收率。

(七)降纤酶

(1)水杨酸类药物及抗凝血药均可加强本药作用而引起意外出血。

(2)抗纤溶药可抵消本药作用,不宜联用。

(八)奥扎格雷钠

本药与其他抑制血小板功能的药物合用时有协同作用,本药剂量应减小。

(九)磷酸肌酸

(1)咖啡因可影响肌酸的补充,抑制磷酸肌酸的再合成。

(2)由于肌酸代谢成肌酐,因此能干扰肌酐分泌的药物,如西咪替丁,可与肌酐竞争肾小管的分泌,从而增加本药发生不良反应的危险。

(3)酸代谢成肌酐,并通过肾脏排泄,因此脱水和损坏肾功能的药物(如利尿剂)可能增加肌酸的不良反应。

(4)非甾体抗炎药可减少肾脏血液灌注量,从而影响肾功能。因此两者若合用,可能增加肌酸的不良反应。

(5)丙磺舒是一种肾小管转运阻滞药,与肌酸合用可以增加肌酸的不良反应。

(6)甲氧苄啶可引起血肌酐升高,因此可增加肌酸的不良反应。

(十)尼麦角林

(1)能增强 α 受体阻滞剂或 β 受体阻滞剂(如普萘洛尔)对心脏的抑制作用,两者应禁止合用。

(2)本药与抗凝药或抗血小板药合用应慎重。

(十一)七叶皂苷钠

(1)使用七叶皂苷钠时,其他能与血浆蛋白结合的药物应少用或慎用。

(2)不宜与肾毒性较大的药物配伍使用。

(十二)三磷酸腺苷

(1)本药与冠状动脉扩张药合用可互相增强作用。

(2)侧柏叶与三磷酸腺苷(ATP)具有协同作用,可促进支气管纤毛运动,提高治疗支气管炎的疗效。

(3)双嘧达莫可阻断细胞对本药代谢产物腺苷的吸收,而提高腺苷的生理和药理作用,但也可能增加其不良反应;本药也可增强双嘧达莫扩张冠状动脉的作用。

(4)本药与阿托品合用,可防止发生严重的瞬间心律失常。

(5)本药与强心苷合用,可减轻强心苷的毒性反应,降低心律失常的发生率。

(6)茶碱、咖啡因可对抗腺苷的作用,从而降低本药的疗效。

(7)卡马西平可加重腺苷对心脏的阻滞作用,与本药合用时应注意。

(十三)甘氨酸

(1)本药与肝素合用可用于弥散性血管内凝血的晚期,以阻断继发性纤溶亢进症。

(2)服用避孕药或雌激素的妇女,应用本药可增加血栓形成的倾向。

(3)对患者同时给予高度激活的凝血酶原复合物和抗纤维蛋白溶解剂,有增加血栓形成的危险。

（十四）氨甲环酸

（1）口服避孕药、苯唑西林或雌激素与本药合用,有增加血栓形成的危险。

（2）本药与其他凝血因子(如因子 IX 等)合用,有形成血栓的可能。

（十五）酚磺乙胺

（1）本药与其他类型的止血药(如氨甲苯酸、维生素 K 等)合用,可增强其止血效果。

（2）甘氨酸含右旋糖酐,可抑制血小板聚集而拮抗本药,故不宜合用。

（十六）维生素 K_1

（1）口服抗凝药如双香豆素类可干扰本药的代谢,两药同用,作用相互抵消。

（2）较大剂量的水杨酸类药物、磺胺药、奎宁、奎尼丁、硫糖铝、考来烯胺、放线菌素等可影响本药效应。

（3）本药对金黄色葡萄球菌、大肠埃希菌、铜绿假单胞菌、肺炎双球菌等有抑制作用,与某些抗生素联用有协同作用。

六、神经系统用药——吡拉西坦

吡拉西坦与华法林等抗凝药联用,可延长凝血酶原时间,抑制血小板聚集。

七、电解质及全静脉营养药物

（一）氯化钾

（1）本药与库存血(库存 10 天以下含钾 30 mmol/L,库存 10 天以上含钾 65 mmol/L)、含钾药物和保钾利尿剂合用时,发生高钾血症的机会增多,尤其是有肾功能损害者。

（2）血管紧张素转换酶抑制剂和环孢素 A 能抑制醛固酮的分泌,使尿钾排泄减少,故与本药合用时易发生高钾血症。

（3）肝素能抑制醛固酮的合成,使尿钾排泄量减少,故与本药合用时易发生高钾血症。

（4）肾上腺皮质激素、肾上腺盐皮质激素和促肾上腺皮质激素因能促进尿钾排泄,故与本药合用时可降低钾盐疗效。

（5）缓释性钾盐能抑制肠道对维生素 B_{12} 的吸收。

（二）门冬氨酸钾镁

门冬氨酸钾镁不宜与保钾利尿剂合用。本药与戊四硝酯(长效硝酸甘油)类药物或脂类药物合用要注意稀释,谨防析出。

（三）硫酸镁

（1）本药可提高尿激酶溶栓疗效,缩小梗死面积,减少并发症,并有益于缺血-再灌注损伤的防治。

（2）本药与二氢吡啶类钙通道阻滞剂(如硝苯地平、非洛地平等)合用,可致降压作用和神经肌肉阻滞效应增强。

（3）本药可增强苯磺顺阿曲库铵的神经肌肉阻滞作用。

（4）本药与度骨化醇合用易致高镁血症。

（5）本药与滑石联用可发生镁过量中毒。

（6）保钾利尿剂可增加血清、淋巴细胞和肌肉中的镁和钾含量,合用时易致高镁血症和高钾血症。

（7）本药可降低氯氮䓬酮、氯丙嗪、双香豆素、地高辛或异烟肼等药的作用。

（8）有与拉贝洛尔合用时发生明显的心动过缓，停用本药后症状能得到缓解的报道。

（9）本药可促进甲芬那酸的吸收。

（10）本药与神经肌肉阻滞剂同用时，可发生严重的神经肌肉接头冲动传递停顿。

（11）本药与氨基糖苷类抗生素（如庆大霉素）合用可增加神经肌肉阻断作用。应避免两者合用；如必须应用，应考虑到其相互影响可能导致呼吸抑制，并备好人工呼吸设施。

（12）本药可消除顺铂所致的肾损害。

（13）已洋地黄化的患者应用本药时可发生严重的心脏传导阻滞甚至心搏骤停。

（14）同时静脉注射钙剂，可拮抗本药解除抽搐的效能。

（15）本药可拮抗氨茶碱所致的室外性心律失常。

（16）本药与肾上腺素 β 受体激动药利托君同时使用，心血管毒性增大。

（17）本药可使灰黄霉素吸收率减少，血药浓度降低。

（18）本药与活性炭配制口服吸附解毒剂，可减少毒物吸收率并加速排泄。

（19）本药可与氯化钡形成不溶性无毒硫酸钡排出体内，可用于口服氯化钡中毒治疗。

（20）本药与土霉素、加替沙星和诺氟沙星等合用，可形成不吸收性复合物，降低后者的吸收水平，使后者全身的血药浓度降低。

（21）本药可降低缩宫素刺激子宫的作用。

（22）本药可降低奎尼丁经肾的排泄率，其机制可能与尿液碱化有关。

（23）因三褶脉马兰（红管药）含有槲皮素，可与 Mg^{2+} 生成螯合物，合用时前者疗效降低。

（24）本药与牛黄消炎丸合用时，本药分解产生的微量硫酸，可使牛黄所含的硫化砷氧化，毒性增加。

（四）葡萄糖酸钙

（1）大量饮用含乙醇和咖啡因的饮料及大量吸烟，均会抑制口服钙剂的吸收。

（2）大量进食富含纤维素的食物，能抑制钙的吸收，因钙与纤维素结合成不易吸收的化合物。

（3）葡萄糖酸钙与苯妥英钠类及四环素同用，两者吸收均减低。

（4）维生素 D、避孕药、雌激素能增加钙的吸收。

（5）含铝的抗酸药与葡萄糖酸钙同服时，铝的吸收增多。

（6）葡萄糖酸钙与钙通道阻滞剂（如硝苯地平）同用，血钙可明显升高至正常以上，但盐酸维拉帕米等的作用则降低。

（7）葡萄糖酸钙与噻嗪类利尿剂合用时，易发生高钙血症（因增加肾小管对钙的重吸收）。

（8）葡萄糖酸钙与含钾药物合用时，应注意会出现心律失常。

（五）碳酸氢钠

（1）本药与四环素、异丙肾上腺素、重酒石酸间羟胺配伍可使疗效下降。

（2）本药能显著提高磺胺类药及乙酰化代谢产物的溶解度，避免或减少磺胺结晶的形成。

（3）本药可增加左旋多巴的口服吸收率。

（4）本药与氨基糖苷类药物合用时，可因 pH 升高而使氨基糖苷类药物药效增强。

（5）本药与肾上腺皮质激素（尤其是具有较强盐皮质激素作用者）、促肾上腺皮质激素、雄激素合用时，易发生高钠血症和水肿。

（6）本药与苯丙胺、奎尼丁合用，可使后两者经肾脏排泄率减少，易蓄积中毒。

(7)本药可使尿液碱化,影响肾脏对麻黄碱的排泄作用,故合用时后者剂量应减少。

(8)本药与排钾利尿剂合用,增加发生低氯性碱中毒的危险性。

(9)本药与抗凝药(如华法林和 M-胆碱酯酶药等)或 H_2 受体拮抗剂(如西咪替丁、雷尼替丁等)合用,后两者的吸收减少。

(10)本药与胃蛋白酶合剂、维生素 C 等酸性药物合用可降低各自疗效,故不宜合用。

(11)本药可增加肾脏对弱酸性药物(如苯巴比妥、水杨酸制剂等)的排泄率,从而降低了后者的血清浓度。

(12)钠负荷增加使肾脏排泄锂增多,故本药与锂制剂合用时,锂制剂的药量应酌情调整。

(13)本药碱化尿液后能抑制乌洛托品转化为甲醛,从而抑制其治疗作用,故不宜与乌洛托品合用。

(六)葡萄糖

(1)呋塞米注射液不宜用葡萄糖液稀释后静脉注射,且注射速度不宜太快,因葡萄糖液 pH 低于 4 时可与呋塞米产生沉淀。

(2)葡萄糖液对氨苄西林的水解有催化作用,葡萄糖液浓度越高越易使其失效,故两者不宜混合静脉滴注。

(3)红霉素针剂与葡萄糖液配伍,经 2 小时可降效 30.1%,4 小时降效 51.2%;葡萄糖液 pH 越低,两者混合时间越长,红霉素效价越低。

(4)葡萄糖对青霉素的水解有催化作用,且随着葡萄糖浓度的增加而青霉素分解加速,故最适宜青霉素液静脉滴注的溶媒是生理盐水。

(5)肝素注射液 pH 为 7.0～8.5,在 pH 6.0～8.5 的溶液中比较稳定,在 pH<6 的溶液中会很快失效,故不宜与葡萄糖液混合静脉滴注。

(6)苯妥英钠针剂在葡萄糖液中可形成沉淀或微小结晶,在生理盐水中也可形成微小结晶;葡萄糖液在 pH≥4.0 时能溶解注射用苯妥英钠,在 pH≤3.2 时苯妥英钠不溶。

(7)不可配伍药物有硫喷妥钠、新生霉素、氯霉素(根据药物浓度而定)、磺胺类(不可浓度过高)。

(七)右旋糖酐-70

(1)血浆制品和抗血小板药能增强本药作用。

(2)与卡那霉素、庆大霉素和巴龙霉素合用,可增加后者的肾毒性。

(3)硫喷妥钠与本药同时使用能产生沉淀,降低本药药效。

(八)呋塞米

(1)本药与多巴胺合用,利尿作用加强。

(2)本药加强非去极化肌松药的作用,这与血钾浓度下降有关。

(3)本药与氯贝丁酯(安妥明)合用时,两药的作用均增强,并可出现肌肉酸痛、强直。

(4)本药有降低血压的作用,故合并用药时,降压药的用量应适当减少。

(5)本药与两性霉素、头孢霉素、氨基糖苷类等抗生素合用,肾毒性和耳毒性增加,尤其是原有肾功能损害时。

(6)本药与锂剂合用时肾毒性明显增加,应尽量避免合用。

(7)本药与抗组胺药物合用时耳毒性增加,并出现耳鸣、头晕、眩晕。

(8)服用水合氯醛后静脉注射本药可致出汗、面色潮红和血压升高,这与甲状腺素游离状态增多,从而导致分解代谢加强有关。

(9)本药与碳酸氢钠合用发生低氯性碱中毒的概率增大。

(10)本药与头孢噻啶、头孢噻吩和头孢西丁配伍应用时,能增加后3种的肾脏毒性,必须合并用药时以选用头孢西丁为宜。

(11)本药与巴比妥类药物、麻醉药合用时,易引起直立性低血压。

(12)本药易引起电解质紊乱、低钾血症,故与洋地黄类强心苷联用易致心律失常。

(13)本药与卡托普利合用偶可致肾功能恶化。

(14)肾上腺糖皮质激素、盐皮质激素、促肾上腺皮质激素及雌激素能降低本药的利尿作用,并增加电解质紊乱尤其是低钾血症的发生机会。

(15)非甾体抗炎药能降低本药的利尿作用,肾损害机会也增加,这与前者抑制前列腺素合成、减少肾血流量有关。

(16)本药与拟交感神经药物及抗惊厥药物合用时,利尿作用减弱。

(17)本药可使尿酸排泄减少,血中尿酸浓度升高,故与治疗痛风的药物合用时,后者的剂量应做适当调整。

(18)本药能降低降血糖药的疗效。

(19)本药能降低抗凝药物和抗纤溶药物的作用,这主要与利尿后血容量下降、血中凝血因子浓度升高,以及肝脏血液供应改善、肝脏合成凝血因子增多有关。

(20)本药与苯妥英钠合用时,可降低本药的利尿效应达50%。

(21)苯磺舒可减弱本药的利尿作用。

(九)人血清蛋白

(1)本药不能与血管收缩药同时应用。

(2)与含蛋白水解酶、氨基酸或乙醇的注射液混用,会导致蛋白质沉淀。

(十)维生素C

(1)维生素C与维生素B_{12}有拮抗作用,大量服用维生素C,可导致体内维生素B_{12}的缺乏。

(2)大剂量维生素C与红霉素同服,可降低红霉素的疗效。

(3)与磺胺甲噁唑同服,会增加磺胺甲噁唑对肾脏的损害,引起血尿、尿闭等症状。

(4)与庆大霉素同用,可抑制庆大霉素的抗菌活性。

(5)维生素C溶液在0.1%~0.25%浓度时即可还原高锰酸钾而使之失效,故可作为解毒剂,用于高锰酸钾中毒时的洗胃,并可防止高锰酸钾引起的组织损伤。

(6)可使高毒性6价铬盐还原成低毒性3价铬盐,故可用为解毒剂。

(7)维生素C促进去铁胺对铁的螯合,使铁排出加速。

(8)糖皮质激素与维生素C合用,可降低激素代谢,使激素作用增强。

(9)重金属解毒剂(二巯丙醇等)与维生素C联用可增强解毒作用。

(10)维生素C可增强抗精神病药物(如氟哌啶醇)的多巴胺受体作用。

(11)四环素类抗生素、氯化铵、氨茶碱、磺胺类、巴比妥类及水杨酸类药物(如阿司匹林)可增加维生素C的排泄,长期用药时应适量补给维生素C。但维生素C能加快阿司匹林的吸收,促使后者发挥作用,并预防阿司匹林引起的胃肠黏膜损伤。

(12)与巴比妥或扑米酮等合用,可促使维生素C的排泄增加。

(13)纤维素磷酸钠可促使维生素C的排泄增加。

（14）维生素 K_3、碘剂及含有铜、铁等的肝制剂有氧化性，与维生素 C 可产生氧化还原反应，合用则疗效减弱或消失。

（15）大剂量维生素 C 可促使磺胺药、钙剂在肾脏形成结晶，应避免同服。

（16）维生素 C 与去铁胺合用可增加尿铁排出。

（十一）维生素 B_6

（1）维生素 B_1 与维生素 B_6 联用有较强的止痛作用，维生素 B_{12} 可增强两者联用的止痛效果，缓解外周神经疾病和脊髓疾病引起的疼痛。

（2）维生素 B_6 能增强非甾体抗炎药的止痛作用。

（3）维生素 B_6 可减轻秋水仙碱的毒副反应。

（4）维生素 B_6 可减轻环磷酰胺所引起的肝脏、胃肠道毒副反应，两药联用尚可治疗支气管哮喘持续状态。

（5）维生素 B_6 可消除氟哌啶醇的消化系统不良反应。

（6）维生素 B_6 可抑制乌头碱所致的心律失常。

（7）维生素 B_6 可预防多潘立酮所致的泌乳反应，减轻其不良反应，并且对铋剂所致的泌乳也可能有预防作用。

（8）左旋多巴与小剂量维生素 B_6（5 mg/d）合用，即可拮抗左旋多巴的抗震颤作用，但同时加用脱羧酶抑制剂如卡比多巴时，则对左旋多巴无影响。

（9）氯霉素、环丝氨酸、乙硫异烟胺、肼屈嗪、免疫抑制剂（包括肾上腺皮质激素、环磷酰胺、环孢素、异烟肼、青霉胺等药物）可拮抗维生素 B_6 或增加维生素 B_6 经肾排泄率，可引起贫血或周围神经炎。长期服用上述药物的患者应适当补充维生素 B_6。

（十二）复方水溶性维生素

（1）维生素 B_6 能降低左旋多巴的作用。

（2）叶酸可降低苯妥英钠的血药浓度和掩盖其所致恶性贫血的表现。

（3）维生素 B_{12} 对大剂量羟钴胺治疗某些视神经疾病有不利影响。

（十三）复方脂溶性维生素

本药所含维生素 K_1 能与双香豆素类抗凝血药发生作用，故不宜合用。

八、抗肿瘤药物

（一）环磷酰胺

（1）氯霉素可降低环磷酰胺活性，降低抗肿瘤作用，并加重骨髓抑制。

（2）环磷酰胺可损害小肠黏膜，使地高辛吸收速度减慢或减少吸收量。

（3）吗啡、哌替啶可使环磷酰胺毒性增加。

（4）神经肌肉阻断药与环磷酰胺合用，氯琥珀胆碱的作用增加并延长，患者可发生呼吸功能不全及呼吸暂停时间延长。

（5）多柔比星与环磷酰胺联用可能增强对膀胱的损害作用。

（6）丹参与小剂量环磷酰胺联用有一定的增效作用，但可能促进恶性肿瘤转移。

（7）本药可增加血清尿酸水平，与抗痛风药别嘌醇、秋水仙碱、丙磺舒等同用，应调整抗痛风药的剂量，使高尿酸血症与痛风能得到控制；另外别嘌醇可增加本药的骨髓毒性，如必须同用应密切观察其毒性作用。

(8)与药酶诱导剂如巴比妥、皮质激素等合用时,可使本药等代谢物活性增加,有时可导致中毒。

(9)与多柔比星同用时,两者心脏毒性增加。

(10)可抑制胆碱酯酶,延缓可卡因的代谢,因此可延长可卡因的作用并增加毒性。

(11)可降低血浆中假胆碱酯酶的浓度,而致氯琥珀胆碱的神经肌肉的阻滞作用加强,可使呼吸暂停延长。

(二)异环磷酰胺

(1)参见环磷酰胺。

(2)顺铂可导致异环磷酰胺代谢物清除减少,加重神经毒性、骨髓抑制和肾毒性。

(三)甲氨蝶呤

(1)水杨酸钠、苯妥英钠、磺胺类、四环素类、氯霉素可降低甲氨蝶呤排泄率或置换蛋白结合位置,使其血药浓度升高1~3倍,易发生甲氨蝶呤中毒。

(2)氨苯砜与甲氨蝶呤联用易发生严重中毒反应。

(3)糖皮质激素可使甲氨蝶呤的血药浓度升高,加重毒性反应;两药联用应减少甲氨蝶呤用量。两药长期联用可引起膀胱移行细胞癌,应定期检查尿常规。

(4)甲氨蝶呤与下列药物注射剂存在配伍禁忌:阿糖胞苷、泼尼松龙磷酸钠。

(5)利尿剂与甲氨蝶呤联用可加重骨髓抑制作用。

(6)用本药前24小时或10分钟后使用阿糖胞苷,可增加本药的抗癌活性。

(7)因为水杨酸、保泰松、磺胺类、苯妥类、四环类、氯霉素及氨苯甲酸等药物与甲氨蝶呤竞争结合血清蛋白,故合用时可导致本药毒性增加。甲氨蝶呤(常为高剂量)与某些非甾体抗炎药合用,常见的不良反应为腹泻及溃疡性口腔炎,此时需终止治疗,否则患者可发生出血性肠炎,并可能导致肠穿孔。

(8)与青霉素合用时,甲氨蝶呤从体内排泄量可明显减少,可导致甲氨蝶呤中毒。

(9)骨髓抑制剂(金制剂、青霉胺等)与甲氨蝶呤合用可加重骨髓抑制。

(10)巴比妥类可加重甲氨蝶呤引起的脱发。氧化亚氮可加重甲氨蝶呤引起的口腔炎和其他毒性反应。

(11)氨苯蝶啶、乙胺嘧啶等药物均有抗叶酸作用,合用时可增加本药的不良反应。

(12)与氟尿嘧啶同用,或先用氟尿嘧啶后用本药,均可产生拮抗作用;如果先用本药,4~6小时后再用氟尿嘧啶则可产生协同作用。

(13)与门冬酰胺同用可致本药减效,如果使用天冬酰胺酶10天后给予本药或24小时内给予天冬酰胺酶,则可增效且可减少胃肠道及骨髓毒副反应。

(14)与先锋霉素、博来霉素、卡那霉素、羟基脲、硫嘌呤合用可降低本药疗效。

(15)胺碘酮可加重本药的毒性反应。

(16)与维生素C合用,可消除本药化疗引起的恶心,但对其在尿中的排泄无明显影响。

(17)考来烯胺可降低甲氨蝶呤静脉滴注时的血药浓度。

(18)与丙磺舒合用时,可延长甲氨蝶呤的半衰期。

(19)口服不吸收抗生素(如新霉素等)可减少甲氨蝶呤的口服吸收率达30%,降低其生物利用度。

(20)本药可增加抗凝血作用,甚至引起肝脏凝血因子的缺少和/或血小板减少,因此与其他抗凝药合用时宜谨慎。

（21）阿维 A 酯与甲氨蝶呤合用可治疗银屑病,但易发生严重的中毒性肝炎。

(四)氟尿嘧啶

（1）维生素 C 和叶酸可增加氟尿嘧啶的毒性。

（2）氟尿嘧啶与下列药物存在配伍禁忌:林格氏液、长春碱、柔红霉素、四环素、甲氯酚酯、双嘧达莫。

（3）与亚叶酸钙联合给药可以增强氟尿嘧啶的疗效,但某些患者可能会出现氟尿嘧啶的毒性反应。在癌症的治疗中,常规联合使用氟尿嘧啶和亚叶酸钙,应监测患者,特别是老年人的毒性反应。

（4）与亚叶酸合用、能增强氟尿嘧啶抑制细胞分裂的作用。

（5）与 α-干扰素合用,可增加氟尿嘧啶的胃肠道毒性。

（6）与甲硝唑或硝氯丙唑联合用药,可明显降低氟尿嘧啶的清除率,导致更严重的氟尿嘧啶不良反应,且不能提高治疗效果。

（7）西咪替丁将使氟尿嘧啶的血浆峰值浓度升高,药-时曲线下面积增加,与氟尿嘧啶联用 1 个月,使后者血药浓度升高 75%,从而增加氟尿嘧啶的毒性。其机制可能为西咪替丁阻止了氟尿嘧啶的代谢。

（8）与氢氯噻嗪合用,可以增强抗肿瘤药物的骨髓抑制作用。如需联合用药,必须定期查血象以监测骨髓抑制情况。

（9）与左旋咪唑合用,将明显增高肝脏毒性。但是此反应可逆、轻度,常无症状。

（10）与他莫昔芬合用,治疗绝经后妇女的乳腺癌,将增加血栓栓塞的危险。

（11）长春瑞滨可以增加氟尿嘧啶的毒性,特别是氟尿嘧啶与亚叶酸钙合用时。

（12）华法林与本药合用时,将延长凝血时间,故需调整华法林的剂量。

（13）与活疫苗(如轮状病毒疫苗)合用,将增加活疫苗感染的风险。接受免疫抑制化疗的患者不能接种这种活疫苗。缓解期白血病患者,至少要停止化疗 3 个月,才允许接种这种活疫苗。

(五)顺铂

（1）氨基糖苷类抗生素可加重顺铂毒性反应。顺铂联用庆大霉素或妥布霉素,可发生急性肾衰竭。

（2）抗高血压药与顺铂联用可引起肾衰竭。

（3）呋塞米可减轻顺铂引起的肾功能损害,但两药联用时增加耳毒性,因为 2 种药对听力均有损伤,故用药时应予注意。

（4）顺铂可以提高血液中尿酸的水平,与秋水仙碱、丙磺舒或磺吡酮合用时,必须调节其剂量,以控制高尿酸血症与痛风。

（5）抗组胺药、吩噻嗪类药或噻吨类药与顺铂合用,可能掩盖本药的耳毒性症状,如耳鸣、眩晕等。

（6）顺铂诱发的肾功能损害可导致博来霉素(甚至小剂量)的毒性反应增加,由于此两药常合并应用,尤应注意。

（7）与各种骨髓抑制剂或放疗药物同用,可增加毒性反应,用量应减少。

（8）与抗惊厥药如卡马西平、磷苯妥英、苯妥英钠合用,可降低抗惊厥药的血药浓度。在合用抗惊厥药时应密切监测,可适当增加抗惊厥药的用量。

(9)与多柔比星合用,可能引起白血病,合用时应十分谨慎。

(10)与活疫苗(如轮状病毒疫苗)合用,可增加疫苗感染的危险性,用本药时禁止注射活疫苗。处于缓解期的白血病患者,化疗结束后间隔至少3个月才能接种活疫苗。

(11)与锂剂合用,可改变锂的药动学参数,应密切监测锂的血药浓度水平。

(12)在用过顺铂后使用紫杉醇可使紫杉醇的清除率降低33%,可产生严重的骨髓抑制。

(13)与免疫制剂合用,可加重免疫制剂的肾毒性,若必需合用,应密切监测肾功能。

(14)与硫辛酸(保肝药)可使顺铂药效下降,若必需合用,应密切监测患者对顺铂的反应。

(15)与妥布霉素合用,可能引起肾衰竭,若必需合用,应密切监测患者的肾功能和听力。

(六)卡铂

参见顺铂,其他如下。

(1)本药与环孢素合用,可增加免疫抑制作用,在出现耐药性的一些肿瘤患者中可合用。

(2)阿米卡星、庆大霉素、卡那霉素、奈替米星、链霉素、妥布霉素等氨基糖苷类抗生素与本药合用时耳毒性增加。

(3)本药与苯妥英钠合用,可使苯妥英的胃肠道吸收率减少,作用降低。

(七)依托泊苷

(1)环孢素与依托泊苷联用,可有效地治疗急性淋巴细胞白血病,但其不良反应也很严重,精神错乱、肝肾毒性增加,严重者可致呼吸衰竭。

(2)与阿糖胞苷、环磷酰胺、卡莫司汀有协同作用。

(3)与其他抗肿瘤药物合用,可能加重骨髓抑制的不良反应。

(4)与环孢素合用,当环孢素的血药浓度>2 000 ng/mL时,可增加本药的分布容积并降低其清除率,从而使本药的毒性增加。

(5)与伐司朴达合用时,可导致本药的清除率明显降低(40%~60%),合用时应减少本药用量的66%。

(6)与他莫昔芬合用,可增加本药的毒性,但原因不明。

(7)本药血浆蛋白结合率高,故凡可与血浆蛋白结合的药物都可影响本药的排泄。

(8)使用本药时,将增加活疫苗所致感染的危险。故禁止同时接种活疫苗(如轮状病毒疫苗)。处于缓解期白血病患者,化疗后间隔至少3个月才能接种活疫苗。

(八)达卡巴嗪

达卡巴嗪可加强多柔比星的不良反应,使心肌病的发生率增高。

(九)多柔比星

(1)普萘洛尔与多柔比星联用心脏毒性可能增加。

(2)环磷酰胺及其他心脏毒性的抗肿瘤抗生素(如丝裂霉素)可加重多柔比星介导的心力衰竭和心脏毒性。

(3)维拉帕米可增加多柔比星在细胞内的积蓄,降低其清除率,两药联用时可使心功能减退。

(4)庆大霉素与多柔比星及阿糖胞苷联用可引起低血镁。

(5)巴比妥类药物可降低多柔比星的作用。

(6)细胞毒性药物可以使机体免疫反应受到抑制,应用活疫苗免疫效果降低,并可能发生全身感染,用药期间应慎用疫苗。

(7)与环磷酰胺、氟尿嘧啶、甲氨蝶呤、顺铂及亚硝脲类药物同用,有良好的协同作用,合用时应减少本药剂量。

(8)本药如与链佐星同用,半衰期可延长,因此本药剂量应酌减。

(9)与任何可能导致肝脏损害的药物合用,可增加本药的肝毒性。

(10)与阿糖胞苷同用可导致坏死性结肠炎。

(11)辅酶 Q_{10}、维生素 C、维生素 E 等可清除自由基,降低本药所致心脏毒性。

（十）阿糖胞苷

(1)四氢尿苷可抑制脱氨酶,延长阿糖胞苷的血浆半衰期、提高血药浓度,有增效作用。胞苷也有类似增效作用。

(2)柔红霉素、多柔比星、环磷酰胺及亚硝脲类药物可以使本药增效。

(3)阿糖胞苷能抑制氟胞嘧啶的抗真菌作用,降低氟胞嘧啶的效应。

(4)与活疫苗(如轮状病毒疫苗)合用,将增加活疫苗感染的风险。接受免疫抑制化疗的患者不能接种这种活疫苗。缓解期白血病患者,至少要停止化疗 3 个月,才允许接种这种活疫苗。

（十一）柔红霉素

(1)本药与氧烯洛尔合用可加重心脏毒性。

(2)对心脏或肝脏有毒性的药物不能与本药同用。

(3)和大多数抗癌药一样,使用本药期间,接种活疫苗将增加活疫苗所致感染的危险,故用药期间不能接种活疫苗。化疗停止至少 3 个月后才能接种活疫苗。

（十二）丝裂霉素

(1)国外资料提示,与他莫昔芬合用可增加溶血性尿毒症发生的风险。

(2)国外资料报道,与长春碱、长春瑞滨合用可致突发性肺毒性。合用时,应监测患者的是否有支气管痉挛现象。

(3)本药与多柔比星同时应用可增加心脏毒性,建议多柔比星的总量限制在 $450\ mg/m^2$ 以下。

(4)与维生素 C、维生素 B_1、维生素 B_6 等静脉合用时,可使本药疗效显著下降。

(5)和大多数抗癌药一样,使用本药期间,接种活疫苗将增加活疫苗所致感染的危险,故用药期间不能接种活疫苗。化疗停止至少 3 个月后才能接种活疫苗。

（十三）高三尖杉酯碱

(1)本药与阿糖胞苷、α-干扰素合用,在体外显示可协同抑制慢性粒细胞白血病慢性期的白血病细胞生长。

(2)本药与其他可能抑制骨髓功能的抗癌药合用可加重毒性,故合用时应调整本药的剂量及疗程。与蒽醌类的抗癌药合用,可增加心脏毒性。应避免在已使用多柔比星或柔红霉素等蒽醌类药物治疗的患者中使用本药。

（十四）硫酸长春新碱

(1)本药可阻止甲氨蝶呤从细胞内渗出而提高其细胞内浓度、故常先注射本药再用甲氨蝶呤。

(2)与门冬酰胺酶、异烟肼合用可加重神经系统毒性;与非格司亭、沙莫司亭合用,可能产生严重的周围神经病。

(3)国外资料报道,可增加本药毒性的药物有奎宁、齐多夫定,合用时可能需要调整本药剂量。

(4)本药可改变地高辛的吸收率,降低其作用。

(5)卡马西平、磷苯妥英、苯妥英钠可增加本药的清除而降低其效力。

(6)国外资料提示,伊曲康唑可抑制细胞色素 P450 介导的代谢及 P-糖蛋白泵,从而可增加本药所致的神经毒性和麻痹性肠梗阻发生的风险。

(7)国外资料报道,使用本药时接种活疫苗(如轮状病毒疫苗),可增加活疫苗感染的风险。故使用本药时禁止接种这种活疫苗。处于缓解期的白血病患者,化疗后间隔至少 3 个月才能接种活疫苗。

(十五)紫杉醇

(1)由于奎奴普丁-达福普汀是细胞色素 P450-3A4 酶抑制剂,同时给药可增加本药血药浓度。

(2)与曲妥珠单抗合用,曲妥珠单抗的血清谷浓度水平增加约 1.5 倍。临床试验证明两者合用效果较好。

(3)顺铂可使本药的清除率降低约 1/3,若使用顺铂后再给本药,可产生更为严重的骨髓抑制。

(4)研究表明先给本药 24 小时持续滴注,再给多柔比星 48 小时持续滴注,可明显降低多柔比星的清除率,加重中性粒细胞减少和口腔炎。

(5)使用本药后立即给予表柔比星,可增加本药毒性。

(6)酮康唑可抑制本药的代谢。

(7)磷苯妥英、苯妥英钠可通过诱导细胞色素 P450 而降低本药作用。

(8)使用本药时接种活疫苗(如轮状病毒疫苗),可增加活疫苗感染的风险。国外资料建议使用本药时禁止接种活疫苗,缓解期白血病患者化疗后间隔至少 3 个月才能接种活疫苗。

(十六)门冬酰胺酶

(1)泼尼松、促皮质激素或长春新碱与本药同用时,会增加本药的致高血糖作用,并可能增加本药引起的神经病变及红细胞生成紊乱的危险性。

(2)本药与硫唑嘌呤、苯丁酸氮芥、环磷酰胺、环孢素、硫嘌呤、抗 CD33 单克隆抗体或放射疗法同用时疗效可提高,因而应考虑减少化疗药物、免疫抑制剂或放射疗法的剂量。

(3)本药与甲氨蝶呤同用时,可通过抑制细胞复制的作用而阻断甲氨蝶呤的抗肿瘤作用。有研究说明门冬酰胺酶在给甲氨蝶呤 9～10 天前应用或在给甲氨蝶呤后 24 小时内应用,可避免产生抑制甲氨蝶呤的抗肿瘤作用,并可减少甲氨蝶呤对胃肠道血液系统的不良反应。

(4)本药与活疫苗合用时,可增加疫苗感染的危险性,故在接受本药治疗的 3 个月内不宜接受活疫苗接种。

(十七)米托蒽醌

(1)本药与多柔比星同用可加重心脏毒性。

(2)本药与丝裂霉素、长春新碱、氟尿嘧啶、环磷酰胺、他莫昔芬等其他抗肿瘤药合用可提高药效,减少不良反应,但若合用应注意用药剂量。

(3)用药期间接种活疫苗,会增加被活疫苗感染的风险。处于缓解期的白血病患者,可在化疗停止后间隔至少 3 个月再接种活疫苗。

(十八)氟胞嘧啶

(1)与两性霉素 B 联合应用有协同作用,两性霉素 B 也可增强氟胞嘧啶的毒性,此与两性霉素 B 使真菌细胞摄入药物量增加及肾排泄受损有关。

(2)本药与其他骨髓抑制药物同时应用可增加毒性反应,尤其是造血系统的不良反应。

(十九)前列地尔

(1)本药与磷酸二酯酶抑制药(如双嘧达莫)合用时,可相互加强疗效,使细胞内环磷酸腺苷的浓度倍增。

(2)本药可增强抗高血压药物、血管扩张剂和治疗冠心病药的药效,合用时应密切检测心功能。

(3)本药与抗凝剂、血小板凝集抑制剂(如华法林、肝素)等延迟血液凝固的药物合用,可增加患者的出血倾向。

(4)棉酚与小剂量本药合用,可降低棉酚的抑制生精作用。但大剂量本药与棉酚有协同性抑制生精作用。

(5)非甾体抗炎药(如阿司匹林)与本药有药理性拮抗作用,不宜合用。

(焦 文)

第五节 静脉药物配置中心全静脉营养液的操作规范

一、总则

为了保证全静脉营养液在水平层流台配置的质量,必须做到以下几点。

(1)提供能满足医疗及药学要求的全静脉营养液所需的全部辅料,如全静脉营养液无菌输液袋、常用规格的空针、无菌纱布、无菌手套、无菌棉球、无菌棉球罐、75%乙醇、砂轮、笔、无菌割症巾、无菌盘等。

(2)提供无菌及无热源污染的全静脉营养液(溶媒及药品)。

(3)提供正确的混合液及准确的剂量。

(4)提供符合优良药品检验原则的、具有标签的、可贮藏和使用的全静脉营养液。

由于在全静脉营养液袋中的混合液不能最终灭菌,所以全静脉营养液袋中的无菌、无热源的注射液必须在无菌条件下进行混合配制,无菌操作规程是指在制备过程中不会产生溶液微生物污染的操作规程。

二、机构与人员

(1)医疗机构要根据临床需要建立静脉药物配置中心(室),全静脉营养液应在静脉药物配置中心配置。

(2)静脉药物配置中心在医院直接领导下工作。

(3)静脉药物配置中心负责人应具有本科以上药学或相关专业学历,达到副主任以上或相应的医、药、护技术职称,并具有相应管理实践经验,有对工作中出现问题作出正确判断和处理的能力。

(4)从事静脉药物配置的技术人员应具有药学或护理中专以上学历,并经相应的专业技术培训,具有基础理论知识和实际操作技能。

(5)静脉药物配置中心所有人员均应熟悉本规范,并通过本规范的培训与考核。

(6)人员健康要求如下:①配置人员每年须进行体检,体检内容包括传染病、肝功能、肝炎病毒、胸透、皮肤病,不合格者不能上岗。②由于洁净室工作的性质决定了工作人员在所有的时间里均要保持卫生的高标准,任何疾病均应报告上级,以便决定他适合于做哪种工作。③开放性伤口和溃疡必须适当包扎,应经常更换敷料及辅助性绷带。④操作人员患有咳嗽、感冒或流感时,须向上级报告病情,有上述情况的工作人员应不在洁净室工作而是戴上口罩后在其他区域工作,如贴标签,而不进行与无菌配置直接接触的工作。⑤潜在的严重性疾病,如细菌性感染和病毒性疾病则必须向负责人报告。

三、房屋与设施

(1)静脉药物配置中心与静脉营养配置间的面积必须与所配置的规模相适应。应具有与配置规模相适应的药品、物料等储存部位。

(2)应提供用于无菌混合配置的洁净室,洁净度要求达到 1 万级,换气次数为 15 次/小时以上,温度为 18~26 ℃。

(3)应有一更和二更,分别用于工作人员更换工作服和准备物料,给水和排水系统应放在第一更衣室内,供水管道应选用抛光不锈钢管,水龙头应设计可用肘部或脚关闭的把手或烘手机,地漏应选用带液封的洁净地漏。

(4)配置间应按配置工序和空气洁净度的要求合理布局。

(5)有关无菌设施应尽可能地与外界空气隔离,门窗应密闭,避免穿堂风和可能引起周围灰尘的旋流,应具有有效防止昆虫进入的措施。

(6)洁净室的内表面应平整光滑、无裂缝、接口严密、无颗粒物脱落并能耐受清洁和消毒,墙壁与地面等交界处宜成弧形,以减少积尘和便于清洁。

(7)应用特殊的材料(如墙用不锈钢彩钢板,地面用环氧树脂漆或 PVC 板)来消除所有墙面及地面上的孔洞。

(8)洁净室内各种灯具、风口及其他设施在设计和安装时应避免出现不易清洁部位,洁净室应维持一定的正压(至少 25 Pa),并送入一定比例的新风。

(9)洁净室应有足够照明,主要工作间的照明度宜为 300 lx。

(10)洁净室内空气的微生物数和尘粒数应符合规定,应定期检测并记录。

四、设备

(1)设备的选型、安装:应符合制剂配置要求,易于清洗、消毒或灭菌,便于操作、维修和保养,并能防止差错和减少污染。

(2)传递窗:用双层玻璃移门/开门。

(3)层流台:使用水平层流台,洁净等级为 100 级,工作台面震动≤2 μm,层流风速为 0.4~0.6 m/s,噪音≤5 dB。

(4)冷藏箱:贮藏温度为 2~8 ℃。

(5)建立设备管理的各项规章制度,制定标准操作规程。设备应由专人管理、定期维修、保养,并做好记录。

五、物料

(1)所用物料的购入、储存、发放与使用等。

（2）配置所用的物料应符合相关要求，不得对营养液产生不良影响。

（3）物料要严格管理。应按其性能、用途合理储存；应制定管理制度；存放对温度等有特殊要求的药品。

（4）应按规定的使用期限储存，储存期内如有特殊情况应及时检验。

（5）标签包括病房、姓名、性别、床号、住院号、所有溶液或成分的名称、规格、用量（亦可提供处方的给药方案，包括速率和途径）、制备日期、贮藏要求、审方人员、排药人员、核对人员、配置人员、复核人员签字等内容。标签应字迹清晰，没有缩写或其他易混淆的术语，并以给药时便于阅读的方式贴在输液袋上。

六、全静脉营养液的给药

全静脉营养液给患者的输注时间应在 24 小时以内，其输注容量应每隔 15 分钟检查一次，最后将输注速率调整到处方要求；当输注速率比计划慢时，不要用加快输注速率的方法去追赶计划。

七、标准操作规程

（一）洁净区的保洁操作规程

1.总则

（1）负责清洁洁净区的人员必须穿着无菌配置服装。

（2）清洁过程必须从最清洁的区域向门外进行，从无菌区域到一更。

（3）所有的清洁设备均应专用和每天消毒，使用后应彻底冲洗、消毒、烘干，并应存放在清洁室。

（4）清洁人员应适当培训后上岗。

（5）清洁常规包括用低棉纺抹布和稀释的消毒液，去除所有的纸张、包装物品及锐利的容器，清洁所有的仪器设备、层流台的外表面、传递窗、地板、天花板、墙、洗手池和其他表面（如球形把手和开关）。

（6）地板与工作台每天清洁，最好用合适的消毒剂（醛或酚）来消毒，墙面的清洁与消毒可每周 1 次，其高度至少应距室内地面 2 m，清洁时，应努力使微粒散落最小化。

（7）层流台清洁程序参见层流台保洁操作规程。

（8）配置工作中，在关键性操作时段不应进行大量的清洁工作。

（9）一旦有证据表明细菌产生耐药性就应更换消毒剂。

（10）应用不易磨损的高质量塑料桶。

（11）不用真空吸尘器做清洁。

2.人流

所有操作人员在进入洁净室前均应洗手及穿着适当的服装，进入洁净区的人员只限于经过培训并合格的操作人员。

3.物流

当产品和物料从非控制区（如主药房仓库）运送到洁净室时，需要注意的是防止污染。进入洁净室的人员仅限于在里面的工作人员，而且物料、设备首先要在二更进行清洁和消毒。

（1）物料：当物料从前室进入洁净室，接着在进入层流台时，应采取一系列的清洁步骤。①在前室的界线前应先去除供给品的货运箱,转运到前室专用小推车。②当输液瓶、安瓿、西林瓶等被送入洁净室之前,应用浸有消毒剂(如75%乙醇)的抹布擦拭所有药品包装表面,并转运到洁净室消毒过的小推车上。③独立包装的物料则不需擦拭,因为物料在放入层流台时可去除外包装。

(2)推车:来自贮药室的送货小推车(污染车)不应进入一更或缓冲室;而在洁净室或缓冲室的小推车(清洁车)也不推出其区域,在前室有自己专用小推车。

(二)层流台操作规程

1.层流台的操作

(1)使用层流台至关重要的原则:任何东西都绝不能在高效过滤器和无菌产品之间干扰层流气流,也就是尽力维持无菌。

(2)为了防止反射性污染,所有的无菌操作至少应在层流台的15 cm内进行。

(3)层流台应持续运行,无论何种原因造成层流台关闭,在重新使用前必须持续运行足够长的时间(15~30分钟)来达到层流台空气的完全净化,当然还要进行消毒。

(4)使用层流台前,层流台的所有工作表面都应从后到前,从上到下进行清洁,使用合适的消毒剂(如75%乙醇和清洁布)时远离高效过滤器,在工作的全过程中,应经常清洁层流台面,某些物质因不溶于乙醇,故一开始就需用水来清洁。为防止损坏,有玻璃面的清洁应用温热的肥皂水而不用乙醇。层流台的外表面用中性去污剂或适当的消毒剂清洁。

(5)任何东西都不能与高效过滤器接触,包括清洁剂、注射器中的吸物或安瓿玻璃,打开安瓿时不能朝向高效过滤器。

(6)禁止吃东西、喝饮料和吸烟等。另外,在层流台工作时,手和头都不能佩戴珠宝饰品。

(7)谈话或咳嗽等都应避免直接面向层流台工作区域,以使气流干扰最小化。

(8)层流台内只能放置制备产品必需的物品,不应有纸、笔、标签和托盘等。

(9)层流台应按技术要求由合适人员每隔6个月测试一次。当移动层流台或怀疑滤器有损坏时也应进行测试。

(10)不遵守无菌操作技术,单单运用层流台也不能保证产品的无菌性。

2.层流台的保洁

(1)操作人员进入洁净室前,在更衣室应遵守所有的穿衣及洗手规定,具体的操作请见相应的标准操作规程。

(2)确保有清洁层流台用的75%乙醇的喷雾器及抹布。

(3)擦拭工作台的所有表面。高效过滤器表面的保护性滤网应该用清洁的、喷洒有消毒剂(如75%乙醇)的无菌纱布擦拭。

(4)应仔细及系统化地擦拭,先是上面,再是两侧;擦拭应顺从气流的方向,从一侧到另一侧,一下一下重叠交叉地抚抹。

(5)避免任何物质喷洒或溅入滤网内的高效过滤器。

(三)工作人员在洁净室的操作规程

1.总则

(1)进入洁净室或在洁净室内部工作的人员均须经过授权。有关人员在洁净室不应该进行不必要的走动,洁净室内所需的人员应保持在最少数,尤其在做无菌配置期间。

(2)洁净室内人员的移动应该缓慢而有规律。为了减少人员的移动,必须首先运用电话、记录或在接待区进行交流。

(3)操作人员一旦进入洁净室就应留到完成所有的配置操作为止。频繁地进出洁净室是严格禁止的,操作人员必须不先行进入他们工作的其他复杂地区,除非得到批准。

(4)必须有意识地避免下意识的动作,如抓头、擦手、搔痒。

(5)避免戴着面罩进行大声的、不必要的谈话。笑、吹口哨、唱歌和大叫都会增加口中细菌进入层流台的数量。

(6)污染的或日常的衣服严禁进入洁净室。

(7)洁净室内严禁吃食物、糖果、嚼口香糖和抽烟。

(8)洁净室内不可以用铅笔及橡皮,可采用圆珠笔、记号笔或毡制笔尖的钢笔。

(9)名片盒、纸巾和棉织品及类似物品均不能带入洁净室内。

(10)操作人员必须坚持高标准的卫生和清洁习惯。

(11)应教育与无菌制品混合配置有关的工作人员报告任何可引起异常的污染或异常数量的微粒散落情况。这些人员应定期体检。非配置人员进入洁净室必须特别批准,并遵守、执行配置的有关规定。

(12)患有内科疾病的人,尤其是患有消化道或呼吸道疾病的人不可以进入洁净室。

(13)操作人员与洁净室外人员的交谈需通过内部通讯机或电话。

(14)所有人员进入洁净室前,应在更衣室更换洁净室服装。

(15)洁净室内不应打扮和使用会散落微粒的化妆品,不应佩戴手镯和戒指。

(16)无菌配置区着装规定:清洁、带有弹性收缩袖口的合身外衣、手套、头罩、口罩和长筒套鞋。

2.个人卫生

(1)洗手:①去除手及手臂上所有的装饰品;②浸湿手和手臂(到手肘的一半);③在手上喷消毒洗手液,并起泡沫;④擦洗 1 分钟;⑤用指甲刷清洁并擦洗指甲(平时指甲应一直修剪整齐);⑥清洗过的手用气流烘干器烘干。

(2)穿衣:①在踏入洁净室的更衣室前,脱去前室工作鞋,换上洁净室工作鞋;②在更衣室,操作人员应穿上洁净室附有披风帽的保护性服装,它不会散落纤维或微粒性物质,并且能挡住由机体散落的微粒,洁净室外的外衣不能带进洁净室;③戴好口罩;④换上长筒靴或洁净鞋套;⑤无菌配置服不用时,不应放在可能接触到任何污染的地方,而应单独放在明确标示的衣挂上;⑥不能使用已污染的衣服;⑦穿着无菌配置服装时,不应接触地板或在地板上拖带,因为这样可能将脏物和微粒带入洁净室;⑧重复使用的无菌配置服装应定期检查,并应及时修补损坏处,定期检查和修补将延长使用期,并有助于保护无菌产品不受微粒污染。

(3)戴手套:①不要揭开折叠袖套;②戴上右手套;③用右手插入折叠袖套的方法戴上左手套;④在手指不接触手臂的情况下揭开左手套的折叠袖套;⑤用同样的方法揭开右手套的折叠袖套;⑥如果手套被撕破或损坏,应立即更换,最好选用一次性无菌手套。

(四)无菌技术操作规程

无菌技术是指在医疗、护理操作中,防止一切微生物侵入人体和防止无菌物品、无菌区域被污染的操作技术。无菌技术是防止感染发生的一项重要措施,护理人员必须加强无菌观念,正确、熟悉地掌握无菌技术,严守操作规程,以保证患者的安全。

1.无菌技术操作原则

(1)环境清洁:无菌操作前 30 分钟开机器,减少走动,以降低室内空气中的微粒。

(2)工作人员:修剪指甲,洗手,戴好一次性无菌手术帽(头发勿漏在外面)、无菌口罩、无菌手套。必要时穿无菌隔离衣。

(3)物品保管:无菌物品和非无菌物品应分别放置。无菌物品必须存放在无菌容器或无菌包内,无菌包外要注明物品名称、灭菌日期,物品按有效期或失效期先后顺序安放,无菌包在未被污染的情况下,保存期一般以7天为宜,过期或包布受潮均应重新灭菌。

(4)取无菌物:工作人员面向无菌区域,用无菌持物钳取无菌物品,手臂须保持在腰部水平以上,注意不可跨越无菌区域。无菌物品一经取出,即使未用,也不可再放回无菌容器内。如需取远处物品时,应连同无菌容器一起搬移,就地取出无菌物品。

如包内无菌用物未用完,则按原无菌包折痕包起、扎好,并注明开包日期及时间,24小时内可再使用。

(5)保持无菌:操作时,不可面对无菌区域讲话、咳嗽、打喷嚏。怀疑无菌物品被污染时,不可再用。

2.取无菌容器内的物品

打开无菌容器盖时,将盖内面向上置于稳妥处或拿在手中,手不可触及容器内面。取出物品后即将容器盖严,避免容器内无菌物品在空气中暴露过久。

(1)铺无菌盘:无菌盘是将无菌巾铺在清洁干燥的治疗盘内,形成一无菌区,放置无菌物品,以供治疗之用。有限时限不超过4小时。

(2)单层铺无菌巾法:①检查无菌包灭菌日期后,打开无菌包,取出无菌巾,放于治疗盘内;②双手捏住无菌巾一边外面两角,轻轻抖开,双折铺于治疗盘上,上面一层向远端呈现扇形折叠,开口边向外;③放入无菌物品后,拉平扇形折叠层,盖于物品上,上下层边缘对齐。将开口处向上翻折2次,两侧边缘向下翻折1次,以保持无菌。

(3)戴无菌手套法:①洗净、擦干双手。核对无菌手套袋外的号码及灭菌日期。②打开手套袋,一手掀起口袋开口处外层,另一手捏住手套翻折部分(手套内面),取出手套,对准五指戴上。同法掀起另一袋口,以戴手套的手指插入另一手套的翻边内面(手套外面),取出手套,同法将手套戴好。双手调整手套位置,然后将手套的翻边扣套在工作衣袖外面。③戴手套时,应注意未戴手套的手不可触及手套的外面,已戴手套的手不可触及未戴手套的手或另一手套的内面。发现手套有破洞,立即更换。

3.水平层流台内的无菌操作技术

(1)操作人员应遵守相应标准操作规程陈述的着装、洗手和合理应用层流台的规定。

(2)准备好配置所需的物料。

(3)在应用前检查所有的包装、容器和器械设备,以确保其完好无损。

(4)在物料放入洁净室前,必须先用浸有消毒剂(如75%乙醇)的无绒抹布擦拭其整个外表,物料进出层流台的次数应最小化。

(5)所有物品的安放应便利于产品的制备,就工作区域方面,明确留下中央区来工作,如果一次要配一个以上的袋子,其组成必须安放合理,防止混淆。

(6)在层流台内侧至少15 cm处做所有的无菌操作,这一距离可防止来自工作人员身体的反射性污染,以及来自层流台内2个气流相互作用产生的干扰气流的回流污染,牢记高效过滤器的气流是从(身体的)远侧端到近侧端,而且在关键的位置绝不能干扰高效滤过气流。

(7)制定良好的工作计划:尽可能靠近过滤器端做最重要的操作。

(8)所有的操作中,手指和手都必须刻意地放在关键位置的气流下方,也就是它的后面,否则将会干扰气流并可能使手指上的污染直接进入关键部位。

(9)在插入针头前,西林瓶和输液瓶的胶塞表面、注射孔盖子、安瓿的颈部必须用浸有75%乙醇的无菌棉球消毒。

(10)当持有连接器做接通操作时,应与气流成直角进行,同样也须保持手在关键部位的后面。

(11)产品配置要尽可能快,但必须保持无菌状况,进出层流台的次数应达到最小化。

(12)避免任何物质喷射入高效过滤器内。打开安瓿的方向应远离高效过滤器,调整注射器容量和传递导管时也要小心。

(13)成品应在塞子上加适当的防护帽或外包装。

(14)最后,对配好的产品应检查是否有渗漏,及有无任何不相容的物理性变化或降解。

4.注射器、针头、西林瓶、安瓿的无菌技术

(1)在层流台内打开注射器与针头的包装。

(2)西林瓶:用75%乙醇棉球消毒胶塞时,应以固定的手法、相同的方向,在胶塞的同一点上用针尖的斜面后部穿刺;由于西林瓶是封闭性容器,所以应注入与吸出的液体容量相同体积的空气;当向粉末中加入稀释剂时,必须去除与稀释剂等容量的空气以防在操作西林瓶时产生正压。

(3)安瓿:合理打开安瓿,乙醇棉球应放在合适的地方,用拇指及示指握住安瓿的颈部,在远离身体处以快速、固定、突然折断的方法来打开它,打开时不要对着高效过滤器。从安瓿中抽取药物,倾斜安瓿,将针尖斜面置于接近开口的角上,拉回注射器推杆以抽取溶液。

(五)全静脉营养液配置操作规程

对于混合液中物质的稳定性和相容性来说,混合配置的顺序是非常重要的。为了防止注射器中产生沉淀,对微量元素、水溶性维生素、脂溶性维生素、磷酸盐溶液及其他电解质溶液应用独立的注射器,并根据药品选用适当型号的注射器。

1.配置前的准备

(1)工作人员进入更衣室时应按规定进行更衣(戴帽子和口罩、换鞋等)和洗手。

(2)配置时要用的所有物品的运入均应按要求进行。

(3)用75%乙醇消毒工作表面,并让其干燥,不要用过多的乙醇,因为在层流台内会产生乙醇蒸气。

(4)在工作区域内准备整个制备过程所需的、经消毒的输液瓶、安瓿、西林瓶。去除保护性盖子(金属易拉盖或抛弃型塞子),用浸有75%乙醇的无菌棉球消毒塞子。

(5)无菌工作区内进行无菌操作的工作台面不应触及也不应放置输液瓶,过多重叠的物品应移到层流台外面。

(6)打开空EVA或PVC袋的无菌包装,将其放置在无菌区域,为了不接触无菌部分,请用下列技术:用撕拉两边的方法剥开外包装袋;拿住撕开袋子的一面,然后将它朝下;拿住另一面;将袋子的输注部分朝向高效过滤器放下;将外包装袋清除到层流台外面。

(7)打开注射器和针头的包装,同样将它们放在无菌区,将外包装放到层流台外面。

(8)在不接触无菌部分的情况下打开无菌手套,用前述技术戴手套,将包装材料放到层流台外面。

(9)连接注射器和针头,针头要旋转90°。

(10)将输液器接到袋上,如果先前接好的话,检查输液器和袋子之间的连接是否良好,然后关上输液器的夹子,这时再打开独立包装的塑料帽。

2.混合配置顺序

配置前逐一核对一遍各药物,杜绝排药错误;操作台用乙醇消毒,严格按无菌操作原则进行操作(最好 2 人合作 1 人严格无菌操作,1 人作为助手),戴无菌的一次性手套,并经常使用乙醇擦拭。如果手套破裂,必须及时更换。在配置过程中,如需离开控制区域,也必须更换隔离衣、口罩、手套。

3.正确配置顺序

(1)将不含磷酸盐的电解质(如 Na^+、Ca^{2+}、Mg^{2+})和微量元素(如安达美),加入葡萄糖、糖盐水溶液中,充分混匀,避免局部浓度过高;避免 Ca^{2+}、Mg^{2+} 加到一袋载体中;将磷酸盐(如格列福斯)、胰岛素加入其他葡萄糖溶液中,并充分混匀。注意格列福斯和葡萄糖酸钙不能加在一瓶液体内。

(2)关闭 EVA 或 PVC 袋的所有输液管夹,然后分别将输液管连接到葡萄糖溶液和氨基酸溶液中,倒转这 2 种输液容器,悬挂在水平层流台的挂钩上,打开这 2 根输液管夹,待葡萄糖注射液和氨基酸溶液全部流到 EVA 或 PVC 袋后,关闭输液管夹;翻转 EVA 或 PVC 袋,使这 2 种溶液充分混匀。

(3)将水溶性维生素(如水乐维他)溶解到脂溶性维生素(如维他利匹特)中,充分混匀后加入脂肪乳中混匀。若 EVA 或 PVC 袋内不加脂肪乳,则不能使用脂溶性维生素。水溶性维生素溶解后加入葡萄糖溶液中,但此过程需注意避光。

(4)最后将脂肪乳加入 EVA 或 PVC 袋后,用轻摇的方法混匀内容物,将 EVA 或 PVC 袋口朝上竖起,打开其中一路输液管夹,排出袋中多余的空气后关闭输液管夹,套上无菌帽;挤压 EVA 或 PVC 袋,观察液体是否有渗漏。

(5)所有这些操作均应在水平层流台上进行,并严格按照无菌技术原则操作;配置好的全静脉营养液口袋上应贴上配置标签,需交代的事宜醒目注明,签名后递出仓由药师复核。

(6)复核药师仔细检查:液体颜色、有无渗漏、有无浑浊、有无漏加的事宜,核对结束后,将全静脉营养袋单独打包,送到病房,如不立即使用,则应放入冰箱中冷藏保存。

4.审方与核对

(1)药师在配置前应审核处方中药品的名称、规格、数量、科别、姓名、年龄、配伍禁忌、药品性状、用法用量、用药合理性与剂量等内容,如有疑问,应与临床医师联系作出处理。

(2)排药间根据处方排药,并进行核对。

(3)在洁净室,配置前根据处方核对。

(4)成品送出传递窗时,由洁净室外人员根据处方复核同时传出的空安瓿、空瓶、空袋等,并在包装前进行最终产品评估。

(5)审方与核对过程中发现任何问题,都应立即解决。

八、质量保证

(一)最终产品的评估

最后的产品应检查以下内容。

(1)容器是否渗漏。

(2)容器的完整性。

(3)溶液中有无颗粒。

(4)溶液颜色是否正确。

(5)制备完成后,产品的最终容量。

(6)产品被准确混合配置的证明。

当最终产品测试的结果不合格,则应建立可追溯的发药档案(机制),以追回这一批号的所有产品。所有这些都要记录在配置工作本上,而且要有签字。

(二)物料的贮藏和处理

(1)冷藏的温度应该检测并每天记录,以确保温度、光线保持在规定的要求内。

(2)药物和物料应保存在高于地坪的货物架上。

(3)所有的过期产品应被清除。

(4)检查每种药品、成分和容器是否缺损和失效。

(5)在控制区不能进行物料的包装、拆装及可能产生大量微粒的操作。

(6)每天处理用过的注射器、容器和针头以保持控制区的卫生。

(7)建立可追溯的发药档案,即可根据记录撤回发至患者的药品。

(8)小容量注射剂、大容量肠外产品和许多其他药品的大量贮藏需用大量箱子、纸盒子、纸包和塑料物品,当打开和关上这些物品时将散落微粒。对这类操作应严加控制,即必须在远离无菌配置区处进行。

(三)成品的贮藏条件与有效期

(1)当混合液不立刻输注时,请将输液袋放在2~8 ℃的冷藏箱内,避光保存,不得冰冻。

(2)应遵照验证结果而定。使用PVC袋的混合液有效期不能超过24小时。

合适的有效期是极其重要的,因为过期药物产品或近效期(6个月之内)药品的使用能导致治疗剂量的不足或不良反应的产生。对一个产品,其有效期的评估应根据药物的有效成分、目前现有的稳定性资料及无菌性方面的考虑等来作出。当说明这一资讯时,应考虑最终无菌产品的所有方面,如药物的贮藏、浓度、贮藏条件、确定有效期的方法应有文件记录。适当的结构内部(或合约服务)的稳定性测试可用于确定有效期。

为了避免灾难性的混淆,应对有效期加一些前缀和后缀,以说明它们是在冰冻、冷藏或室温下的有效期。(如冷藏药物批号为031017,对一个产品来说,意味着在冷藏条件下,其有效期是2003年10月17日)。

(四)层流台的检测

当层流台被移动,或怀疑过滤器有损坏,每隔6个月应由合格人员来定期测试。

(五)文件记录

(1)在无菌操作方面对工作人员的培训结果及能力的评估。

(2)工作人员健康档案。

(3)层流台及相关设备的证明书。

(4)全静脉营养液的配置、发放记录。

(5)冷藏的温度。

(6)药品及物料的档案记录及出入库记录。

九、全静脉营养液的质量标准

下列质量标准主要用于对处方设计的合理性及产品出现质量疑问时的判断。

(一)性状

白色乳剂,室温静止贮存 24 小时后其液面出现白色薄层,轻摇后立即消散,无絮凝或油水分离。

(二)检查

(1)pH 应为 5～6。

(2)晶体渗透浓度:按中国药典渗透压摩尔浓度测定法检查。成人全静脉营养液中心静脉输注总渗透浓度＜1 200 mOsm/L(3 096.0 kPa),外周静脉输注总渗透浓度＜900 mOsm/L(2 322.0 kPa)。

(3)微生物学检查:直接接种法为取 1 mL 混合营养液置于培养基中。需气菌、厌气菌培养基在 30～35 ℃培养 7 天,真菌培养基在 20～25 ℃培养 7 天,按细菌学检查法进行,应无细菌生长。

(4)脂肪乳剂稳定性:光镜下见脂肪颗粒均匀分布,颗粒存在间隙,表面完整,无破坏。分散相球粒的粒度绝大多数(80%)应在 1 μm 以下,不得有＞5 μm 的颗粒。

最大脂肪颗粒直径:将 1 μL 样本置于载玻片上,覆以盖玻片,静置 10 分钟进行光镜观察,每个标本随机选择 3 个视野测量。脂肪颗粒平均直径:将标本置于直径为 3 mm 的铜网上,用 2%磷钨酸染色后用透视电镜检测。

十、人员教育和培训的要求

人员教育和培训大纲应该包括关于人员操作验证的理论和实践方面,包括以下几点。

(1)洁净区设施的装置、清洁和维护,仪器设备和物料,洁净室物品的运输。

(2)层流空气、层流台内的工作。

(3)洁净区内的行为、洗手、穿衣和戴手套。

(4)无菌混合配置的基本概念。

(5)相容性和稳定性的检查。

(6)标签和核查。

(7)无菌产品配置的文件记录。

(8)质量保证。

(焦　文)

第六节　静脉药物配置中心生物安全柜的操作规范

本节主要介绍抗生素部分的静脉药物配置中心生物安全柜操作规范。

一、总则

由于在抗生素液袋中的混合液不能最终灭菌,所以抗生素液袋中无菌、无热源的注射液必须在无菌条件下进行混合配置,无菌操作规程是在制备过程中不会产生溶液微生物污染的操作规程。

为了保证配置抗生素药液的质量,必须做到以下几点。

(1)提供能满足临床要求的抗生素药液;所需的全部辅料(空针、无菌纱布、无菌手套、无菌棉球等)。

(2)提供无菌及无热源污染的抗生素药液。

(3)提供正确的混合液及准确的剂量。

(4)提供符合优良药品检验原则的、具有标签的、可使用的抗生素液。

二、机构与人员

(1)医疗机构要根据临床需要建立静脉药物配置中心(室),抗生素药液应在静脉药物配置中心配置。

(2)静脉药物配置中心在医院直接领导下工作。

(3)静脉药物配置中心负责人应具有本科以上药学或相关专业学历,达到副主任或相应的医、药、护理学技术职称,并具有相应管理实践经验,有对工作中出现问题作出正确判断和处理的能力。

(4)从事静脉药物配置的技术人员应具药学或护理中专以上学历,并经相应的专业技术培训,具有基础理论知识和实际操作技能。

(5)静脉药物配置中心(室)所有人员均应熟悉本规范,并通过本规范的培训与考核。

(6)人员健康要求:①配置人员每年须进行体检,体检内容包括传染病、肝功能、肝炎病毒、胸透、皮肤病,不合格者不能上岗。②由于洁净室工作的性质决定了工作人员在所有的时间里均要保持卫生的高标准,任何疾病均应报告上级,以便决定他适合于做哪种工作。③开放性伤口和溃疡必须适当包扎,应经常更换敷料及辅助性绷带。④操作人员患有咳嗽、感冒或流感时,须向上级报告病情,有上述情况的工作人员将不在洁净室工作而是戴上口罩后在其他区域工作,如贴标签,而不进行与无菌配置直接接触的工作。⑤潜在的严重性疾病,如细菌性感染和病毒性疾病则必须向负责人报告。

三、房屋与设施

(1)静脉药物配置中心(室)与静脉营养配置间的面积必须与所配置规模相适应。应具有与配置规模相适应的药品、物料等储存部位。

(2)应提供用于无菌混合配置的洁净室,洁净度要求至少达1万级,换气次数为15次/小时以上,温度为18~26 ℃。

(3)应有一更和二更,分别用于工作人员更换工作服和准备物料,给水和排水系统应放在第一更衣室内,供水管道应选用抛光不锈钢管,水龙头应设计可用肘部或脚尖关闭的把手,地漏应选用带液封的洁净地漏。

(4)配置间应按配置工序和空气洁净度的要求合理布局。

(5)有关无菌设施应尽可能地与外界空气隔离,门窗应密闭,避免穿堂风和可能引起周围灰尘的旋流,应具有有效防止昆虫进入的措施。

(6)洁净室的内表面应平整光滑、无裂缝、接口严密、无颗粒物脱落并能耐受清洗和消毒,墙壁与地面等交界处宜成弧形,以减少积尘和便于清洁。

(7)应用特殊的材料(如墙用不锈钢彩钢板,地面用环氧树脂漆或 PVC 板)来消除所有墙面及地面上的孔洞。

(8)洁净室内各种灯具、风口及其他设施在设计和安装时应避免出现不易清洁部位,洁净室应维持一定的正压(至少 25 Pa),生物安全柜应保持一定负压,并送入一定比例的新风。

(9)洁净室应有足够照明,主要工作间的照明度宜为 300 lx。

(10)洁净室内空气的微生物数和尘粒数应符合规定,应定期检测并记录。

四、设备

(1)设备的选型、安装应符合制剂配置要求;易于清洗、消毒或灭菌,便于操作、维修和保养,并能防止差错和减少污染。

(2)传递窗:用双层玻璃移门/开门。

(3)生物安全柜:使用生物安全柜,洁净等级为 100 级,工作台面震动≤2 μm,层流风速为 0.4~0.6 m/s,噪音≤65 dB。

(4)建立设备管理的各项规章制度,制定标准操作规程。设备应由专人管理、定期维修、保养,并做好记录。

五、物料

(1)所用物料的购入、储存、发放与使用等应制定管理制度。

(2)配置所用的物料应符合相关要求,不得对抗生素药液产生不良影响。

(3)物料要严格管理。应按其性能、用途合理存放。对温度等有特殊要求的药品,应按规定条件储存。

(4)应按规定的使用期限储存,储存期内如有特殊情况应及时检验。

(5)标签包括病房,姓名,性别,床号,住院号,所有溶液或成分的名称,规格,用量(亦可提供处方的给药方案,包括速率和途径),置备日期,贮藏要求,审方人员、核对人员、配置人员、复核人员签字等内容。标签应字迹清晰,没有缩写或其他易混淆的术语,并以给药时便于阅读的方式贴在输液袋上。

六、抗生素溶液的给药

抗生素溶液袋给患者的输注时间应在 2 小时以内,其输注容量应每隔 15 分钟检查一次,最后将输注速率调整到处方要求;当输注速率比计划慢时,不要用加快输注速率的方法去追赶计划。

(一)工作人员在洁净室操作规程

1.总则

(1)进入洁净室或在洁净室内部工作的人员均须经过授权。有关人员在洁净室不应该进行不必要的走动,洁净室内所需的人员应保持最少,尤其在做无菌配置期间。

(2)洁净室内人员的移动应该缓慢而有规律。为了减少人员的移动,必须首先运用电话、记录,或在接待区进行交流。

(3)操作人员一旦进入洁净室就应留到完成所有的配置操作为止。频繁地进出洁净室是严格禁止的,操作人员必须不先行进入他们工作的其他复杂地区,除非得到批准。

(4)必须有意识地避免下意识的动作,如抓头、擦手、搔痒。

(5)避免戴着面罩进行大声的、不必要的谈话。笑、吹口哨、唱歌和大叫都会增加口中细菌进入生物安全柜的数量。

(6)污染的、脏的或日常的衣服严禁进入洁净室。

(7)洁净室内严禁吃食物、糖果、嚼口香糖和抽烟。

(8)洁净室内不可以用铅笔及橡皮;可采用圆珠笔、记号笔或毡制笔尖的钢笔。

(9)名片盒、纸巾和棉织品及类似物品均不能带入洁净室内。

(10)操作人员必须坚持高标准的卫生和清洁习惯。

(11)应教育与无菌制品混合配置有关的工作人员报告任何可引起异常的污染或异常数量的微粒散落情况。这些人员应定期体检。非配置人员进入洁净室须特别批准,并遵守、执行配置的有关规定。

(12)患有内科疾病的人,尤其是患有消化道或呼吸道疾病的人不可以进入洁净室。

(13)操作人员与洁净室外人员的交谈需通过内部通讯机或电话。

(14)所有人员进入洁净室前,应在更衣室更换洁净室服装。

(15)洁净室内不应打扮和使用会散落微粒的化妆品,不应戴手镯和戒指。

(16)无菌配置区着装规定:清洁、带有弹性收缩袖口的合身外衣、手套、头罩、口罩和长筒套鞋。

(二)无菌技术操作规程

1.生物安全柜内的无菌技术

(1)操作人员应遵守相应标准操作规程陈述的着装、洗手和合理应用生物安全柜的规定。

(2)准备好配置所需的物料。

(3)在应用前检查所有的包装、容器和器械设备,以确保其完好无损。

(4)在物料放入洁净室前,必须先用浸有消毒剂如75%乙醇的无绒抹布擦拭其整个外表,物料进出生物安全柜的次数应最小化。

(5)所有物品的安放应便利于产品的制备。就工作区域方面,明确留下中央区来工作,如果一次要配一个以上的袋子,其组成必须安放合理,防止混淆。

(6)在生物安全柜内侧至少15 cm处做所有的无菌操作,这一距离可防止来自工作人员身体的反射性污染,以及来自生物安全柜内2个气流相互作用产生的干扰气流的回流污染,牢记高效滤器的气流是从(身体的)远侧端到近侧端,而且在关键的位置绝不能干扰高效滤过气流。

(7)制订良好的工作计划:尽可能靠近过滤器端做最重要的操作。

(8)所有的操作中,手指和手都必须刻意地放在关键位置的气流下方,也就是它的后面,否则将会干扰气流并可能使手指上的污染直接进入关键部位。

(9)在插入针头前,西林瓶和输液瓶的胶塞表面、注射孔盖子、安瓿的颈部必须用浸有75%乙醇的无菌棉球消毒。

(10)当持有连接器做接通操作时,应与气流成直角进行,同样也须保持手在关键部位的后面。

(11)产品配置要尽可能快,但必须保持无菌状况,进出生物安全柜的次数应达到最小化。

(12)避免任何物质喷射入高效过滤器内。打开安瓿的方向应远离高效过滤器,调整注射器容量和传递导管时也要小心。

(13)成品应在塞子上加适当的防护帽或外包装。

(14)最后,对配好的产品应检查是否有渗漏,及有无任何不相容的物理性变化或降解。

2.注射器、针头、西林瓶、安瓿的无菌技术

(1)在生物安全柜内打开注射器与针头的包装。

(2)西林瓶:用75%乙醇棉球消毒胶塞时,应以固定的手法、相同的方向,在胶塞的同一点上用针尖的斜面后部穿刺;由于西林瓶是封闭性容器,所以应注入与吸出的液体容量相同体积的空气;当向粉末中加入稀释剂时,必须去除与稀释剂等容量的空气以防在操作西林瓶时产生正压。

(3)安瓿:合理打开安瓿,乙醇棉球应放在合适的地方,用拇指及示指握住安瓿的颈部,在远离身体处以快速、固定、突然折断的方法来打开它,打开时不要对着高效过滤器。从安瓿中抽取药物,倾斜安瓿,将针尖斜面置于接近开口的角上,拉回注射器推杆以抽取溶液。

(三)抗生素溶液配置操作规程

对于混合液中物质的稳定性和相容性来说,抗生素需单独配置是非常重要的。为了防止注射器中产生沉淀,抗生素应单独加入。

1.配置前的准备

(1)工作人员进入更衣室时应按规定进行更衣(戴帽子和口罩、换鞋等)和洗手。

(2)配置时要用的所有物品的运入均应按要求进行。

(3)75%乙醇消毒工作表面,并让其干燥,不要用过多的乙醇,因为在生物安全柜内会产生乙醇蒸汽。

(4)在工作区域内准备整个制备过程所需的、经消毒的输液袋、安瓿、西林瓶。去除保护性盖子(金属易拉盖或抛弃型塞子),用浸有75%乙醇的无菌棉球消毒塞子。

(5)无菌工作区内进行无菌操作的工作台面不应触及也不应放置输液瓶,过多重叠的物品应移到生物安全柜外面。

2.配置工作程序

(1)配置前,核对标签内容与筐内的药品是否相符。

(2)用75%乙醇消毒输液袋的加药口后放置在生物安全柜的中央区域。

(3)撕开一次性注射器的外包装,旋转针头连接注射器。确保针尖斜面与注射器刻度处于相同方向。将注射器放在铺好的无菌盘内。

(4)从安瓿中抽吸药液,加入输液袋中。具体操作为:①用75%乙醇消毒安瓿瓶颈,对着生物安全柜侧壁打开安瓿。②用注射器,针尖斜面朝下,靠在安瓿瓶颈口,拉动针栓,抽吸药液。将药液通过加药口注入输液袋中,摇匀;整个过程应注意保持"开放窗口"。注意:如只抽吸部分药液,则必须有标识注明。

(5)溶解西林瓶中的药物,加入输液袋中。具体操作为:①用75%乙醇消毒西林瓶口。②取注射器抽吸适量相容的溶解注射液。针尖斜面朝上。挤压西林瓶口的胶塞,再将针筒竖直,穿刺胶塞(如使用侧孔注射器,垂直进针),注入溶解液,振荡直至溶解完全。③抽吸药液,将药液通过加药口注入输液袋中,摇匀。

(6)将配置好的液体、空西林瓶、安瓿瓶放入筐内(注意避免扎破液体),在输液标签上签字确认。

(7)通过传递窗将液体送出给核对药师核对。

七、标准操作规程

(一)洁净区的保洁操作规程

1.总则

(1)负责清洁洁净区的人员必须穿着无菌配置服装。

(2)清洁过程必须从最清洁的区域向门外进行,从无菌区域到前室。

(3)所有的清洁设备均应专用和每天消毒,使用后应彻底冲洗、消毒、烘干,并应存放在清洁室。

(4)清洁人员应当培训后上岗。

(5)清洁常规包括用低棉纺抹布和稀释的消毒液,去除所有的纸张、包装物品及锐利的容器,清洁所有的仪器设备、生物安全柜的外表面、地板、天花板、墙、洗手池和其他表面(如球形把手和开关)。

(6)地板与工作台每天清洁,最好用合适的消毒剂(醛或酚)来消毒,墙面的清洁与消毒可每周一次,其高度至少应距室内地面 2 m,清洁时,应努力使微粒散落最小化。

(7)生物安全柜清洁程序参见生物安全柜保洁操作规程。

(8)配置工作中,在关键性操作时段不应进行大量的清洁工作。

(9)一旦有证据表明细菌产生耐药性就应更换消毒剂。

(10)应用不易磨损的高质量塑料桶。

(11)不用真空吸尘器做清洁。

2.人流

所有操作人员在进入洁净室前均应洗手及穿着适当的服装,进入洁净区的人员只限于经过培训并合格的操作人员。

3.物流

当产品和物料从非控制区(如主药房仓库)运送到洁净室时,需要注意的是防止污染。进入洁净室的人员仅限于在里面的工作人员,而且物料、设备首先要在前室进行清洁和消毒。

(1)物料:当物料从前室进入洁净室,接着在进入生物安全柜时,应采取一系列的清洁步骤。①在前室的界线前应先去除供给品的货运箱,转运到前室专用小推车。②当输液瓶、安瓿、西林瓶等被送入洁净室之前,应用浸有消毒剂(如 75％乙醇)的抹布擦拭所有药品包装表面,并转运到洁净室消毒过的小推车上。③独立包装的物料则不需擦拭,因为物料在放入生物安全柜时可去除外包装。

(2)推车:来自贮药室的送货小推车(脏车)不应进入缓冲室;而在洁净室或缓冲室的小推车(清洁车)也不推出其区域,在前室有自己专用小推车。

(二)生物安全柜操作规程

1.生物安全柜工作原理

A/B3 型生物安全柜是通过顶部的高效过滤器过滤 99.99％的 0.3 μm 以上的微粒,使操作空间形成局部 100 级的洁净环境,且其通过工作台表面四周的散流空口风形成相对负压(相对于工作区域外),工作台内的气流是不可以外泄的,外界环境气流不可以流经或覆盖工作台面。其所有的技术参数必须严格符合美国 NSF-49 标准。

2.生物安全柜操作

(1)使用生物安全柜至关重要的原则:任何东西都绝不能在高效过滤器和无菌产品之间干扰

层流气流,也就是尽力维持无菌,不可跨越区域。

(2)为了防止反射性污染,所有的无菌操作至少应在生物安全柜的 15 cm 内进行。

(3)生物安全柜应持续运行,无论何种原因造成生物安全柜关闭,在重新使用前必须持续运行足够长的时间(15～30 分钟)来达到生物安全柜空气的完全净化,当然还要进行消毒。

(4)使用生物安全柜前,生物安全柜的所有工作表面都应从后到前,从上到下进行清洁,使用合适的消毒剂(如 75％乙醇和清洁布)时远离高效过滤器,在工作的全过程中,应经常清洁台面,某些物质因不溶于乙醇,故一开始就需用水来清洁。为防止损坏,有玻璃面的清洁应用温热的肥皂水而不用乙醇。生物安全柜的外表面用中性去污剂或适当的消毒剂清洁。

(5)任何东西都不能与高效过滤器接触,包括清洁剂、注射器中的吸物或安瓿玻璃,打开安瓿时不能朝向高效过滤器。

(6)禁止吃东西、喝饮料和吸烟等。另外,在生物安全柜工作时,手和头都不能佩戴珠宝饰品。

(7)谈话或咳嗽等都应避免直接面向生物安全柜工作区域,以使气流干扰最小化。

(8)生物安全柜内只能放置制备产品必需的物品,不应有纸、笔、标签和托盘等。

(9)生物安全柜应按技术要求由合适人员每隔 6 个月测试一次。当移动生物安全柜或怀疑滤器有损坏时也应进行测试。

(10)不遵守无菌操作技术,仅使用生物安全柜也不能保证产品的无菌性。

3.生物安全柜的保洁

(1)操作人员进入洁净室前,在更衣室应遵守所有的穿衣及洗手规定,具体的操作请见相应的标准操作规程。

(2)清洁生物安全柜时用 75％乙醇喷雾器及抹布。

(3)擦拭工作台的所有表面。高效过滤器表面的保护性滤网应该用清洁的、喷洒消毒剂(如75％乙醇)的无绒抹布擦拭。

(4)应仔细及系统化地擦拭,先是上面,再是两侧;擦拭应顺从气流的方向,从一侧到另一侧,一下一下重叠交叉地抚抹。

(5)避免任何物质喷洒或溅入滤网内的高效过滤器。

(焦　文)

第七节　静脉配置细胞毒性药物的安全操作规范

一、中心(室)工作人员有三种主要接触药物的途径

(1)吸入药物的气雾和小液滴。

(2)药物直接接触皮肤和眼睛吸收(包括外伤,如针刺)。

(3)通过受污染的食物、食物容器或吸入接触。

二、操作总则

(1)准备工作。

(2)药物配置。

(3)废弃物丢置。

(4)配置后药物的传递。

(5)清除飞溅、溢出的液滴。

(6)处置药物容器、包装等废物。

三、药物准备和配置过程中可能发生药物接触的现象

(1)从药瓶中拔出针头。

(2)使用针头、针筒、过滤膜转移药物。

(3)打开安瓿。

(4)从针筒、管子中排出空气。

(5)连接物、瓶子或袋子的渗漏和破裂。

(6)更换袋子、瓶子和管子。

(7)针筒中药物过多(超过容积的 3/4)。

四、废弃物丢置过程中可能发生药物接触的现象

(1)丢置在准备和使用细胞毒性药物过程中用过的材料。

(2)处置吸收或污染有接触过细胞毒性药物的材料和亚麻布织物(如桌布、抹布等)。

(3)清除溅出或溢出的药物。

五、采取的保护措施

卫生工作者在细胞毒性药物准备、使用和处置过程中应采取的保护措施。

(一)手套

(1)使用无粉灭菌乳胶手套[厚度应＞(0.22±0.03)mm]。

(2)手套的厚度和接触药物的时间决定手套的透过性,乳胶手套对细胞毒性药物的透过性要低于非乳胶的,在操作细胞毒性药物中不应使用 PVC 手套。

(3)手套的透过性会随着时间的增加而增大,通常每操作 60 分钟或遇到手套破损、刺破和被药物玷污则需要更换手套。

(4)如果操作者对乳胶过敏,可以换用腈制手套或戴双层手套,即在乳胶手套内戴一副 PVC 手套。

(5)在戴手套之前和脱去手套之后都必须洗手。

(二)制服

(1)制服应由非透过性、防静电、无絮状物材料制成,并且前部完全封闭。制服的袖口应该可以卷入手套之中,最好是一次性可丢弃的。

(2)在药物配置和给患者用药时必须穿上制服。

(三)呼吸保护装置

在配置和混合细胞毒性药物时必须使用 class Ⅱ 或 class Ⅲ 垂直气流生物安全柜,不允许使用水平层流台。

(四)眼睛和脸部的保护

(1)眼睛和脸部应有保护(如眼罩、面罩),以预防药物溅出,在使用气雾及喷雾剂时也应有保护。

(2)普通眼镜不能提供足够的保护。

六、药物配置的区域和设备

(一)建议

(1)药品配置区域只允许授权的员工进入。

(2)配置区域应尽量避免频繁的物流及人员的进出,以避免将生物安全柜中的药物带入周围环境。

(3)在配置药物区域的入口应有醒目的标记说明只有授权人员才能进入。

(4)在储存药物的区域应有适当的警告标签来提醒操作细胞毒性药物时应该注意的防护措施。

(5)在药物配置区域禁止进食、喝水、抽烟、嚼口香糖、化妆和储存东西。

(6)在配置区域应张贴有处理药物液滴及皮肤或眼睛意外接触的处理过程。

(7)在准备区域应有水池,最好有冲洗眼睛的喷头,可选择性地准备一些包括生理盐水在内的溶液,以备紧急冲洗眼睛。

(8)所有危险药物的配置都应在 classⅡ或 classⅢ中进行,classⅡ或 classⅢ是最好的。

(二)步骤

1.生物安全柜的准备

(1)在柜台表面铺上一次性无菌割症巾,必须在每次配置结束后或无菌割症巾上有药液污染时更换掉。

(2)在配置药物前,应当准备好所有配置时需要的药品和器材,这样可减少柜内气流的影响来减少对配置人员的污染。

2.器材准备

(1)针筒和溶解容器:正确使用空针操作方法如下。①使用前:应检查空针的有效期及密封性(不漏气),无误后,从撕口处撕开,固定针头,防止针栓同针筒分离。取出空针,再次固定针头,使针头与刻度在同一水平面上,示指固定针栓。②使用中:针筒中的液体不能超过针筒长度的3/4,防止针栓从针筒中意外滑落。手不得握住活塞,只能持活塞柄。为保持其无菌性,配置过程中,应将其放于铺好的无菌盘内。在配置细胞毒性药物过程中使用的针筒和针头,应避免挤压、敲打、滑落,以及在丢弃针头时,须将针帽套上,并立即丢入锐器盒中再处置,这样可以防止药物液滴的产生和防止针头刺伤。③使用后:应将污染的器材分类丢置于生物安全柜内的一次性专用容器中。

(2)个人防护器材:个人防护器材包括一件长袖、有弹性袖口、无絮状物、防静电、前面完全封闭的制服,鞋套,2 副无粉乳胶手套,2 个口罩,眼罩。

3.在生物安全柜中配置药物

(1)正确配置安瓿类药物的操作方法(自安瓿内吸取药液法):①查对。②消毒及折断安瓿:将安瓿尖端药液弹至体部,用乙醇棉球消毒颈部及砂轮后,在安瓿颈部划一锯痕,重新消毒,拭去细屑,用棉球按住颈部,折断安瓿。安瓿颈部若有蓝色标记,则不需划痕,用乙醇棉球消毒颈部,用棉球按住颈部,蓝点标记在上方,折断安瓿。③抽吸药液:将针头斜面向下放入安瓿内的液面下,抽动活塞,进行抽吸。抽吸药液时,不得用手握住空针活塞,只能持活塞柄。④排空气:将针头垂直向上,轻拉活塞,使针头中的药液流入注射器内,并使气泡聚集在针头,驱除气体。排气毕,将安瓿套在针头上,再次查对后放于铺好的无菌巾内备用。

(2)正确配置西林瓶类药物操作方法(自密封瓶内吸取药液):①查对。②除去铝盖、消毒:除去铝盖中心部分,用乙醇棉球消毒瓶塞(如抽吸青霉素皮试液时,则禁用碘酊消毒瓶塞),待干。③抽吸药液:将针头插入瓶塞内,往瓶内注入所需药液等量空气,以增加瓶内压力。倒转药瓶及注射器,使针头在液面以下,吸取药液至所需量,再以示指固定针栓,拔出针头。④排出注射器内空气,再次查对。

(3)吸取结晶、粉剂或油剂法:用无菌生理盐水或注射用水将结晶或粉剂溶化,待充分溶解后吸取。如为混悬液,应先摇匀后再抽吸。油剂可先加温,然后抽吸。油剂或混悬剂配置时,应选用稍粗的斜面针头。由于玻璃瓶中的气压会升高,操作时应尽量小心,避免产生药物的气雾。只需相当的气压即可轻易地抽取药物。当针头抽出时,如果瓶中压力太高会使药液溢出。

(4)开瓶装置:①最好使用具有不沾水性的剔除钳。②不正当使用开瓶装置会增加受污染的机会。

(5)带有标签的容器:①所有装有细胞毒药物的容器都必须贴上具有警告性质的陈述性语言的标签。例如,"警告:化疗药物,小心轻放"。②容器的外表面应当用织物擦过以除去可能的污染,容器的内表面必须用乙醇来擦过,容器最好使用适当的封口。

(6)转运装置:配置好的药物应当及时地放入封闭的塑料口袋之中(此过程最好在配置间生物安全柜内完成),再送至用药的地点。

4.生物安全柜的清洁

(1)有受污染的物品都必须放置在位于生物安全柜内的防漏防刺的容器内。

(2)个人防护器材脱卸后放置于位于准备区域内的防漏防刺容器内,操作人员不得将个人防护器材穿戴出准备区域。

七、药物的使用

(一)建议

(1)为了避免不必要的接触污染,只有经过细胞毒性药物使用训练的人员才有资格对患者进行施药。

(2)配药人员必须穿戴专用服装如隔离衣、鞋套、一次性无粉灭菌乳胶手套、防溅眼罩、无菌手术帽、无菌口罩。

(二)过程

(1)在为患者用细胞毒药物时建议使用以下器材:①全套个人防护器材。②一块足够大的织物垫子。③无菌纱布、乙醇纱布。④一次性无菌割症巾。⑤可封闭的塑料口袋。⑥患者的药物。

(2)在戴上手套之前、脱去手套之后应立即洗手。

(3)手套和隔离衣如若被污染,应立即更换。

(4)工作区域应铺有一块无菌割症巾。

(5)如果是用 Y 形管为患者配药,应将一块无菌纱布包绕住 Y 形管的交接处,以防止药物污染到环境中去。

(6)所有的针筒和针头都应被完整地丢置在带有明显标签的防漏防刺的容器(锐利器盒)。

(7)药物的溶液袋也应完整地丢置在上述容器内。

(8)在离开配置间之前,防护器材应脱卸完整。

(9)在为患者配药的配置区域应准备有处理液滴的处理包和紧急处理皮肤及眼睛污染的器材。

八、细胞毒性药物的溢出

(一)溢出包

1.配备范围

在所有细胞毒性药物准备、配发、施用、运输和丢置的地方都应备有溢出包。

2.包中的对象

(1)一件由无渗透性纤维织成的有袖的制服。

(2)一双鞋套。

(3)2 副乳胶手套。

(4)1 副备用乳胶手套。

(5)1 副化学防溅眼镜。

(6)1 副再呼吸口罩。

(7)1 个一次性锐器盒(收集碎玻璃)。

(8)2 块塑料背面的吸收手巾。

(9)2 块一次性海绵(1 块擦除溢出液体,1 块擦洗溢出物去除后的地板等)。

(10)2 个大的、厚的黄色塑料袋。

(二)小量溢出的处理

1.定义

小量溢出是指在生物安全柜以外体积≤5 mL 或剂量≤5 mg 的溢出。

2.评估

正确评估暴露在有溢出物环境中的每一个人。如果有人的皮肤或衣服直接接触到药物,必须立即用肥皂和清水清洗被污染的皮肤。

3.除掉溢出的小量药物的程序

受训人员应立即清除掉溢出的小量药物。其程序如下。

(1)穿好制服,戴上 2 副无粉乳胶灭菌手套,戴上 2 个口罩。

(2)如果溢出的药物发生汽化,则需要戴上呼吸器。

(3)液体应用吸收性强的织物布吸去和擦去,固体应用湿的吸收性织物布擦去。

(4)用小铲子将玻璃碎片拾起并放入锐器盒内。

(5)防刺容器、擦布、吸收垫子和其他被污染的物品都应丢置于专门放置细胞毒性药物的黄色医疗专用垃圾袋内。

(6)药物溢出的地方应用清洁剂反复清洗 3 遍,再用清水清洗。

(7)凡要反复使用的物品应当由受训过的人员在穿戴好个人防护器材的条件下用清洁剂清洗两遍,再用清水清洗。

(8)放有细胞毒性药物污染物的黄色医疗专用垃圾袋应封口,再放入另一个放置细胞毒性废物的黄色医疗专用垃圾袋中。所有参加清除溢出物员工的防护制服应丢置在外面的黄色医疗专用垃圾袋内。

（9）外面的黄色医疗专用垃圾袋也应封口并放置于细胞毒性废物专用一次性锐器盒内。

（10）记录下以下信息：①药物名称，大概的溢出量；②溢出如何发生；③处理溢出的过程；④暴露于溢出环境中的员工、患者及其他人员；⑤通知相关人员注意药物溢出。

（三）大量溢出的处理

1.定义

大量溢出是指在生物安全柜以外体积＞5 mL 或剂量＞5 mg 的溢出。

2.评估

正确评估暴露在有溢出物环境中的每一个人。如果有人的皮肤或衣服直接接触到药物，必须立即用肥皂和清水清洗被污染的皮肤。

3.隔离并标记溢出点

当有大量药物溢出发生，溢出地点应被隔离起来，应有明确的标记提醒该处有细胞毒性药物溢出。

4.大量细胞毒性药物溢出的处理

大量细胞毒性药物的溢出必须由受过培训的人员清除。

（1）必须穿戴好个人防护用品，包括里层的乳胶手套、鞋套、外层操作手套、眼罩或者防溅眼镜。

（2）如果是会产生气雾或汽化的细胞毒性药物溢出，必须佩戴呼吸器。

（3）轻轻地将吸收药物的织物布块或垫子覆盖在溢出的液体药物之上，液体药物则必须使用吸收性强的织物布吸收掉。

（4）轻轻地将湿的吸收性垫子或湿毛巾覆盖在粉状药物之上，防止药物进入空气中去，用湿垫子或毛巾将药物除去。

（5）将所有的被污染的物品放入溢出包中备有的密封的细胞毒性废物垃圾袋内。

（6）当药物完全被除去以后，被污染的地方必须先用清水冲洗，再用清洁剂清洗 3 遍，清洗范围应由小到大地进行。

（7）清洁剂必须彻底用清水冲洗干净。

（8）所有用来清洁药物的物品必须放置在一次性密封细胞毒性废物黄色垃圾袋内。

（9）放有细胞毒性药物污染物的黄色垃圾袋应封口，再放入另一个放置细胞毒性废物的黄色垃圾袋中。所有参加清除溢出物员工的个人防护器材应丢置在外面的黄色垃圾袋内。

（10）外面的黄色垃圾袋也应封口并放置于细胞毒性废物专用一次性防刺容器内。

（11）记录以下信息：①药物名称，大概的溢出量；②溢出如何发生；③处理溢出的过程；④暴露于溢出环境中的员工、患者及其他人员；⑤通知相关人员注意药物溢出。

（四）生物安全柜内的溢出

（1）在生物安全柜内体积≤150 mL 的溢出的清除过程如同小量和大量的溢出。

（2）在生物安全柜内的药物溢出＞150 mL 时，在清除掉溢出药物和清洗完药物溢出的地方后，应该对整个生物安全柜的内表面进行另外的清洁。其程序为：①戴上工作手套将所有碎玻璃放入位于生物安全柜内的防刺容器内。②生物安全柜的内表面，包括各种凹槽之内，都必须用清洁剂彻底地清洗。③当溢出的药物不在一个小范围或凹槽中时，额外的清洗（如用特殊 pH 的肥皂来去除不锈钢上的化学物质）也是需要的。④如果溢出药物污染了高效微粒气体过滤器，则整个生物安全柜都要封在塑料袋中，直到高效微粒气体过滤器被更换。

（焦　文）

第十三章 社区护理

第一节 社区健康护理程序

社区健康护理程序是通过评估、诊断、计划、实施和评价 5 个步骤,系统、科学地确认问题和解决问题的一种工作方法。

一、社区健康护理评估

社区健康护理评估是社区健康护理程序的第一步,也是关键的一步。只有收集到准确的资料,才能确定社区健康状况,为其提供适宜的护理。社区护理评估主要从以下方面进行。

(一)社区健康评估内容

1.社区地理环境

(1)社区的地域范围:社区的地理界限、面积大小及其与整个大环境的关系。

(2)社区的气候:评估社区的常年气候特征,社区居民有无应对气候骤变的能力,气候变化是否影响居民健康。

(3)社区动植物分布情况:了解社区有无有毒、有害动植物,有无外来物种,宠物是否接种疫苗,社区绿化情况,居民对动植物存在利弊的知晓状况,是否知道防范措施等。

(4)社区环境:包括自然环境与社会环境。例如,住宅特点,主要交通工具,工厂或农作物的种类等。

2.人口群体特征

(1)人口数量及密度:人口数量及密度直接影响社区所需医疗保健服务的情况,可分乡、村、街道、居委会,居住户数和人口密度。人口数量大或人口密度高的地区,传染病流行的机会较大,一旦有传染病发生就容易传染。而人口密度较低的社区,提供健康服务的难度较大,如可能面临各方面资源较缺乏,社区护士作家庭访视时会因为人口过于分散而给工作带来不便。

(2)人口结构资料:评估社区人口的年龄、性别、民族、婚姻、籍贯、职业、文化教育程度、人均收入等基本特征构成情况,同时注意社区人口流动情况。

(3)人口的健康水平:了解社区人口的平均寿命、传染病的发生情况、慢性病的发病率和患病率等与健康有关的指标,以及人们对健康的认识和相应的健康行为,找到社区护理的工作方向和重点。

(4)社区居民的健康需求:社区护士可利用各种方法收集社区居民资料,经仔细分析,可了解社区居民对健康的需求。收集方法包括以下几种。①与关键人物访谈:访问社区中的长期居住人口,乡、村、镇、区、街道、居委会负责人及居民代表。②焦点群体法:由社区居民分组讨论其自己察觉到的社区健康问题。③观察法与座谈法:走进社区,实地观察、了解,召集社区居民发表意见。

3.社会系统

一个健康的社区应包括保健、经济、教育、政治、福利、娱乐、宗教、沟通、安全与运输九大社会系统,满足人们在社区生活互动过程中的不同需要。

(1)保健系统:社会系统评估中最重要的是卫生保健系统。评估社区中有多少医疗保健服务设施,如医院、诊所、药房等,以及分布情况,所提供服务的可及性,卫生人力资源、卫生经费的来源、卫生保健系统与其他社会系统间的互动等。

(2)经济系统:只有经济系统完善,社区才能有资金投入到卫生福利事业中。收集居民的一般经济状况,如职业、收入、社区中低收入者的比例等,了解社区的经济系统是否健全。

(3)教育系统:了解社区内正规学校机构是否完善,种类和数量以及教育资源利用情况等。

(4)政治系统:政治系统可影响卫生计划的执行情况,与社区持续稳定的发展有关。评估居民是否知道社区中正式或非正式领导人的姓名和联系方式,是否知道政府组织的分布和提供服务时间,民众的满意度等。

(5)福利系统:注意社区敬老院、托儿所、活动中心等福利机构的分布,以及民众的接受度和利用度。

(6)娱乐系统:收集社区内公共设施,如公园、儿童乐园、电影院、游乐场等的数量、分布、利用度,以及居民的满意度,对社区居民的生活质量是否有影响。

(7)宗教系统:宗教信仰与社区居民的生活方式、价值观、健康行为及疾病的发生状况有关。应注意社区内有无宗教组织的成员及领导人,有无活动场地等情况。

(8)沟通系统:评估大众传播媒体如电视、收音机、报纸、杂志等的分布、利用情况;其他传媒如电话、信件、公告栏、网络等的分布、利用等情况。

(9)安全与运输系统:评估公安局、消防队、灭火器等保护性的服务机关与设施,以及公共汽车、火车、飞机等交通运输系统设备的数量、分布、利用度及是否便利,居民的安全感如何等。

WHO曾提出了初级卫生保健的评价指标,社区的护理人员也可以根据这些指标对社区进行评估和评价。这些指标包括居民健康指标、社会经济指标、卫生保健指标和卫生政策。具体指标有人口统计学指标、居民平均收入、就业/失业率、人均住房面积、健康教育覆盖率、安全水普及率、计划免疫覆盖率、妇女产前检查率、儿童生长发育检查率、儿童健康系统检查率、卫生服务人员与居民人口数比例、婴儿死亡率、孕产妇死亡率、人口总死亡率和病死率、发病率、伤残率等。

为提高评估的效果和效率,社区护理人员在评估前可根据实际情况和社区的具体需求对以上建议评估的内容加以取舍,制订相应的评估简表,评估时对照简表上列出的内容,就不会遗漏重要信息。

(二)社区健康评估方法

对一个社区进行评估,需要获取全面的资料,评估者可根据不同目的、不同对象选择不同的评估方法。

1.查阅文献法

虽然查阅文献所得的资料多为第二手资料,但它仍是收集资料的重要方法。比如通过对全国性或地方性及其他机构的卫生统计调查报告可判断社区的整体状况,了解社区的组织机构种类、数量、社区人口特征等情况。社区护理人员可到卫生局、环保局、防疫站、图书馆、居委会、派出所等地方查阅健康统计资料、疾病统计资料、人口普查资料、社区人口的特征,人员流动情况、居委会负责人等资料。

2.实地考察法

通过走访社区进行实地考察,观察社区中人们的互动、生活形态,了解该社区的类型、社区地理位置和特点、社区人群的生活情况、与周围社区的关系等。在实地考察过程,评估者要充分地利用自身感观,去看居民的生活、社区的自然环境和人为环境,去闻社区空气中有无特殊气味等,尽可能多地获取信息。由于实地考察法是一种主观资料收集法,要求由不同观察者进行社区实地考察,或由同一观察者进行至少两次社区实地考察,综合两次或两次以上的考察结果,以减少因主观因素造成的偏差。

3.参与式观察法

参与式观察法是指评估者到该社区中生活,参与社区居民的活动,并在此过程中有意识地对居民进行观察,了解他们的生活习惯、健康行为等。此法获取的资料通常较真实、深刻。

4.重点人物访谈法

通过对社区中了解情况、起决定作用的人或了解某个主题的人进行访谈来获取信息,包括他们对社区的看法和他们的健康观、价值观等方面的资料。所选重点人物一般是社区中居住时间比较长的人,或社区的管理者。要根据评估者想要了解的主题选择最可能得到相关信息的人。

5.社区讨论会

可以通过讨论会的形式了解社区居民的需求和居民对社区健康问题的态度和看法。讨论会还可增加居民参与社区活动的积极性,并且是获得解决社区健康问题方法的途径。调查对象一般为5~15人,讨论时间一般为1~2小时。调查员应为调查对象创造一个轻松的氛围,以完成预定的调查目标,做好访谈内容的记录。

6.调查法

调查法主要用于补足其他方法所没有收集到的社区健康资料,尤其是访谈法和信访法。访谈法是指由经过统一培训的调查员,用统一的调查问卷对调查对象进行访谈来收集资料。如果想就某个主题了解社区居民的一般态度或看法时,应选取不同层次的人作为访谈对象,可以按年龄进行分层,也可以按经济水平、教育程度或其他特征进行分层,以使访谈结果更具群体代表性。此法回收率高、准确度高,但费时、费钱且可能存在调查者主观偏差。信访法主要是把调查问卷以信件的方式发给被调查者,并让被调查者填写后寄回。信访法应在某一特定时间内对某一特定人群进行调查,也可以采用普查法或抽样调查(最好采用正式随机抽样方法,以使结果具有代表性)。进行设计时:①一个问题只能询问一件事,以使调查对象可做出明确的答复;②慎重处理敏感问题;③避免对调查对象进行诱导性提问;④有一定的效度和信度。此法具有调查范围广、效率高、经济易行等优点,但不能保证回收率。评估者可根据对调查内容的样本量、准确度的要求来选择合适的调查法。

(三)社区健康资料分析

对所收集的资料进行分析整理是社区健康评估的重要组成部分。通过评估所获得的社区资料是繁杂的,包括很多方面的信息和很多类型的数据,将评估获取的资料进行归类、复核、概括、比较等,为护理诊断做准备,通过分析,可发现社区的护理需要,做出护理诊断。

1.资料分析的步骤

(1)资料的归类:把资料按地理环境特征、人口特征、社会系统特征分类;也可把资料按流行病学特征(Denver 流行病学模式)进行分类,分为人的生物、生活环境、生活形态与卫生保健系统。

(2)资料的复核:归类后的资料还需由评估者根据收集过程的可靠程度进行复核,并将主观资料与客观资料进行比较,注意检查有无遗漏、矛盾之处,以确定所收集资料的客观性、准确性和有效性,对不确定的资料需再次进行收集,对不准确的资料需进行删除。

(3)资料的概括:资料复核后,进行归纳总结。观察、访谈所得资料可通过文字分析的方法进行归纳整理,问卷调查的结果和二手资料的数据一般通过计算平均数、率、百分比、构成比等统计指标进行归纳整理,并用表格、图表、坐标、地图等形式进行概括。其中常用的一种简便的概括工具就是三线表,制作简单又一目了然。

2.资料分析过程中应坚持的原则

(1)去伪存真、去粗取精:在收集的资料中,可能存在影响资料准确性和完整性的混杂因素,在分析时,要注意去除这些混杂因素的影响,找出本质问题。

(2)注意进行不同区域的横向比较和同一地区的纵向比较:分析资料时,需对该社区的特征如人口学特征、社会系统特征、地理环境特征等与其他地区进行横向比较,以求进一步的分析和解释,尤其是当疾病的分布有地域性时,这种横向的比较和分析特别必要。同时,要注意同一社区的纵向比较,了解社区的发展和不足并分析其原因。

(3)立足于护理:分析时注意所关注的问题应该是与社区健康护理有关的问题,也就是所提出的问题应是护理能够解决或干预的。

(4)立足于社区整体:分析时要着眼于社区整体的健康需求和问题,以社区环境和群体健康问题为主,而不是仅仅局限于个人或家庭的健康问题。

二、社区健康护理诊断

社区健康护理诊断是对社区、家庭、社区中的个体现存或潜在健康问题的判断。它反映社区的健康需求,是社区护士选择有效护理措施的基础,是社区护士在完成资料收集之后,在对资料进行分析的基础上做出的相应诊断。社区护理诊断的完整性和准确性将直接影响社区护理程序的其他步骤。

(一)确定护理诊断

社区护理问题一般是社区现状与将来目标之间的差距、障碍因素或困难,也可以是积极的因素。一个准确的社区护理诊断的形成,除了在评估时要求收集,分析资料的过程要严谨外,护理诊断的描述也应该是清晰的、有针对性的。

1.社区护理诊断名称

这是对社区健康状态的概括性描述,一般分为现存的、潜在的和健康的护理诊断 3 种类型。现存的和潜在的护理诊断名称使用较多,而对健康的护理诊断应用较少。健康的护理诊断名称是社区护理人员向健康人群提供护理服务时使用的社区护理诊断。

2.社区护理诊断的构成要素

社区护理诊断一般要包含 3 个要素:社区护理问题(problem,P)、相关因素(etiology,E)、症状和体征(signs and symptoms,S)。

(1)社区护理问题是对社区的健康状况及需求进行的简洁描述,根据问题的性质可分为现存的、潜在的和健康的社区护理问题。

(2)相关因素是指促成护理问题的、与社区护理问题有关的各方面危险因素和相关因素。社区护士在收集和整理资料时,不仅要找出社区存在的健康问题,还要找出产生问题的相关因素和危险因素。

(3)症状和体征是指社区护理问题的具体表现,也常是社区护理问题的诊断依据。例如,社区护理诊断"家长育儿知识缺乏(P),家长未接受育儿教育/家长不重视育儿知识储备(E),家长育儿知识测试成绩80%不及格(S)"。家长知识缺乏是社区护理问题,造成这个问题的原因是社区未提供育儿知识教育以及家长不重视育儿知识储备,提出这个社区问题的依据是家长育儿知识测试成绩不理想。

3.社区护理诊断的陈述方式

完整的社区护理诊断应为三段式陈述法:采用 PES 公式,即健康问题(problem,P)、原因(etiology,E)、症状体征或有关特征(sign&symptoms,define characteristics,S)。但在实际工作中有的诊断不一定 3 个要素都具备,常用的陈述方式有:一段式陈述法(P)、二段式陈述法(PE、SE)或三段式陈述法(PES)3 种。

4.社区健康护理诊断

社区健康护理诊断是以社区整体健康为中心提出的,反映的是社区和社区群体的健康状况。例如,P:社区成年男子高血压发病率高于全国平均水平。S:社区居民中高血压发病率高达11%;社区居民喜爱吃咸食、生活规律性差,并认为这些不会导致严重疾病;该社区为富裕小区,成年男子多为公司经理或部门领导,主诉"工作忙,责任重,精神压力大,休息和娱乐活动少,且对此生活方式很无奈"。E:①对不良生活习惯可导致严重疾病的认识不足;②没有主动寻找缓解精神压力的办法,使紧张和压力持续存在;③缺乏高血压影响因素的相关知识。

(二)确定护理诊断的优先顺序

在对一个社区进行全面的评估后,通常会找出该社区多方面的健康问题和需求,做出多个护理诊断。当诊断超出一个时,社区护理人员就需要对这些诊断排序,判断哪个诊断最重要,最需要优先予以处理。排序遵循的原则一般是采用 Muecke 与 Stanhope&Lancaster 提出的优先排序确定方法。

1.Muecke 法

(1)准则:①社区人群对问题的了解程度;②社区解决问题的动机;③问题的严重程度;④社区中可利用的资源;⑤预防的效果;⑥社区护理人员解决问题的能力;⑦健康政策与目标;⑧解决问题的迅速性与持续的效果。每个社区护理诊断分别设立 0～2 分的标准,如 0 分代表不太重要,不需优先处理;1 分代表有些重要,可以处理;2 分代表非常重要,必须优先予以处理。

(2)步骤:①列出所有社区护理诊断;②选择排定优先顺序的准则;③决定诊断重要性的比重(由社区护士调整,比重越高,表示越需要优先处理);④评估者自我评估每个诊断的重要性;⑤综合每个诊断所有评估准则的得分,分数越高,越需要优先处理。

2.Stanhope&Lancaster 法

(1)准则:对每一个项目给予 1~10 分的分数,评定各自的比重,得分越高,表示越是急需解决的问题。

(2)步骤:①列出所有的社区护理诊断;②选择排定优先顺序的准则;③决定诊断重要性的比重(1~10 分);④评估者自我评估每个诊断的重要性;⑤评估者就每个诊断的每项准则,根据社区具有资源的多少给 1~10 分;⑥将每个诊断每项准则所得的重要性得分与资源得分相乘;⑦总和每个诊断所有评估准则的得分,得分越高越需要优先处理。

三、社区健康护理计划

根据个人、家庭、社区健康的护理诊断,制订相应的社区健康护理计划。护理计划的内容有主客观资料、诊断、目标、措施和评价方法。个人的护理计划侧重于对某种疾病患者的具体护理方法。家庭的护理计划侧重于存在家庭健康问题的人员、资源、互动与合作和意愿等。社区的护理计划注重利用社区内外可以利用的资源,从行政的角度制订计划,解决与社区健康相关的人员、经费、地点和时间等问题。具体内容包括制订社区护理目标、实施方案、评价计划。

(一)制订社区护理计划目标

目标是对期望结果的具体陈述。社区护理目标应针对相应的社区健康问题,以选定的服务对象为中心进行制订。制定的目标要具体、与社区健康问题密切相关、有时间限制、陈述简单明了并能被社区护士和护理对象共同认可。护理目标按照完成时间的长短分为长期目标和短期目标,长期目标需要较长时间(1 年以上)才能实现,短期目标在较短时间(几个月或 1 年)内完成。

1.制订社区护理计划目标的原则

一个社区护理计划通常由多个目标所组成,每个目标均应做到 SMART(specific,measurable,attainable,relevant,timely),即特定的、可测量的、可达到的、相关的、有时间期限的,以便于社区护理计划的落实和社区护理效果评价的实施。

2.社区护理计划目标的陈述

社区护理目标一般采用"主语+谓语+行为标准+状语"的形式进行陈述。主语指服务对象、部分服务对象或与服务对象有关的因素。谓语是指主语要完成的行动,即实施社区护理活动后服务对象预期达到的结果,可以是行为的改变、知识的增加、情绪稳定或功能的改进等。行为标准是指完成行动的条件,用来解释在何时、何种情况下完成行动。如在预期目标"1 周内患者家属能够掌握帮患者翻身的技巧"中,"患者家属"为目标的主语,"能够掌握"为目标谓语,"帮患者翻身的技巧"为行为标准,"1 周内"为时间状语。一个社区护理诊断可制订多个护理目标,但一个社区护理目标只针对一个社区护理诊断。书写目标时注意目标的陈述应针对提出的社区护理诊断或其相关因素,使用能够观察或测量得到的词汇。陈述中要包括具体的评价日期和时间。陈述时,避免使用"帮助患者,给患者"这些语言,还要注意避免使用一些含糊不清的语句。同时,目标陈述时应强调成果。"通过开办孕妇育儿知识讲习班使 1 年内婴儿死亡率下降到 10‰"这个目标过于冗长,它把实现目标的手段也描述在内了,恰当的描述应是"1 年内,婴儿死亡率下降到 10‰"。

(二)制订社区护理计划

1.制订社区护理干预计划

社区护理干预计划是社区护士帮助护理对象达到预定目标所采取的具体方法。预期目标确定后,社区护士应与个人、家庭或群体协商,选择合适的、具体的护理措施。制订社区护理实施计划时应先确定目标人群、社区护理计划实行小组、达到目标的最佳干预策略和方法、可用的资源等,然后在反复评价和修改的基础上制订。社区护理干预是一种由多方合作、合理利用资源、体现优先顺序的行动方案。其步骤包括以下几点。

(1)选择合适的社区护理措施:目标确定后,社区护理人员要与护理对象进行充分协商,共同选取适当措施,以使护理对象能积极参与、为自己的健康负责。制订的措施可以是一级预防、二级预防和三级预防或综合性的措施,以达到预防与治疗并重,真正实现群体健康水平的提高。

(2)为社区护理措施排序:可以参照社区护理诊断的排序标准或马斯洛的需要层次理论来对社区护理措施进行排序,通过排序可以使有效和重要的措施尽早执行,社区健康问题尽早得到控制。

(3)确定所需的资源及其来源:针对每项社区护理措施都要确定实施者及合作者(如疾病控制中心、当地的红十字会、肿瘤协会等)、需要的器械、场所、经费,以及分析相关资源的可能来源与获取途径。

(4)记录社区护理干预计划:当社区护理措施确定后,将确定的社区护理诊断、目标、具体措施等完整记录下来。

(5)评价和修改社区护理干预计划:记录成书面形式后,要与护理对象共同探讨,及时发现问题并修改,使实施更顺利。

2.制订社区护理效果评价计划

制订社区护理效果评价计划时,可参照4W1H原则和RUMBA准则。4W1H:指社区护理计划应明确参与者、参与者的任务、执行时间、地点及执行的方法。RUMBA:指真实的、可理解的、可测量的、行为标准、可实现的。

社区护理计划评价的制订为社区护理计划中必不可少的一个步骤,其作用是监督,以确保计划按目标进行。

社区护理计划能否顺利实施与居民的参与程度有很大关系。社区护理计划只有得到居民的认可和支持才能够很好地实施、发挥作用。因此,调动居民的参与意识是社区护理程序中非常重要的环节。

四、社区健康护理实施

社区健康护理计划的实施是针对社区健康护理目标而采取的行动。实施社区健康护理计划不仅仅是按计划执行护理操作,更重要的是做好可以使每个措施得以实施的各成员间的协调工作,因此,社区健康护理计划实施成功与否,与护士的领导、决策和沟通能力有很大关系,详细的计划有助于实施的顺利进行,实施过程应遵守计划的进度,并及时进行活动的记录和实施结果的评价。

(一)社区健康护理实施的方法与内容

对社区整体健康进行护理的主要方式是社区群体健康教育和社区健康管理。实施的主要内容包括与社区多部门的联络和协调、社区健康的基础资料调研、具有共性健康问题群体的教育及保健指导、社区健康档案的管理、向政府提案和社区整体环境规划等。

(二)实施的注意事项

护理计划实施过程中,社区护士要注意与合作者、护理对象进行良好的沟通、分工合作,提供良好的实施环境并及时做好记录,同时还要掌握必要的知识和技能以识别意外情况。

1.良好的沟通

包括计划执行者之间的沟通、执行者与护理对象间的沟通。有时还需与当地行政部门、街道、居委会、民政局等进行联系,争取他们的支持和配合。

2.分工与合作

实施社区护理计划时,需根据团队成员的情况,合理分配和授权给他人执行。如执行家庭访视时可由经验丰富的访视护士执行;进行社区康复时可由康复师或经过相应培训的医护人员来执行;对某些患者生活上的照料可由经过培训的家属来承担,合理的分工与合作以达到人尽其才,合理有效地利用人力资源。

3.提供良好的实施环境

在计划实施过程中,应在实施时间、地点、室温、光线、空气等方面加以改善,为服务对象创造安全、舒适、方便的环境,使之乐于接受干预。

4.记录

在实施过程中及时做好记录,记录的内容包括实施的各项护理活动、护理效果、护理对象的反应及产生的新需求。记录内容要求真实、及时、准确。详细的记录可以使整个实施过程具有连续性,即使执行的人员有变动,也不会导致干预中断。另外,详细的记录也为最终的评价提供原始资料。

5.识别和处理意外情况

社区护理人员在执行计划中很可能会遇见一些意外情况,如天气的骤变,可使计划中的护理对象未能参加计划的活动,这使护士需要另择合适的时间就同样的内容再次实施护理计划。遇到意外情况时,社区护理人员要想办法予以弥补,使计划中的干预措施都能得到贯彻落实。

五、社区健康护理效果评价

社区健康护理效果评价是社区护理程序的最后一步,是对整个护理过程,尤其是实施护理措施后的情况予以评价的过程。若目标达到,说明护理措施有效,解决了原来的护理问题;若目标未达到,则需对其原因进行分析,重新进行评估、诊断、制订计划和实施新的措施。评价的结果有3种:修改、继续和完成目标,结束护理活动。

(一)社区评价类型

社区护理效果评价分为过程评价和结果评价。过程评价有两重含义:一是指在实施措施的过程中,对护理对象健康状态随时进行评价;二是指对社区护理程序中的各个阶段加以评价,如社区护理评估收集的资料是否准确、完整,社区护理诊断是否能从评估资料中找到依据、是否具有针对性及优先顺序是否正确,社区护理计划的制订是否符合实际,具有可操作性、是否符合RUMBA原则,社区护理计划实施的过程是否充分调动居民的参与等。结果评价是指对执行社区护理措施后的近期和远期结果进行评价。

(二)社区护理效果评价方法

常用的社区护理效果评价方法有效果评价和效率评价。

1.效果评价

效果评价是指评价社区护理达到预期目标的程度,是社区护士对护理项目最终结果的评价。效果评价应全面系统地评价项目的效果,看是否已达到计划要求,是否已经满足项目计划要求达到的水平。如社区健康状况改善的程度,居民对项目的满意度等。社区护理效果评价是一个复杂的过程,一般包括以下步骤。

(1)制订社区护理效果评价指标:评价前要先制订评价指标,一般是通过回顾护理目标来确定评价指标。

(2)收集评价资料:需要对资料进行收集和分析并与计划的评价指标做比较,才能下结论。评价资料的收集可采取以下方法。①直接行为观察:通过对护理对象行为的直接观察,了解是否发生预期的改变来判断干预效果。②交谈:通过评估者与护理对象进行正式或非正式的交谈来获取有关健康现象、护理对象对健康的态度、心理状态等主观资料。③问卷调查:根据已确定的评价指标,制订出相应的调查表,由服务对象填写,再经统计分析,评价是否达到目标。

(3)分析资料:检查、核对所收集的资料,并确保资料来源于有代表性的样本或护理对象总体,对资料进行分析、解释、总结。

(4)做出结论:对所进行的社区护理工作做出评价,总结经验教训,最好以书面形式呈现评价结论,如书写社区护理效果评价报告,供以后工作参考。

2.效率评价

社区护理效率评价就是比较结果与目标,判断结果的价值是否达到了预期结果,如投入与产出相比是否值得,如果没达到预期结果需分析原因。

(三)社区护理效果评价内容

1.健康目标的进展

重温护理目标,评价社区护理计划是否满足居民的需求?是否达到预期效果?达到程度如何?是否有未完成的目标及其原因?有无须改进的地方?如在过程评价时要评价经过护理活动后是否离目标越来越近,若发现未完成预期的进度时需要重新评估,寻找原因进行纠正。

2.护理活动的效果

通常是在进行社区护理干预后要评价的内容,要了解是否起到促进健康、维持健康、预防疾病的实际效果。

3.护理活动的效率

评价时除了注重目标是否实现,效率也是不可忽视的一方面。将社区护理活动的投入(人力、物力、财力、时间)与所获得的成果进行比较,了解投入/成果是否合理,是否超出计划的额定。总的原则是用最经济的途径获得最大的收益和效果。

4.护理活动的影响力

评价护理活动为社区人群所带来的社会效益,可从效益的持久性与受益人群的广泛性来判断。如通过护理活动,是否使社区人群认识到不健康生活行为的危害,有多少居民在多大程度上改变了不健康生活行为(如放弃吸烟、缺乏运动的生活方式等)。

(四)影响社区护理效果评价的因素

1.社区护士的能力

社区护理效果评价过程中需要用社区护士的观察能力、发现问题与分析问题的能力,而且社区护士解决问题的能力也会直接影响到评价的结果。社区护士在应用社区护理程序解决社区问题的整个过程中,要应用评判性思维不断地对其过程和结果进行评价。

2.评价方法

不同的社区健康护理效果评价方法各有优缺点,会对评价社区健康护理质量产生影响。

(1)观察:通过具体观察服务对象的行为表现,可获得较为真实可靠的资料,但需社区护士具有敏锐的观察能力,而且浪费时间和人力。

(2)交谈:具有灵活性强的特点,但又可能因评估者的偏见而影响评价结果。

(3)问卷调查:可避免评估者可能存在的偏见,但可能会因调查对象的认知能力及其他因素干扰而影响评价结果的真实性。

(4)标准检查:利用政府制订的标准化的社区护理实践标准来衡量社区护理工作的实际效果,可提高评价结果的可信性。

社区护理效果评价是社区护士对整个社区护理计划完成情况的回顾和总结,是社区护理程序的最后一个步骤,也是下一个护理程序的开始或制订下一步社区护理计划的基础。社区护士在护理实践中要重视社区护理效果评价的作用。

社区护理程序是一种科学的工作方法,虽然被人为地划分为 5 个步骤,实际上却是彼此联系、互相依托的,构成一个动态、完整的过程,不断循环,从而为护理对象提供有效的护理。

(于 燕)

第二节 高血压管理

一、高血压筛查

高血压是最常见的疾病,是全球最大的公共卫生问题,而早期防治高血压可使其并发症减少50%。广大医务工作者,要在自己的日常临床工作中,用自己的行动作好高血压的筛查,通过筛查,做到对高血压的早发现,早诊断,早治疗,避免高血压发病率的进一步升高。

易患人群:①直系亲属中有高血压患者;②肥胖者,特别是腹部肥胖者;③喜欢吃高盐食物(即口重)者;④有吸烟、酗酒等不良嗜好者;⑤体力活动少者;⑥性情急躁易怒,心胸狭窄,对自己要求过高,办事过分谨慎者;⑦长期从事需要精神高度集中的工作者;⑧生活坎坷,多次经受强烈挫折者。具有上述特点的人应经常检查血压,以便及时发现和及时治疗高血压。

二、高血压预防控制与健康管理服务规范

(一)高血压的预防控制

高血压的预防控制非常重要,在药物治疗之前,甚至在药物治疗的同时,非药物的治疗同样重要。

1.适量运动,控制体重

运动对高血压的重要性,除了可以促进血液循环,降低胆固醇的生成外,并能增强肌肉、骨骼与减少关节僵硬的发生。另外,通过控制脂肪类食物的摄入,坚持运动,控制体重,有利于血压的下降,有研究表明,肥胖的患者单纯通过体重减轻 10 kg,血压可以下降 1.3 kPa(10 mmHg)

左右。

2.戒烟限酒

吸烟会导致高血压。长期大量吸烟还会促进大动脉粥样硬化,小动脉内膜逐渐增厚,使整个血管逐渐硬化。同时由于吸烟者血液中一氧化碳血红蛋白含量增多,从而降低了血液的含氧量,使动脉内膜缺氧,动脉壁内脂的含氧量增加;加速了动脉粥样硬化的形成。因此,无高血压的人戒烟可预防高血压的发生,有高血压的人更应戒烟。

与吸烟相比,饮酒对身体的利弊就存在争议。不时出现各种报告,有的说饮少量酒有益,有的说有害,但可以肯定的一点是,大量饮酒肯定有害,高浓度的乙醇会导致动脉硬化,加重高血压。

3.减少钠盐摄入,补充钙、钾

一个健康人每天摄盐应控制在 6 g 左右,高血压患者摄盐应低于 6 g,适当减少钠盐的摄入有助于降压,减少水钠潴留。另外增加含钙、钾食物的摄入有助于血压的控制。

4.心理健康

高血压患者的心理表现是紧张、易怒、情绪不稳,这些又都是使血压升高的诱因。患者可通过改变自己的行为方式,培养对自然环境和社会的良好适应能力,避免情绪激动及过度紧张、焦虑,遇事要冷静、沉着。当有较大的精神压力时应设法释放,向朋友、亲人倾吐或鼓励参加轻松愉快的业余活动,将精神倾注于音乐或寄情于花卉之中,使自己生活在最佳境界中,从而维持稳定的血压。

(二)高血压的健康管理服务规范

1.总体策略

由于高血压患者发生心脑血管疾病的危险度,还与是否存在其他危险因素及危险因素水平有关,因此,根据高血压管理的根本目的,其总体管理策略:按高血压患者心脑血管疾病的危险度分层进行管理,即先评估高血压患者总体的危险度,判断患者处于"低度危险""中度危险""高度危险"还是"极度危险",然后根据规定的管理流程,在开始行为生活方式调整的前提下,与患者共同协商决定是否:①对有高血压以及有其他危险因素或存在疾病的患者(高危和极度危险人群)立即进行药物治疗。②对中度危险人群,用几个月时间监测血压和其他危险因素以获得更多的信息,然后决定是否开始药物治疗。③对低危人群,用相当长的一段时间观察患者,然后决定是否开始药物治疗。

具体策略包括调整生活方式、药物治疗、加强患者对血压的自我管理、提高患者的坚持治疗率。

2.调整生活方式

健康的生活方式对于高血压的预防和管理同等重要,是药物所不能替代的,可以降压、增加药物的疗效、减少用药量及减少心脑血管疾病风险。所以应该对包括那些需要药物治疗的患者在内的全部患者实施生活方式调整。这些调整主要包括降低体重、戒烟限酒、平衡膳食(富含钾、钙,限制钠盐)、增加体力活动。

3.药物治疗

无论选择何种特定药物,对使用抗高血压药物来降低血压有共同的管理原则。

(1)最初治疗时药物剂量要小。从最低的有效剂量开始,以降低不良反应:如果对单个药物低剂量反应良好,但血压仍未能有效控制。只要患者能耐受,可增加相同药物的剂量。

（2）恰当的联合用药可使降压达到最大的效果而不良反应最小。通常是小剂量地增加第二种药物，而不是增加原先药物的剂量。允许第一和第二种药物都在小剂量范围使用，这样更能避免不良反应。在这种情况下，可以从固定的小剂量联合药物应用中获益。有效治疗高血压的药物组合有：利尿剂和β受体阻滞剂；利尿剂和 ACE 拮抗剂（或血管紧张素Ⅱ拮抗剂）；钙通道阻滞剂和β受体阻滞剂；钙通道阻滞剂和 ACE 抑制剂以及α受体阻滞剂和β受体阻滞剂。

（3）如果对第一种类型药物效果不好或耐受性差，则应选择改用不同种类的药物，而不是选择增加原药物的剂量或添加同一种类的第二种药物。

（4）用药效持续 24 小时的长效药物每天 1 次，这种药物的好处在于有助于坚持用药和减少血压的波动，从而平缓地控制血压，最大限度地减少心血管病的发生和靶器官损害。

（5）降压药物选择与应用。常见的降压药有六大类，包括利尿剂、β受体阻滞剂、钙通道阻滞剂、血管紧张素转化酶抑制剂、血管紧张素Ⅱ受体阻滞剂和α受体阻滞剂。

1）利尿剂：氢氯噻嗪、氯噻酮。袢利尿剂：呋塞米、布美他尼。抗醛固酮药：螺内酯；吲达帕胺。噻嗪类利尿剂价格便宜、疗效肯定，是很有价值的降压药物。特别适用于轻中度高血压、老年单纯性收缩期高血压、肥胖及高血压合并心力衰竭的患者。在联合用药中，其他降压药单药治疗无效时，加用利尿剂，疗效显著。与利尿剂联用有效的药物有β受体阻滞剂、ACEI、ARB、钙通道阻滞剂。

不良反应：小剂量使用通常安全有效，长期大剂量使用可能产生低钾血症、胰岛素抵抗、脂质代谢紊乱。

注意事项：伴有高尿酸血症、痛风、肾功能不全、血肌酐＞270 μmol/L(3 mg/dL)者慎用。剂量宜小，不宜大，常与其他药物联合应用。定期检测血钾，鼓励多吃富含钾的食物及水果，如芹菜、香蕉、橘汁等。孕妇禁用。

2）β受体阻滞剂：美托洛尔、倍他洛尔、比索洛尔、阿替洛尔。主要用于轻中度高血压，尤其在静息心率较快（＞80 次/分）的中青年患者中或合并心绞痛时。高血压合并心绞痛心肌梗死后、快速心律失常、充血性心力衰竭，妊娠。与利尿剂或二氢吡啶类钙通道阻滞剂联用，可以增加降压效果及减少不良反应。

不良反应：疲劳、肢体寒冷，常见于非选择性β受体阻滞剂。糖代谢、脂质代谢紊乱。少见的不良反应：对哮喘患者可能诱发支气管痉挛，也可有胃肠不适、眼睛闪烁及视觉盲点等。相对罕见的不良反应包括心力衰竭加重、肌肉痉挛及血浆肌酸激酶水平增高、皮疹、阳痿及性功能减退等。

注意事项：用药前，心率低于 55 次/分、二度以上房室传导阻滞时，停用β受体阻滞剂。停用β受体阻滞剂可发生停药的反跳现象，故在缺血性心脏病及高血压治疗中应逐渐停用。应用β受体阻滞剂后心率下降为药物的治疗作用，但若心率低于 50 次/分，应减量或停药。哮喘、慢性阻塞性肺疾病和周围血管疾病的患者禁用。心功能不全、糖尿病、严重的血脂紊乱患者慎用。

3）钙通道阻滞剂：钙通道阻滞剂由一大类不同结构的化学药物构成。其共同特点是阻滞心肌细胞和血管平滑肌细胞的细胞膜上钙离子 L 型通道，达到松弛血管平滑肌、降低心肌收缩力进而降低血压的目的。代表药物有硝苯地平，作用确切而且迅速。不良反应是由于直接扩张血管导致交感神经张力增高，引起心率增快、头痛、下肢水肿等。近年来长效的钙通道阻滞剂如氨氯地平、非洛地平以及硝苯地平控释片等剂型问世，使上述不良反应明显减少，可长期使用，还可用于妊娠期高血压。

4)血管紧张素转化酶抑制剂：卡托普利、依那普利、西拉普利、赖诺普利、贝那普利、福辛普利。ACEI是安全和有效的降压药物，可用于治疗各级高血压，尤其适用于：①高血压伴有左心室肥厚；②左心室功能不全或心力衰竭；③心肌梗死后，心室重构；④糖尿病伴微量蛋白尿。

ACEI应用的临床优点：①有效改善心力衰竭患者的预后；②延缓糖尿病（尤其伴有蛋白尿）肾病、高血压肾病的进展；③逆转左心室肥厚；④降低血压的同时不影响心率、糖代谢和脂代谢。不良反应最常见干咳。其他不良反应包括首剂低血压反应、高钾血症，严重而罕见的不良反应为血管神经性水肿。

妊娠高血压者禁用，因可致胎儿畸形。肾血管性高血压尤其是双侧肾血管病变或孤立肾伴肾动脉狭窄者禁用。重度血容量减少；重度主动脉瓣、二尖瓣狭窄；缩窄性心包炎；重度充血性心力衰竭；肾功不全（肌酐＞270 $\mu mol/L$）时慎用或禁用。一般不与保钾利尿剂合用以免发生高钾血症，与噻嗪类利尿剂合用无须常规补钾。

5)血管紧张素Ⅱ受体阻滞剂：ARB是最新使用的一类降压药物，通过直接对血管紧张素Ⅱ受体的阻滞，更直接有效地阻断血管紧张素发生作用所导致的水钠潴留、升高血压，同时具有不引起干咳的优点。适用人群与血管紧张素转化酶抑制剂一致。其适应证与禁忌证同ACEI。用于对ACEI不能耐受的患者。常用品种为缬沙坦、氯沙坦、厄贝沙坦、坎地沙坦、替米沙坦。

当孕妇在怀孕中期和后期用药时，这些直接作用于肾素-血管紧张素系统的药物可引起正在发育的胎儿损伤，甚至死亡。当发现怀孕时，应该尽早停用本药。

6)α受体阻滞剂：目前用于治疗高血压的是选择性的α受体阻滞剂。此药物有对抗交感神经递质的动静脉收缩作用，达到血管扩张、血压降低的目的。代表药物是盐酸哌唑嗪。与β受体阻滞剂比较，这类药对血糖血脂代谢影响较小。

此类药直立性虚脱的发生率较高，老年人使用尤应注意。在盐酸哌唑嗪的使用中，尚未发现对胎儿及新生儿有异常影响的报道。盐酸哌唑嗪用来控制妊娠期高血压，对哺乳期妇女未见不良反应。

4.高血压自我管理

掌握了高血压自我管理的基本知识、技能及自信心提高后。患者能很好地承担一定的预防性和治疗性任务。高血压自我管理的具体任务包括定期测量血压、戒烟、减肥、规律的体育锻炼、合理膳食、紧张的调节以及按医嘱服药等。

高血压在早期很少有自觉症状。因此，了解血压是否已得到控制的最佳途径是定期测量血压。除了到社区卫生服务中心或社区卫生服务点开设的免费血压测量点进行血压测量外，最好教给患者在家中进行血压测量。事实上，定期的血压自我监测也可判断所服降压药是否有效、所进行的非药物干预是否适合。自我监测血压要记录所测血压值，绘制血压变化图，以便帮助了解自己血压值的变化，寻找变动异常的原因和采取相应的血压控制措施。

5.提高坚持治疗率

对慢性病治疗方案的不依从是全球慢性病预防与控制效果不佳的一个主要问题。如我国只有43％的高血压患者能坚持按医嘱服药。促进患者坚持治疗的主要措施如下。

（1）医师为患者选择最有效的降压药物，不断鼓励患者按时服药，并鼓励其坚持健康的生活方式。

（2）医患沟通良好、配合默契、患者信任医师才能大大提高治疗的依从性。

（3）对患者富有同情心。

（4）临床医师应克服自身的惰性，积极调整患者的治疗方案，努力使患者血压达标。

（5）努力和患者沟通，使其认同目标血压，以患者为中心的策略有助于提高高血压患者的坚持治疗率。

（6）所有医疗机构、医务人员应相互协作，加强干预，促使患者改善生活方式，控制血压，提高高血压的知晓率、治疗率和控制率。

（于 燕）

第三节 糖尿病管理

一、糖尿病筛查

由于糖尿病患病率在全球范围内迅速上升，造成了各国医疗负担的增加。虽然已经制订了治疗策略和多种手段治疗糖尿病，但是仅仅可以部分延缓糖尿病并发症的发生和发展。因此无论是为了预防糖尿病，还是降低糖尿病各种并发症以及脑血管疾病（CVD）风险和改善CVD患者的预后，早期诊断糖尿病前期患者至关重要。

口服葡萄糖耐量试验（OGTT）是检出糖尿病和糖尿病前期的标准化工具，但是在临床实践中常常遇到限制与困难，主要原因是不经济、费时、重复性较差、患者不易接受等。空腹血糖检测（FBG）容易实施，但是检出率低，仅做FBG不能检出IGT尤其在老年人群中，以餐后血糖升高为特征，必须通过OGTT才能诊断。因此应该首先确认高危人群，对高危人群需要常规进行OGTT检测，以提高糖尿病前期的诊断率，最终目的是预防2型糖尿病，改善糖尿病任何终点的必要措施。糖尿病筛查是糖尿病早发现的主要手段，目前仅考虑2型糖尿病的早期检出。筛查方法应考虑其费用、方便性和有效性。

（一）糖尿病高危人群界定条件

符合下列任一项条件者，即为高危人群：①糖调节受损（IFG和IGT）者。②有糖尿病家族史者（双亲或同胞患糖尿病）。③肥胖和超重者[体质指数（BMI）≥24 kg/m^2]。④妊娠糖尿病患者和曾有分娩巨大儿（出生体重≥4 kg）的妇女；年龄≥30岁的妊娠妇女，有不能解释的滞产者；有多囊卵巢综合征的妇女。⑤高血压患者[血压≥18.7/12.0 kPa（140/90 mmHg）]和/或心脑血管病变者。⑥有高密度脂蛋白胆固醇降低（≤35 mg/dL，即0.9 mmol/L）和/或高三酰甘油血症（≥250 mg/dL，即2.75 mmol/L）者。⑦年龄45岁以上和/或常年不参加体力活动者。⑧使用一些特殊药物者，如糖皮质激素利尿剂等。

建议对高危人群每年检测1次空腹血糖和/或进行OGTT；高血压患者应每年检测1次空腹血糖和/或进行OGTT；年龄45岁以上者，或年龄<45岁但具有其他危险因素者，首次检测空腹血糖和/或进行OGTT后，若无血糖升高，建议3年后复查。

（二）糖调节受损

糖调节受损期（IGR）是诊断标准中划出的一个处于正常与糖尿病血糖水平间的时期，此时期血糖水平已高于正常，但尚未达到目前划定的糖尿病诊断水平。糖调节受损期的判断以空腹血糖和/或负荷后 2 小时血糖为准。以空腹血糖为标准时,空腹静脉血糖≥5.6 mmol/L (100 mg/dL)且<7.0 mmol/L(126 mg/dL)称为空腹血糖受损(IFG)。以 OGTT 后 2 小时血糖为标准时,负荷后 2 小时血糖≥7.8 mmol/L(140 mg/dL)且<11.1 mmol/L(200 mg/dL)称为糖耐量减低(IGT,以往称为糖耐量减退或低减)。

目前将此期看作任何类型糖尿病均可能经过的由正常人发展至糖尿病者的移行阶段。因此可将此期称为糖尿病前期。此期的血糖水平及所伴其他代谢异常已使器官组织发生损害,尤其是动脉粥样硬化性心血管病变。

二、糖尿病预防控制与健康管理服务规范

(一)糖尿病防治的原则和代谢控制的目标

限于目前的医学水平,糖尿病还是一种不可根治的慢性疾病,因此糖尿病需要持续的医疗照顾。糖尿病的治疗应是综合性的治疗:①糖尿病的治疗是包括饮食控制、运动、血糖监测、糖尿病自我管理教育和药物治疗;②虽然糖尿病主要是根据高血糖确诊因而需要医疗照顾,但对大多数的 2 型糖尿病患者而言,往往同时伴有代谢综合征的其他表现,如高血压、血脂异常等,所以糖尿病的治疗应包括降糖、降压、调脂和改变不良生活习惯如戒烟等措施的综合治疗。

1.糖尿病教育

严格糖尿病控制血糖是防止慢性并发症的最关键方法和最有效的措施。糖尿病的三级预防:一级预防是预防糖尿病的发病;二级预防是对糖尿病做到早诊断早治疗;三级预防是延缓和预防糖尿病并发症的发生和发展。糖尿病教育则是贯彻三级预防的关键。糖尿病教育是防治糖尿病的核心。其教育贯穿于糖尿病诊治的整个过程。内容包括:①糖尿病知识教育;②糖尿病心理教育;③饮食治疗教育;④运动治疗教育;⑤药物治疗教育;⑥糖尿病自我监测及自我保健教育等。

糖尿病教育的对象不仅仅是患者。而应该包括患者家属及专科医师、护士、营养师和基层非糖尿病专科医师。通过对糖尿病基础知识的学习,掌握糖尿病病因,影响病情的因素、病情控制的方法,取得患者和家属的自觉配合,充分发挥患者的主观能动性,保证长期治疗方案的严格执行。

2.自我防治

(1)饮食治疗:合理地控制饮食有利于血糖水平的控制。饮食治疗是糖尿病的基本疗法。在实际工作中,因人而异控制饮食量(每天总热卡摄入),长期维持合理的饮食结构搭配,既保证患者的生活质量又能让饮食得到恰当地控制。饮食控制不能采取禁吃等强制性措施,否则会使患者对生活失去信心,降低生活质量,反而影响血糖控制。

(2)运动疗法:运动治疗是指除了围绕生存、生活、工作的基本活动之外而特意设计的运动而言。糖尿病运动治疗主要适用于空腹血糖在 16.7 mmol/L 以下的 2 型糖尿病患者,特别是超重或肥胖者。2 型糖尿病患者运动能增加胰岛素敏感性,增加糖的摄取和糖的无氧酵解并改善脂代谢。但是运动也有潜在性危险,特别是已有糖尿病并发症的患者,则可能使冠心病加重,运动中血压升高、视网膜出血、尿蛋白增加,使神经病变进展,退行性关节病加重,以及发生低血糖等。对于 1 型糖尿病患者,特别是伴有肾病眼底病变以及合并高血压、缺血性心脏病者,不适于进行有风险的运动治疗。

(3)血糖监测:血糖的自我监测是指导血糖控制达标的重要措施,也是减少低血糖风险的重

要手段。指尖毛细血管血糖检测是最理想的方法。

3.防治并发症

(1)大、中血管病变:糖尿病大、中血管病变与非糖尿病者的动脉粥样硬化相似,常见并发症有冠心病、脑血管病、高血压,其病理基础是动脉粥样硬化。

1)糖尿病性心脏病:是指糖尿病患者并发或伴发的心脏病。其中包括冠心病、糖尿病性心肌病、微血管病变和自主神经功能紊乱所致的心律失常及心功能不全。糖尿病患者发生心脏病较早,发展较快,即使糖耐量减低患者亦有同样倾向。糖尿病性心脏病的严重性大于非糖尿病患者的冠心病,这与小血管病变等因素影响了心肌功能有关。严格纠正糖代谢紊乱、早期防治周围神经病变是治疗的基础。心律失常、心力衰竭的处理与非糖尿病患者相同。用药时注意对血糖的影响,也要避免对动脉粥样硬化及自主神经功能的影响,严防发生低血糖、低血钾、直立性虚脱、高血脂等。在使用胰岛素、强效降糖药、各种利尿剂、神经节阻滞剂及 α、β 肾上腺能受体阻滞剂等药物时,应慎重考虑其不良反应。

2)糖尿病与高血压:糖尿病患者中高血压患病率明显高于非糖尿病患者。据国外资料报道,糖尿病患者中高血压患病率高达 80%。糖尿病患者的高血压不仅患病率高,而且发病年龄早,男女均随年龄增长及病程延长而增高。合理控制糖尿病,可改善高血压的预后,适当治疗高血压亦可使糖尿病性肾病发生率减低及恶化速度减慢。

3)糖尿病与脑血管疾病:糖尿病合并脑血管病的发病率为 16%~18%。其特点是发病与年龄、性别无关,且发生年龄较早,一般认为和糖尿病病情的严重程度无明显相关,而与病程和血糖控制不良关系密切。糖尿病合并脑血管病以脑梗死最多见,明显高于出血性脑血管病,且多发生于成年 2 型糖尿病,并以中、小梗死及多发性腔隙性梗死为特征。有资料认为发生在椎基底动脉系统的梗死灶较多,其中以丘脑、脑干及小脑的梗死居多,这与动脉硬化严重程度分布一致。糖尿病并发脑血管病很少成为糖尿病患者的直接死因,临床上常多次反复发生轻度脑卒中,亦可完全无卒中发作而出现假性延髓性麻痹或痴呆。脑血管病的病情轻重程度及预后,与发病时血糖水平即糖尿病控制好坏有关,与糖尿病病程长短及治疗方式无关。脑梗死时血糖升高组的病死率、病残率高于血糖正常组患者。

积极治疗糖尿病:鉴于糖尿病合并脑血管病的病情及预后与血糖水平有关,因此首先应尽早将血糖水平控制在正常范围。急性期须用胰岛素纠正应激性高血糖,以防止发生酮症酸中毒,同时应避免发生低血糖。

(2)微血管病变:微血管一般指微小动脉与微小静脉之间管腔直径在 100 μm 以下的毛细血管及微血管网,是循环血液和组织之间进行物质交换的场所。与微血管病变有关的慢性并发症包括神经病变、糖尿病肾病、视网膜病变、糖尿病足等。

1)神经病变:糖尿病神经病变是糖尿病慢性并发症的重要病理基础之一,与之有关的常见并发症有糖尿病末梢神经病变、糖尿病性胃轻瘫、糖尿病性膀胱病变、糖尿病性功能减退等。

2)糖尿病肾病:糖尿病肾病(diabetic nephropathy,DN)是糖尿病常见的慢性并发症,已成为影响糖尿病预后的主要因素之一。在美国,约 60% 的 2 型糖尿病患者发生尿毒症(终末期肾病),约 35% 的肾移植者是糖尿病患者,已成为肾移植的第一位原因;在欧洲和日本,糖尿病肾病是接受肾移植的第二位原因。

糖尿病肾病一旦形成,治疗是困难的,因此治疗原则是重在预防。①早期诊断和早期控制血糖,这是防治 DN 发生的基础。②系统教育、系统监测、系统治疗糖尿病,这是防治 DN 的科学、规范和可靠的途径。③持久而良好的控制血糖达标,是防治 DN 发生、发展的关键。④定期监测与及时发现微量白蛋白尿,是早期诊断和逆转 DN 的重要标志。⑤积极控制高血压,是保护肾脏并阻止 DN 进展的重要因素。⑥透析及肾或胰肾联合移植治疗,是减少 DN 患者早逝和延续生命的有效措施。

3)糖尿病眼部病变:①控制糖尿病,长期观察证明,糖尿病控制的好坏直接影响视网膜病变的程度,严格控制糖尿病可使视网膜病变减轻。糖尿病的早期诊断及严格控制(包括饮食和药物)是防治视网膜病变的重要措施。②积极控制高血压,糖尿病合并高血压易出现视网膜病变,糖尿病视网膜病变的发生和发展与高血压有关。此外积极控制感染,戒烟,少饮酒等,均有利于视网膜病变的治疗。③激光凝固治疗:是减少失明的一种治疗手段。

4)糖尿病足:糖尿病患者应该穿温暖舒适的鞋。鞋子合适对糖尿病患者非常重要,要穿软皮、棉或莱卡面料的平底鞋,样式要宽松,让脚趾舒服地伸展。穿鞋前检查鞋内有无异物、粗糙接缝。有异物的清除异物,鞋里内衬最好是整块皮或棉布,鞋跟、鞋前部有粗糙接缝的新鞋、"包子"样式的鞋会磨破皮肤,造成不必要但又很危险的皮肤破损,导致溃疡形成。同时最好是穿透气性好的袜子,每天更换。棉、羊毛等天然材料的袜子比较透气,有助于排汗;另外袜口不要太紧,以免影响脚的血液供应。感染是糖尿病坏疽的继发因素,烫伤、外伤、冻伤、脚癣等是诱发因素。这些因素若没有及时治疗与控制,创面逐渐扩大,可造成严重的肢端坏疽。每天检查自己的脚。重点检查脚趾、脚缝间和脚底,若自己看不清楚可用反光镜或请家人帮忙。每天晚上用温水泡脚10~15 分钟。洗脚后涂抹滑肤霜或膏。用护手霜、蚌油、甘油或医院配制的尿素酯,每天洗脚后均匀地涂抹在脚背、脚底、脚后跟,但不要抹在趾缝间,保持趾缝干燥。睡前按摩双脚。适量的运动有助于降低血糖,糖尿病患者应坚持有规律的运动。饭后快走或慢跑半小时,以加速血液循环,改善足部血液供应,促进双足皮肤营养。

每年至少 1 次专科检查。可及时发现糖尿病神经或血管并发症等危险因素,早期诊治,将糖尿病足病消灭在萌芽之中。

(二)糖尿病的健康管理

随着我国基本医疗保险制度的建立,国家对于基层医疗卫生机构投入的加大,2 型糖尿病和糖调节异常,人群筛查和干预有了制度保障和资金支持。依据中国预防为主的新时期卫生工作方针,2 型糖尿病的防治关口前移,社区医疗卫生机构将成为 2 型糖尿病防治的前沿阵地。因此社区 2 型糖尿病和糖调节异常人群筛查与干预面临难得的机遇。

对糖尿病患者实施健康管理,可调动个体和群体及整个社会的积极性,有效利用有限的资源达到最佳的健康效果。从多方面入手,对糖尿病这种慢性与生活相关性终身疾病实施综合的干预。

(三)糖尿病社区防治的基本流程

1.准备工作

建立组织机构和社区动员;在当地疾病控制中心的指导下,充分利用当地资源和加强多部门的合作,建立农村社区糖尿病防治网络和管理队伍。在此基础上,在农村社区进行宣传和动员,取得农村社区居民的认可,创造良好的农村社区支持性环境。

2.制订农村社区防治工作计划

落实实施计划。通过社区诊断,确定危险因素和高危人群、患者群等。

3.开展以高危人群干预为中心的综合预防

通过机会筛查、重点人群筛查(如＞35 岁居民免费测血糖、现场调查等)找出农村社区糖尿病的高危人群。对高危人群在健康教育的基础土进行非药物治疗,即采取健康的生活方式,包括减轻精神压力、保持平衡心理、控制体重、减少食盐摄入量。注意补充钾和钙,多吃蔬菜水果,避免过量饮酒,同时要适量运动、不吸烟等。对筛查中发现的糖尿病患者则纳入规范化患者管理。

4.开展以规范管理糖尿病患者为中心的系统管理

管理中包括药物治疗和非药物治疗的综合干预。

(于　燕)

第四节　冠心病管理

一、冠心病筛查

冠心病最早人们主要是根据典型的临床表现(包括症状和体征)、心肌酶学检查和心电图特征来诊断冠心病心肌梗死和冠状动脉供血不足的。

(一)临床表现

主要包括症状和体征。心绞痛是冠心病的主要临床症状,根据心绞痛发作时的部位、性质、诱因、持续时间、缓解方式等特点和伴随症状及体征便可鉴别心绞痛和心肌梗死。可以说,典型的症状和体征对冠心病心绞痛和心肌梗死的诊断至关重要。

1.心绞痛

心绞痛是冠状动脉供血不足,心肌急剧的、暂时的缺血与缺氧引起的临床综合征。其发作特点为阵发性前胸压榨性疼痛感觉,主要位于胸骨后部,可放射到心前区与左上肢,持续数分钟,常发生于劳动或情绪激动时,休息或含化硝酸酯类药物(如硝酸甘油)后症状消失。本病多见于男性,多数患者在 40 岁以上。

(1)部位:主要在胸骨体上段或中段之后,可波及心前区,有手掌大小范围;常放射到左臂内侧达环指或小指、左肩部。

(2)性质:胸痛常呈压迫、发闷或紧缩性,有时如有重物压在胸部,偶伴有濒死的感觉。

(3)诱因:常由于劳动或情绪激动(如发怒、焦急、过度兴奋等)所激发,饱食、寒冷、吸烟、大便用力、心动过速、休克等亦可诱发。疼痛发生在劳累的当时,而不在一天或一阵劳累之后。典型的心绞痛在相似的条件下发生。

(4)持续时间:疼痛出现后渐加重,在 3～5 分钟内渐消失,持续一般＜15 分钟,多在停止原来诱发症状的活动后缓解,舌下含化硝酸甘油也能在几分钟内缓解,可数天或数周发作 1 次,亦可 1 天多次发作。

(5)其他症状:发作时心率增快,血压升高,表情焦虑,皮肤冷或出冷汗等。

2.心肌梗死

(1)疼痛:是最先出现的症状,疼痛部位和性质与心绞痛相同,但多无明显诱因且常发生于安静时;程度较重,持续时间较长,可达数小时或数天,休息和含化硝酸甘油片多不能缓解。患者常烦躁不安、出冷汗、恐惧,或有濒死感。有少数患者无疼痛,一开始即表现为休克或急性心力衰竭。部分患者疼痛部位在上腹部。

(2)全身症状:有发热、心动过速等症状,体温一般在 38 ℃左右,很少超过 39 ℃。

(3)胃肠道症状:疼痛剧烈时常伴有频繁的恶心、呕吐和上腹部胀痛肠胀气,重者可发生呃逆。

(4)心律失常:多发生在起病 1～2 周内,而以 24 小时内最多见。常伴有乏力、头晕、昏厥等症状。

(5)低血压和休克:收缩压低于 10.7 kPa(80 mmHg),有烦躁不安、面色苍白、皮肤湿冷、脉细而快、大汗淋漓、尿量减少(每小时<20 mL)、神志迟钝,甚至昏厥者,则为休克的表现。

(6)心力衰竭:主要为左心功能衰竭,可在起病最初几天内发生,或在疼痛、休克好转阶段出现,为梗死后心脏收缩力显著减弱或不协调所致。出现呼吸困难、咳嗽、咳粉红色泡沫样痰、发绀、烦躁等症状,严重者可发生肺水肿。右心室心肌梗死者可一开始就出现右心衰竭的表现,伴血压下降。

(二)心电图

心电图是冠心病诊断中最早、最常用和最基本的诊断方法。与其他诊断方法相比:心电图使用方便,易于普及,当患者病情变化时便可及时捕捉其变化情况,并能连续动态观察和进行各种负荷试验,以提高其诊断敏感性。无论是心绞痛或心肌梗死,都有其典型的心电图变化,特别是对心律失常的诊断更有其临床价值,当然也存在着一定的局限性。

二、冠心病预防控制与健康管理服务规范

(一)冠心病的一级预防与二级预防

冠心病的预防分为一级预防和二级预防,一级预防指减少或控制冠心病的易患因素,降低发病率,这是真正预防,也是中老年进行的主要预防。二级预防是对已患冠心病患者采用药物或非药物的措施以预防复发或病情加重。

1.一级预防

根据冠心病易患因素,如高血压、高血脂、高血糖、高度肥胖、遗传因素、精神因素、饮食结构不良、胰岛素抵抗、吸烟、活动量小等均是导致冠心病的危险因素。一级预防内容如下。

(1)控制血压。

(2)合理饮食结构及热能摄入,避免超重。防治高脂血症,降低人群血脂水平。

(3)戒烟。

(4)积极治疗糖尿病。

(5)饮用硬水。软水地区须补充钙、镁。

(6)避免长期精神紧张,过分激动。

(7)积极参加体育锻炼。

2.二级预防

冠心病的二级预防是针对已经患了冠心病的患者,是为了控制或延缓冠心病的进展,减少冠心病的并发症,使病情长期保持一个稳定状态,或使原有的病变改善,从而达到降低病残率和死亡率、提高生活质量的目的。采取的主要措施有两个方面。

（1）非药物治疗：因为冠心病是一种生活疾病，它的发病、治疗、病情控制、康复等都与生活方式有密切关系，所以治疗性生活方式改变是临床治疗的最基本方法，是药物治疗的基础，必须切实做好。①做好冠心病宣传教育工作，患者及家属应该经常学习一些冠心病的防治知识；了解冠心病的发病原因、加重因素、治疗措施、常用药物的使用方法、日常生活应该注意的问题，以便在防治该病时积极的配合。树立战胜冠心病的信心，保持情绪稳定乐观，这对于病情控制、康复是非常重要的。②注意改变不良的生活方式：包括减少冠心病的危险因素，如戒烟、调整饮食、减轻体重、适量的体力活动和锻炼等。③避免冠心病发作的诱发因素：包括饱餐、过度用力、劳累、暴怒、恐怖、大便干燥、饮酒、大量吸烟、寒冷刺激、性高潮等。④定期检查：要注意一些与病情相关指标变化情况，如血压、血脂、血糖、心电图、心率、脉搏、体重，应至少每年检查1次，及时看医师，给予及时而有效的治疗，调整药物。⑤冠心病患者的自我报警：凡突发上腹部或胸部疼痛、胸闷、心慌、气短、疲乏、精神不振、烦躁、头晕等症状，一定要到医院去进行检查，及时治疗，不可拖延。

（2）药物治疗：冠心病二级预防的主要内容，直接关系到病情是否能够控制、稳定、改善，生活质量状况，能否减少或避免出现心肌梗死、猝死等严重危险，一定要按照循证医学的要求坚持选好药，用好药达到预定目标。要持之以恒地在心血管专科医师指导下按时服用药物，坚持合理健康的生活方式才能延缓阻断甚至逆转冠心病的发展，防止心肌梗死再发。已做过心脏介入或搭桥的患者应定期到医院或社区复查随访，获取防病的指导。

（二）积极控制冠心病的危险因素

冠心病是生活方式疾病，是与不健康生活方式（吸烟、不合理饮食、热量过剩和缺乏运动等）所产生的多重危险因素（吸烟、高血压、高血脂、糖尿病、腹型肥胖等）相关的疾病。通过综合控制多重危险因素，改变不健康的生活方式，可有效预防冠心病的发生与发展。

1.冠心病的主要危险因素

血脂异常、吸烟、高血压、糖尿病、腹型肥胖、心理社会因素、蔬菜和水果摄入不足、缺乏锻炼。

2.冠心病的其他危险因素

炎症、高半胱氨酸、高尿酸。

（三）冠心病预防的四条防线

1.原则

全人群策略、高危人群策略和患者防治策略相结合。

2.防发病

即做好一级预防，把重点工作放在人群防治策略上，综合控制群体性心血管疾病的多重危险因素。要从低年龄人群抓起，特别是18岁以下的青少年人群，使他们从小就能自觉远离危险因素，养成良好的生活习惯。

3.防事件

即采取措施，防止心血管疾病的发展，不至于出现急性危险性后果。具体来说，就是管理冠心病，使其长期稳定，不出现心肌梗死等严重后果。其中稳定硬化斑块、抗栓治疗是防事件的关键。

4.防后果

如果出现了心肌梗死等严重后果，就要考虑如何尽快地、科学规范地救治患者。

5.防复发

即防止心肌梗死等严重事件的再次发生。康复后的患者一定要重视对行为危险因素的干预,如戒烟、限酒、适当体力活动等。如果不良生活方式没有被改变,随时都有复发的危险。

6.倡导生活方式革命

改善不良生活方式要遵守健康的"种子(S-E-E-D),"法则:①睡眠(skep)法则:合理睡眠、午间小憩;②情绪(emotion)法则:情绪稳定、心态平和;③运动(excise)法则:有氧运动、动静结合;④饮食(diet)法则:科学饮食、营养均衡恒(包括戒烟限酒)。

（于　燕）

参 考 文 献

［1］王燕,韩春梅,张静,等.实用常见病护理进展［M］.青岛:中国海洋大学出版社,2023.

［2］夏五妹.现代疾病专科护理［M］.南昌:江西科学技术出版社,2022.

［3］韩美丽.临床常见病护理与危重症护理［M］.上海:上海交通大学出版社,2023.

［4］张茜.妇产科护理［M］.重庆:重庆大学出版社,2023.

［5］兰洪萍.常用护理技术［M］.重庆:重庆大学出版社,2022.

［6］郑紫妍.常见疾病护理操作［M］.武汉:湖北科学技术出版社,2022.

［7］刘丹,徐艳,计红苹.护理理论与护理实践［M］.北京:中国纺织出版社,2023.

［8］刘丛丛,戴永花,匙国静,等.外科疾病诊断治疗与护理［M］.成都:四川科学技术出版社,2023.

［9］秦倩.常见疾病基础护理［M］.武汉:湖北科学技术出版社,2022.

［10］徐凤杰,郝园园,陈萃,等.护理实践与护理技能［M］.上海:上海交通大学出版社,2023.

［11］郑泽华.现代临床常见病护理方案［M］.南昌:江西科学技术出版社,2022.

［12］李艳.临床常见病护理精要［M］.西安:陕西科学技术出版社,2022.

［13］崔丽娟,张小明.外科护理［M］.北京:中华医学电子音像出版社,2023.

［14］曹娟.常见疾病规范化护理［M］.青岛:中国海洋大学出版社,2023.

［15］张海豫,吴裕满,林月明,等.临床疾病护理措施与分析［M］.南昌:江西科学技术出版社,2022.

［16］陈文凤,李君,匡雪春.肿瘤患者营养护理［M］.北京:化学工业出版社,2023.

［17］夏述燕.护理学理论与手术护理应用［M］.汕头:汕头大学出版社,2023.

［18］毕艳贞.实用临床护理技术与应用［M］.南昌:江西科学技术出版社,2022.

［19］强万敏.整合护理［M］.天津:天津科学技术出版社,2023.

［20］仝建.临床疾病护理精析［M］.南昌:江西科学技术出版社,2022.

［21］呼海燕,赵娜,高雪,等.临床专科护理技术规范与护理管理［M］.青岛:中国海洋大学出版社,2023.

［22］史永霞,王云霞,杨艳云.常见病临床护理实践［M］.武汉:湖北科学技术出版社,2022.

［23］梁艳,甄慧,刘晓静,等.临床护理常规与护理实践［M］.上海:上海交通大学出版社,2023.

[24] 刘晶,马洪艳,荆兆娟.现代全科护理[M].武汉:湖北科学技术出版社,2022.

[25] 高本梅.临床护理与操作规范[M].武汉:湖北科学技术出版社,2022.

[26] 刘明月,王梅,夏丽芳.现代护理要点与护理管理[M].北京:中国纺织出版社,2023.

[27] 于翠翠.实用护理学基础与各科护理实践[M].北京:中国纺织出版社,2022.

[28] 李阿平.临床护理实践与护理管理[M].上海:上海交通大学出版社,2023.

[29] 王建敏.实用内科常见疾病护理[M].上海:上海交通大学出版社,2023.

[30] 周宇.现代疾病护理对策与案例分析[M].南昌:江西科学技术出版社,2022.

[31] 宋桂珍,吴小霞,刘莎,等.现代护理理论与专科护理[M].上海:上海交通大学出版社,2023.

[32] 王芳,白志仙,赵蓉.肿瘤患者放射治疗护理指导手册[M].昆明:云南科技出版社,2022.

[33] 刁咏梅.现代基础护理与疾病护理[M].青岛:中国海洋大学出版社,2023.

[34] 张海燕,陈艳梅,侯丽红.现代实用临床护理[M].武汉:湖北科学技术出版社,2022.

[35] 程艳华.临床常见病护理进展[M].上海:上海交通大学出版社,2023.

[36] 卢燕云,彭德虎,谢艺开.放松训练结合舒适护理对经电子支气管镜治疗支气管扩张患者的影响[J].护理实践与研究,2022,19(20):3122-3126.

[37] 刘晓静,季芳,赵云云.加速康复外科理念指导下的护理干预在甲状腺癌手术患者中的应用[J].临床医学工程,2022,29(9):1321-1322.

[38] 尤渺宁,万巧琴,吕治华,等.乳腺癌相关淋巴水肿患者自我护理行为现状及影响因素研究[J].护理管理杂志,2022,22(9):648-654.

[39] 陈永艳,吴志国.个性化饮食护理及健康教育在胃十二指肠溃疡中的应用[J].临床医学研究与实践,2022,7(21):177-179.

[40] 马玉贞.系统护理干预对慢性胃炎及胃溃疡患者药物治疗效果的影响[J].基层中医药,2022,1(1):69-72.